Frauen in Philosophie und Wissenschaft. Women Philosophers and Scientists

Reihe herausgegeben von

Ruth Hagengruber, Institut für Humanwissenschaften, Universität Paderborn,
Paderborn, Niedersachsen, Deutschland

Women Philosophers and Scientists

The history of women's contributions to philosophy and the sciences dates back to the very beginnings of these disciplines. Theano, Hypatia, Du Châtelet, Lovelace, Curie are only a small selection of prominent women philosophers and scientists throughout history. The research in this field serves to revise and to broaden the scope of the complete theoretical and methodological tradition of these women.

The Springer Series Women Philosophers and Scientists provide a platform for scholarship and research on these distinctive topics. Supported by an advisory board of international excellence, the volumes offer a comprehensive, up-to-date source of reference for this field of growing relevance.

The Springer Series Women Philosophers and Scientists publish monographs, handbooks, collections, lectures and dissertations.

For related questions, contact the publisher or the editor.

Frauen in Philosophie und Wissenschaft

Die Geschichte der Philosophinnen und Wissenschaftlerinnen reicht so weit zurück wie die Wissenschaftsgeschichte selbst. Theano, Hypatia, Du Châtelet, Lovelace, Curie stellen nur eine kleine Auswahl berühmter Frauen der Philosophie- und Wissenschaftsgeschichte dar. Die Erforschung dieser Tradition dient der Ergänzung und Revision der gesamten Theorie- und Methodengeschichte.

Die Springer Reihe Frauen in Philosophie und Wissenschaft stellt ein Forum für die Erforschung dieser besonderen Geschichte zur Verfügung. Mit Unterstützung eines international ausgewiesenen Beirats soll damit eine Sammlung geschaffen werden, die umfassend und aktuell über diese Tradition der Philosophie- und Wissenschaftsgeschichte informiert.

Die Springer Reihe Frauen in Philosophie und Wissenschaft umfasst Monographien, Handbücher, Sammlungen, Tagungsbeiträge und Dissertationen.

Bei Interesse wenden Sie sich an den Verlag oder die Herausgeberin.

Advisory Board

Prof. Dr. Federica Giardini (Università Roma Tre)
Prof. Dr. Karen Green (University of Melbourne)
PD Dr. Hartmut Hecht (Humboldt Universität Berlin)
Prof. Dr. Sarah Hutton (University of York)
Prof. Dr. Katerina Karpenko (Kharkiv National Medical University)
Prof. Dr. Klaus Mainzer (Technische Universität München)
Prof. Dr. Lieselotte Steinbrügge (Ruhr-Universität Bochum)
Prof. Dr. Sigridur Thorgeirsdottir (University of Iceland)
Prof. Dr. habil. Renate Tobies (Friedrich-Schiller Universität)
Dr. Charlotte Wahl (Leibniz-Forschungsstelle Hannover)
Prof. Dr. Mary Ellen Waithe (Cleveland State University)
Prof. Dr. Michelle Boulous Walker (The University of Queensland)

Jana Prokop

Pionierinnen der Psychiatrie in Frankreich und Deutschland (1870–1945)

Sechs ausgewählte Fallstudien

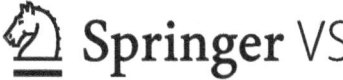 Springer VS

Jana Prokop
Freiburg, Deutschland

Die vorliegende Dissertationsschrift entstand ohne unzulässige Hilfe Dritter und ohne Benutzung anderer als der angegebenen Quellen; die aus fremden Quellen direkt oder indirekt übernommenen Gedanken sind als solche kenntlich gemacht Bei der Auswahl und Auswertung des Materials sowie bei der Herstellung des Manuskriptes habe ich keine Unterstützungsleistungen erhalten. Weitere Personen waren an der geistigen Herstellung der vorliegenden Arbeit nicht beteiligt. Die Dissertationsschrift wurde von mir bisher weder im Inland noch im Ausland in gleicher oder ähnlicher Form einer anderen Prüfungsbehörde vorgelegt.
Förderhinweis: Die Arbeit entstand im Rahmen einer Förderung durch die Studienstiftung des dt. Volkes.

ISSN 2524-3640   ISSN 2524-3659 (electronic)
Frauen in Philosophie und Wissenschaft. Women Philosophers and Scientists
ISBN 978-3-658-40008-8   ISBN 978-3-658-40009-5 (eBook)
https://doi.org/10.1007/978-3-658-40009-5

Die Deutsche Nationalbibliothek verzeichnet diese Publikation in der Deutschen Nationalbibliografie; detaillierte bibliografische Daten sind im Internet über http://dnb.d-nb.de abrufbar.

Planung/Lektorat: Stefanie Probst
Springer VS ist ein Imprint der eingetragenen Gesellschaft Springer Fachmedien Wiesbaden GmbH und ist ein Teil von Springer Nature.
Die Anschrift der Gesellschaft ist: Abraham-Lincoln-Str. 46, 65189 Wiesbaden, Germany

Für meine Familie

Geleitwort

Auf den ersten Blick erscheint die Geschichte von Frauen in der modernen Medizin gut erforscht. Es existieren Übersichten zu einzelnen Hochschulen, zum deutschsprachigen Raum, sogar zu europäischen Nachbarländern und den Vereinigten Staaten von Amerika. Auch berufliches Wirken und wissenschaftliche Leistungen früher Ärztinnen haben eine gewisse Aufmerksamkeit gefunden. Deutlich spärlicher wird die Literatur, wenn man nach individuellen Lebenswegen der ersten Kolleginnen in den Spezialfächern fragt – etwa in der Psychiatrie. Diese Lücke muss erstaunen, fallen doch die Auffächerung der Medizin und der Aufschwung weiblicher Berufstätigkeit in den gleichen Zeitraum, das ausgehende 19. und die erste Hälfte des 20. Jahrhunderts.

Doch fehlt vielen Darstellungen das wesentliche Moment einer Geschichtsschreibung, die ein größeres Publikum erreichen will: das emotional Berührende, Bewegende, Packende und bisweilen Erschütternde der Biografie, traditionell ein entscheidender Bestandteil dieses Genres. An dieser Leerstelle setzt das vorliegende Buch von Jana Prokop an. Sie bietet, gespickt mit einer Fülle unbekannter Archivdokumente, gleich derer sechs. Dank der sorgfältigen Auswahl von drei französischen und drei deutschen Psychiaterinnen, die sie klug zu historischen Tandems verknüpft, ermöglicht sie den Leserinnen und Lesern zusätzlich den Vergleich zwischen zwei europäischen Mutterländern der Seelenheilkunde. Ferner liefert sie stets den Hintergrund mit, der zum Verständnis der individuellen Karrieren unabdingbar ist: aus Politik- und Sozialhistorie ebenso wie aus Wissenschafts- oder Gendergeschichte. Auf diese Weise spiegelt sich in den einzelnen Lebensläufen die allgemeine Entwicklung, und die Besonderheiten der Biographien erwecken den abstrakten Rahmen zum Leben. Gleichzeitig demonstrieren die anschaulich rekonstruierten Lebenswege, welche Hürden die Pionierinnen der Psychiatrie im Lauf ihres beruflichen Schaffens zu überwinden hatten und mit welchen moralischen Herausforderungen sie konfrontiert waren. So erhalten heutige Errungenschaften eine überaus spannende Tiefendimension, die bislang viel zu wenig Interesse gefunden hat.

Ich wünsche dem Buch nicht nur, dass es über Fachkreise hinaus die ihm gebührende Aufmerksamkeit erfährt, sondern auch, dass es zahlreiche Nachahmerinnen und Nachahmer findet.

Köln-Lindenthal   Axel Karenberg
im August 2022

Danksagung

Mein Dank gilt an erster Stelle Professor Axel Karenberg, welcher meinen Themenvorschlag wohlwollend aufgenommen hat und durch sein offenes Ohr sowie vielfältige Anregungen zu unterschiedlichen Zeitpunkten am Entstehungsprozess dieser Arbeit entscheidend mitgewirkt hat. Er war mir stets ein konstruktiver und geduldiger Betreuer und Doktorvater, zudem sehr versiert in allen Fragen zu Methodik, historischen Gegebenheiten und aktuellem Wissensstand – dafür und für seinen über all die drei Jahre des Arbeitens anhaltend großen Enthusiasmus möchte ich mich an dieser Stelle herzlich bedanken.

Für die meist sehr entgegenkommende Hilfe beim Auffinden alter Archivalien und Akten danke ich folgenden Personen: Jutta Buchin (Archiv der Charité Berlin), Dr. Britta Leise (Historisches Archiv des Max-Planck-Instituts für Psychiatrie in München), Astrid Langner (Bibliothek der Klinik und Poliklinik für Psychiatrie und Psychotherapie der Universität München), Dr. Bernhard Ebneth (Historische Kommission bei der Bayerischen Akademie der Wissenschaften/ Neue Deutsche Biographie), Anja Schuhn (Stadtarchiv Wiesbaden), Wolfgang Greck (Bürgerbüro Stadt Krumbach), Walter Grabert (Stadtarchiv Günzburg), Annie Niederwieser (Verwaltungssekretariat Klinik Krumbach), M. Beuse (Humboldt-Universität Berlin), Marion Berg (Landesarchiv Berlin), Beate Rebner (Universitätsarchiv Leipzig), Diana Weber (Stadtarchiv Heidelberg), Dr. Katharina Schaal (Universitätsarchiv Marburg), Dr. Dominik Motz (Landeswohlfahrtsverband Hessen), Dr. Aleksandra Pawliczek und Hedwig Wegmann (Archiv der Humboldt-Universität), Petra Schmolinske (Freundeskreis des Ohlsdorfer Friedhof), Bernd Schlesinger (Landgericht Heidelberg), Gabriele Wagner (Gemeindearchiv Grünwald), Jens Geinitz (Universitätsarchiv Hamburg), Helga Karsten (BRK-Schwesternheim Grünwald), Regina Elzner (Deutsches Exilarchiv

1933–1945), Dr. Martin Stingl (Generallandesarchiv Karlsruhe) sowie Dr. Jörg Rathjen (Landesarchiv Schleswig-Holstein).

Motivation ist ein entscheidender Faktor zur Fertigstellung einer solchen Arbeit –intensive Diskussionen, lange Arbeitstage sowie fortgesetztes Streben nach inspirativem Diskurs waren dafür notwendig. Von besonderer Bedeutung war dabei sowohl die inhaltliche Auseinandersetzung als auch die emotionalen und inneren Halt gebende, großartige Unterstützung durch meine Familie und einige langjährige Freundschaften. Sowohl meine Mutter Margrit als auch mein Vater Thomas sowie mein Bruder Mirko haben wiederholt Teile der Arbeit gelesen und in Gesprächen mit ihnen entstanden neue Ideen und Impulse. Dr. Helga Jung-Paarmann und Alexander Rudnick danke ich an dieser Stelle für ihren wichtigen Einsatz im Korrekturlesen, Dr. Marianne Schmidt für die Möglichkeit des Arbeitens in schöner Arbeitsatmosphäre im Glottertal. Zahlreichen weiteren Unterstützern fühle ich mich innerlich verbunden, ohne sie hier namentlich zu nennen. Für die freundliche Unterstützung beim Entziffern der altdeutschen Schrift möchte ich herzlich Herrn Manfred Schütze und meiner Großmutter, Frau Gisela Speckmaier danken.

Meinen beiden Großmüttern, auch Christa Maria Prokop, möchte ich für unsere Gespräche danken. Nicht zuletzt das Verständnis für deren Biographien, entsprungen aus einer Epoche, die sich größtenteils vor meiner eigenen Lebensspanne abgespielt hat, sowie der Einblick in deren daraus erwachsenen Lebenshaltungen ermöglichten es mir, diese Arbeit mit einem vielschichtigen Blick auf die Lebensläufe von ärztlichen Pionierinnen fertigzustellen.

Inhaltsverzeichnis

Abkürzungsverzeichnis

Abb.   Abbildung
Ff   folgende
RMK   Reichs-Medizinal-Kalender
S.   Seite
SS   Sommersemester
WS   Wintersemester

Einleitung

1

Die vorliegende Arbeit handelt vom Wirken der ersten Ärztinnen im Fach Psychiatrie und verbindet die Darstellung zweier übergeordneter Themen: die Stellung der Frau als Medizinerin, speziell im Fachgebiet der Nervenheilkunde, sowie eine vergleichende Psychiatriegeschichte der Länder Frankreich und Deutschland. Ziel der Arbeit ist es, die Lebensläufe sechs ausgewählter Psychiaterinnen in Frankreich und Deutschland in der ersten Hälfte des 20. Jahrhunderts im Hinblick auf die professionellen Handlungsspielräume, institutionellen Gegebenheiten und typischen Konflikte ihrer Zeit zu rekonstruieren und zu analysieren. In einer parallelen Kurzzusammenfassung psychiatriegeschichtlicher Entwicklungen wird dabei auch der Erörterung historisch-gesellschaftlich bedeutender Themen Raum gegeben. Eine angemessene Würdigung des wissenschaftlichen Beitrags und der herausragenden Leistung der frühen Ärztinnen ist, gemäß Johanna Bleker und Sabine Schleiermacher, „(…) allenfalls auf der Basis umsichtiger Fallstudien möglich, die den wissenschaftlichen Kontext ihres Werkes ebenso zu berücksichtigen wissen wie die Besonderheiten des weiblichen Lebenszusammenhanges. Bisher existieren solche Untersuchungen nicht."[1]

„Biographien von Ärztinnen, die Geschichte geschrieben haben, sind kaum geläufig. Ebenfalls kaum bekannt ist, wie zäh und langwierig um den Zugang von Frauen zum Medizinstudium in Deutschland gerungen wurde und welche Etappen

---

[1] Bleker und Schleiermacher 2000, S. 114.

Ergänzende Information Die elektronische Version dieses Kapitels enthält Zusatzmaterial, auf das über folgenden Link zugegriffen werden kann https://doi.org/10.1007/978-3-658-40009-5_1.

der Entwicklungsgeschichte von Frauen im ärztlichen Beruf beschrieben werden können"[2] schreibt Eva Brinkschulte und legt dar, dass die Frauenbewegung
die Forderungen nach einer Zulassung der Frauen zum Studium auch mit einem
„Bedürfnis der weiblichen Patienten nach weiblichen Ärzten" begründete. Zur
Verhinderung des Eindringens der Frauen in die männliche Berufsdomäne blieb
lange „kein sittliches, moralisches oder medizinisches Argument ungenannt"[3]
– dies zeigt sich beispielsweise auch an der Schmähschrift „Über den physiologischen Schwachsinn des Weibes"[4] des Nervenarztes Paul Julius Möbius, welche
noch im Jahr 1908 in 9. Auflage erschien. Frauen bewegten sich lange im Span-
nungsfeld zwischen Professionalität und sozialem Engagement: Einerseits waren
sie auf die Anerkennung durch die Gesellschaft und ihre männlichen Kollegen
angewiesen, welche von ihnen weibliches Einfühlungsvermögen und mütterliche
Hingabe erwarteten – Ärztinnen sollten beispielsweise nicht konfrontativ sein
und die an sie gestellten Erwartungen und damit verbundenen Verpflichtungen
selbstverständlich annehmen. Andererseits suchte man ihnen noch zu Beginn
des 20. Jahrhunderts eine „mindere geistige Befähigung" zum Studium und zur
Berufsausübung nachzuweisen und zwang sie somit, ihren Studienwunsch massiv einzufordern und ihre Qualitäten pointiert hervorzuheben. Es galt dabei lange
Zeit als absurde Vorstellung, Ärztinnen könnten auch Männer behandeln – bis
zum Ersten Weltkrieg therapierten sie vornehmlich Frauen und Kinder.

Die Geschichte von Frauen in der Psychiatrie bildet immer noch ein Desiderat
der Forschung; Frauke Agena half diesem Mangel mit ihrer Dissertationsschrift
„Die ersten Psychiaterinnen in der Zeit des Nationalsozialismus und in der frühen
Bundesrepublik"[5] teilweise ab. Sie wählte ebenfalls eine biographische Herangehensweise und verwies auf eine weitere ausführliche Untersuchung von Rebecca
Schwoch[6] zu weiblichen Ärztinnen im Fachgebiet der Psychiatrie. Mit Blick auf
den Forschungsstand zum Themenkomplex „Frauen in der Medizin" existieren
einzelne wissenschaftliche Untersuchungen deutschsprachiger Autoren; genannt
seien hierzu die Dokumentation „Ärztinnen aus dem Kaiserreich" von Johanna
Bleker und Sabine Schleiermacher[7], die sich mit ihrem in Berlin realisierten Projekt das Ziel setzten, Lebensläufe, Studienbedingungen und Wirken der ersten

---

[2] Brinkschulte 2006, S. 13.
[3] Vgl. ebd.
[4] Möbius 1908.
[5] Agena 2016.
[6] Schwoch 2004.
[7] Bleker und Schleiermacher 2000.

deutschen Ärztinnen nachzuzeichnen. Zudem sind die Studien „Blaustrumpf –
Modestudentin – Anarchistin? Deutsche und russische Medizinstudentinnen in
Berlin 1896–1918" von Anja Burchardt[8] und „Bildungsbürgerinnen" von Claudia Huerkamp zu erwähnen.[9] Bemerkenswert ist, dass bis auf Martha Ulrich keine
der hier untersuchten Ärztinnen in Volker Klimpels kurzbiographischem Lexikon
„Frauen der Medizin"[10] namentlich erwähnt wird; das verwundert insbesondere
im Falle von Toni Schmidt-Kraepelin. Mit Blick auf die Situation in Frankreich
sei auf die Autoren Edmée Charrier und ihr Buch „L'évolution intellectuelle féminine"[11], auf Pierre Moulinier und die Studie „Les premières doctoresses de la
Faculté de médecine de Paris (1870–1900): des étrangères à plus d'un titre"[12]
sowie auf Natalia Tikhonov Sigrist und ihr Werk „Les femmes et l'université en
France. 1860–1914"[13] verwiesen.

Zur allgemeinen Psychiatriegeschichte und zur Darstellung der deutsch-
französischen Geschichte gibt es umfangreiche Literatur. Diesbezüglich als
besonders hilfreich sei hier das Standardwerk von Heinz Schott und Rainer Tölle
„Geschichte der Psychiatrie"[14] genannt, sowie die Habilitationsarbeit von Doris
Kaufmann: „Aufklärung, bürgerliche Selbsterfahrung und die ‚Erfindung' der
Psychiatrie in Deutschland 1770–1850"[15]; zu einer allgemeinen Geschichtsdarle-
gung Hans-Ulrich Wehlers fünfbändige „Deutsche Gesellschaftsgeschichte"[16] wie
auch „Deutschland und Frankreich" von François Bondy und Manfred Abelein.

Den Kern der vorliegenden Arbeit bilden „Sechs ausgewählte Fallstudien".
Die sechs Frauen, drei „bilinguale" Paare bildend, werden in ihren stark vari-
ierenden Lebenswegen keinem direkten biographischen Vergleich unterzogen;
vielmehr umgreifen sie drei Zeitepochen. Es entstehen Spannungsfelder zwischen
je einer französischen und einer deutschen Psychiaterin: Alice Sollier und Martha Ulrich, Constance Pascal und Toni Schmidt-Kraepelin, Adélaide Hautval und
Betty Warburg – in der Darstellung der Einzelbiographien wird ein anschaulicher
Zugang zu den Anfängen des Frauenstudiums in Frankreich und Deutschland
(Abschnitt 2.5), zum Werdegang der ersten Ärztinnen (Abschnitt 2.6) sowie

---

[8] Burchardt 1997.
[9] Huerkamp 1996.
[10] Klimpel 2001.
[11] Charrier 1931.
[12] Moulinier 2006.
[13] Siegrist 2009.
[14] Schott und Tölle 2006.
[15] Kaufmann 1995.
[16] Wehler 1995, 2003.

zur Facharztfrage und zu einer Darstellung der wissenschaftlichen Ausrichtung des Faches Psychiatrie (Abschnitt 2.7) eröffnet. Im nächsten Abschnitt erfolgt eine Untersuchung zu der sozialen Herkunft der weiblichen Pionierinnen mit der gesonderten Fragestellung, ob ein familiärer Hintergrund im Bildungsbürgertum als Voraussetzung für eine berufliche Karriere unabdingbar war (Abschnitt 3.4). Der dritte Abschnitt schließlich widmet sich der Psychiatrie im „Dritten Reich". Die Lebenswege einiger der ausgewählten Psychiaterinnen haben direkte Berührungspunkte mit dem Nationalsozialismus und nach einem Exkurs zur speziellen Situation der Studentinnen zu Kriegszeiten folgt eine Darlegung der Rolle der Psychiatrie und ihrer praktizierenden Ärzte, den Psychiatern und Psychiaterinnen (Abschnitt 4.4). Zwischen aktivem Handeln und passiver Beteiligung hatten sie als Verantwortliche maßgeblich ein Zustandekommen der „Euthanasie"-Verbrechen ermöglicht (Abschnitt 4.5). „Über die Mitwirkung von Ärztinnen in Konzentrationslagern und Tötungsanstalten des ‚Euthanasie'-Programmes ist bislang wenig bekannt. Die Tatsache, dass sie von leitenden Funktionen ausgeschlossen waren, verschleiert ihre Teilhabe am Apparat, der die ‚Medizin ohne Menschlichkeit' ermöglichte"[17], resümiert Eva Brinkschulte und ist somit einer Meinung mit der Historikerin Melissa Kravetz, welche betont, dass die Ärztinnen durch die Einmischung in die Diskussion um Rassenhygiene und Eugenik einerseits, und Betonung ihrer traditionellen Rollen andererseits durchaus einen Platz in der männerdominierten Ärzteschaft im „Dritten Reich" fanden.[18] Frauen als Opfer und Männer als Täter des Nationalsozialismus zu identifizieren, ist längst passé.[19] Dabei stellen sich die folgenden Fragen: In welcher Form haben sich Frauen als Täterinnen an den Verbrechen beteiligt? Welche Rolle spielten sie als Ärztinnen?

Wieso nun aber Frauenschicksale rekonstruieren – ist durch die Schilderung von Lebenswegen ein zusätzlicher Erkenntnisgewinn für die Psychiatriegeschichte möglich? Als Begründung seien die Begriffe „Historie" und „Gedächtnis" betrachtet und erläutert, wie durch eine Suche nach reziproken Zusammenhängen von Biographien und historischen Daten und Fakten für das Verstehen beider ein Mehrwert erzielt werden kann. Geschichtserzählung kann als homogener historischer Raum verstanden werden, der anhand von Daten rekonstruiert wird, oft anhand derjenigen Zeitpunkte, an welchen ein Prozess eine abrupte Veränderung erfahren hat (beispielsweise Kriege, Revolutionen

---

[17] Brinkschulte 2006, S. 30.
[18] Kravetz 2011, S. 19.
[19] Schwoch 2004, S. 185.

oder Todesfälle). Ziel dabei ist die objektive Gesamtdarstellung eines historischen Ablaufs, dazu bedarf es wissenschaftlicher Identitätsneutralität. Genauer: Ein sich von spezifischen Personen lösendes Abstraktionsvermögen, welches Daten und Orte konkretisiert, dabei aber personenspezifische Bezugspunkte und Verbundenheit vermeidet.[20]

Doch worin liegt die Eigenart von Einzelschicksalen, deren bestechende Besonderheit? Welcher spezifische Wert steckt in dem Nacherzählen einzelner Lebensgeschichten, eben gerade nur in dieser Form? Im Zuge reflektierender Prozesse stößt der die eigenen Bedingtheiten hinterfragende Charakter zwangsläufig an Grenzen der Wahrnehmung, ist im Blick eingeengt durch Bedingungen der Herkunft oder der Lebensumstände. Zwar ist er in seiner Erzählung angewiesen auf Fakten und somit notwendigerweise auf die Konkretisierung von Inhalten in Bezug auf Ort und Zeit, allerdings eben gerade nicht „identitätsabstrakt". Im Gegenteil: Persönliche Erinnerungen entstehen durch Kommunikation von Individuen, in Interaktionen im Rahmen sozialer Gruppen.[21] In Anlehnung an Erving Goffmans Rahmenanalyse von Alltagserfahrungen[22] erkennt Maurice Halbwachs, dass auch Erinnerungen sich in einem identitätsbezogenen „cadre" entfalten und einen Rahmen der Wahrnehmung benötigen, um als solche festgehalten zu werden. Dieser Rahmen der Wahrnehmung ist einer der Bedeutsamkeit. Erinnert wird, was bedeutsam war und folglich kommuniziert wurde: „(...) das

---

[20] Assmann 1992, S. 42. Die durch einzelne Lebenswege entstehenden Differenzen werden nivelliert, das Gedächtnis als Erinnerungsvermögen einzelner Personen verliert folglich an Wert. Der französische Philosoph und Soziologe Maurice Halbwachs beschreibt dies mit folgenden Worten: „Trotz der Verschiedenheit von Zeit und Ort reduziert die Geschichtsschreibung Ereignisse auf vergleichbare Begriffe; dies erlaubt uns, diese miteinander zu verknüpfen, quasi als Variation eines oder mehrerer Themen. Nur so kann sie uns eine vereinfachte Darstellung der Vergangenheit ermöglichen und in einem Moment – dargestellt durch plötzliche Wechsel, die Entfaltung einzelner Völker oder Individuen – das langsame Fortschreiten der kollektiven Evolution aufzeigen." „Malgré la variété des lieux et des temps, l'histoire réduit les évènements à des termes apparemment comparables, ce qui lui permet de les relier les uns aux autres, comme des variations sur un ou quelques thèmes. Ainsi seulement, elle réussit à nous donner une vision en raccourci du passé, ramassant en un instant, symbolisant en quelques changements brusques, en quelques démarches des peuples et des individus, de lentes évolutions collectives"; vgl. Halbwachs 1950, S. 49.
[21] Assmann 1992, S. 36.
[22] Goffman 1974. Erving Goffman prägte den Begriff der „Frameanalyse" als soziologische Untersuchung spezifischer Frames bzw. Schemata. Diese Frames (Rahmen) dienen dem Einzelnen im Alltag als interpretatorische Hilfestellung, um soziale Ereignisse und Vorkommnisse zu kategorisieren und Alltagserfahrungen einordnen zu können. Der Einzelne beantwortet so selektiv die Frage, worum es bei dem Gegenstand seiner Betrachtung geht, ohne zwangsläufig dazu eine eigene Position zu entwickeln.

individuelle Gedächtnis baut sich in einer bestimmten Person kraft ihrer Teilnahme an kommunikativen Prozessen auf. (...) Das Gedächtnis lebt und erhält
sich in der Kommunikation; bricht diese ab, beziehungsweise verschwinden oder
ändern sich die Bezugsrahmen der kommunizierten Wirklichkeit, ist Vergessen
die Folge. Man erinnert nur, (...) was man in den Bezugsrahmen des Kollektiv-
gedächtnisses lokalisieren kann."[23] Eine Auseinandersetzung der psychiatrischen
Fachrichtung mit ihrer eigenen Geschichte – ein Dialog mit ihrer Vergangenheit – ist daher in vielerlei Hinsicht bedeutsam, nicht zuletzt, um aktiv einer
Geschichtsvergessenheit vorzubeugen. Auch, um daraus Lehren für die Zukunft
zu ziehen.

---

[23] Assmann 1992, S. 37.

Material und Methoden

2

Die Auswahl der betrachteten Frauen erfolgte sorgfältig und für die beiden Länder auf unterschiedliche Art und Weise: Auf deutscher Seite liegt ihr die Dokumentation „Ärztinnen im Kaiserreich" von Johanna Bleker und Sabine Schleiermacher[1] zugrunde. Genannt sei in diesem Kontext auch Jutta Buchin, die ab dem Ende der 1980er Jahre begonnen hatte, Dokumente zu all denjenigen Ärztinnen zu sammeln, die in Deutschland eine akademische Ausbildung absolviert hatten, dort ärztlich tätig gewesen waren und ihre Ausbildung spätestens im Jahr 1918 beendet hatten. Im Hinterkopf stand bei ihr die Frage: „Wo bleiben die Frauen der Medizingeschichte?"[2] Die Deskriptoren „psychiatrisch-ärztliche Betätigung" sowie „Promotionsthema im Bereich der Psychiatrie" engten den für die Fragestellung relevanten Kreis der Frauen dieser Dokumentation stark ein. Letztgenannte Bedingung wurde dabei unter der Annahme getroffen, auf diesem Wege vor allem diejenigen Frauen herauszufiltern, die bereits frühzeitig ein

---

[1] Bleker und Schleiermacher 2000.

[2] Nach drei Jahren eingehender wissenschaftlicher Auseinandersetzung mit dieser Materialsammlung veröffentlichten Sabine Schleiermacher und Johanna Bleker die Ergebnisse ihres dreijährigen Forschungsvorhabens unter dem Titel „Ärztinnen aus dem Kaiserreich. Lebensläufe einer Generation". Sie unternahmen darin den Versuch, die Schicksale der ersten 1000 gesammelten Frauen als Kollektivbiographie nachzuzeichnen. Die Sammlung ist online zugänglich, aktuell (Stand: Oktober 2019) auf 1480 Frauen angewachsen und wird kontinuierlich erweitert, mit dem steten Fernziel einer Vervollständigung um die Biographien aller Medizinerinnen, die bis 1933 ihre Ausbildung beendet haben.

Ergänzende Information Die elektronische Version dieses Kapitels enthält Zusatzmaterial, auf das über folgenden Link zugegriffen werden kann https://doi.org/10.1007/978-3-658-40009-5_2.

eigenständiges Interesse an der Disziplin Psychiatrie aufbrachten und vermutlich verstärkt eine Orientierung in diese Richtung verfolgten. Einzig und allein
aufgrund einer zeitweiligen Tätigkeit als Hilfsärztin einer Heil- und Pflegeanstalt lässt sich dies nicht schlussfolgern. Der alleinige Deskriptor „psychiatrische
Betätigung" liefert 91 psychiatrisch interessierte beziehungsweise tätige Frauen
in Deutschland[3]; durch Hinzunahme des Deskriptors „Promotionsthema in der
Psychiatrie" erweitert sich die Gruppe auf 131 Ärztinnen, welche im Rahmen
ihrer Ausbildungs- und Berufslaufbahn einen verstärkten Bezug zur Psychiatrie
aufweisen. Die Auswahl der Medizinerinnen wurde auf 49 Frauen begrenzt durch
das weitere Kriterium „Geburtsdatum vor 1890"; die abschließende Auswahl orientierte sich an den Themen, welche über die biographischen Eckdaten der Frauen
in den Fokus rückten: „Erste Frauen" (Martha Ulrich), „Karriere" (Toni Schmidt-
Kraepelin) und „Psychiatrie im Nationalsozialismus" (Betty Warburg") – diese
Themen ließen sich bei den anderen Ärztinnen nicht in gleicher Klarheit nachvollziehen wie bei den ausgewählten Frauen, wodurch die Auswahl letztendlich
eindeutig gelang.

Der Anteil der Psychiaterinnen am Gesamtkollektiv beträgt 8,8 % einen
vergleichsweisen geringen Anteil am genannten Gesamtkollektiv der Ärztinnen
stellen; dies verwundert angesichts der zum Teil vorherrschenden gegenteiligen
Auffassung, „dass es besonders in der Psychiatrie, die in der ersten Hälfte des
20. Jahrhunderts noch mit der Neurologie als Fachgebiet „Nerven- und Gemütskrankheiten" zusammengefasst wurde, in der Zeit der 1930er und 1940er Jahre
auffallend viele Ärztinnen gab."[4]

Die in Frage kommenden französischen Psychiaterinnen erfüllen ebenfalls
beide Einschlusskriterien („psychiatrische Betätigung" und „psychiatrisches Promotionsthema"), die Entscheidung für die drei gewählten Psychiaterinnen erfolgte
nach sorgfältiger Auswahl aus einer Gruppe von 29 Frauen, welche unter
Zuhilfenahme folgender Quellen gefunden wurden: 1. der Dissertation „Les
femmes docteurs en médecine dans tout les pays" von Harriet Fontanges[5]; 2.
der Internetdokumentation „Thèses de médecines" auf der Homepage „psych-
iatrie.histoire.free.net"[6]; 3. dem „Fichier Moulinier; Corpus des femmes reçu

---

[3] Somit verdoppelt sich die von Frauke Agena im Rahmen ihrer Dissertationsschrift erstellte
Frauengruppe. Grund hierfür ist das Anwachsen des Basis-Kollektivs „Ärztinnen im Kaiserreich" von damals 1000 auf inzwischen 1480 Biographien; vgl. Agena 2016, S. 312–321.
[4] Agena 2006, S. 5.
[5] Fontanges 190.
[6] Homepage psychiatrie.histoire.free.net.

docteurs en médecine à Paris"[7] auf der Homepage der BIU Santé (der „Zentralbi-
bliothek für Gesundheit" der französischen Landeshauptstadt) – eine Auflistung
all derjenigen Frauen, welche in den Jahren 1809 bis 1907 einen Doktortitel
an den Fakultäten in Paris erwarben und 4. dem „Catalogue des archives et
manuscrits" der Bibliothek der „L'Académie nationale de médecine" in Paris,
dort speziell den „Dossiers biographiques."[8] Alle ausgewählten Frauen haben ein
Promotionsdatum vor 1906 – mit Ausnahme von Adélaide Hautval, welche im
Jahr 1934 promovierte. Wie auch bei den deutschen Ärztinnen orientierte sich die
letztendliche Auswahl an den anknüpfbaren Thematiken im Leben der Ärztinnen,
vergleiche hierzu die Auswahl der deutschen Frauen.

Die Namen sowie die Dissertationsthemen der Frauen, welche in den folgenden biographischen Darlegungen keine Berücksichtigung fanden, sind im
Anhang 10.1 und 10.2. im elektronischen Zusatzmaterial einsehbar (vergleiche
dort Tabelle 1 und 2).

Um dem Leser die französischen Texte zugänglich zu machen, wurden für
die vorliegende Arbeit entsprechende Abschnitte übersetzt; auch die einheitliche Gliederung der drei Abschnitte dient einem möglichst unkompliziertem
Zugang zum Thema: Nach einer historischen Einführung, aufgeteilt in drei Zeitepochen – Wendepunkt deutsch-französischer Krieg: Deutschland im Kaiserreich
neben Frankreichs Dritter Republik (Abschnitt 3.2); Deutschland und Frankreich
zwischen den Kriegen (1918–1933) (Abschnitt 4.1); Die wechselvollen deutsch-
französischen Beziehungen nach 1933 (Abschnitt 5.1) – folgt jeweils, wie oben
erwähnt, eine Darstellung der maßgeblichen Entwicklungen der Psychiatriegeschichte: Die Situation der Psychiatrie im wilhelminischen Deutschlands und
Frankreichs Dritter Republik (Abschnitt 3.3); Psychiatrie in Zeiten des Krieges (Abschnitt 4.2) und Psychiatrie im Nationalsozialismus (Abschnitt 5.2).
Diese historischen Fakten bilden die Basis, um die persönlichen und beruflichen
Lebenswege der Frauen besser einordnen zu können.

Für die vorliegende Arbeit ergeben sich die folgenden Forschungsfragen:
Inwiefern ist es möglich, auf Basis von Biografien einen individuellen Zugang
zur deutsch-französischen Geschichte, zu einer länderübergreifenden Psychiatriegeschichte sowie zur Position von Frauen im Studium und im ärztlichen Beruf
zu ermöglichen?

Ist es möglich, über diesen individuellen Zugang einen Zugewinn an Information zu erhalten und sich die Erzählung von Geschichte, von historischen
Geschehnissen in einer nur so greifbaren Form erfahrbar zu machen? Zudem: War

---

[7] Moulinier 2006.

[8] Homepage der Bibliothek der „L'Académie nationale de médecine".

ein familiärer Hintergrund im gehobenen Bildungsbürgertum Voraussetzung für
den Studienerfolg der jungen Medizinerinnen und einer eigenständigen Karriere –
einer oberärztlichen oder chefärztlichen Position an einer großen städtischen oder
privaten Heilanstalt? Und weiter: Lässt sich abbilden, ob die Protagonistinnen dieser Untersuchung Pionierarbeit leisteten, dabei in einer Vorreiterrolle künftigen
Generationen ein Vorbild waren und diesen weitere Wege erschlossen?

Ergebnisse: Die Anfänge der Psychiatrie. Erste Frauen in der Medizin

3

3.1 Zur Ausgrenzung der Unvernunft – die Geburt einer Wissenschaft im Zeitalter der Aufklärung

Die historische Entwicklung der Psychiatrie als Wissenschaft ist eng verknüpft mit den gesellschaftlichen Auffassungen sowie den sozioökonomischen, politischen und kulturellen Bedingungen ihrer Zeit. Dies macht eine Analyse des wechselseitigen Verhältnisses für ein tiefergreifendes Verständnis notwendig und soll im Folgenden für Frankeich und Deutschland im Ländervergleich unternommen werden. Die Frage nach dem tatsächlichen Beginn wissenschaftlich-psychiatrischen Denkens – der „Geburt der *Psychiaterie*"[1] – wird ganz unterschiedlich beantwortet. Dörner attestiert der Psychiatrie „zur Zeit Freuds hundert bis hundertfünfzigjähriges wissenschaftliches (…) Denken"[2], Kaufmann setzt die 1770er Jahre als Beginn der Entwicklung eines Fachs, welches sich „die Subjektivität des Individuums in ihrer konkreten Erscheinungsform zum Thema machte"[3] und Emil Kraepelin konstatiert in seiner aus heutiger Perspektive historisch anmutenden Einführung zu seinem Lehrtext „Psychiatrie – Ein Lehrbuch für Studirende und Aerzte" (1896), es gäbe „erst seit dem Ende des 18. Jahrhunderts wirkliche Irrenärzte."[4] Resümierend sei Geyer zitiert, welcher den Beginn der Psychiatrie

---

[1] Erstmals findet sich die Vokabel im deutschen Sprachraum 1808 in dem Aufsatz „Über den Begriff der Medicin und ihre Verzweigungen, besonders in Beziehung auf die Berichtigung der Topik der Psychiaterie" von Johann Christian Reil, einem preußischen Universitätsprofessor aus Halle, in semantischer Analogie zum Begriff der Psychologie; vgl. hierzu Geyer 2014, S. 15; zur Person Reils S. 31 ff sowie Wolters, Beyer und Lohff 2013, S. 97 ff.

[2] Dörner 1969, S. 11.

[3] Kaufmann 1995, S. 28.

[4] Kraepelin 1896.

vage um 1800 verortet – und ihn somit kultur- und geistesgeschichtlich in die Zeit von Romantik, Aufklärung und dem beginnenden deutschen Biedermeier setzt.

Zu Anfang sei bemerkt, dass aufklärerische Umbrüche sowie die damit einhergehenden gesellschaftlichen Denk- und Lernprozesse zu Ende des 18. Jahrhunderts ein neues bürgerliches Selbstverständnis hervorgebracht haben. Dieser Hintergrund ist notwendig, um zu verstehen, wie aus dem neu gewonnenen Vernunftbegriff heraus die Grenzlinien eines „Anderen der Vernunft"[5] neu definiert wurden. Die Setzung dieses Vernunftbegriffes vollzog sich als Prozess im Zeitalter der Aufklärung, dem *„siècle des lumières"*.[6] Gemeint ist die Epoche des 18. Jahrhunderts, in welcher eine politische Öffentlichkeit in ökonomischen Diskussionen über die Gesellschaftsverfassung räsoniert und dabei die Grundlagen der Menschenrechte sowie die bürgerliche Rechtsgesellschaft mitsamt ihrer Trennung staatlicher Gewalten neu formuliert.

Einige der aufgeklärten Einsichten werden später Bestandteil der amerikanischen Unabhängigkeitserklärung (1776) sowie der Menschenrechtserklärung im Zuge der Französischen Revolution (1789).[7] *„Sapere Aude!"*[8] Der Mensch wurde aufgefordert, seinen Verstand mutig zu nutzen. Vernunft wurde so einerseits zur Quelle derjenigen Kritik, welche zu revolutionären Umstürzen führte, andererseits zum Ausgangspunkt neu bewertender, einordnender Gesellschaftskategorien mit der Formation eines „Bürgertums"[9], welches sich auch in abgrenzendem Blick in Richtung seiner psychisch erkrankten Mitglieder definierte.[10] Sittliche Korrektur

---

[5] Kaufmann 1995 und Sarasin 2013, S. 19: „Die Konstituierung des Wahnsinns als Geisteskrankheit am Ende des 18. Jahrhunderts (...) macht dieses Schweigen endgültig, und der Wahnsinn erscheint dann nur noch als Krankheit. Während sich zuvor immerhin noch ein gewisser Austausch zwischen Wahnsinn und Vernunft (...) vollzogen habe, sei die neue Sprache der Psychiatrie ‚ein Monolog der Vernunft' über den Wahnsinn."

[6] Eine schöne Definition des Aufklärungsbegriffs in seinem Bezug zur Erneuerung der Gesellschaftsordnung liefert erneut Doris Kaufmann: „Die Aufklärung lässt sich (...) als eine kulturelle und politisch-soziale Reformbewegung fassen, die zugleich ein kollektiver Bewusstseins- und Lernprozess war, an dessen Ende die bürgerlichen Schichten zum Bürgertum geworden waren, d. h. ihre Klassenidentität gefunden hatten." Vgl. Kaufmann 1995, S. 13.

[7] Dörner 1969, S. 117 sowie Schäfers 2013.

[8] „Habe Mut, Dich Deines eigenen Verstandes zu bedienen!" Vgl. Kant 1784.

[9] Kaufmann 1995, S. 12: „Als identitätsstiftender Faktor für die sozial inhomogenen Formation Bürgertum, durch die es sich gegenüber anderen sozialen Gruppen abgrenzen konnte, gilt in der Forschung die Herausbildung einer besonderen bürgerlichen Kultur, definiert als ‚Ensemble' bestimmter Normen, Wertorientierungen, Verhaltens- und Kommunikationsformen und einer rationalen und methodischen Lebensführung."

[10] Dörner 1969, S. 14: „(...) erscheint alles, was dem ordnenden und verfügenden Zugriff sich entzieht, was außerhalb bleibt, als ‚absolute Gefahr' für die Gesellschaft, als Quelle

und moralische Erziehung, welche im Kontext der Aufklärung neu in den Interessenfokus rückten, sowie die Leitideen eines therapeutischen Optimismus und der Philanthropie brachten den Psychiater in eine Doppelrolle als Erzieher und Arzt, mit der Möglichkeit einer „Korrektur"[11] seiner Patienten. In den Anstalten kam dem Personal als „innerer Polizey"[12] eine große Bedeutung zu.

1801 verfasste Pinel ein Buch mit dem Titel „Traité médico-philosophique sur l'aliénation mentale ou la manie"[13] – welches als erster Versuch einer Integration der revolutionären Errungenschaften in soziale Reformen und als Begründungswerk der deutschen und französischen Psychiatrie aufgefasst werden kann.[14]

Das Fach wird darin neu im Raum zwischen Medizin und Politik verortet. Ohne Zweifel ein Wendepunkt – wobei Pinel als Freund „praktischer Tatsachen" und empirischer Arbeit mit der Erkenntnis aufwartet, dass sowohl die biographische Erfahrung der Patienten, als auch der therapeutische Umgang und dessen Setting („die Irrenhäuser") auf eine Krankheitsgenese maßgeblichen Einfluss haben.[15] Pinel richtete sich gegen eine spekulative Psychiatrie, wünschte eine „philosophische"[16] Untersuchung der „geistig Entfremdeten" und suchte deren Heilung somit über medizinische, aber auch gesellschaftliche Einflussnahme zu erwirken. Pinel unterschied bereits klar unterschiedliche Einflussfaktoren – verkehrte Erziehung, melancholische Konstitution, Vererbung, gestörtes Gefühlsleben und weitere –, welche unterschiedlichen Therapien zugeführt werden sollten. Folglich propagierte er, basierend auf den enthusiastischen Ideen der Aufklärung, das Konzept eines *„traitement moral"*: Dem Patienten

---

der Angst und wird deshalb mit dem Stigma der Irrationalität, der Unvernunft versehen und ausgegrenzt."

[11] Schott und Tölle 2006, S. 49: „(…) Erziehung und Korrektur im „moralischen" [sittlichen] wie „physischen" [medizinischen] Sinne (…)."

[12] Schott und Tölle 2006, S. 61.

[13] Pinel, 1801. Vgl. Dörner 1969, S. 144 und Geyer 2014, S. 15.

[14] Dörner 1969, S. 144.

[15] Schott und Tölle 2006, S. 60.

[16] Schott und Tölle 2006, S. 60: „Eine an der Empirie ausgerichtete kritische Forschungsmethode nannte Pinel „philosophisch"." Bereits drei Jahre vorher formulierte er in seiner „Nosographie philosophique ou la méthode de l'analyse appliquée à la médecine" (Paris, 1798) seinen Ansatz einer klinisch-moralischen Schule, basierend auf Grundsätzen einer moralischen Behandlung (*„traitement moral"*) – Pinel sah sich als Anwalt der „Interessen und der Moral des Dritten Standes". Vgl. Dörner 1969, S. 139 sowie Schott und Tölle 2006, S. 60.

sollte ein zusammengesetztes Therapieangebot aus diätetischen Prinzipien, strenger Disziplinierung und medizinischen Eingriffen zukommen. Bestenfalls agierte der Psychiater dabei als Freund der „reinsten und aufgeklärtesten Menschenliebe" („*philantrophie la plus pure et la plus éclairée*")[17] und ließ die Menschenwürde des Patienten absolut unangetastet. Die eminente Bedeutung Pinels ist augenscheinlich und mit der „Befreiung der Irren von ihren Ketten"[18] auch als plastisches Bild im Gedächtnis der Psychiatriegeschichtsschreibung eingebrannt. Zur Klärung der Frage, warum zum ausgehenden 18. Jahrhundert ausgerechnet dem Zentralstaat Frankreich die richtungsweisende Führungsrolle der Psychiatrie zugesprochen wird,[19] trägt sie nur bedingt bei. Tatsächlich wurden kurz vor 1800 europaweit, etwa mit Johann Christian Reil in Deutschland oder Vincenzo Chiarugi in Italien, Gedanken zur Formulierung einer neuen Wissenschaft laut. Es muss ein soziologisch-geographischer Faktor hinzugezogen werden: „Il reste néanmoins que la position alors centrale de Paris, tant sur le plan culturel que sur le plan politique, a donné à ce dernier une place privilégiée dans cette histoire où il a pris le rôle, en quelque sorte, d'un éponyme (...)."[20] Die Synthese aus innovativen Gedanken und deren Äußerung in der strategisch-kulturell wichtigsten europäischen Metropole der damaligen Zeit wird als Kombination den Anreiz für zahlreiche Kollegen aus dem Ausland geschaffen haben, zwecks wissenschaftlichen Austauschs den Kontakt nach Paris zu suchen. Die leitende Rolle oblag Frankreich dabei bis etwa Mitte des 19. Jahrhunderts, dann gewann Deutschland zunehmend an Bedeutung. Dies zeigt sich auch an der Richtung des regen wissenschaftlichen Austausches zwischen den beiden Ländern, etwa in Form von Reisen und Übersetzungstätigkeit, wobei zu Zeiten Pinels vor allem deutsche Psychiater die Hospitäler in Paris besuchten. Veröffentlichungen beider Länder erschienen jeweils sehr zeitnah als Übersetzung im anderen Land; Pinels „*Nosographie philosophique*" von 1798 war bereits 1800 als „Philosophische Krankheitslehre des Bürgers Pinel" in Deutschland erhältlich.[21] Mit dem deutsch-französischen Krieg von 1870/71 erfuhr der rege wissenschaftliche Austausch zwischen den beiden

---

[17] Schott und Tölle 2006, S. 61.

[18] Ebd.

[19] Schott und Tölle 2006, S. 59 und S. 65.

[20] Postel und Quetel 1994, S. 152. Dt. Übersetzung: „Es bleibt gleichwohl als Erklärung die zentrale Position der Stadt Paris, sowohl in kultureller als auch politischer Hinsicht, wodurch ebendieser ein besonderer Platz in der Geschichte eingeräumt wurde, diese so die Rolle eines Eponyms gleich einnahm (...)."

[21] Schott und Tölle 2006, S. 64.

Ländern jedoch einen herben Dämpfer[22] – diese Tatsache sei zum Anlass genommen, im Folgenden die politischen Entwicklungen des „langen" 19. Jahrhunderts (1789–1914)[23] vor und nach besagtem Krieg bis hin zum Ersten Weltkrieg zu skizzieren.

3.2 Wendepunkt deutsch-französischer Krieg: Deutschland im Kaiserreich neben Frankreichs Dritter Republik

Ein Blick auf die politische Situation in Frankreich und Deutschland
Die Gründungen des deutschen Kaiserreichs (1871) sowie der Dritten französischen Republik (1870) vollzogen sich im Kanon einer Vielzahl von Staatsneubildungen im zweiten Drittel des 19. Jahrhunderts.[24] Als deren wichtigste Triebfeder ist eine starke Zunahme nationalistischer Ideologien anzusehen.[25]

An den bereits dargelegten Ideen der Aufklärung entzündete sich 1789 die Französische Revolution. Mit den Idealen von Freiheit, Gleichheit und Brüderlichkeit sowie einer modernen Demokratieauffassung bildete sich in Frankreich als erstem europäischen Land ein Staat mit Volkssouveränität und einem starken Nationalbewusstsein. Zudem entstand ein Expansionswille[26], welchem die benachbarten Länder etwas entgegensetzen mussten: Das Erstarken nationalistischer Bestrebungen auf deutschsprachiger Seite lässt sich daher einerseits als reaktiv[27] auffassen – andererseits als die „strukturelle Haltlosigkeit" füllend, welche der Verlust alter Gruppenidentitäten (traditionelle Zünfte, Kirchengemeinden,

---

[22] Schott und Tölle 2006, S. 65.

[23] Wehler 2003, S. 17 ff.

[24] Zum Königreich Italien (1861–1946) vgl. Procacci 1989, S. 278 ff; zur Österreich-Ungarischen Monarchie (1867–1918) Ackerl 2012; zu Spaniens Erster Republik (1873–1874) und Monarchie (1874–1931) Tacer 2010, S. 132 ff.

[25] Nonn 2017, S. 30 und Dörner 1969, S. 237.

[26] Vgl. ebd.: Dieser Wille ging u. a. sichtbar an den Revolutionskriegen von 1791 auch über die französischen Grenzen hinaus.

[27] Engels 2007, S. 10: „(…) im Unterschied zu Deutschland mit mehr oder weniger von außen importierten Republiken war die französische Demokratie ein kämpferisches, innerhalb einer Generation gegen vielfache Widerstände durchgesetztes Projekt."

ständische Ordnung) für die Bevölkerung mit sich brachte.[28] Diese Haltlosigkeit gilt es für Deutschland angesichts der Frage „inwieweit im Kaiserreich bereits Voraussetzungen und Bedingungen (...) für den einzigartigen Zivilisationsbruch des Nationalsozialismus"[29] geschaffen wurden, sowie auch für weitere Ausführungen dieser Arbeit im Erinnerung zu behalten.

Vom Deutschen Bund zum Deutschen Reich; der deutsch-französische Krieg
Beim Wiener Kongress der Taufe enthoben, entstand im Jahr 1815 der Deutsche Bund mit Österreich und Preußen als dauerhaften, um die Vorherrschaft konkurrierenden Bündnispartnern. 1866 entlud sich deren Zwist über territoriale Streitigkeiten nach erfolgreicher Verteidigung eines dänischen Vorstoßes auf preußischen Boden (Deutsch-Dänischer Krieg 1864); es kam zur Auflösung des Bundes, zur Annektierung der Gebiete österreichischer Verbündeter in Norddeutschland und zur Bildung des Norddeutschen Bundes unter preußischer Vorherrschaft.[30] Im Nachbarland Frankreich war seit 1848 Napoleons Neffe Kaiser Napoleon III. an der Macht. Die innenpolitische Situation dort war instabil. Der französische Kaiser war angesichts von Überlegungen, in Spanien Prinz Leopold aus dem deutschen Erbgeschlecht der Hohenzollern als Thronfolger zu etablieren, zum diplomatischen Taktieren gezwungen: Er weigerte sich, die Thronfolge anzuerkennen. Die folgenden Ereignisse um die „Emser Depesche" (bzw. des vom seit 1862 amtierenden preußischen Reichsministers Otto von Bismarck daraus veröffentlichten Anteils) überstürzten sich – es entzündete sich 1870/71 der deutsch-französische Krieg.[31] Nachdem Frankreich bei Sedan bald endgültig besiegt war,[32] wurde im Spiegelsaal von Versailles (!) mittels Kaiserproklamation der Anschluss der süddeutschen Staaten Baden, Württemberg und Bayern an den Norddeutschen Bund beschlossen. Damit war die Vereinigung zum Deutschen Reich und der Eintritt in das „wilhelminische Zeitalter" vollzogen.[33]

---

[28] Nonn 2017, S. 30 und Dörner 1969, S. 227: „So bewirkten die Zerstörung der ständischen Institutionen (...) auf dem Prinzip des freien Erwerbs von Eigentum und Bildung (...) und der Freiheit der Konkurrenz (...) zwar die Bedingungen (...) der ökonomischen Expansion (...), doch ging es dabei (...) um die Verstärkung und Rationalisierung der Autorität der Regierung. Die Intention war eine wirtschaftlich freie, aber politisch in den Staat eingeordnete Gesellschaft." Vgl. Ullrich 2009, S. 680: „(...) dass der deutschen Gesellschaft zur Zeit des Kaiserreichs etwas zutiefst Unbürgerliches, Unziviles anhaftete."
[29] Ullrich 2009, S. 678 ff.
[30] Nonn 2017, S. 32.
[31] Ebd.
[32] Engels 2007, S. 16 ff.
[33] Nonn 2017, S. 32.

Zur Charakterisierung des Zeitgeists im jungen Deutschen Reich
Der Begriff der „modernen Nervosität"[34] sei zu einer Charakterisierung des Zeitgeists im jungen Deutschen Reich herausgestellt. Als solcher auch Gegenstand zeitgenössischer „wilhelminischer" Debatten wird mit diesem das paradox anmutende Grundgefühl einer Gesellschaft im Übergang benannt, deren Bürger sich mit einer hektischen Abfolge bahnbrechender Neuerungen konfrontiert sahen. Erste Grundzüge einer Globalisierungstendenz wurden erkennbar an rapiden technischen Innovationen, der Einführung des Automobils, der Straßen- und U-Bahn sowie dem Aufkommen einer Massenkultur, welche mittels Radio, Reisen und zahlreichen Vergnügungsangeboten zugleich faszinierte und verunsicherte.[35] Als neues Phänomen kann die prinzipiell allen offen stehende Möglichkeit sozialen Aufstiegs angesehen werden, wobei mit dem Wegfall der Bedeutung der Stände stattdessen die Überwindung rein leistungsbezogener Hürden notwendig wurde. Das Ausmaß sozialer Ungerechtigkeit war damit zwar nicht gemindert, aber zumindest dessen Unbedingtheit gelockert.[36]

Im politischen Raum allerdings herrschte eine klare Linie: „Obrigkeitspolitik, Sozialmilitarismus und ein politischer Wille aus traditionell elitärer Richtung" kennzeichneten die deutsche Monarchie. In klarer Verteidigungsintention des staatlichen Gewaltmonopols wurde auch vor Militäreinsätzen in repressiver Absicht kein Halt gemacht. Darin lässt sich ein klarer Unterschied zu der in Neubildung begriffenen Dritten Republik in Frankreich aufzeigen: Politische Macht wurde auch hier eingesetzt – doch eher mit erzieherisch-präventivem Charakter, mit echter Intention zur Konstruktion eines öffentlichen Diskursraumes.[37]

... und auf französischer Seite
In Frankreich war mit der Dritten Republik ab 1870 erstmals seit der Französischen Revolution eine stabile Staatsform etabliert worden, deren Anfänge als

---

[34] Schott und Tölle 2006, S. 357 und S. 360: „Die ‚Nervenschwäche' (Neurasthenie) wurde im ausgehenden 19. Jahrhundert zur Schlüsselkrankheit einer Epoche („nervöses Zeitalter")." Dem Begriff wird zudem eine besonders herausragende Stellung innerhalb der Psychiatrie und Nervenheilkunde dieser Zeit eingeräumt: „(...) dabei geht es um den Begriff der „Nervenschwäche" (Neurasthenie), der gegen Ende des 18. Jahrhunderts auftauchte und für einhundert Jahre zum Leitbegriff der Nervenheilkunde, ja der medizinischen Anthropologie schlechthin wurde (...)."

[35] Ullrich 2009, S. 681 ff und Ziemann 2009, S. 55 ff.

[36] Bernhard 2017, S. 19.

[37] Haupt et al. 2009, S. 155 und Wehler 2003, S. 18: Dieser deutet die Reichsgeschichte als die eines demokratischen Defizits.

Antwort auf Bismarcks Politik mit strategischen Überlegungen und daher unblutig[38] ihren Lauf nahmen. Das Kriegsende, eingeleitet durch die Kapitulation der französischen Regierung Ende Januar 1871[39], veränderte die Machtverhältnisse. In der schnell etablierten Übergangsregierung erstarkten die republikanischen Stimmen gegenüber den konservativen Anhängern der alten Monarchie. Die noch junge Republik mit ihrer provisorischen Staatsführung hatte um ihren Legitimationsanspruch zu kämpfen; innere Krisen (bspw. der Aufstand der Pariser Kommune von März bis Mai 1871) sowie die Belastung durch Reparationszahlungen an Deutschland galt es zu überwinden. Die neue Staatsform überzeugte längst nicht alle politischen Führungspersönlichkeiten.[40] Der Akzeptanzerwerb gelang durch eine konsequente Demonstration der Wahrung innerer Ordnung und Sicherheit sowie der politisch-wirtschaftlichen Leistungsfähigkeit.[41] 1880 war die Republik als alternativlose Staatsform gefestigt, eine Entwicklung, welche maßgeblich dem „Pragmatismus und Minimalismus"[42] ihrer Anhänger – mit Verständigung auf ein konsensfähiges politisches Programm des „kleinsten gemeinsamen Nenners"[43] – zu verdanken ist.

---

[38] Unblutig im Sinne von: Nicht in Form eines revolutionären Umsturzes, sondern als Neuformation nach beendetem Krieg; vgl. Engels 2007, S. 29: „Anstelle eines einzelnen Aktes bildete sich das Verfassungsgefüge im langjährigen Zusammenspiel von Regierungspraxis und Gesetzgebung heraus."

[39] Von September 1870 bis Januar 1871 wurde Paris belagert, eine unsichere Zeit sowohl für die Bevölkerung als auch für die Politiker. Republikanische Kräfte formierten sich bereits ab dem 04.09.1870 (nach der militärischen Niederlage sowie der Gefangennahme Kaiser Napoleons III.), lange bevor die neue Nationalversammlung am 12.02.1871 im nicht besetzten Bordeaux erstmals zusammentrat; vgl. Engels 2007, S. 17.

[40] Die Parteienlandschaft zu Beginn war unstrukturiert und fluktuierend, mit politischen Strömungen der „Orléanisten, Bonapartisten und Legitimisten" zielten die Wünsche in solch unterschiedliche Richtungen wie dem erneuten Einsetzen einer charismatischen Führungsfigur, Beibehaltung der neuen Volkssouveränität oder gar einer Umkehr der Französischen Revolution; vgl. Engels 2007, S. 28 ff.

[41] Als zentrale politische Figur sei Adolphe Tiers genannt, welcher sich großer Popularität erfreute, den sogenannten „Pakt von Bordeaux" aushandelte und sich als idealer Vermittler zwischen konservativen und republikanischen Kräften verdient machte; vgl. Engels 2007, S. 19–21.

[42] Engels 2007, S. 30.

[43] Ebd.

Zu den Entwicklungen der Periode von 1890 bis 1914 in Frankreich

Trotz aufkommendem Boulangismus[44], Korruptionsaffären[45] sowie Erschütterungen über die Dreyfus-Affäre[46] vollzog sich der Werdegang der Republik unter Einführung sozialpolitisch-gesellschaftlicher Reformen (Einführung der Rentenversicherung 1910, Einführung der Einkommenssteuer 1914, Einführung einer kostenlosen staatlichen Pflichtschule, Durchsetzung der vollständigen Trennung von Kirche und Staat) insgesamt positiv-dynamisch hin zu einer stabileren Wirtschaftslage und einer zunehmenden Festigung der innenpolitischen Situation. Durch Formation der „Allparteienkoalition der Heiligen Union" im Sommer 1914 wurde der Gefahr einer innenpolitischen Spaltung (durch Erstarkung vor allem konservativ-rechter Mächte) vorgebeugt[47] – nicht zuletzt Voraussetzung dafür, außenpolitische Energien sämtlich auf die Wiederherstellung nationaler Größe richten zu können. Da die Republik unter dem Eindruck der Schmach ob des verlorenen Krieges[48] entstanden war, waren diese Bestrebungen von Beginn an wirkmächtig und Motor sowohl französisch-kolonialistischer Überseepolitik als auch zahlreicher diplomatischer Bemühungen in Europa. Den strategischen Interventionen (bereits ab 1871) ist dabei eine kluge Herangehensweise zu attestieren: Zu Beginn des Ersten Weltkrieges hatte sich die Lage Frankreichs im europäischen Mächtegefüge fundamental verbessert. Durch die Allianzbildung mit Russland[49] und Großbritannien, Bündnissen mit Italien und im Besitz eines großen Kolonialreiches war Frankreich ins Zentrum der europäischen Diplomatie zurückgekehrt.[50]

Die politischen Entwicklungen bis 1914; Stärkung des Nationalstaats Deutschland

Für Deutschland wurde der gesellschaftliche Zeitgeist bereits dargelegt; es folgt eine Darstellung der politischen Entwicklungen bis zum Ersten Weltkrieg – laut Hans-Ulrich Wehler der „große Transformator", welcher „innerhalb kürzester

---

[44] Eine nationalistisch-antiparlamentaristische Bewegung um Georges Boulanger. Vgl. Engels 2007, S. 31 ff.

[45] Beispielsweise die „Affäre Wilson" und der Panamaskandal. Vgl. ebd.

[46] Affäre um den aufgrund eines Spionageverdachts verurteilten jüdischen Hauptmann Dreyfus – im Zuge der Affäre wurde 1898 die „Action française", eine stark rechte Bewegung mit antisemitischer Grundhaltung, gegründet. Vgl. ebd.

[47] Engels 2007, S. 34 ff.

[48] Vor allem die Annexion Elsass-Lothringens mit ihren „fatalen Fernwirkungen" (Zitat Bismarck 1887) sei hier herausgestellt. Vgl. Wehler 1995, S. 185 und 186.

[49] Dieses war noch 1881 im Dreikaiserbund zwischen Österreich-Ungarn, Russland und Deutschland eigentlich an letzteres gebunden. Vgl. Nonn 2017, S. 55.

[50] Engels 2007, S. 105 ff.

Zeit einen tieferen Einfluss auf alle beteiligten Völker, auf ihre Wirtschaft und Sozialstruktur, ihre Staatsverfassung und Innenpolitik, ihre Mentalität und Wertewelt ausübte als jedes andere Großereignis seit 1789".[51] Mit dem Fokus auf einer kurzen und prägnanten Darstellung sei Christoph Nonn gefolgt, welcher eine Epocheneinteilung von liberaler (bis 1879) und konservativer Ära (1879–1890) über einen „Neuen Kurs" (1890–1894) und die Verteidigung der konservativen Vorherrschaft (1894–1912) hin zur letztendlichen Krise des Kaiserreichs (1912–1918) unternimmt. Ab 1880 wurde die Grundlegung der deutschen Sozialversicherung geschaffen, worin sich als „Motiv der konservativen Systemstabilisierung gegenüber den Herausforderungen durch Industrialisierung und sozialistischer Bewegung"[52] ein Wandel gegenüber der liberalen Ära festmachen lässt.[53] Kolonialpolitische Exkurse Deutschlands ab 1884 (unter anderem Richtung Namibia, Togo und Kamerun) waren kurz; Bismarck verfolgte damit vor allem innenpolitische Ziele hinsichtlich einer Stabilisierung der Interessen des Adels und der preußischen Monarchie. Mit seiner Entlassung durch Kaiser Wilhelm II. im Jahr 1890 ging die konservative Ära zu Ende.[54] Sie wurde ersetzt durch eine Politik der Integration unter dem neuen Reichskanzler General Leo von Caprivi, welcher bis 1894 regierte. Trotz Erneuerung der Steuerreformen (Miquel'sche Finanzreform)[55] sowie der Gewerbeordnung gelang ein progressiver Übergang zur Industriegesellschaft auf politischer Ebene nur schleppend, da Preußen als „Bollwerk des Konservatismus" weiterhin stark der traditionellen Privilegierung des Agrarsektors verpflichtet war. Die kurze Phase der Reformpolitik endete auch bald mit dem Rücktritt von Caprivis. Kaiser Wilhelm II. war nun bestrebt, seine Repressionspolitik (v. a. gegen die SPD und die Gewerkschaften) in Person eines willigen Kanzlers durchgesetzt zu sehen. Hohenlohe diente fabelhaft als Marionette[56]; Kaiser Wilhelm II. stärkte mittels Besetzung der meisten Reichsämter durch konservative Abgeordnete deren Position.[57]

---

[51] Wehler 2003, S. 3.

[52] Nonn 2017, S. 51. 1883 wurde die Krankenversicherung eingeführt, 1884 die Unfallversicherung, 1889 die Alters- und Invalidenversicherung; vgl. ebd. S. 52.

[53] „Liberal" bezieht sich vor allem auf die politischen Parteien, welche 1879 bei den Wahlen zum preußischen Abgeordnetenhaus einen herben Schlag erlitten. Dies markierte den Übergang zum „konservativen Umbau" hin zu einer Regierung mit konservativen Abgeordneten in zentralen Machtpositionen (bis 1890 unter Bismarck als Reichskanzler). Vgl. Nonn 2017, S. 46 ff.

[54] Nonn 2017, S. 58.

[55] Nonn 2017, S. 60.

[56] Nonn 2017, S. 67 ff.

[57] Ebd.

Weltpolitisch war die Zeit ab 1880 geprägt von diplomatischer Bündnis-partnersuche aller europäischen Großmächte (sowie der USA, Russlands und in Asien vor allem Japans) und dem Ausbau der deutschen Marine.[58] Unter Reichskanzler Bülow (ab 1900) wurde eine Sammlungspolitik mit einer Zentrumsfraktion im Reichstag etabliert; 30 Jahre nach Gründung des Kaiserreichs war „die Zugehörigkeit zum deutschen Nationalstaat" für viele ein Teil persönlicher Identität geworden:[59] „Je mehr das konfessionelle Sonderbewusstsein verblasste, desto mehr setzte die Zentrumsführung den Appell an das wachsende Nationalgefühl seiner Anhänger taktisch im Sinne der Parteieinheit ein, um die angesichts wirtschaftlicher Differenzen auseinanderstrebenden Gruppen katholischer Adeliger, Bürger, Bauern und Arbeiter zusammenzuhalten."[60] Mit dem Bülow-Block[61] formierte sich ab 1907 eine Mehrheitskoalition zwischen Konservativen und Liberalen, wodurch die Macht des Reichtags gestärkt und ein Schritt Richtung zunehmender Parlamentarisierung vollzogen war. Im Jahr 1912 erschütterte das Ergebnis der Reichstagswahlen die politische Landschaft: Mit der SPD als stärkster Partei war das politisch konservative System des Kaiserreichs hinfällig geworden. Nonn spricht für die Jahre von 1912 bis 1914 von einer „stabilen Krise" des Kaiserreichs – bei innenpolitisch unklarer Situation und einem „Patt" von Parlament, Exekutive und Reformkräften[62] sah man sich gleichzeitig mit zunehmendem außenpolitischem Druck konfrontiert.[63]

Ein vorgreifender Blick auf die Entwicklungen nach 1933. Die Julikrise
Es sei betont, dass bereits in den frühen Zeiten des Deutschen Kaiserreichs der Nationalismus grassierte, wie in allen europäischen Ländern. Im Jahr 1912 wurde in Deutschland als Reaktion auf die allgemeine Aufrüstung der Flotten- und Heeresausbau in einer nie gekannten Kostendimension von einer Milliarde

---

[58] Nonn 2017, S. 77: Diese Politik garantierte zudem Vollbeschäftigung und eine zufriedene Arbeiterschaft, war jedoch innenpolitisch im Kern ebenfalls gegen die Sozialdemokratie konzipiert (Flottenstärkung = Stärkung der konservativen Herrschaft).

[59] Nonn 2017, S. 78.

[60] Nonn 2017, S. 78.

[61] Nonn 2017, S. 83.

[62] Nonn 2017, S. 92: Dieses Patt behinderte zudem das Fortschreiten einer Demokratisierung Deutschlands sowie die Änderung des preußischen Dreiklassenwahlrechts: Es verharrte in immobilem Schwebezustand.

[63] Der außenpolitische Druck wurde bspw. erkennbar durch gesamteuropäisches Aufrüsten und kollektive Machtdemonstrationen; die europäische Stimmung war angeheizt.

Mark verabschiedet.[64] Es war eine Haltung „kalkulierten Risikos"[65] – „Il est incontestable qu'il se manifeste un certain changement dans l'état d'esprit de l'Empereur" (Nachricht des französischen Botschafters an den französischen Premierminister Anfang 1914)[66] –, mit welcher Deutschland den Anfängen des Ersten Weltkriegs begegnete: Durch Zusicherung seiner Solidarität gegenüber Österreich-Ungarn erlangte dieses Rückendeckung für seine Sanktionen gegen Serbien. Einer österreichisch-ungarischen „Strafexpedition" nach Serbien, als Antwort auf die Ermordung des österreichischen Thronfolgers in Sarajevo Ende Juni 1914, entzog sich letzteres – woraufhin in schachzugartiger Abfolge am 28. Juli erst Österreich-Ungarn Serbien den Krieg erklärte, am 30. Juli Russland mit der Generalmobilmachung folgte und am 3. August schließlich Deutschland Frankreich den Krieg erklärte – dies in Verletzung der Neutralität Belgiens, Grund des britischen Kriegsbeitritts am darauffolgenden Tag. Aus dem Scharmützel am Balkan war durch gesamteuropäische Militärallianzen, gesellschaftliche Polarisierungen in national aufgeheizter Stimmung und der Suche nach innerer Stärke in äußerem Kräftemessen ein Weltkrieg geworden.[67]

3.3 Die Situation der Psychiatrie im wilhelminischen Deutschland und in Frankreichs Dritter Republik

Nach der Schilderung des historischen Kontextes sowie der Anfänge der Psychiatrie folgt nun eine weiterführende Darlegung der Entwicklungen des Faches Psychiatrie in Frankreich und Deutschland zu Zeiten des Deutschen Kaiserreiches und Frankreichs Dritter Republik, beginnend am Ende des Deutsch-Französischen Krieges im Jahr 1870–1871 bis einschließlich der Zeit des Ersten Weltkrieges. Besonders hervorzuhebende Lehren jener Epoche sind das Degenerationsmodell, die Eugenik[68] sowie die sich spätestens um 1900 durchsetzende klinische Psychiatrie.

---

[64] Mit heftigen Diskussionen ob der Finanzierung – letztendlich wurde eine komplette Steuervorlage verabschiedet, mit Finanzierung der Rüstungskosten aus Vermögenssteuern und Erbschaftsbelastungen. Vgl. Nonn 2017, S. 89.

[65] Nonn 2017, S. 94 ff.

[66] Jules Cambon (frz. Botschafter) an Gaston Doumergue (damals frz. Premierminister) am 02.01.1914; Zit. n. Schmidt 2009, S. 212. Dt. Übersetzung: „Es ist fraglos, dass sich eine gewisse Änderung in der Einstellung des Herrschers abzeichnet."

[67] Nonn 2017, S. 92 ff.

[68] Vgl. Abschnitt 3.1.

Bénedict-Augustin Morel (1809–1873) führte das Degenerationsmodell[69]
zunächst in die französische Psychiatrie ein: Falscher Lebenswandel, Alkoholismus und ein fehlleitendes soziales Milieu würden in Entartung münden – diese
schreite über Generationen hinweg fort; er deutete Entartung als religiösen Prozess der Abwendung vom „gottgewollten Menschenbild" infolge des Sündenfalls.
Das gesamte Menschengeschlecht drohe aufgrund progressiver Niedergänge von
Familien zu verrohen und eine Heilung sei möglich nur durch sozialhygienische,
pädagogische und eugenische Maßnahmen.[70] Auf deutscher Seite übernahm unter
anderem Paul Julius Möbius (1853–1907)[71] die Degenerationslehre; er führte
dabei den Begriff „endogen" ein und verstand Degeneration als einen sich der
Regeneration entgegensetzenden Prozess. Regeneration setze einen „Rückgang
der Degeneration" voraus – Psychosekranke, Psychopathen, psychisch auffällige geniale Menschen und Juden per se waren von der mit „verschwommenen
biologischen, soziologischen und theologischen Vorstellungen" behafteten Ide-
enlehre betroffen und die Degenerationslehre schien als Erklärungsansatz eine
Lücke zu füllen, welche die pathologisch-anatomische Forschung nicht zu füllen vermochte.[72] Emil Kraepelin beurteilte Möbius kritisch und erkannte dessen
Stärke mehr in der „geistigen Verarbeitung als in der naturwissenschaftlichen
Forschung." Zwar griff auch er in den frühen Auflagen seines Lehrbuches
„Psychiatrie" die Idee der Degenerationstheorie auf, stellte diese später allerdings heftig in Frage.[73] Seine eigene Leistung bestand in der Durchsetzung der
klinischen Psychiatrie sowie in der Einführung speziell unterteilter Arbeitsge-
biete des Faches. Klinische Forschungsmethoden im Sinne einer Phänomen- und
Patientenorientierung standen im Gegensatz zu primär theorie- und methoden-
gebundenen Arbeitsweisen – Psychiater wie Wilhelm Griesinger (1817–1868),
Carl August Wunderlich (1815–1877), Karl Ludwig Kahlbaum (1828–1899)
und schließlich Emil Kraepelin – „der unbestritten (...) führende Kopf der
Psychiatrie"[74] – führten psychopathologische Querschnittstudien durch und dif-
ferenzierten ihre Krankheitslehre durch konsequente Beobachtung des weiteren

---

[69] Vgl. die Biographie von Alice Sollier – diese schrieb ihre Dissertation mit dem Titel
„Beitrag zu den Degenerationsstudien des Menschengeschlechts" im Jahr 1887.
[70] Schott und Tölle 2006, S. 102.
[71] Vgl. Abschnitt 3.7.
[72] Schott und Tölle 2006, S. 100.
[73] Schott und Tölle 2006, S. 103.
[74] Schott und Tölle 2006, S. 117.

Krankheitsverlaufes.[75] Experimental-psychologische Methoden für die Psychiatrie nutzbar zu machen – dies war das erklärte Berufsziel von Kraepelin, der sich und der Allgemeinheit während seiner langjährigen Tätigkeit zahlreiche weitere Forschungsfelder erschloss: Die experimentelle Pharmakotherapie, die vergleichende Psychiatrie (transkulturelle Psychiatrie oder Ethnopsychiatrie genannt) sowie die biologisch-psychiatrische Forschung erhielten durch sein Wirken einen starken Anschub.[76] Emil Kraepelin arbeitete vor allem mit klinischen Forschungsmethoden – seine ausführlichen Verlaufsuntersuchungen psychiatrisch erkrankter Patienten revolutionierten die Sichtweise bezüglich diverser Krankheiten, so etwa der Schizophrenie. Mit seinen arbeitspsychologischen Untersuchungen (etwa in Form einer Erstellung von „Arbeitskurven") brach er der chronobiologischen Forschung Bahn.[77]

3.4   Der Blick gen Biographie

Mit dem nun akquirierten Wissen zu den Anfängen der modernen Psychiatrie sowie einem vertieften Verständnis des politischen Verhältnisses zwischen Frankreich und Deutschland seien im kommenden Textabschnitt die beiden ersten Lebensläufe vorgestellt: Alice Sollier und Martha Ulrich. Die biographische Herangehensweise wurde zu Anfang bereits begründet, an dieser Stelle sei die Wahl speziell dieser beiden Ärztinnen erläutert. In diesem ersten Abschnitt der Arbeit sollen zwei Vertreterinnen der ersten Generation weiblicher Medizinstudierender in Frankreich und Deutschland porträtiert werden. Beide Frauen, Alice Sollier in Frankreich und Martha Ulrich in Deutschland, stellen – sowohl aufgrund ihrer persönlichen Leistung als auch wegen des historisch frühen Zeitpunktes, in welchem sie diese erbrachten – höchst außergewöhnliche Charaktere dar. Durch die Niederschrift der Biographien rückte zunehmend die Erfassung der persönlichen Leistung der Frauen in den Vordergrund. Mit Blick auf Alice Sollier ist deren Leistung *trotz* ihrer damals ungewöhnlichen, exotischen Herkunft hervorzuheben; mit Blick auf Martha Ulrich deren publizistische Tätigkeit an vorderster Front der Wissenschaft der damaligen Zeit. Ein direkter Vergleich der Frauen erscheint nicht zielführend und wird nicht unternommen. Die Biographien stehen jeweils für sich und sollen dem Leser gewissermaßen zwei anschauliche

---

[75] Schott und Tölle 2006, S. 117. Diese benennen eine „historische Spur der klinischen Psychiatrie von Pinel über Griesinger, Wunderlich und Kahlbaum zu Kraepelin".
[76] Schott und Tölle 2006, S. 117.
[77] Schott und Tölle 2006, S. 124.

„Kasuistiken" vor Augen führen, vor deren Hintergrund die sich anschließenden Ausführungen zur Gesetzeslage greifbarer werden. Diese Ausführungen beziehen sich auf das Frauenstudium, die Verbindungen zur Emanzipationsbewegung, die wichtigen „Meilensteine" hin zur vollen Erlangung der Studien- und Ausbildungsmöglichkeit und damit der Arbeitsmöglichkeit für Frauen nebst der wichtigsten Jahreszahlen (sowohl in Bezug auf das Studium als auch auf die Erlangung der Facharztbezeichnung sowie des Doktortitels), zudem eine Statistik der Anzahl weiblicher Medizinstudierender sowie Informationen zu deren sozialem Hintergrund und Familienstand.[78] Die Frage nach der Herkunft der Frauen wird dabei vornehmlich im zweiten Abschnitt (4.4) dieser Arbeit erörtert und dabei ein besonderes Augenmerk auf die psychiatrische Fachrichtung gelegt: Ermöglichte diese medizinische Disziplin einen leichteren Zugang für Frauen? Bestand ein Unterschied zu anderen Fachrichtungen?

3.4.1 Alice Sollier (née Maille, später Mathieu-Dubois) (1861–1942)

Karibische Wurzeln und prekärer Familienstand
Alice Maille wurde am 3. April 1861 in Compiègne, einer nordfranzösischen Stadt im Département Oise, als Tochter von Flore Hortense Maille und Mathieu Dubois, einem Zahnarzt, geboren. Ihr Familienhintergrund sei hier aufgrund seiner Ungewöhnlichkeit bis in die Großelterngeneration verfolgt – verbunden mit der Erläuterung, wie eine farbige Familie in der Mitte des 19. Jahrhunderts in den Nordosten Frankreichs gelangen konnte. Die Großmutter Alice Mathieu-Dubois' väterlicherseits, Victoire, war eine Afrikanerin, die am 20. September 1833 in Cayenne, der Hauptstadt von Französisch-Guyana[79], gemeinsam mit 93 weiteren Personen und ihren drei unehelichen Kindern mittels eines Befreiungsaktes der Sklaverei entrinnen konnte; zu einem Zeitpunkt, an dem diese noch nicht offiziell abgeschafft war. Dies belegt ein „Befreiungsdokument".[80] Victoire war zu diesem Zeitpunkt bereits Mutter eines vierten Kindes: Dem Neugeborenen Mathieu,

---

[78] Siehe Abschnitt 3.6: Die Anfänge des Frauenstudiums in Frankreich und Deutschland ff.

[79] Dorthin war sie im Zuge der Sklaventransporte verschickt worden. Mittels eines Dekrets vom 10. Juni 1848 war die Abschaffung der Sklaverei in Frankreich und seinen Kolonien verkündet worden – zwei Monate später erfolgte die Befreiung der Sklaven von den Plantagen. Zur Geschichte von Französisch-Guyana und der Sklaverei vgl. Bruleaux, Calmont und Mam-Lam-Fouck 1986.

[80] Vaissière 2014, S. 1.

welcher, laut einer Eintragung seiner französischen Sterbeurkunde, am 5. September 1833 als uneheliches und nicht anerkanntes Kind („fils naturel, non reconnu") geboren wurde. Vermutlich aufgrund der deutlich vor seiner Geburt getroffenen Vorbereitungen für die Befreiung aus dem Sklavenstand wurde er selbst auf der „Befreiungsurkunde" nicht namentlich erwähnt und hatte bei seiner Übersiedelung nach Frankreich mit hoher Wahrscheinlichkeit eine Offenkundigkeitsurkunde (Zeugenurkunde) vorzuweisen; dieses Dokument ist bis heute nicht aufgefunden worden. Über seine Reise von Französisch-Guyana nach Frankreich liegen keine Informationen vor, doch muss diese stattgefunden haben: In Compiègne lebte dreißig Jahre später ein Zahnarzt namens Mathieu Victoire, Dubois genannt („Mathieu Victoire dit Dubois").[81] Der Vorname der Mutter wurde also sein Familienname, wie dies für uneheliche Kinder der vor der Abschaffung der Sklaverei befreiten farbigen Frauen üblich war. Es ist anzunehmen, dass ihm der unbekannte Vater, oder, weniger realistisch, ein unbekannter Förderer – Dubois – das Studium finanziert hat.[82]

Die Umstände der Geburt von Alice Maille, des später als Mathieu Victoires legitime Tochter anerkannten Mädchens, stellen sich kompliziert dar: Am 3. April 1861 wurde sie als Tochter der 33-jährigen, ledigen und arbeitslosen Flore Hortense Maille in deren Wohnung am Platz Saint Jacques N° 5 in Compiègne geboren.[83] Auf der Geburtsurkunde befindet sich ein sechs Jahre später hinzugefügter Randvermerk, dieser bezeugt die Vaterschaft von Mathieu Victoire (Dubois): Erst durch die Hochzeit von Mathieu Victoire Dubois und Flore Hortense Maille in Compiègne am 8. Mai 1867 erhielt Alice Maille den Status eines ehelichen und somit legitimen Kindes.[84] Ein weiterer bemerkenswerter Umstand wird beim Blick in die „Zehnjahres-Tabellen" („tables décennales") der Personenstandsregister des Rathauses von Compiègne deutlich: Die Hochzeit hatte mit hoher Wahrscheinlichkeit eben zum Zwecke der Legitimation des Kindes stattgefunden, denn Flore Hortense Maille starb noch im selben Monat, am 22. Mai 1867, in Compiègne. Alice Maille war nun sechs Jahre alt und eine Halbwaise; sie erhielt den Namen ihres Vaters, Mathieu-Dubois, und wuchs fortan in dessen Obhut auf.

---

[81] Vaissière 2014, S. 1.

[82] Über die Person des Vaters – Dubois – lassen sich keine belegbaren Aussagen treffen; die Frage nach dessen Hautfarbe bleibt unbeantwortet. Es darf die sehr vorsichtige Vermutung angestellt werden, dass er sich für die Befreiung von Victoire und den Kindern aktiv eingesetzt hatte; vgl. Vaissière 2014, S. 1.

[83] Vaissière 2014, S. 2.

[84] Vaissière 2014, S. 2.

Studium

Alice Mathieu-Dubois begann ihr Studium in Paris und war dort zunächst als Studentin der Philosophischen Fakultät eingeschrieben. In der Zeitschrift „Le Gaulois" erschien am 12. Dezember 1880 folgende Bekanntmachung (Abb. 3.1): „An der Philosophischen Fakultät („Faculté des lettres") haben 904 Kandidaten die Bachelor-Prüfungen für das Fach Rhetorik abgelegt, 403 sind zu den mündlichen Examina zugelassen worden, daraus sind nur 364 erfolgreich hervorgegangen. Pikantes Detail: Eine junge Farbige („negresse"), Mme Mathieu-Dubois, bereits Maturandin der Naturwissenschaften im Vorjahr, hat die Prüfungen – welche unserer Vermutung nach erstmals von einer farbigen Frau anvisiert wurden – erfolgreich absolviert."[85] Bonner bemerkt, dass vor 1850 nur eine sehr kleine Anzahl befreiter Farbiger an amerikanischen Fakultäten zugelassen wurden und weniger als einem halben Duzend der Sprung an die Universität in Paris gelang.[86]

Bereits im Jahr 1861 war mit Julie-Victoire Daubié erstmals eine Frau für einen Bachelor-Studiengang an einer Philosophischen Fakultät (allerdings nicht in Paris, sondern in Lyon) angenommen worden[87] – das Studienfach der Medizin hingegen blieb Frauen für weitere sieben Jahre, bis zum Jahr 1868, verschlossen und öffnete sich diesen erst nach zahlreichen Anfragen an das Bildungsministerium und unter Einflussnahme mächtiger Fürsprecher (unter anderem dem Dekan der Pariser Universität, Adolphe Wurtz, dem Minister Victor Duruy und Frankreichs letzter Monarchin und gleichzeitigen Ehegattin von Napoléon III., Eugénie de Montijo).[88] Anders als dies zunächst für die juristischen Fakultäten, die Lehramt-Studiengänge oder die Wissenschaften („les recherches") der Fall war, waren an den medizinischen Fakultäten auch ausländische Studierende zugelassen; davon profitierten zahlreiche Frauen aus den osteuropäischen Staaten Russland, Tschechien und Ungarn.[89]

---

[85] Le Gaulois, 12.12.1880. Ebenfalls hingewiesen sei auf die darunter stehende Bekanntmachung, in welcher Mme Madeleine Brès erwähnt wird: „(…) Mme de Héroindoff, welche derzeit Medizin studiert und es, ähnlich der Mme Madeleine Brès, anstrebt, Doktorin zu werden. (…)."; „(…) Mme de Hérodinoff qui fait en ce moment des études de médecine et aspire, comme Mme Madeleine Brès, à devenir doctoresse. (…)." Vgl. Vaissière 2014, S. 2.

[86] Bonner 1995, S. 208.

[87] Sigrist 2009, S. 53. Mme Daubié setzte sich tatkräftig für den Zugang der Frauen an die medizinischen Fakultäten ein, dies begründend mit „1) Im Namen des Unterhalts der Frau und der individuellen Freiheit; 2) Im Namen der moralischen Gesundheitslehre, der Gesundheit und im Namen unserer ungewollt verletzten Landsmänner; 3) Im Namen der Moral, des Anstandes und der sozialen Marktwirtschaft"; vgl. Charrier 1931, S. 289.

[88] Als erste Frauen die Medizin studierten, seien an dieser Stelle die Amerikanerin Mary Putnam sowie die Engländerin Elisabeth Garrett, die Russin Catherine Gontcharoff und die Französin Madeleine Brès genannt; vgl. Sigrist 2009, S. 57 und Gordon 2011, S. 268.

[89] Sigrist 2009, S. 57. Vgl. die Biographie von Constance Pascal.

Über den weiteren Verlauf der Studien Alice Mathieu-Dubois´ an der Philosophischen Fakultät konnte nichts Genaues eruiert werden. Bald wechselte sie ihr Studienfach hin zur Medizin und absolvierte ein naturwissenschaftliches Vorbereitungsjahr, hierzu waren die Studenten laut eines Dekrets vom 20. Juni 1878 verpflichtet.[90] Erst das dadurch erworbene Zertifikat für Physik, Chemie und Naturwissenschaften („certificat de sciences physiques, chimiques et naturelles"; PCN) eröffnete den Weg an die medizinische Fakultät – die Ergebnisse dieser Prüfungen von Alice Mathieu-Dubois lassen sich heute allerdings nicht mehr nachvollziehen. Sie begann ihr Medizinstudium und qualifizierte sich mittels bestandener Eingangsprüfungen für das Externat („Concours d'entrée de l'externat")[91], vergleichbar dem vorklinischen Lehrabschnitt, und damit für die Ausführung der weiteren Lehrzeit an den Pariser Universitätskrankenhäusern. Am Kinderkrankenhaus Necker („Hôpital Necker des Enfants-malades") lernte und arbeitete sie dabei als Schülerin von Professeur Grancher, ihrem späteren Doktorvater.

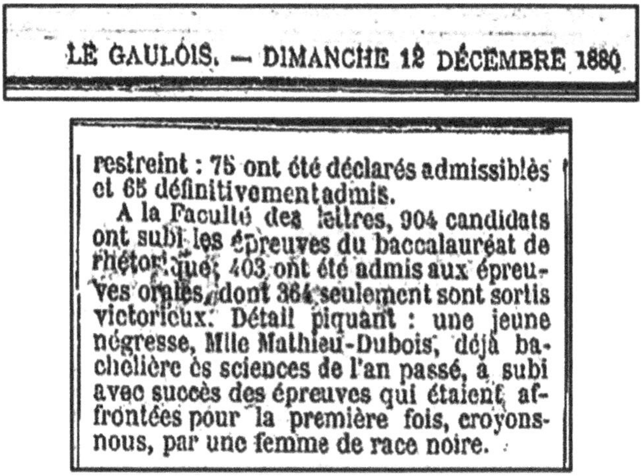
LE GAULOIS. — DIMANCHE 12 DÉCEMBRE 1880

restreint : 75 ont été déclarés admissibles et 65 définitivement admis.
A la Faculté des lettres, 904 candidats ont subi les épreuves du baccalauréat de rhétorique; 403 ont été admis aux épreuves orales, dont 364 seulement sont sortis victorieux. Détail piquant : une jeune négresse, Mlle Mathieu-Dubois, déjà bachelière ès sciences de l'an passé, a subi avec succès des épreuves qui étaient affrontées pour la première fois, croyons-nous, par une femme de race noire.

Abb. 3.1 Artikel aus der Zeitschrift „Le Gaulois" vom 12.12.1880: Mme Mathieu-Dubois, eine junge Farbige („une jeune negresse"). (Aus: Vaissière 2014, S. 2; mit freundlicher Genehmigung von © Généalogie et Histoire de la Caraïbe, E. Vaissière [2022]. All Rights Reserved)

[90] Chatelus 1993, S. 2.

[91] Vergleichbar mit dem 1. Staatsexamen; Zulassungsvoraussetzung für die Absolvierung des klinischen Studienabschnittes.

Im Oktober 1885[92] bestand Alice Mathieu-Dubois erfolgreich die Eingangsprüfungen („concours d'éntrée de l'internat")[93] für die Assistenzarztzeit; sie durfte
diese nun offiziell an den Pariser Universitätskrankenhäusern absolvieren – ein
historischer Moment: Erstmalig waren Frauen für die besagten Prüfungen zugelassen worden. Alice Mathieu-Dubois erschien als dritte Absolventin neben Blanche
Edwards (1858–1941)[94] und Augusta Klumpke (1859–1927)[95], wobei bisherige
Forschungen Alice Mathieu-Dubois außen vor lassen.[96] Der Öffnung der Eingangsprüfungen für Frauen war ein langer und erbitterter Kampf vorausgegangen;
eine im Jahr 1884 diesbezüglich lancierte Petition hatte nur elf positiv gestimmte
Unterzeichner gefunden, darunter auch Charcot.[97] Ein undatierter Zeitungsartikel
berichtete: „Am 7. Oktober 1885, um 11 Uhr morgens, öffnen sich die monu-
mentalen Eingangspforten der Avenue Victoria für die Kandidaten der mündlichen
Prüfungen, doch Blanche und Augusta sind nicht da. Die Mitglieder der Jury hatten
anonyme Verleumdungsbriefe bezüglich der schriftlichen Ergebnisse erhalten: Die
Atmosphäre ist unruhig, man riet ihnen zur Bedachtsamkeit. Die Frauen („les demoi-
selles") schlüpfen also durch eine unauffällige Treppe und hinter ihnen verschloss
man die Türen dieses geheimen Einganges (…) doch schon wird versucht, die Türe
gewaltsam zu öffnen. Schreie, Pfiffe, Drohworte: Die Polizei der nahegelegensten
Präfektur wurde mobilisiert. Der Platz vor dem Hôtel de Ville[98] war überlaufen:

---

[92] Vaissière 2014, S. 2.

[93] Vergleichbar mit dem 2. Staatsexamen; Zulassungsvoraussetzung für den Eintritt ins Praktische Jahr.

[94] Blanche Edwards war Halbengländerin, im Jahr 1882 trat sie gemeinsam mit Augusta
Klumpke als erste Frau zu den Eingangsprüfungen für das Externat an, für dessen Absolvierung sie die neurologische Klinik von Charcot wählte. Dieser saß dem Rigorosum ihrer
Dissertation im Jahr 1885 vor und lobte: „Sie sind mit unter den besten Ärzten und sie haben
ihre Klausuren mit außergewöhnlicher Brillanz absolviert (…). Ich wäre glücklich, sie in
meinem Krankenhaus zu sehen." Vgl. Goetz 2017, S. 7.

[95] Augusta Marie Klumpke wurde in San Francisco geboren, im Alter von 11 Jahren siedelte
sie gemeinsam mit ihrer Mutter in die Schweiz über und begann später ein Medizinstudium.
Sie war eine der ersten drei Frauen, welche im Jahr 1885 „Interne des Hôpitaux" in Frankreich wurde, verfolgte eine anspruchsvolle wissenschaftliche Karriere, betrieb topische Forschungen an den peripheren Nerven und publizierte zu zahlreichen neurologischen Themen
(etwa Polyneuritis oder neuromuskulären Atrophien). Im Jahr 1888 heiratete sie Professor
Jules Déjérine, dieser hatte den Lehrstuhl für neurologische Erkrankungen an der Universität
von Paris inne. Die Klumpsche Lähmung, eine Unterform einer Plexus-Brachialis-Paralyse,
ist noch heute nach ihr benannt; vgl. Schurch und Dollfus 1998, S. 80 und 81.

[96] Moulinier 2006. Auch in Charrier (1931) wird auf Alice Sollier kein Bezug genommen;
vgl. ebd.

[97] Goetz 2017, S. 8.

[98] Das Hôtel de Ville ist das Rathaus von Paris.

‚Kommen Sie hinaus, Blanche!' schreien einige, während andere Bezug auf die dritte Kandidatin, die dunkelhäutige Alice Sollier[99], nehmen und zu feiern beginnen."[100] Die Abschlussprüfungen des Internats bestand Alice Mathieu-Dubois, nun angeheiratete Sollier (siehe „Paul Sollier") im Dezember 1887 als siebte der 254 Prüflinge ihres Jahrgangs.[101]

Promotion

Alice Sollier schrieb ihre Dissertation (Abb. 3.2) zum Thema „Idiotenzahnung: Über den Zahnstatus bei ‚idiotischen' und zurückgebliebenen Kindern. Beitrag zu den Degenerationsstudien des Menschengeschlechts." („De l'état de la dentition chez les enfants idiots et arriérés. Contribution à l'étude des dégénérescences dans l'espèce humaine") im Jahr 1887 – am 27. Oktober, im Alter von 26 Jahren, reichte sie diese als vierte Dissertation („Thèse N° 4") an der medizinischen Fakultät von Paris ein.[102] Sie widmete die Arbeit ihrer bereits früh verstorbenen Mutter („A la mémoire de ma mère"), ihrem Vater, welchen sie als ihren ersten Lehrmeister in der Kunst der Zahnheilung („premier maître dans la pratique de l'art dentaire") ansah, sowie ihrem Ehemann. Betreut wurde die 183-seitige Arbeit von Professor Jacques Joseph Grancher (1843–1907); dieser war im Jahr 1885 auf den Lehrstuhl für Pädiatrie in Paris berufen worden, arbeitete am Kinderkrankenhaus Hôpital Necker-Enfants malades[103] und spezialisierte sich auf Lungenkrankheiten, vor allem auf die Behandlung der Tuberkulose.[104] Alice Sollier bezog ihre Erkenntnisse aus Beobachtungen an „idiotischen" bzw. epileptischen Kindern der Kinderabteilung der psychiatrischen Heilanstalt Bicêtre[105] und ging insbesondere drei Forschungsfragen nach: 1) Ob Zahnanomalien bzw. Zahnläsionen bei geistig zurückgebliebenen Kindern tatsächlich so häufig auftreten, wie dies auf den ersten Blick erscheint.

---

[99] Der Nachname wirkt zu diesem Zeitpunkt im Jahr 1885 irritierend – die Hochzeit mit Paul Sollier wurde erst ein Jahr später, 1886, abgehalten – denkbar ist, dass der Artikel fehlerhaft datiert war oder Alice Sollier die Eingangsprüfungen tatsächlich erst im Jahr 1886 (in einem zweiten Anlauf?) absolvierte; vgl. Vaissière 2014, S. 2.

[100] Zit. n. Vaissière 2014, S. 2.

[101] Vaissière 2014, S. 2.

[102] Sollier 1887.

[103] In der Danksagung nahm Alice Sollier darauf explizit Bezug, unter dem Namen ihres Doktorvaters erscheint die Anmerkung: „Im Angedenken an Necker und die kranken Kinder" („Souvenir de Necker et des enfants-malades"). Das Kinderkrankenhaus existiert auch heute noch.

[104] Gerabek et al. 2005, S. 507.

[105] Vgl. die Biographie von Constance Pascal; Abschnitt „Chefärztin im Seine Departement".

2) Ob ein Zusammenhang zwischen eventuellen Vorerkrankungen der Kinder und deren Zahndeformitäten besteht. 3) Ob ein Zusammenhang zwischen dem Grad der Zahndeformität und dem Ausmaß des physischen bzw. psychischen Verfalles der Kinder besteht.[106] Bereits zu Beginn ihrer Arbeit betonte Alice Sollier den relativen Mangel an Forschungsarbeiten auf dem Gebiet und stellte fest, dass sich in erster Linie Psychiater mit den geistig zurückgebliebenen Kindern und deren Zahnstatus befasst hatten – sie nannte unter anderem Esquirol (1772–1849)[107] und Bourneville (1840–1909).[108]

101 (Römisch: CI) ausführliche Fallbeschreibungen bilden das Herzstück der Dissertation. Der Leser erfährt vieles über die biographischen Hintergründe, den physischen sowie mentalen Zustand der minderjährigen Patienten und enthält eine ausführliche Beschreibung des jeweiligen Zahnstatus. Beispielhaft sei der Fall „Mon…René" (Abb. 3.3)[109] skizziert – ein Kind, welches am 20. Januar 1873 geboren wurde und am 30. August 1877 im Bicêtre vorstellig wurde. Diagnose: „Idiotie" und „Verfall" („Gâtisme"). Auf eine Zusammenfassung der Familiensituation („Vater abstinenter Alkoholiker. – Mutter hysterisch. – Großvater mütterlicherseits Alkoholiker. – Aufzucht mit Fläschchen. – Laufen mit sieben Jahren, nie gesprochen. – „Verfall". – Erste Schüttelkrämpfe mit neun Tagen. – Meningitis mit vier Jahren. – Schaukelt.") folgt eine ausführliche Darstellung des Zahnstatus, welche schließlich in einer kurzen Zusammenfassung mündet: „Die Verbindung dieser beiden Anomalien (gemeint sind der Zwergwuchs („nanisme") und Riesenwuchs („géantisme") zweier Zähne) ist ziemlich häufig."

---

[106] Sollier 1887, S. 2

[107] Sollier 1887, S. 8. Jean-Etienne-Dominique Esquirol war ein französischer Psychiater und Freund von Pinel; er eröffnete gegenüber der Sâlpetrière die erste private Nervenheilanstalt für wohlhabende Stadtbewohner. Nach Pinel auf den Lehrstuhl für Psychiatrie berufen, leitete er die psychiatrische Heilanstalt in Charenton und schrieb mit „Des maladies mentales" ein fortschrittliches Lehrbuch für Psychiatrie; vgl. Gerabek et al. 2005, S. 370–371.

[108] Sollier 1887, S. 9. Désiré-Maloire Bourneville war ein französischer Neurologe, Schüler von Charcot (im Jahr 1868) und Lehrer von Paul Sollier. Er entwickelte neue Ansätze für die Behandlung der psychiatrisch erkrankten Patienten des Bicêtre Krankenhauses; als Erstbeschreiber der tuberösen Sklerose (Bourneville-Pringle-Syndrom) wird sein Name bis heute in der medizinischen Fachsprache verwendet; zudem sind ihm zahlreiche Veröffentlichungen psychiatrischer Arbeiten (etwa von Charcot) und Dissertationen der neurologischen Abteilung des Salpêtrière zu verdanken; vgl. Clarac et al. 2012, S. 306.

[109] Sollier 1887, S. 75 und 76.

Abb. 3.2 Titelblatt der
Dissertation von Alice
Sollier aus dem Jahr 1887.
(Aus: Paris, BIU Santé,
Dissertation N° 4; mit
freundlicher Genehmigung
von © Abes – ANM – 2013
[2022]. All Rights
Reserved)

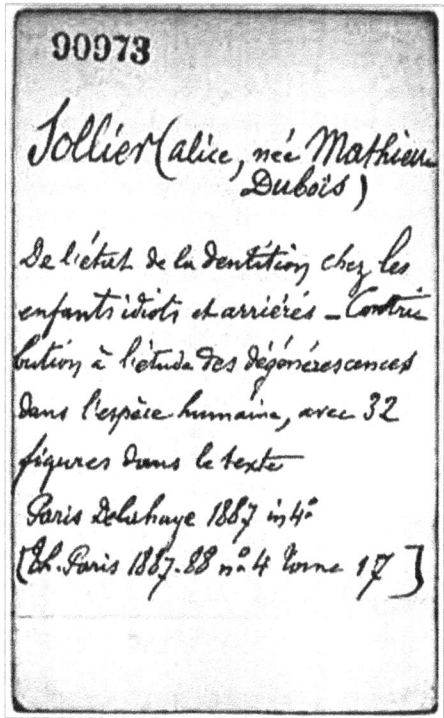

Alice Sollier schloss ihre Dissertation mit 25 Stichpunkten; darin notierte sie unter anderem, dass Karies und Zahnsteinerkrankungen gewöhnliche Läsionen seien, welche höchstens in indirekter Verbindung zu „Idiotie" oder Epilepsie stünden; zudem könne die Idiotie als solche niemals ein alleiniger Auslöser der Zahnläsionen sein.[110]

Die Dissertation, „ein Band von 180 Seiten, mit 32 Bildern" („un volume de 180 pages, avec 32 figures"), war für den Preis von 4 Francs zu kaufen – beworben wurde dies beispielsweise durch eine Mitteilung in der Zeitschrift „La France Médicale" vom 3. Januar 1888.[111] Im Jahr 1901 lobte Dr. Eugène Robin in seiner Arbeit „Beitrag zu Studien der Zahnfehlbildungen bei Idioten, Hysterikern und Epileptikern" („Contribution à l'étude des malformations dentaires chez les idiots, hystériques et

---

[110] Sollier 1887, S. 179.
[111] Anonym 1888, S. 60.

Abb. 3.3 Fallbeschreibung
N° 36 („Observation
XXXVI"): „Mon... René".
(In: Sollier 1887, S. 75; mit
freundlicher Genehmigung
von © Abes – ANM – 2013
[2022]. All Rights
Reserved)

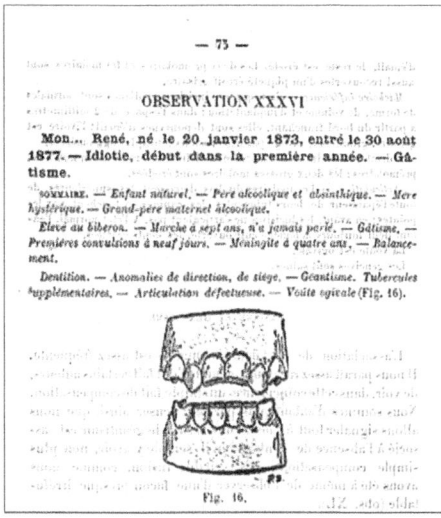

épiliptiques")[112] die Publikation Alice Solliers als die bisher ausführlichste Erhebung, welche zu diesem Thema erschienen sei und auch im Jahr 1917 berief man sich auf ihre Ergebnisse: Emanuel Faesch zitierte Alice Sollier gleich an mehreren Stellen seiner Dissertation über „Kiefermessungen an Idioten: Vergleichende Kiefermessungen an Idioten und geistig Normalen, mit Einschluß von Untersuchungen über Zahn- und Kieferanomalien": „Alice Sollier fand unter 100 Idioten 91 mit Zahnanomalien. Sie konnte in einigen Fällen frühzeitige Verzahnung konstatieren, meistens war die Verzahnung aber verspätet. Von den beobachteten Anomalien waren 53 % Anomalien der Form, 34 % Anomalien der Stellung."[113] Nach Beendigung ihrer Dissertation scheint Alice Sollier ihre publizistische Tätigkeit allerdings nicht weiter fortgeführt zu haben, es ließen sich auch nach eingehender Recherche keine weiteren wissenschaftlichen Arbeiten von ihr auffinden.

Ein berühmter Ehemann: Paul Sollier, der „vergessene Neurologe"
Paul Sollier (Abb. 3.4) wurde am 31. August 1861 in Bléré, einer Stadt im zentralfranzösischen Département Indre-et-Loire[114] als Sohn des Steuereintreibers

---

[112] Robin 1901, S. 16.
[113] Faesch 1917, S. 12.
[114] Bogousslavsky 2011, S. 106.

Alexander und der Victorine Hermine Espériz geboren.[115] Sein Medizinstudium begann er im Jahr 1881 in Paris. Der genaue Zeitpunkt der ersten Begegnung von Alice Mathieu-Dubois und Paul Sollier ist nicht zu rekonstruieren, doch es ist anzunehmen, dass die beiden im Zuge des gemeinsamen Studiums aufeinandertrafen – Alice Mathieu-Dubois, weiblich, farbig und äußerst begabt, war zwischen ihren männlichen Kommilitonen eine mit Sicherheit bemerkenswerte Erscheinung. Am 20. Januar 1886 gaben die beiden einander vor dem Standesamt des 5. Pariser Arrondissements das Ja-Wort, der Trauvertrag war bereits am 11. Januar vor dem Trauzeugen M. D'Hardviller in Paris unterzeichnet worden.[116] Die gemeinsame Tochter, Suzanne Sollier[117], erblickte am 8. November 1887 in der Entbindungsklinik von Port Royal (im 14. Pariser Arrondissement) das Licht der Welt; noch zwei Wochen vor dem Entbindungstermin hatte die hochschwangere Alice Sollier erfolgreich ihre Dissertation verteidigt. In der Geburtsanzeige („Déclaration de naissance") von Suszanne Sollier vom 10. November 1887 erscheint Paul Sollier als „PJ-Student", Alice Sollier wird bereits als „Doktorin der Medizin" aufgeführt.

Im Jahr 1887 bestand Paul Sollier als fünfter von 52 Bewerbern den Concours für das „Internat" der Pariser Krankenhäuser und setzte seine Ausbildung anschließend gemeinsam mit Désiré Bourneville im Krankenhaus Bicêtre fort.[118] Paul Sollier promovierte mit einer Arbeit über „Die Psychologie des ‚Idioten' und des Zurückgebliebenen" („Psychologie de l'idiot et de l'imbécile"); im Jahr 1890 verteidigte er diese an der Medizinischen Fakultät der Pariser Universität vor Victor Cornil (dem „ersten Interne" von Charcot). Die Dissertation brachte ihrem Verfasser eine gewisse Bekanntheit ein: Im darauffolgenden Jahr wurde sie veröffentlicht, zudem in drei Fremdsprachen übersetzt.[119] Léon Daudet, ein Zeitgenosse, berichtete mit folgenden Worten über Paul Sollier: „Seine Neugier als Kliniker war endlos und es war unglaublich, wie er, formvollendet sprechend, nur die Tatsachen akzeptierte,

---

[115] Vaissière 2014, S. 2.

[116] Vaissière 2014, S. 2.

[117] Suzanne Sollier war zweimal verheiratet und integrierte sich darüber weiter in das medizinische Milieu von Paris: Im Jahr 1905 heiratete sie zunächst Paul Étienne Duhem (1878–1957), Assistenzarzt einer Pariser Heilanstalt und „Spezialist der weiblichen Hysterie" („Spécialiste de l'hystérie chez la femme"; an anderer Stelle wird er als Radiologe bezeichnet; vgl. Vaissière 2014, S. 3) und im Jahr 1913 Paul Marie Victoire Courbon (1879–1958), welcher später Chefarzt einer Heilanstalt in Paris („Chef des asiles de la Seine") wurde. Mit letzterem zeugte sie eine Tochter, Jaqueline Duhem. Diese vermählte sich mit Jean Dubost, einen Hochschuldozenten für Radiologie; vgl. Vaissière 2014, S. 3. Am 6. April 1942 starb Suzanne Sollier im 14. Arrondissement von Paris.

[118] Bogousslavsky 2011, S. 106.

[119] Bogousslavsky 2014, S. 128.

welche er auch selbst gesehen hatte. Allem voran versuchte er zu heilen, während sich Charcot, Brissaud und sogar Marie und Ballet mit reiner Beobachtung zufriedengaben."[120] Während Paul Sollier in Frankreich Zeit seines Lebens die Professur verwehrt blieb, bot sich ihm im Nachbarland Belgien ab dem Jahr 1898 die Möglichkeit, Vorlesungen zu halten: An jeweils zwei Tagen in der Woche pendelte Paul Sollier zu diesem Zweck nach Brüssel und ab dem Jahr 1909 wurde er schließlich zum Vorstandsmitglied der „Neuen Universität" („Université Nouvelle") ernannt.[121]

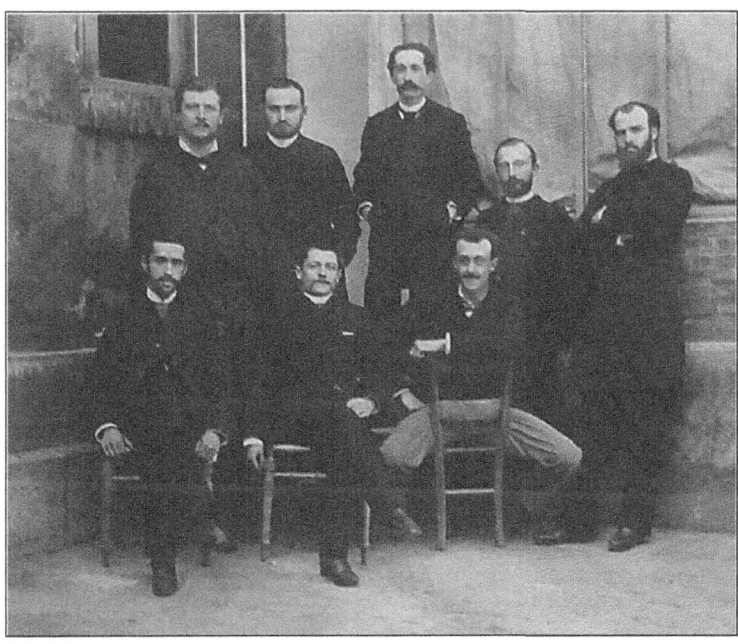

Abb. 3.4 Paul Sollier (rechts, stehend) im Kreise seiner Kollegen im Jahr 1886: Joseph Babinski, Condoléon, Chaslin, Huet, Sollier (stehend, von links nach rechts), Maurice Kippel, Berbez, unbekannt (sitzend, von links nach rechts). (In: Bogousslavsky 2011, S. 106; mit freundlicher Genehmigung von © Bibliothèque Charcot, Bibliothèque Sorbonne Université [2022]. All Rights Reserved)

---

[120] Bogousslavsky 2011, S. 106.
[121] Bogousslavsky 2011, S. 106.

Die Villa Montsouris

An welchem der Pariser Krankenhäuser Alice Sollier die Tertiale ihres praktischen Jahres, das „Internat", absolvierte, lässt sich nicht rekonstruieren; mit Sicherheit lässt sich allerdings feststellen, dass sie ab dem Jahr 1889 eine Stellung als medizinische Direktorin der „Villa Montsouris" innehatte. Dort arbeitete sie Seite an Seite mit ihrem Ehemann Paul Sollier, gemeinsam führten sie die private neurologische Heilanstalt bis zum Jahr 1897.[122] Mit Bezeichnungen wie „Etablissement Hydrothérapique" sowie „Maison de Convalescence" wurde diese beworben; eine Anzeige im internationalen „Didot-Bottin"-Führer für Hotels, Restaurants und „hydrotherapeutische Einrichtungen" aus dem Jahr 1896 macht dies deutlich: „Villa Montsouris. Behandlung nervöser Leiden und der Morphinsucht (schnelle Methode), geleitet von Alice Sollier und Paul Sollier; ehemaligem ‚Interne' der Pariser Krankenhäuser, Oberarzt, Universitätsdozent – Hydrotherapie und Elektrotherapie. R. Glacière 130."[123]

Morphinomanie war der damals gängige Begriff für die Opiatabhängigkeit, ein Suchtproblem, welches zu Beginn des 20. Jahrhundert große Teile der Bevölkerung betraf. Ein Dekret aus dem Jahr 1908 sowie ein Gesetz des Jahres 1916 verboten den Gebrauch von Opiaten in Frankreich und um den staatlichen Bestimmungen nicht zuwiderzulaufen, waren viele der Drogenabhängigen gezwungen, ihre Sucht zu behandeln.[124] Betuchtere Patienten suchten hierfür psychiatrische Privatkliniken auf – die westlich von Paris in der Region Île-de-France gelegene Villa Montsouris in Saint-Cloud war, neben dem privaten Sanatorium von Rougière in Marseille, eine beliebte Anlaufstelle. Die Anzeige – schnelle Methode („méthode rapide") – macht das therapeutische Versprechen einer raschen und erfolgreichen Behandlung durch die Ärzte deutlich: Die Süchtigen wurden einem einwöchigen kontrollierten („kalten") Entzug ausgesetzt und erhielten in einer sich anschließenden Phase der Rekonvaleszenz umsorgende Pflege.[125]

Alice und Paul Sollier genossen als Experten dieser Therapieform in Patienten- und Fachkreisen einen gewissen Bekanntheitsgrad; in der Zeitschrift „La France Médicale et Paris Médical" vom 3. Januar 1896 präsentiert ein M. Laborde die

---

[122] Caire 2007–2013. Über die Tätigkeit von Alice Sollier zwischen dem Abgabetermin ihrer Dissertation im Jahr 1887 und ihrem Eintritt als Klinikchefin des Montsouris lassen sich keine Aussagen treffen.

[123] „Villa Montsouris, Traitement des Maladies Nerveuses et de la Morphinomanie, (méthode rapide) dirigée par les Docteurs Alice Sollier (Mme) et Paul Sollier, anc. Interne des Hôpitaux de Paris, chef de Clinique, Adj. à la Faculté – Hydrothérapie et Electrothérapie. R. de la Glacière, 130." Firmin-Didot 1896, S. 1791.

[124] Padwa 2012, S. 162.

[125] Padwa 2012, S. 162.

Ergebnisse von Dr. Paul Sollier zur schnellen Therapie. Es reiche aus, den Patienten „für etwa 60 Tage in einem speziellen Haus einzuquartieren", zudem „verhindere die schnelle Methode im Vergleich zur langsamen Methode eventuelle Rückfälle in einem Verhältnis von 1 zu 10."[126] In der im Jahr 1907 von Laurent Tailhade veröffentlichten 36-seitigen Untersuchung „das schwarze Idol" („La Noire Idole") über die Morphinomanie („Étude sur la Morphinomanie")[127] wird das Ärzteehepaar Sollier mehrmals zitiert: „Die ‚Demorphinisierung' beginnt erst nach dem Entzug und der Krise, welche die ersten Stunden der Abstinenz begleitet. Die Dosis ist unwichtig. Man ist ebenso opiatsüchtig nach wenigen Zentigramm wie nach mehreren Gramm; die Vergiftung ist gleich, die Behandlung immer gleich schwer dem vorhandenen Drangzustand („l'état de besoin"). ‚Wichtig ist nicht was man davon nimmt, sondern was davon man aufnimmt (Sollier)'".[128]

Die Villa Montsouris existierte noch im Jahr 1927, doch hatten sich Alice und Paul Sollier inzwischen anderen Aufgaben zugewandt und auch die Fachtermini, dem zeitlichen Wandel unterworfen, änderten sich: Angeboten wurde nun eine Behandlung der „Maladies Nerveuses" und der „Toxicomanies". Aus welchem Grund Alice und Paul Sollier ihre Tätigkeit in der Villa Montsouris aufgaben, lässt sich nicht genau rekonstruieren – die Gründung ihrer eigenen Heilanstalt, dem Sanatorium von Boulogne-sur-Seine, spielte bei dieser Entscheidung mutmaßlich eine große Rolle.

Boulogne-sur-Seine: Ein Sanatorium entsteht
Im Jahr 1897 gründete Alice Sollier gemeinsam mit ihrem Mann Paul Sollier in einem westlichen Vorort der Pariser Banlieue in der Nähe des „Bois de Boulogne" das Sanatorium in Boulogne-Billancourt. Ein Werbeprospekt (Abb. 3.5; siehe Text auf der rechten Seite des Dokuments) beschreibt die Vorzüge der Einrichtung in der Avenue de Versailles 145:

„Diese Einrichtung, gelegen in einem großen Park an den Pforten von Paris, gegründet von der Ärzte- und Pflegeschaft unter der Direktion von Doktor Paul Sollier, einem ehemaligen „Interne" der Pariser Krankenhäuser und der Heilanstalten Bicêtre und Salpetrière und Frau Doktor Alice Sollier, zeichnet sich durch folgende Eigenschaften aus: Sie wurde wissenschaftlich und mit Blick auf ihre besondere Bestimmung konstruiert. Sie ist exklusiv für die Behandlung organischer

---

[126] Laborde 1896, S. 54.

[127] Tailhade 1907.

[128] Tailhade 1907, S. 32 und 33.

oder funktioneller Erkrankungen des zentralen Nervensystems sowie für Entgif-
tungskuren gedacht, hierfür steht speziell ausgebildetes Personal bereit. Es herrscht
absolute Geschlechtertrennung.
Alle therapeutischen Anwendungen werden vorgenommen (...)."[129]
Alice Sollier stellte mit ihrer Tätigkeit als Leiterin einer zwar privaten, doch relativ großen neuropsychiatrischen Klinik eine Besonderheit dar: Haryett Fontanges
listete in ihrer Dissertation aus dem Jahr 1901 77 im Jahr 1898 in Frankreich ärztlich
tätige Frauen auf, wobei der größere Anteil von 70 Frauen laut ihren Forschungen
im häuslichen Umfeld tätig war und nur drei Frauen als Chefärztinnen städtischer
Krankenhäuser arbeiteten; drei Frauen als Direktorinnen privater Kliniken.[130] Ein
ergänzendes Bild bildet sich unter Berücksichtigung der Untersuchungen von Dr.
Mesnard, welcher in seiner Dissertation aus dem Jahr 1899 für eben dieses Jahr 16
Ärztinnen benannte, welche im Großraum von Paris praktizierten. Hier erscheint
der Name von (Alice) Sollier neben demjenigen von „Mme Benoît, Brès, Conta,
Danel, Guenot, Perrée, Verneuil" und weiteren[131] – Alice Sollier stellte dementsprechend keine absolute Ausnahme mehr dar. Allerdings war sie mit ihren, im Vergleich
zu den europäischen und amerikanischen Ursprüngen ihrer Mitstudentinnen, recht
exotisch anmutenden Wurzeln höchstwahrscheinlich in einer Sonderposition.
Das Jahr 1905 bescherte dem Ärzteehepaar einen berühmten Gast: Marcel Proust
begab sich, acht Jahre vor der Erscheinung des ersten Bandes seines literarischen
Monumentalwerkes „Auf der Suche nach der verlorenen Zeit" („A la recherche
du temps perdu")[132] ab dem 6. Dezember für sechs Wochen zur Behandlung
seiner „Neurasthenie" in das Sanatorium Boulogne-sur-Seine. Paul Sollier hatte
sich zu diesem Zeitpunkt (auf Anraten von Charcot)[133] bereits ausführlich mit
dem Gedächtnis, dessen Funktion sowie seiner organischen Lokalisation befasst
und zahlreiche Bücher zu dem Thema verfasst.[134] Dieses Wissen verwendete er
unter anderem zum aktiven Hervorrufen der verdrängten Gedächtnisinhalte seiner
Patienten.[135]

---

[129] Leturgeon 2014.

[130] Fontanges 1901, S. 77 ff.

[131] Zit. n. Moulinier 2006, S. 13. Vgl. Gordon 2011, S. 267.

[132] Proust 1913–1927.

[133] Bogousslavsky und Walusinksi 2009, S. 130.

[134] Sollier, P.: Les troubles de la mémoire. Paris 1892; Sollier, P.: Le problème de la mémoire:
essai (...). Paris 1900.

[135] Das erwähnte Werk von Proust enthält etwa 1200 Bezugnahmen auf das Gedächtnis,
die unerwünschten Gedächtnisinhalte betonte er dabei speziell – die Inspirationen hierzu
kamen ihm mit hoher Wahrscheinlichkeit auch durch die intensive Auseinandersetzung mit

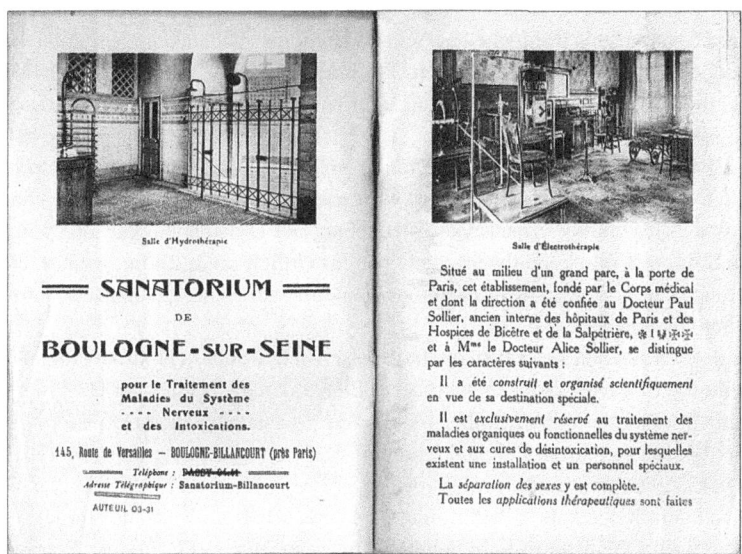

Abb. 3.5 Titelseiten eines Werbeprospekts für das Sanatorium von Boulogne-sur-Seine (Boulogne-Billancourt). (Aus: Leturgeon 2014)

Als im Juli 1914 die Nachrichten über den Beginn des Ersten Weltkrieges eintrafen, war Paul Sollier 53 Jahre alt und ein geachteter Neuropsychiater. Zwar unterlag er keiner Verpflichtung zum Kriegsdienst, doch er entschied sich aus freien Stücken, dem Vaterland ärztlichen Beistand zu leisten: Im August 1914 wurde er der Rettungseinheit 20/6 zugeteilt und übersiedelte im Dezember 1914 in das Krankenhaus „Hôpital auxiliaire 45" nach Lyon.[136] Die Führung des Sanatoriums in Boulogne-sur-Seine übernahm Alice Sollier nun vollständig alleine – eine beachtliche Leistung, für die ihr zehn Jahre später, am 3. Oktober 1925, die Urkunde zum „Ritter der Ehrenlegion" verliehen wurde. Die Comptesse von Noailles überreichte ihr diese am 18. November 1925[137] mit den Worten: „In der Abwesenheit von Dr.

---

der Person und den Gedanken von Paul Sollier; vgl. Bogousslavsky und Walusinksi 2009, S. 130.

[136] Dort hatte er die Aufsicht über das neurologische Zentrum des Départements Nr. 14 und wurde zum Militärarzt 1. Klasse ernannt („médecin major de 1ière classe"); vgl. Bogousslavsky und Tatu 2016, S. 113.

[137] Vaissière 2014, S. 3.

Sollier, welcher am 2. August 1914 eingezogen wurde, übernahm [sie] die Direktion des Sanatoriums Boulogne-sur-Seine („Boulogne-Billancourt"), welche dieser Arzt innehatte, während der gesamten Dauer des Krieges. Mme Sollier war von seltener Hingabe und hat die Evakuierung aller Kranken in die innere Sicherheitszone Ende August 1914 bedeutend abgesichert. Nach der Schlacht an der Marne hat sie diese [Patienten] erneut in der Einrichtung zusammengeführt."[138] In der Urkunde (Abb. 3.9; siehe Ende der Biographie) wird zudem der [universitäre] Ausbildungsweg von Alice Sollier erneut nachvollziehbar. Ein Hinweis auf die Zivilcourage Alice Solliers wird ebenfalls gegeben – offensichtlich politisch interessiert, engagierte sie sich als Delegierte des Kantons Boulogne-sur-Seine („Déléguée cantonale de Boulogne-sur-Seine").

In der „Offiziellen Zeitschrift der französischen Republik" („Journal officiel de la republique française") vom 25. Oktober 1925 wurden die Namen der Geehrten veröffentlicht, darunter „Mme Sollier (Alice-Marie-Geneviève, née Dubois)" – Alice Sollier blickte zu diesem Zeitpunkt auf eine bereits 36-jährige praktische Tätigkeit zurück („36 ans de pratique professionnelle").[139]

Nach dem Krieg kehrte Paul Sollier an seine vorherige Wirkstätte zurück – das neurologische Zentrum in Lyon leitete er bis zum Jahr 1917[140] – der Betrieb im Sanatorium Boulogne-sur-Seine wurde wieder aufgenommen: Auch im Jahr 1920 wurden in der Klinik aktiv Patienten behandelt, die Direktoren „Docteur Paul Sollier" und „Mme la Doctoresse Alice Sollier" arbeiteten inzwischen gemeinsam mit weiteren Kollegen und konnten somit ein verbreitertes Therapiespektrum anbieten: Psychotherapie, Wassertherapie, funktionelle Rehabilitation, Elektrotherapie, Isolationskuren und Radiotherapie („Psychothérapie, Hydrothérapie, Rééducation fonctionelle, Électrothérapie, Cures d'isolement, Radiothérapie") wurden mittels einer Anzeige in der „Revue médicale française" aus dem Juli 1920 beworben.[141] Im Jahr 1922 ging Paul Sollier in den Ruhestand[142] und beendete seine klinische Tätigkeit; nun widmete er sich vornehmlich der Niederschrift weiterer Bücher.[143]

---

[138] Zit. n. Vaissière 2014, S. 3.

[139] Présidence du Conseil 1925, S. 10318.

[140] Bogousslavski und Walusinski 2009, S. 241.

[141] Société de diffusion médicale et scientifique 1920, S. 328.

[142] Bogousslavsky und Walusinski 2009, S. 133.

[143] Sollier, Paul und Paul Courbon: Pratique sémiologique des maladies mentales: guide de l'étudiant et du praticien. Paris 1924; Sollier, Paul: La répression mentale. Leçons professées à l'institut des hautes études de Belgique. Paris 1930. Sollier, Paul und José Drabs: La psychotechnique: Introduction à une technique du facteur humain dans le travail. Paris 1935; vgl. Bogousslavski und Walusinski 2009, S. 241.

Im selben Jahr wurde das Sanatorium von der Stadt Paris aufgekauft, im „Informationsblatt für Psychiater und Neurologen" („L'informateur des Aliénistes et des Neurologistes") las man dazu folgende Zeilen: „Sanatorium de Boulogne-sur-Seine. Gegründet im Jahr 1897 von den Doktoren Paul und Alice Sollier zum Zwecke der Behandlung nervöser Krankheiten und Vergiftungen, wurde die Einrichtung nun von den Sozialämtern der Stadt Paris aufgekauft, um diese in das Allgemeinkrankenhaus von Boulogne umzuwandeln. Das Sanatorium wurde ab dem 15. Juni in die neurologische Klinik von Saint-Cloud-Montretout, 10 Avenue Pozzo-di-Borgo verlegt, in technischer und materieller Hinsicht vollständig umstrukturiert und großzügig für Ärzte unterschiedlicher Fachrichtungen geöffnet; diese finden hier dieselben Bedingungen für ihre Kranken vor, wie im Sanatorium von Boulogne."[144] In den Gebäuden entstand somit das Krankenhaus („Hôpital") Ambroise-Paré, in welchem für weitere zwanzig Jahre Patienten betreut wurden, bis die Einrichtung durch die Flugangriffe der Alliierten am 3. März 1942 und 6. April 1943 vollständig zerstört wurde.[145]

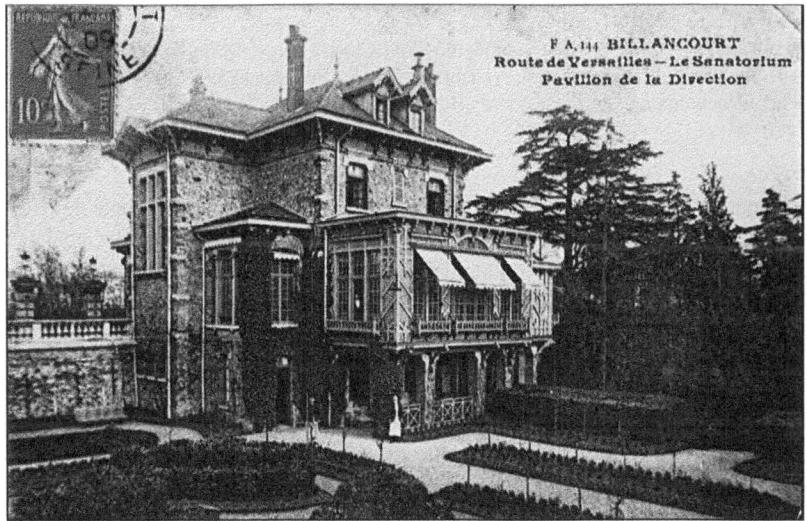

Abb. 3.6 Das Sanatorium von Boulogne-sur-Seine. (Aus: Leturgeon 2014)

---

[144] Delarue 1922, S. 152.
[145] Leturgeon 2014.

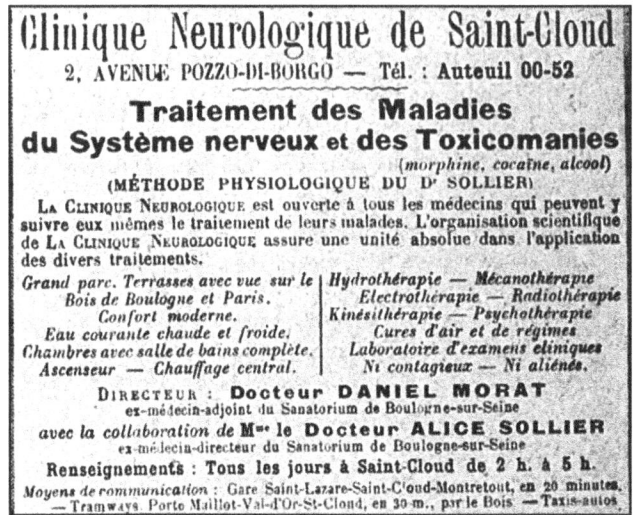

Abb. 3.7 Die „Clinique Neurologique de Saint-Cloud" wird im „Guide Rosental" beworben, Alice Sollier arbeitet dort als Vizedirektorin. (In: Rosenwald 1925, S. 468; mit freundlicher Genehmigung von © Paris BnF, Bibliothèque nationale de France [2022]. All Rights
Reserved)

Laut der Urkunde zum „Ritter der Ehrenlegion" (Abb. 3.9; siehe Ende der Biographie) führte Alice Sollier ihre Tätigkeit als Psychiaterin in den neuen Gebäuden
der „Clinique Neurologique" in Saint-Cloud ohne Unterbrechung fort: Der 8. Juni
1922 wird als Datum ihres dortigen Arbeitsbeginns aufgeführt und auch im Jahr 1925
praktizierte sie dort. Dies macht eine große Anzeige (Abb. 3.6 und 3.7) aus dem Jahr
1925 im „Guide Rosenwald. Médical et Pharmaceutique" – dem großen Nachschla-
gewerk für Ärzte und Pharmazeuten für „Frankreich und die Colonien" [„France
et Colonies"] – deutlich. Die Anzeige lässt auf ein ungewöhnliches Klinik-Modell
schließen: „Die Klinik ist offen für alle Ärzte, welche hier der Behandlung ihrer
Kranken nachgehen können. Die wissenschaftliche Leitung sichert eine absolute
Einheitlichkeit bei der Anwendung unterschiedlicher Behandlungen." Gemeinsam
mit Dr. Daniel Morat hatte Alice Sollier die Aufsicht über die Klinik und – so lässt der
Anzeigentext vermuten – über zahlreiche Ärzte unterschiedlicher Fachrichtungen
sowie deren persönliche Patienten. Auch im Jahr 1929 (Anzeige Guide Rosenwald

1929)[146] – im hohen Alter von 68 Jahren – praktizierte sie hier in derselben Funktion, gleiches gilt für das Jahr 1932.[147]

Angesichts ihres Alters ist es äußerst überraschend, dass sich Alice Sollier in den Jahren 1934[148] und 1935[149] einer weiteren Wirkstätte zuwandte: Der Guide Rosenwald führt neben ihrer Tätigkeit in Saint-Cloud auch die medizinische Einrichtung in Rueil („Clin. Méd. de Rueil"), 4 Place Bergère, Rueil-Malmaison auf; der Ort ist sechs Kilometer von Saint-Cloud entfernt, ebenfalls im Département Île-de-France gelegen und die Klinik erscheint in einer Auflistung des Guide Rosenwald für „Einrichtungen chronischer Erkrankungen des Kreislaufes, Übergewicht, Rheumatismus, endokrinologische Erkrankungen, Nahrungsaufnahme, Verdauungswege" neben der Klinik in Saint-Cloud.[150] Es lässt sich nicht eruieren, wie Alice Sollier in diesen späten Jahren ihre ärztliche Tätigkeit ausübte, ob sie diese zeitweilig unterbrach oder die Stundenzahl reduzierte – aber auch im Jahr 1938[151] und 1939[152] erscheint sie als wohnhaft in der 10 Avenue Pozzo-di-Borgo – zu diesem Zeitpunkt war ihr Mann Paul Sollier bereits fünf Jahre tot; er starb am 8. Juni 1933 im 8. Pariser Arrondissement. In einem Nachruf in der Zeitschrift „Das Gehirn" („L'Éncephale")[153] wird dessen Lebensleistung gewürdigt. Alice Sollier selbst war nun 77 Jahre alt und noch immer ärztlich tätig. Für ihren Verbleib in den Jahren von

---

[146] Rosenwald 1929, S. 276.

[147] Rosenwald 1932, S. 83.

[148] Rosenwald 1934, S. 1271.

[149] Rosenwald 1935, S. 1288.

[150] Rosenwald 1935, S. 90.

[151] Rosenwald 1938, S. 1225.

[152] Rosenwald 1939, S. 292.

[153] „Mit Bedauern verkünden wir den Tod von Doktor Paul Sollier am 8. Juni in Paris, Kommandeur der Ehrenlegion, Kommandeur des Leopoldordens, Kommandeur des Orange-und-Nassau-Orden, Kreuzritter von Portugal, Ritter von Saint-Anne in Russland. Als ehemaliger Interne der Pariser Krankenhäuser war M. Sollier für viele Jahre der medizinische Direktor des Sanatoriums von Boulogne-sur-Seine, der Direktor und Präsident der Universität in Brüssel („Institut des Hautes Études de Belgique") und Gründer der Schule für Arbeits- und Gerätekunde („École d'Ergologie") in Brüssel. Er war der Ehemann von Mme Dr. Alice Sollier, Ritter der Ehrenlegion und Schwiegervater von Dr. Paul Courbon, Chefarzt der Krankenhäuser von Paris, an welchen wir an dieser Stelle unser Beileid aussprechen. Dr. Sollier hat trotz seiner zeitraubenden beruflichen Betätigungen viel geschrieben und hinterließ zu den jeweiligen Themen seinen kräftigen und häufig innovativen Geist. Seine Auffassungen zu Hysterie begünstigte die Annäherung an die heutigen Auffassungen. Auch in seinen Werken und Studien über den „muskulären Sinn", das Gedächtnis, das „Autoscopie"-Phänomen, den Mechanismus der Emotionen, die psychologische Verdrängung und die Entwicklung des moralischen Empfindens hat er originelle Sichtweisen beigesteuert (...)"; vgl. Schiff 1933, S. 560.

1939 bis zu ihrem Tod können nur spekulative Aussagen getroffen werden; auch unbeantwortet bleibt die Frage, ob sie die ihr bekannten Klinikgebäude als ihren Alterswohnsitz wählte. Am 29. Januar 1942 starb Alice Sollier im Alter von 81 Jahren (Abb. 3.8).[154]

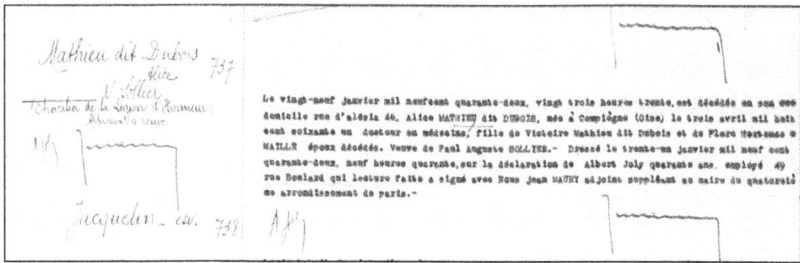

Abb. 3.8 Die Todesanzeige von „Alice Sollier; Mathieu dit Dubois" vom 29.01.1942. (Aus: Paris Archives, 1942, Décès, 14D 432, 14/31; mit freundlicher Genehmigung von © Généalogie et Histoire de la Caraïbe, E. Vaissière [2022]. All Rights Reserved)

„Am 29.01.1942, 23.30 Uhr, ist Mme Alice Mathieu dit Dubois, geboren in Compiègne (Oise) am 03.04.1861, Ärztin, Tochter von Mathieu dit Dubois und Flore Hortense Maille, der verstorbenen Gattin, in ihrem Haus in der 46 Rue d'Alésia gestorben. Witwe von Paul Auguste Sollier. Aufgestellt am 31.01.1942, 9.40 Uhr, nach Aussage von Albert Joly, 42 Jahre alt, Angestellter in der 39 Rue Boulard, welcher mit uns liest und signiert. Bei uns ist Jean Maury, persönlicher Referent, Stellvertreter des Rathauses des 14. Arrondissement in Paris."

Zeittafel Alice Sollier

1861	03.04.: Geburt in Compiègne (Oise) als Tochter von Flore Hortense Maille
	21.08.: Geburt von Paul Sollier
1867	08.05.: Hochzeit von Mathieu Victoire Dubois und Flore Hortense Maille; Alice Maille wird dadurch zu einem legitimierten Kind
	22.05.: Tod von Flore Hortense Maille, Alice Mailles Mutter
1880	12.12.: Bachelor-Prüfungen für das Fach Rhetorik an der Philosophischen Fakultät: „baccalauréat ès-lettres"

---

[154] Im Jahr 1943 erscheint Alice Sollier nicht mehr im Guide Rosenwald; vgl. Guide Rosenwald 1943.

1885	07.10.: Zulassung für die Aufnahmeprüfungen der Assistenzarztzeit in Paris("Concours d'éntrée de l'internat")
1886	11.01.: Unterzeichnung des Trauvertrages
	21.01.: Hochzeit von Alice Mathieu-Dubois und Paul Sollier
1887	27.10.: Verteidigung der Dissertation zum Thema „Idiotenzahnung. Über den Zahnstatus bei ‚idiotischen' und zurückgebliebenen Kindern. Beitrag zu den Generationsstudien des Menschengeschlechts."
	08.11.: Geburt der Tochter Suzanne Sollier in Port Royal
	10.11.: Geburtsurkunde: Vater ist „PJ-ler"; Mutter „Doktorin der Medizin" Dezember: Alice Sollier besteht als 7. aus 264 die medizinischen Abschlussprüfungen
1888	03.01.: Die Dissertation von Alice Sollier wird für einen Preis von 4 Francs in „La France Médicale" beworben
1889–1897	Alice Sollier ist medizinische Direktorin der „Villa Montsouris"
1891	Paul Sollier wird Oberarzt der psychiatrischen Abteilung am Bicêtre
1897	Gründung des Sanatoriums Boulogne-sur-Seine gemeinsam mit Paul Sollier
1905	06.12.: Marcel Proust begibt sich für sechs Wochen als Patient in das Sanatorium Boulogne-sur-Seine
1907	Laurent Thailande veröffentlicht die Untersuchung „La Noire Idole" über die „Morphinomanie"; darin mehrfache Bezugnahme auf die Solliers
1909	Paul Sollier wird Vorstandsmitglied der „Université Nouvelle" in Brüssel
1914	02.08.: Paul Sollier beginnt eine Tätigkeit im neurologischen Zentrum von Lyon während des Ersten Weltkrieges
	Selbstständige Leitung der Klinik in Boulogne-sur-Seine durch Alice Sollier
	August: Evakuierung des Sanatoriums mitsamt den Patienten in die innere Sicherheitszone
1917	Rückkehr von Paul Sollier an das Sanatorium in Boulogne-sur-Seine
1920	Weitere Tätigkeit im Sanatorium, Verbreiterung des Therapieangebots
1922	Paul Sollier geht in den Ruhestand; das Sanatorium Boulogne-sur-Seine wird von der Stadt Paris aufgekauft. Dort entsteht das Hôpital Ambroise-Paré

	15.06.: Umzug des Sanatorium Boulogne-sur-Seine nach 10 Avenue Pozzo-di-Borgo; es entsteht die neurologische Klinik von „Saint-Cloud-Montretout"
1925	03.10.: Ernennung von Alice Sollier zum „Ritter der Ehrenlegion" Tätigkeit als Ärztin in der neurologischen Klinik von Saint-Cloud; wohnhaft in 10 Avenue Pozzo di Borgo
1929	Fortsetzung der Tätigkeit von Alice Sollier in Saint-Cloud
1933	08.06.:Tod von Paul Sollier im 8. Arrondissement Ein Artikel in der Zeitschrift „L'Éncephale" würdigt dessen Lebensleistung
1934	Fortsetzung der Tätigkeit von Alice Sollier in Saint-Cloud Zusätzliche Tätigkeit in Rueil („Clin. Méd. de Rueil")
1935	Fortsetzung der Tätigkeit von Alice Sollier in Saint-Cloud
1938	Alice Sollier ist wohnhaft in der 10 Avenue Pozzo-di-Borgo neben der Klinik in Saint-Cloud
1942	29.01.: Alice Sollier stirbt im Alter von 81 Jahren in der 46 Rue d'Alésia

3.4.2 Martha Ulrich (1881–1943)

Martha Ulrich wurde am 05.02.1881 als Tochter von Paul Julius Ulrich und Marie Ulrich (geb. Toepffer) in Berlin geboren (Abb. 3.10). Als Tochter eines Kaufmanns wuchs sie in einfachen Verhältnissen auf, sie war evangelischer Konfession und selbst nie verheiratet.[155] Ihre Schulzeit verbrachte Martha Ulrich an der Königlichen Elisabeth-Schule in Berlin und anschließend am Königlichen Lehrerinnenseminar zu Berlin, welches sie im Februar 1900 mit dem Examen abschloss. Zur Vorbereitung auf die Reifeprüfung, welche sie am 26.09.1902[156] am Königlichen Luisengymnasium absolvierte, trat sie in die Gymnasialkurse von Frau Helene Lange (Abb. 3.11) ein.[157] Diese belegte sie von 1902 bis 1903; in

---

[155] Berlin, Landesarchiv, Personenstandsurkunde.

[156] Berlin, Universitätsarchiv, Matrikelunterlagen.

[157] Ulrich 1907, S. 84: „Ich bin am 05. Februar 1881 zu Berlin als Tochter des Kaufmanns Paul Ulrich geboren. Ich besuchte die königliche Elisabeth-Schule und das königliche Lehrerinnen-Seminar zu Berlin, wo ich im Februar 1900 das Lehrerinnen-Examen bestand. Nachdem ich ein Jahr lang an einer Privatschule in Berlin Unterricht hatte, trat ich in die Gymnasialkurse für Frauen von Fräulein Helene Lange ein, um mich auf die Reifeprüfung vorzubereiten, die ich im September 1902 an dem Königlichen Luisen-Gymnasium in Berlin ablegte."

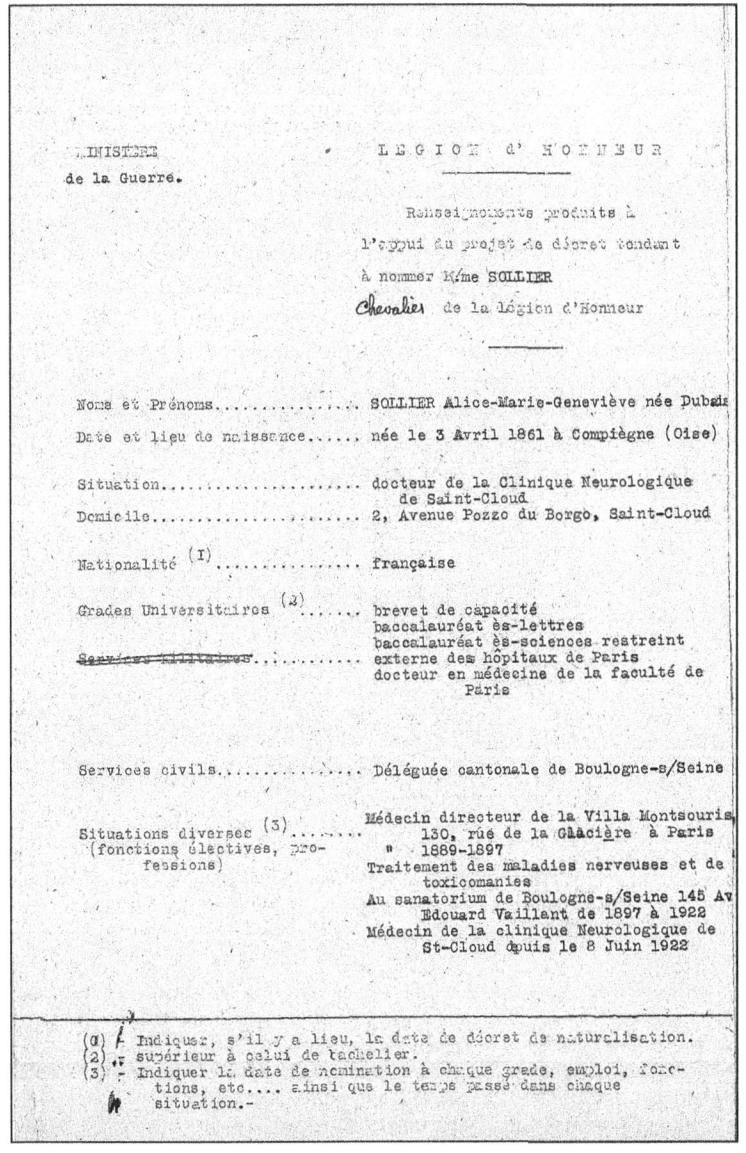

Abb. 3.9 Urkunde über die Auszeichnung zum „Ritter der Ehrenlegion" von Alice Sollier; unterschrieben am 3. Oktober 1925 in Versailles durch den Präfekten des Départements Seine-et-Oise. (Aus: Vaissière 2014; mit freundlicher Genehmigung von © Généalogie et Histoire de la Caraïbe, E. Vaissière [2022]. All Rights Reserved)

der „Liste der von den Berliner Gymnasialkursen entlassenen Abiturientinnen" erscheint sie unter dem Abgangs-Zeitpunkt „Michaelis 1902".[158]

Dieser Aufenthalt ist insofern hervorzuheben, als sie damit an der ersten Bildungseinrichtung studierte, welche Mädchen und Frauen in Deutschland auf das Abitur vorbereitete. Gegründet wurden die Kurse neun Jahre vor Martha Ulrichs dortigem Aufenthalt im Jahr 1893 von Helene Lange, einer der Wortführerinnen der deutschen bürgerlichen Frauenbewegung.[159] Das Ziel der Einrichtung war es nicht zuletzt, eine kleine weibliche Elite mit zeitlich straffem Programm auf das Abitur vorzubereiten, damit diese als Vorhut der Frauen ein Studium anvisierte.[160] Helene Lange praktizierte dabei eine „Freiheit der Methode": Individualisierung, Differenzierung innerhalb einer Lerngruppe und Selbststudium in Eigenverantwortung gehörten zum gezielten Programm der Gymnasialkurse. Sie selbst formulierte folgendermaßen: „(…) zum Teil aber entsprach diese Einrichtung der Ansicht, dass es bei erwachsenen Schülerinnen vor allem darauf ankäme, die eigene Arbeit zu leiten und zu kontrollieren, und dass deshalb bei geringerer Stundenzahl stärkeres Gewicht auf das Privatstudium zu legen sei."[161]

---

[158] Bäumer 1906, S. 81. Michaelis ist eine Datumsbezeichnung für den 29. September. Michaelis, der grammatikalische Genitiv zu Michael, meint den Erzengel Michael, an welchem zum Fest des heiligen Michael am 29. September erinnert wird. Vgl. Homepage Brauchtumsseiten.

[159] Die überregionale Bedeutung der Einrichtung wird deutlich auch beim Blick auf den großen Einzugskreis der Absolventinnen; die Mehrzahl der Frauen stammte nicht ursprünglich aus Berlin. Von 78 späteren Ärztinnen, welche die Gymnasialkurse besuchten, waren 18 gebürtige Berlinerinnen. Der Begriff des „verschämten Abiturs" kann verwendet werden: In der Meldung zum Abitur schien für viele Frauen ein gesellschaftliches Risiko zu liegen, dem man sich mit einem Ortswechsel zumindest teilweise entziehen konnte; vgl. Bleker und Schleiermacher 2000, S. 63.

[160] Schramm 2012, S. 2.

[161] Lange 1906, S. 719.

Abb. 3.10 Geburtsurkunde
Martha Ulrich. (Aus:
Berlin, Landesarchiv,
Personenstandsurkunde; mit
freundlicher Genehmigung
von © Landesarchiv Berlin
[2022]. All Rights
Reserved)

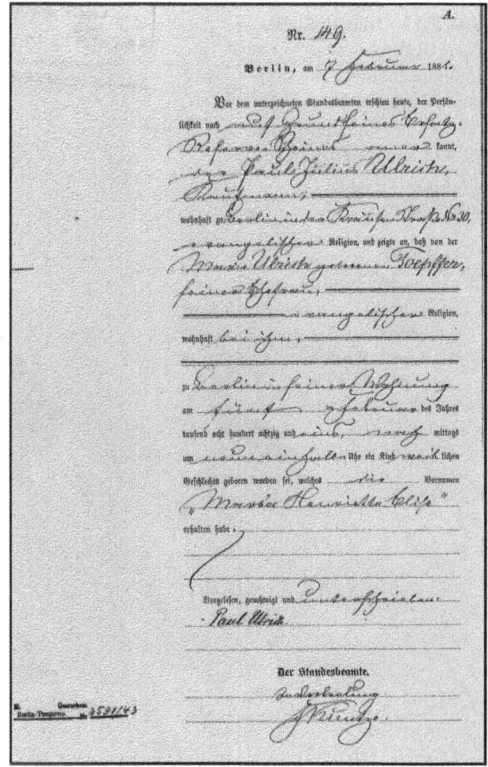

„Nr. 149. Berlin, am 7. Februar 1881. Vor dem unterzeichneten Standesbeamten erschien heute, der Persönlichkeit nach aufgrund seines Erfolges (…) bekannt,
der Paul, Julius Ulrich, Kaufmann, wohnhaft zu Berlin in der Krausenstraße Nr.
30, evangelischer Religion, und zeigte an, dass von der (…) Ulrich geborene
Toepffer, seiner Ehefrau, evangelischer Religion, wohnhaft bei ihm zu Berlin in
seiner Wohnung, am fünften Februar des Jahres tausend acht hundert achtzig
und eins, nachmittags um neun ein Kind weiblichen Geschlechts geboren worden
sei, welches die Vornamen Martha, Henriette, Elisa erhalten habe. Vorgelesen,
genehmigt und unterschrieben Paul Ulrich.“[162]

---

[162] Freundlicherweise in neudeutsche Schriftform gesetzt von Frau Gisela Speckmaier.

Abb. 3.11 Helene Lange.
(Aus: Berlin,
Helene-Lange-Archiv im
Landesarchiv; mit
freundlicher Genehmigung
von © Landesarchiv Berlin
[2022]. All Rights
Reserved)

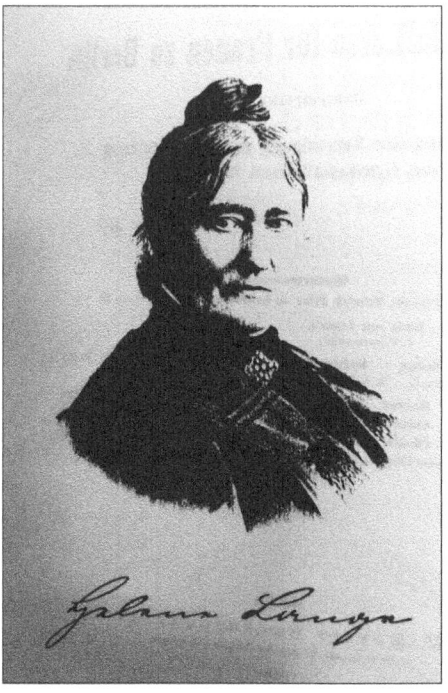

Martha Ulrich leitete und kontrollierte die eigene Arbeit in hohem Maße, zudem beschäftigte sie sich zeit ihres Lebens mit Schulpädagogik. Es darf die Vermutung angestellt werden, dass sowohl ihr Selbstanspruch als auch ihre Interessenlage nicht zuletzt dem anregenden Umfeld ihrer Vorbereitung auf die Hochschulreife entsprangen.

Studium
Martha Ulrich begann ihr Medizinstudium direkt im Anschluss an das Abitur; sie studierte in Freiburg im Breisgau und in Berlin. Dank des in ihrer Dissertationsschrift überlieferten Lebenslaufes lässt sich ihre Hochschulkarriere innerhalb Deutschlands gut nachvollziehen: „(…) Dann studierte ich Medizin, und zwar zunächst 5 Semester in Freiburg i. Br., wo ich im März 1905 das Physikum bestand, dann 2 Semester in Berlin, und zuletzt wieder in Freiburg, wo ich im November 1907 das Staatsexamen bestand."[163] So lauten ihre Angaben, welche sich mit einer nachprüfenden Untersuchung in den entsprechenden Universitätsarchiven decken. Ihre Studienzeit begann

---

[163] Ulrich 1907, S. 84.

sie als 21-jährige und war laut dem „Verzeichnis der Behörden, Lehrer, Anstalten,
Beamten und Studierenden der Großherzoglichen Badischen Universität Freiburg
für das WS 1902/1903"[164]erstmals als Studentin Nr. 4 in Freiburg immatrikuliert
(Wohnadresse: Rheinstraße 60).[165] Ihr Studien- und Sittenzeugnis (Abb. 3.12) für
das Wintersemester 1902/1903 belegt ihre Teilnahme unter anderem an Kursen der
Anatomie und Physik: „Dem Frl. stud. med. Martha Ulrich von Berlin wird hiermit
bezeugt, daß sich dasselbe, nachdem es in die Matrikel der Universität dahier eingeschrieben war, in nachbenannten Semester auf das Studium der MEDIZIN verlegt
und nach dem von ihm vorgelegten Zeugnissen der einzelnen Lehrer die Vorlesungen bzw. Übungen über nachbenannte Studienfächer besucht hat. W. Semester
1902/03."[166]

Abb. 3.12 Studien- und
Sittenzeugnis aus Freiburg
von Martha Ulrich. (Aus:
Freiburg,
Universitätsarchiv; mit
freundlicher Genehmigung
von ©
Albert-Ludwigs-Universität
Freiburg, Universitätsarchiv
[2022]. All Rights
Reserved)

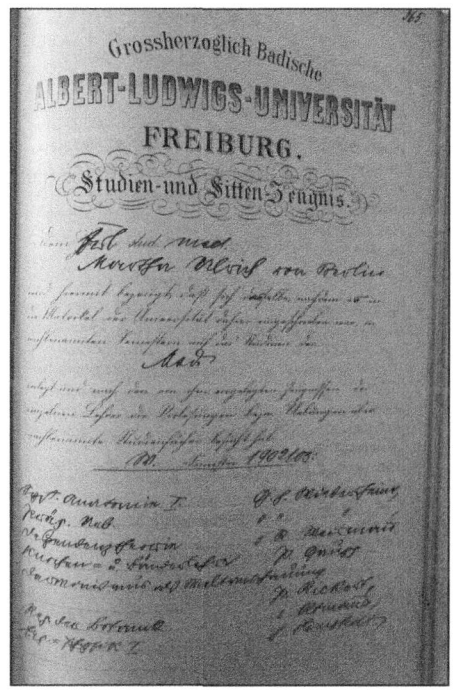

---

[164] Freiburg, Universitätsarchiv, Verzeichnis der Behörden, Lehrer, Anstalten, Beamte und
Studierende.
[165] Ebd.
[166] Freiburg, Universitätsarchiv, Studien- und Sittenzeugnis.

Auch im Sommersemester 1903 war sie in Freiburg immatrikuliert, diesmal als Studentin Nr. 693[167]; im Wintersemester 1903/1904 wechselte sie ihre Wohnadresse in die Albertstraße 64. Die Findbücher der städtischen Hauptverwaltung von 1890 bis 1920[168] zeigen einen Neubebauungsplan für die klinischen Krankenhäuser 1 und 2 in der Albertstraße ab den Jahren 1904 bis 1906: Martha Ulrich schien in der Nähe der Kliniken gelebt zu haben. Am 02.03.1905 absolvierte sie in Freiburg ihre ärztliche Vorprüfung, das Physikum, und wechselte mit der Note „sehr gut" zum 10.04.1905 nach Berlin. Da Frauen in Preußen offiziell erst ab dem Jahr 1908 zum Studium zugelassen waren, verwundert es nicht, dass Martha Ulrich im „Amtlichen Verzeichnis des Personals und der Studierenden der Königlichen Friedrich-Wilhelms-Universität zu Berlin" nicht auftaucht.[169] Aufschluss über ihren dortigen Studienaufenthalt gibt die Liste der „Gastzuhörerinnen" – als solche war sie für das Sommersemester 1905 (eben zum 10.04.1905) und zum Wintersemester 1905/1906 (ab dem 17.10.1905) eingeschrieben: „Eintrag SS 1905: Nr. 5: Martha Ulrich; Geburtstag und -ort: 05.02.1881 Berlin; Religion: ev.; Staatsangehörigkeit: Preußen; Familienstand: ledig; Stand des Vaters: Rentner; Art der Vorbildung: Reifez. Luisen-Gymn. Berlin 26.09.1902, 5 Sem. in Freiburg, ärztl. Vorprüfung 02.03.1905 sehr gut; Studiengebiet: Medizin; Zweck des Vorlesungsbesuchs: ärztliche Staatsprüfung; Datum der Zulassungs-Verfügung: 10.04.[1905]; Wohnung in Berlin: Neuenburgerstr. 38."[170] Im November 1907 legte sie in Freiburg ihr zweites Staatsexamen ab; approbiert wurde sie im November des Jahres 1908[171] ebendort.

---

[167] Freiburg, Universitätsarchiv, Verzeichnis der Behörden, Lehrer, Anstalten, Beamte und Studierende.

[168] Freiburg Stadtarchiv, Online-Findbuch der städtischen Hauptverwaltung, Akte fehlend.

[169] Sie taucht weder im Verzeichnis der Studierenden noch im Anhang selbigen Dokuments für das Sommerhalbjahr 1905 auf. Gleiches gilt für das Winterhalbjahr 1905/1906, das Sommerhalbjahr 1906 sowie das Winterhalbjahr 1906/1907. Berlin, Universitätsarchiv, Verzeichnis des Personals und der Studierenden.

[170] Berlin, Universitätsarchiv, Matrikelunterlagen.

[171] Berlin, Universitätsarchiv, Verzeichnis der in der psychiatrischen Klinik und Nervenpoliklinik beschäftigten Volontärärzte.

Promotion

Ihre Dissertation verfasste Martha Ulrich ebenfalls in Freiburg, sie nahm sich des Themas „Beiträge zum klinischen Bilde der progressiven Paralyse"[172] an; zu Druck gebracht wurde ihre Arbeit im Jahr 1907. Sie erhielt die Fragestellung aus der Psychiatrischen Klinik der Universität Freiburg, dessen Direktor damals Prof. Alfred Hoche (1865–1943; Abb. 3.13)[173] war. Dieser war im Jahre 1902 auf das Freiburger Ordinariat für Psychiatrie und Neurologie berufen worden und genoss in jenen Tagen einen noch recht unbelasteten Ruf als hervorragender Lehrer und Wissenschaftler auf vielen Gebieten der krankhaften Störungen des Nervensystems sowie der geistigen Persönlichkeit des Menschen. Er befasste sich neben seinen Arbeiten zur „Entstehung der Stauungspapille" und zur Klinik der Epilepsie, zu Psychosen und zur pathologischen Anatomie des Rückenmarks auch mit forensischen Fragestellungen und mit solchen der Kultur, des Krieges und des allgemeinen Geisteslebens.[174]

Abb. 3.13 Alfred Hoche, Professor für Psychiatrie in Freiburg 1902–1933. (Aus: Freiburg, Universitätsarchiv; mit freundlicher Genehmigung von © Albert-Ludwigs-Universität Freiburg, Universitätsarchiv [2022]. All Rights Reserved)

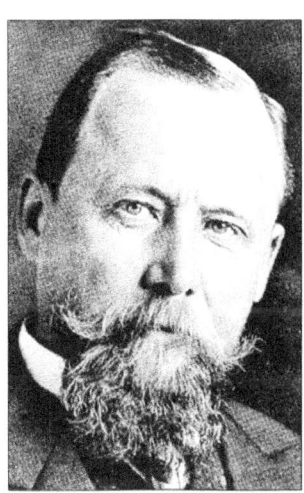

---

[172] Ulrich 1907, S. 81. „Zum Schluß danke ich meinem verehrten Lehrer, Herrn Geheimrat Prof. Dr. Hoche in Freiburg für die Anregung zu dieser Arbeit. (…) sowie Herrn Dr. Bumke in Freiburg (…)."

[173] Prof. Dr. jur. h.c. Alfred Erich Hoche, Professor für Neurologie und Psychiatrie in Freiburg. Neue Deutsche Biographie (NDB), Eintrag zu Alfred Hoche. Vgl. Kreuter 1996, S. 585 ff.

[174] Neue Deutsche Biographie (NDB), Eintrag zu Alfred Hoche.

Durch seine 1920 gemeinsam mit Karl Binding (1841–1920)[175] veröffentlichte Schrift „Zur Freigabe der Vernichtung unwerten Lebens"[176] geriet Hoche
zu einem der ersten Wegbereiter des organisierten Patientenmordes in der Zeit des
Nationalsozialismus und wird heutzutage hauptsächlich mit dem Terminus „Euthanasie" in Verbindung gebracht.[177] Diese Veröffentlichung fügte seiner damaligen
Reputation[178] allerdings keinen Schaden zu – vor allem auch, weil er in seinen medizinischen Grundsätzen nie von der Einstellung abwich, dass die Tötung Kranker

---

[175] Karl Binding, deutscher Straf- und Staatsrechtler, habilitierte sich 1863 in Heidelberg
nach Studien in Göttingen und Heidelberg und wirkte als Professor des öffentlichen Rechts
in Basel, später in Freiburg, Straßburg und Leipzig. Er veröffentlichte vornehmlich auf dem
Gebiet des Strafrechts, nach seinem Tode wurde die gemeinsame Schrift mit Hoche veröffentlicht – mit welcher sein Name trotz seines vielseitigen Wirkens auch heute noch hauptsächlich verbunden ist. Triepel 1955, S. 244–245. Vgl. auch die Biographie Toni Schmidt-
Kraepelins.

[176] Hoche und Binding 1920. Zum Terminus des „unwerten Lebens": „(...) Was ‚lebensun-
wert' bedeutet, formulierte der junge Göttinger Student der Philosophie, Mathematik und
Physik Alfred Jost in seiner 1895 veröffentlichten Schrift ‚Das Recht auf den Tod': Der
Werth des menschlichen Lebens kann eben nicht bloß Null sondern auch negativ werden,
wenn die Schmerzen so groß sind, wie es in der Todeskrankheit der Fall zu sein pflegt (Jost,
1895). Lange vor Binding und Hoche vertrat also Jost ein ‚Recht auf den Tod', wobei er
diesen problematischen und bald heftig diskutierten Terminus in den öffentlichen Diskurs
einführte. (...)." Schott und Tölle 2006, S. 542 und S. 173.

[177] Ebd. S. 176 ff.

[178] Alfred Hoche sah man als einen „glänzenden akademischen Lehrer (...) [und einen] überaus geistreiche[n] Mann, dem immer neue Aperçus und treffende Formulierungen gelangen."
Wie die übergroße Mehrheit der deutschen Hochschullehrerschaft radikalisierte sich auch
Alfred Hoche zu Zeiten des Ersten Weltkrieges national-konservativ – er wurde Vorsitzender
der Badischen Vaterlandspartei und engagierte sich im „Altdeutschen Verband". Der Ideologie des Nationalsozialismus verfiel Alfred Hoche anscheinend nie; im Jahre 1930 stand
er dieser im Gegenteil sehr fern: Alfred Hoche habe die politischen Ereignisse „mit wach-
sendem Mißtrauen" betrachtet und Gustav Schimmelpenning (der damalige Direktor der
Kieler Psychiatrischen Universitätsklinik, welcher sich sehr eingehend mit der Person Alfred
Hoches auseinander gesetzt hatte) meinte, „man kann Hoche in seinen politischen Überzeugungen auch nicht entfernt mit dem Nationalsozialismus in Verbindung bringen". Alfred
Hoches Ehefrau war protestantisch getauft, hatte jedoch eine jüdische Herkunft – dieser
Umstand wird als Teilglied einer Kausalkette gesehen, welche letztendlich zu Alfred Hoches
vollständigem („fluchtartigen") Rückzug aus der akademischen Welt ab 1933 führte (wo er
noch zu Beginn des 20. Jahrhunderts mit Rufen nach Halle (1904) und Straßburg (1906) in
der allerersten Reihe der „akademischen Nervenärzteschaft" gestanden hatte). Alfred Hoches
offiziell eingetragene Todesursache lautete „Apoplexia cerebri" – Forschungen im privaten
Kreise und näheren Umfelde Alfred Hoches stärken allerdings den Verdacht einer Selbst-
tötung Hoches am 16.05.1943 mittels einer Barbiturat-Überdosierung; vgl. Steinberg 2005,
S. 68–77.

ausschließlich bei fehlender Äußerungsfähigkeit oder aber mit deren Einwilligung vertretbar sei, nie aber gegen deren Willen.[179] Erst 1934 wurde er emeritiert und siedelte nach Baden-Baden über, wo er neun Jahre später starb.[180] Alfred Hoche hatte bereits im Jahr 1896 zur „Frühdiagnose der Progressiven Paralyse"[181] publiziert und war damit ein versierter Doktorvater bezüglich Martha Ulrichs Thema. Sie verteidigte ihre Promotion am 20.12.1907, in seiner Funktion als Dekan der medizinischen Fakultät ist Waltharius Straub (1874–1944) als „Promotor legitime constitutus"[182] in der Promotionsurkunde von Martha Ulrich (Abb. 3.20) aufgeführt. Sie erzielte ein hervorragendes „summa cum laude"; dies gibt erneut einen Hinweis auf den hohen Anspruch, mit welchem sie ihre Studien vorantrieb. An diesem Umstand änderte sich auch im Verlauf ihres weiteren Lebens nichts.

Exkurs: Die progressive Paralyse in der Geschichte der Psychiatrie
Das Thema der Dissertation Martha Ulrichs sei zum Anlass genommen, die Geschichte des heutzutage als das Spätstadium der Syphilis bekannten Krankheitsbildes darzulegen: „Progressive Paralyse: Spätstadium der Syphilis, fünf bis 30 Jahre nach Erstinfektion, ausgelöst durch massive Spirochäten-Invasion ins Gehirn (chronische Polioencephalitis des Cortex, insbesondere des Frontallappens), bei Männern häufiger; schleichende Entwicklung, beginnt mit Störungen des Gedächtnisses und der Persönlichkeit (und Personalität), dann Störungen der Artikulation (Silbenstottern und -schmieren, Dysarthrie, Vibrieren der Mundwinkel, flüchtige Paresen, Dementi paralytica)."[183] Die als „Krankheit des 19. Jahrhunderts" bekannt gewordene Paralyse betraf damals wohl mehr als ein Fünftel der Anstaltspatienten, welche unter akutem Größenwahn litten oder eine fortschreitende Demenz entwickelten[184] – darunter finden sich auch Berühmtheiten wie etwa der Maler Édouard

---

[179] Diese Argumentationslinie war in der Veröffentlichung geschickt gewählt: „Das tatsächliche Fehlen eines entsprechenden expliziten Wunsches von Seiten der Betroffenen wird dabei ignoriert." Hoche und Binding argumentierten aus einer Haltung des „Mitleids" gegenüber den unheilbar „Blödsinnigen" heraus; diese Zuschreibung von außen erleichterte es der breiteren Gesellschaft, über den Betroffenen zu verfügen; vgl. Roelcke 2005, S. 31.

[180] Alfred Erich Hoche. Neue Deutsche Biographie (NDB), Eintrag zu Alfred Hoche.

[181] Hoche 1896. Kreuter 1996, S. 585. Vgl. Ulrich 1907, S. 77: „Tabes und Paralyse: Bei Betrachtung der Beziehungen zwischen Tabes und Paralyse muss man nach Hoche 2 Formen streng auseinanderhalten: 1) Die Taboparalyse, auch aufsteigende Paralyse genannt, d. h. eine zu einer schon bestehenden Tabes hinzutretende Paralyse. 2) Die Paralyse mit Hinterstrangerkrankungen (…)."

[182] Waltharius Straub, Gebürtiger Augsburger, Pharmakologe, Prof. der Pharmakologie in Freiburg. Anonym 2019. Vgl. auch Freiburg, Universitätsarchiv, Promotionsunterlagen.

[183] Homepage des Spektrum-Verlags, Lexikon der Naturwissenschaft.

[184] Schott und Tölle 2006, S. 80–82.

Manet, der Komponist Franz Schubert und der Philologe und Philosoph Friedrich Nietzsche.[185] Mit harschen Prozeduren („Siegburger Siegel")[186] wurden die an Syphilis erkrankten Patienten teilweise sogar noch im Jahre 1877[187] behandelt; nach dauernden Forschungen gelang im Jahr 1857 erstmals der Nachweis der infektiösen Ursache (Esmarch und Jessen) der Erkrankung, im Jahr 1905 die Isolation des Krankheitserregers „Treponema pallidum" (Schaudinn). Im Jahr 1917 wurde schließlich mit der Malariakur (Wagner von Jauregg; Nobelpreis 1927) erstmals eine Behandlung möglich. Die Krankheit gilt heute als äußerst selten, da sie ab den 1940er Jahren erfolgreich mit dem im Jahr 1928 entdeckten Penicillin (Fleming, Chain und Florey; Nobelpreis 1945) therapiert werden konnte und zudem mit der Frühbehandlung syphilitischer Infektionen eine erfolgreiche Prävention der Erkrankung gelang. Die Entdeckungen um Ursprung und Behandelbarkeit dieser Erkrankung stellten insofern einen medizinischen Meilenstein dar, als damit erstmals zweifelsfrei nachgewiesen werden konnte, dass eine psychische Krankheit auf eine somatische Ursache zurückzuführen war.[188]

Martha Ulrich untersuchte in ihrer Arbeit 100 paralytische Krankheitsfälle des Zeitraumes von 1897 bis 1907 aus der Psychiatrischen Klinik in Freiburg und wertete dabei Material aus den „Freiburger Krankenjournalen" sowie aus den „Krankengeschichten der Heil- und Pflegeanstalt Emmendingen" statistisch aus. Sie arbeitete vergleichend zu zahlreichen weiteren Paralyse-Fällen in der Literatur; nennenswerte neue oder eigene Ergebnisse brachte sie trotz ihres diagnostisch klaren Blicks keine hervor. Stringent ordnete Martha Ulrich die genannten Patientenakten und vollzog einen Bogen von epidemiologischen und sozialen Kriterien (Frequenz, Geschlecht

---

[185] Sierra et al. 2016, S. 1818.

[186] Das Siegburger Siegel wurde vor allem unter Maximilian Jacobi praktiziert: „Das Verfahren war folgendes: Zunächst wurde auf der Höhe des Scheitels (...) ein talergroßes Stück ausrasiert und mehrmals täglich mit einer starken Quecksilbersalbe eingerieben. Dies wurde so lange fortgesetzt – etwa drei bis fünf Tage –, bis die Haut des Schädels aufgetrieben, die Augen verschwommen und das Gesicht bis zur Unkenntlichkeit verstrichen war. (...) die Einwirkung der Salbe war so gewaltig, daß ihr (der äußeren Schädelplatte) die innere Schädelplatte folgte. Die harte Hirnhaut lag alsdann frei, ohne jeden weiteren Schutz, und man konnte ihr Pulsieren sehen." Schott und Tölle 2016, S. 426.

[187] Bezüglich der Anwendung des „Siegburger Siegels": „So hat etwa Ludwig Meyer mitgeteilt, dass bei der Anwendung an 15 Patienten mit Progressiver Paralyse in acht Fällen eine wesentliche Besserung oder vollständige Heilung der Demenz zustande kam. Um den Wirkmechanismus zu erklären, griff Meyer zur ‚Theorie des ableitenden Schmerzes' (...), dachte aber auch an Wirkungen des Entzündungsvorganges, eine Vorstellung, die sich einige Generationen später bei der Malaria-Therapie der Progressiven Paralyse bestätigte." Schott und Tölle 2006, S. 426.

[188] Ebd.

[Männer: Frauen = 4: 1], Beruf und Stand [11,3 % Arbeiterstande, 37,5 % Handwerkerstande, 15 % Beamtenstande], usw.) der Erkrankten hin zu der Ätiologie, den Symptomen (körperliche Symptome: Motilität, Sensibilität, Reflexe, trophische und vasomotorische Störungen, Urin; psychische Symptome: Intelligenz-Defekte, „moralische Defekte"[189], „ästhetische Defekte"[190]; Anomalien: Halluzinationen, Wahnideen, „Stimmungs-Anomalien") und dem Verlauf der Erkrankung.[191] Als bemerkenswert und an dieser Stelle hinführend zu Abschnitt 5.2 und 5.5. dieser Arbeit erwähnt sei der Umstand, dass Martha Ulrich ihren Ausführungen bezüglich der Kranken bereits im Jahre 1909 die folgenden Informationen hinzufügte: „Unter den 100 Paralytikern sind fünf Angehörige der jüdischen Rasse. Da diese Zahl aus den Angaben über die Konfession der Patienten gewonnen ist, bildet sie natürlich nur eine Mindestzahl und es besteht die Wahrscheinlichkeit, daß sich auch unter den übrigen Kranken noch ein oder der andere getaufte Jude befindet."[192] Deren „Rasse" wurde zudem bei der Beobachtung der Krankheitssymptomatik berücksichtigt: „Die Behauptung, daß bei den Juden die agitierte Form der Paralyse gegenüber der ruhig dementen Verlaufsart vorherrsche, kann ich auf Grund meines Materials bestätigen."[193] Heftig diskutiert wurde damals der ätiologische Hauptfaktor der progressiven Paralyse, wobei die Lues als solcher zwar anerkannt war, aber bei weitem nicht als ausschließlicher angesehen wurde: „Zahlreiche Autoren betrachten sie [die Lues] als die Ursache der Paralyse schlechthin (…). Im Gegensatz hierzu weisen (…) vornehmlich Franzosen der Lues nur eine nebensächliche Rolle zu und rücken andere ätiologische Momente in den Vordergrund, z. B. (…) die übermäßige

---

[189] Ulrich 1907, S. 50. „Neigung zum Lügen und Stehlen, zur Verleumdung, im allgemeinen Egoismus (…)."

[190] „Der Mangel an einfachsten ästhetischen Gefühlen zeigt sich, besonders in späteren Stadien, in dem mit großer Regelmäßigkeit und oft in den ekelhaftesten Formen auftretenden Verunreinigungen, dem Schmieren mit Speichel, Urin, Kot, etc. (…) Nur in einem einzigen Falle wird, ähnlich wie wir es von dem kranken Nietzsche lesen, besonders betont, daß sich der Patient immer reinlich hielt." Vgl. ebd.

[191] Die Syphilis verläuft in vier charakteristischen Krankheitsstadien: 1) Primärstadium (6 Tage bis 7 Wochen nach der Infektion: Hautgeschwür/Primäraffekt entsteht); 2) Sekundärstadium (8 bis 12 Wochen nach der Infektion: Hautgeschwür/Exanthem tritt auf, zudem Kopfschmerzen, Lymphknotenbefall); 3) Tertiärstadium (3 Monate bis zu vielen Jahren nach der Infektion: chronische Ulzerationen entstehen im Bereich des Gefäßsystems, der inneren Organe); 4) Spätstadium (8 bis 20 Jahre nach der Infektion: Entzündungen des Gehirns oder des Rückenmarks treten auf). Vgl. Haupt, Jochheim und Gouzoulis-Mayfrank 2009, S. 155.

[192] Ulrich 1907, S. 11.

[193] Ulrich 1907, S. 13.

geistige Inanspruchnahme und das aufregende Leben der Menschen in den europäischen Kulturländern, oder (…) [den] Mangel an angeborener Lebensfähigkeit des Cerebrospinalsystems."[194]

Erste Tätigkeiten als Ärztin

Ihre praktische Tätigkeit begann Martha Ulrich als Assistenzärztin der Psychiatrischen Klinik in Jena im Jahr 1911; dies belegt eine Anzeige im Reichs-Medizinal-Kalender (RMK; Abb. 3.17).[195] Wo genau sie die vorherigen Tertiale ihrer Medizinal-Praktikantenzeit ableistete, ließ sich nicht rekonstruieren; ebenso wenig der genaue Aufgabenbereich sowie die Dauer ihrer Tätigkeit in Jena. Die Tatsache, dass sie im Jahre 1910 Beiträge aus dem anatomischen Laboratorium der psychiatrischen Klinik und Nervenklinik der Königlichen Charité zu Berlin unter deren Direktor Theodor Ziehen (1862–1959)[196] publizierte, verweist auf den gleichzeitig gehaltenen Kontakt Martha Ulrichs zu der dortigen Einrichtung und dementsprechend auf ihre frühen und hohen wissenschaftlichen Ambitionen.

Auch in Jena äußerte sich Martha Ulrich öffentlich im Wissenschaftsbetrieb; in der dortigen naturwissenschaftlich-medizinischen Gesellschaft stellte sie am 09.06.1910 sowie am 24.11.1910 zwei psychiatrische Fälle vor. Über diese Kasuistiken wurde jeweils in der Münchener Medizinischen Wochenschrift berichtet: „„ULRICH, Frl.: Vorstellung eines Dienstmädchens, das ihr Kind nach der Geburt erstickt' in der Naturwissenschaftlich-medizinischen Gesellschaft zu Jena am 09. Juni 1910"[197] sowie „„ULRICH, Frl.: Vorstellung eines Dienstmädchens mit Myasthenia gravis pseudoparalytica' in der Naturwissenschaftlich-medizinischen Gesellschaft zu Jena am 24. November 1910."[198] Ab dem 22.04.1911[199] oder ab Oktober 1911[200] nahm sie bis mindestens zum 27.05.1913 eine Stelle als Volontärärztin an der Psychiatrischen und Nervenklinik der Charité in Berlin an (Abb. 3.14).[201]

---

[194] Ulrich 1907, S. 16.

[195] Börner und Schwalbe 1911, S. 537. Im Jahr 1910 ist Martha Ulrich im RMK noch nicht aufgeführt.

[196] Sierra et al. 2016, S. 1818.

[197] Münchener Medizinische Wochenschrift 1910, S. 1762.

[198] Münchener Medizinische Wochenschrift 1911, S. 276.

[199] Berlin, Universitätsarchiv, Einstellungsschreiben von Martha Ulrich; Sign.: HUB, UA, Charité Direktion 247, Bl.30, 152.

[200] Berlin, Universitätsarchiv, Verzeichnis der in der psychiatrischen Klinik und Nervenpoliklinik beschäftigten Volontärärzte.

[201] Berlin, Universitätsarchiv, Verzeichnis der in der psychiatrischen Klinik und Nervenpoliklinik beschäftigten Volontärärzte.

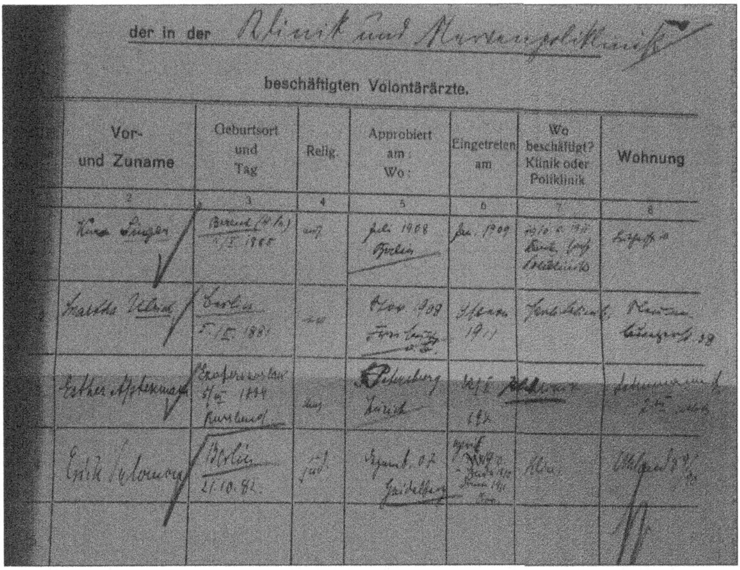

der in der

beschäftigten Volontärärzte.

Vor- und Zuname	Geburtsort und Tag	Relig.	Approbiert am: Wo:	Eingetreten am	Wo beschäftigt? Klinik oder Poliklinik	Wohnung
2	3	4	5	6	7	8

Abb. 3.14 Übersicht der in der psychiatrischen Klinik und Nervenklinik beschäftigen Volontärärzte am 27.05.1913; Martha Ulrich wird an zweiter Stelle gelistet. (Aus: Berlin, Universitätsarchiv; mit freundlicher Genehmigung von © Humboldt-Universität zu Berlin, Universitätsarchiv [2022]. All Rights Reserved)

Als Besonderheit ist hervorzuheben, dass Martha Ulrich im Jahre 1913 vom Magistrat Berlin als erste Berliner Schulärztin[202] (Abb. 3.15) angestellt wurde und dieser Tätigkeit parallel zu ihren klinischen sowie wissenschaftlichen Aufgaben folgte – in Anbetracht der Qualität ihrer jeweiligen Arbeiten ein bemerkenswerter Umstand. Jener Anstellungsmöglichkeit ging ein 13 Jahre währender Kampf des „Verein[s] für Frauenstudium" voraus, denn bereits am 01.04.1900 waren erstmals Berliner Schulärzte eingestellt worden; Frauen verwehrte man die Posten allerdings, denn man war „offensichtlich nicht bereit, im Ausland approbierte Ärztinnen einzustellen."[203] Als dann mit Helenefriederike Stelzner in Charlottenburg[204] (1904), Therese Oppler in Breslau (1904), Rose Senger in Hannover (1905) und Hermine

[202] Ziegeler 1993, S. 28.

[203] Ziegeler 1993, S. 28.

[204] Charlottenburg war eine eigenständige Großstadt und wurde erst im Jahr 1920 ein Teil von Berlin.

Maaß in Bayern (1911)[205] deutschlandweit Schulärztinnen eingestellt wurden, öffnete sich dieses Berufsfeld zunehmend auch in Berlin;[206] Martha Ulrich trat ihr Amt als erste Schulärztin Berlins sogleich mit einem besonders großen Einzugskreis an Patienten an: „Auch Berlin hat eine erste Schulärztin, nämlich Fräulein Dr. med. Ulrich, angestellt"[207], hieß es dazu in einer Veröffentlichung der Zeitschrift „Die Frau". Ihrer schulärztlichen Tätigkeit, welche sowohl die Tauglichkeitsprüfung der Schüler bei der Einschulung beinhaltete als auch den Unterricht in Gesundheitslehre,[208] ging Martha Ulrich auch im Jahre 1915 nach, wobei sie die Schüler von sechs Schulen in den Schulbezirken III. und IV., später diejenigen des Schulbezirkes II., betreute.

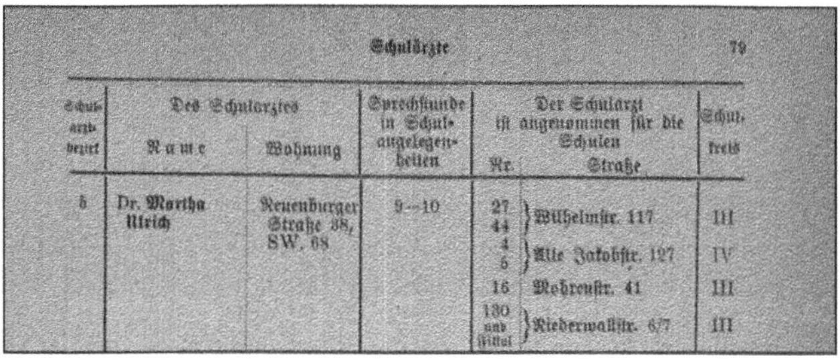

Schulärzte 79

Schularztbezirk	Des Schularztes Name	Des Schularztes Wohnung	Sprechstunde in Schulangelegenheiten	Der Schularzt ist angenommen für die Schulen Nr.	Straße	Schulkreis
5	Dr. Martha Ulrich	Neuenburger Straße 38, SW. 68	9–10	27 44	Wilhelmstr. 117	III
				4 6	Alte Jakobstr. 127	IV
				16	Mohrenstr. 41	III
				130 und Mittel	Niederwallstr. 6/7	III

Abb. 3.15 Martha Ulrich im Personalnachweis der Berliner Gemeindeverwaltung 1915. (In: Sittenfeld 1915, S. 79; digitalisiert durch die Zentral- und Landesbibliothek Berlin, 2006, mit freundlicher Genehmigung von © Zentral- und Landesbibliothek Berlin [2022]. All Rights Reserved)

Dem Amtsbuch der Stadt Berlin für das Jahr 1928 entnimmt man folgenden Eintrag: „Schularztbezirk 2, umfassend Henriette-Schrader-Schule, Volksschulen 108/116, 150/165, 226 und Dr. Richter-Lyzeum: Schularzt: Fräulein Dr. Ulrich, SW. 68, Neuenburger Str. 38"[209] – bis also mindestens zu diesem Zeitpunkt ging sie ihrer schulärztlichen Arbeit nach; zu etwaigen Unterbrechungen des Amts können keine Angaben gemacht werden.

[205] Ziegeler 1993, S. 28.

[206] Es muss darauf hingewiesen werden, dass „die Entwicklung Deutschlands auch in Bezug auf dieses Arbeitsfeld (…) um Jahre zurückgeblieben war, (dies) zeigen Meldungen, dass in Paris bereits 1893 Schulärztinnen an Lyzeen für junge Mädchen beschäftigt wurden." Ebd.

[207] Anonym 1913/1914, S. 246.

[208] Schleiermacher 2002, S. 96.

[209] Anonym 1928, S. 470.

Neben schulärztlichen Aufgaben sowie eigenen wissenschaftlichen Projekten arbeitete Martha Ulrich ab dem Jahr 1912 als niedergelassene Psychiaterin. In den Jahren 1912, 1914, 1917, 1919, 1929, 1931, 1933, 1935, 1937, 1939, 1941 war sie laut Reichs-Medizinal-Kalender (RMK)[210] als niedergelassene Ärztin in eigener Praxis in Berlin tätig; bis 1934 in der Neuenburger Str. 38, danach in der Großbeerenstraße 81. Diese Ummeldung wird auch im Ärzteblatt für Berlin ersichtlich.[211]

Der RMK war das von Dr. Paul Börner begründete „Ärztliche Handbuch und Ärzteverzeichnis" und zugleich die Fortsetzung des Ärzteverzeichnisses des Verbandes der Ärzte Deutschlands, dem Hartmannbund. Ummantelt durch zahlreiche, heute höchst wunderlich anmutende Werbeanzeigen für Arzneimittel sowie Kurkliniken[212], waren hier sämtliche Ärzte Deutschlands verzeichnet. Martha Ulrich wird im RMK mit einer „Spezialisierung"[213] als „Fachärztin für Psychiatrie und Nervenkrankheiten" für die Jahre 1912, 1914 (Abb. 3.16 und 3.17) und als „Nervenärztin" für die Jahre 1919, 1937 und 1939 aufgeführt.

---

[210] Der Reichs-Medizinal-Kalender für Deutschland wurde von Dr. Paul Börner im Jahre 1898 gegründet; er erschien mit Unterbrechungen von 1902 bis 1943 mit unterschiedlichen Herausgebern.

[211] Anonym 1934, S. 25.

[212] Zum Beispiel: „Kurhaus Bad Nerotal Wiesbaden vormals Dr. Lehr'sche Kuranstalt. (…) Vollständig neu erbaut und auf das komfortabelste eingerichtet. Erstklassige hygienische Einrichtungen sowie Anwendung der gesamten modernen Kurmittel. Thermal-Bäder. Franklinisation. Elektromagnetische Behandlung (System Trüb). Behandlung mit hochgespannten Strömen nach D'Arsonval. Vierzellenbad. Röntgeneinrichtung (…)".

[213] Im Reichs-Medizinal-Kalender finden sich ab dem Jahr 1902 Angaben zu medizinischen „Spezialgebieten", wobei die Regelung zur Facharztbezeichnung und die für die Erlangung des Titels zu erbringenden Leistungen erst ab dem Jahr 1924 eingeführt wurden. Die Leitsätze zur Facharztfrage wurden in Form der „Bremer Richtlinien" erstmals auf dem 43. Dt. Ärztetag in Bremen formuliert – es durfte ab dann nur noch ein Facharzttitel geführt werden (Ausnahmen waren möglich). Vgl. Bleker und Schleiermacher 2000, S. 101–103.

II.

Personal-Verzeichnis der sämtlichen Aerzte.[1)]

Ap. neben dem Ortsnamen = „Apotheke".
F.-Ap. = „Filial-Apotheke".
H.-Ap. = „Haus-" oder „Hand-Apotheke".
G.-A. = Gerichtsarzt.
K. vor dem Ortsnamen = öffentliches allgemeines Krankenhaus.
Komm.-A. = Kommunal-Arzt.
Kr.-A. = Kreisarzt.
Kr.-A.-A. = Kreisassistenzarzt.
Kr.-A.-Bez. = Kreisarzt-Bezirk.
Kr.-Krkh. = Kreiskrankenhaus.
M. d. K. = Mitglied der Ärztekammer.
* = kreisärztliche Prüfung bestanden.
o vor dem Namen = übt Praxis nicht aus.
= Innere Krankheiten.
= Psychiatrie (Irren-).
= Nervenkrankheiten, Elektrotherapie.
= Magen- und Darmkrankheiten.
= Chirurgie.
= Geburtshülfe und Gynäkologie.
= Augenkrankheiten.
= Ohrenkrankheiten.
= Nasenkrankheiten.
= Kehlkopf- und Halskrankheiten.
= Krankheiten der Harnorgane.
= Haut- und Geschlechtskrankheiten.
= Kinderkrankheiten.
= Hydrotherapie.
= Orthopädie (chirurgische).
= Heilgymnastik (Medico-Mechanik), Massage.
= Röntgenlaboratorium.
= Privat-Klinik oder Sanatorium.

Abgeschlossen am 1. November 1911.

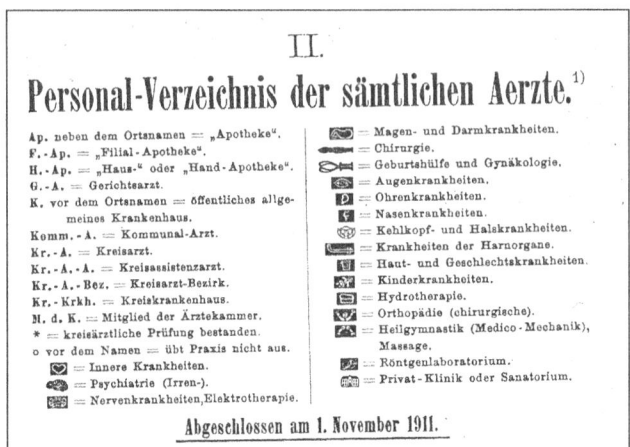

Abb. 3.16 Das Personal-Verzeichnis der sämtlichen Ärzte aus dem Reichs-Medizinal-Kalender des Jahres 1911 mitsamt der Bebilderung durch Piktogramme, wodurch die „Facharztrichtung" der gelisteten Ärzte sofort ins Auge springt. (In: Börner und Schwalbe, RMK 1911, S. 87; mit freundlicher Genehmigung von © ZB MED – Informationszentrum Lebenswissenschaften Köln [2022]. All Rights Reserved)

Krkhs. Urban.,
„ Ulrich, Robert W. 65, Geh. San.-R., 2w., O. Fruchtstr. 5/6.
Frl. Ulrich, Martha 09, , SW. Neuenburgerstr. 38.
Dr. Umber, Friedr. 96, Prof., dirig. A. d. , Abteil. d. Krkhs. Westend. Kurfürstendamm 45 (Charl.).
„ Umbreit, Ernst 03, Wilmersdorferstrasse …

Abb. 3.17 Martha Ulrich im Reichs-Medizinal-Kalender des Jahres 1914 (In: Börner und Schwalbe, RMK 1914, S. 152; mit freundlicher Genehmigung von © ZB MED – Informationszentrum Lebenswissenschaften Köln [2022]. All Rights Reserved)

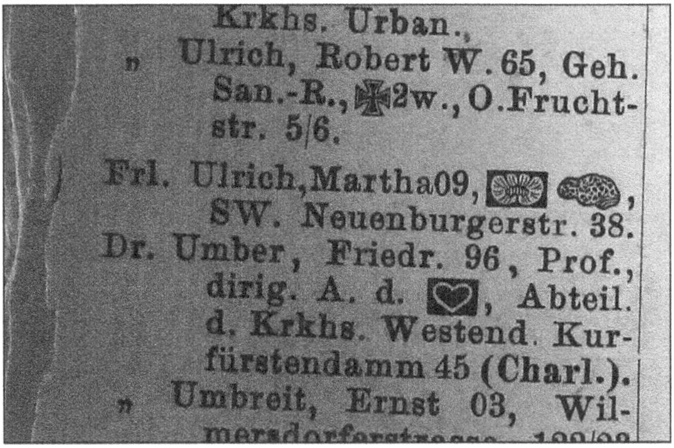

Wissenschaftliche Tätigkeit und Publikationen

Martha Ulrichs vielfältiges Schaffen wurde von einer bemerkenswerten wissenschaftlich-publizistischen Tätigkeit begleitet. Mit dieser bewegte sie sich an vorderster Front des Forschungsstandes ihrer Zeit; diesen Rückschluss lassen sowohl der Inhalt als auch der Ort ihrer Publikationen zu. Durch ihre Promotion bereits mit dem Thema der Syphilis vertraut, verfasste sie auf diesem Felde eine weitere Arbeit, um sich anschließend verschiedenen psychiatrisch-neurologischen Themen, dem Bereich der Schulpsychologie, Fragen der Rolle der Frau im Berufsalltag sowie Fragen der allgemeinen Psychologie zuzuwenden.

Wie eingangs erwähnt, veröffentlichte Martha Ulrich bereits im Jahre 1910 (also noch vor dem Beginn ihrer ärztlichen Tätigkeit) aus dem anatomischen Laboratorium der Psychiatrischen und Nervenklinik der Berliner Charité den Aufsatz „Beiträge zur Kenntnis der Stäbchenzellen im Zentralnervensystem".[214] Besonders herauszustellen ist dabei die gerechtfertigte Annahme, dass sie mit diesem Aufsatz die weltweit erste Frau war, die über Gliazellen publizierte.[215] Franz Nissl (1860–1919)[216] hatte den Typ der „Stäbchenzellen"[217] erstmals im Hirn von Paralyse-Patienten aufgefunden – besonders vielzählig in eben demjenigen von Syphilis-Erkrankten. Seine Untersuchungen wurden unter anderem von Alzheimer, Cerletti, Achúcarro, Perusini, Bonfiglio fortgesetzt; gemeinsam mit weiteren trugen sie in einem aufeinander aufbauenden Forschungsprozess zum Verständnis der „Stäbchenzellen" bei.[218] In Kenntnis des aktuellen Forschungsstandes beschrieb Martha Ulrich in ihrem Beitrag die von ihr selbst durchgeführten Analysen der Gehirne von 60 Patienten mit dementieller Syphilis, zerebralen Hämorrhagien, Hirntumoren, Multipler Sklerose, Meningitis und Korsakow-Syndrom; dies mit Fokus auf die Verbreitung und Morphologie der Stäbchenzellen (Abb. 3.18). Sie zog Rückschlüsse auf deren Fähigkeit zur Phagozytose und formulierte die These, dass nur

---

[214] Ulrich 1910, S. 24–79.

[215] Sierra et al. 2016, S. 1817.

[216] Franz Nissl fand als klinischer Psychiater und anerkannter Hirnforscher heraus, dass neben Nervenzellen auch andere Strukturen des Gehirns (Glia, mesodermales Gewebe) pathologisch-anatomisch relevant sind. Anatomische Befunde seien „Äquivalente" für seelische Störungen, diese ließen sich aber nie genau anatomisch lokalisieren. Er nannte den Nutzen der Hirnpathologie für die klinische Psychiatrie „als so gut wie verloren". Gemeinsam mit Alois Alzheimer (1864–1915), Arnold Pick und Korbinian Brodmann bildet er ein Beispiel für eine neue Generation von Wissenschaftlern des frühen 20. Jahrhunderts, welche neuropathologische und klinische Arbeitsweisen miteinander verbanden; vgl. Schott und Tölle 2006, S. 87 und 88.

[217] Sierra et al. 2016 S. 1817.

[218] Ebd.

wenige, im Bereich aufgeweichter Hirnbereiche befindliche Stäbchenzellen dazu befähigt seien – diese Annahme Martha Ulrichs wurde von führenden Wissenschaftlern[219] ihrer Zeit zitiert und diskutiert; sie war somit aktiv am Entstehungsprozess der heutigen Begrifflichkeit beteiligt.[220] Der 64-seitige Aufsatz erschien in Band 28 der Monatsschrift für Psychiatrie und Neurologie.[221]

Zwei Jahre später folgten die thematisch völlig anders gelagerten „Beiträge zur Ätiologie und zur klinischen Stellung der Migräne"[222] in Band 32 ebendieser Zeitschrift – eine erneut sehr fundierte 68-seitige Untersuchung Martha Ulrichs, ebenfalls aus dem „Ziehenschen Labor". Ihre Fähigkeit, sich wissenschaftlich in ein für sie völlig neues Themengebiet einzuarbeiten, verblüfft; auch Zeitgenossen rezensierten den Beitrag wohlwollend: „In dem letzten Jahrzehnt sind vor allem zwei umfangreiche Monographien über die Migräne von E. Flatau in Warschau erschienen (…). Ferner hat H. Curschmann sie [die Migräne] (…) im Jahre 1912 abgehandelt, und im gleichen Jahre M. Ulrich aus der Ziehenschen Klinik eine wertvolle Statistik und Studie über diese Krankheit gebracht"[223], schrieb etwa Friedrich Schultze (1848–1934)[224] und berief sich in seiner eigenen Arbeit auf diejenige Martha Ulrichs: „Von Bedeutung ist auch die Mitteilung von M. Ulrich, dass bei 11 ihrer Migränekranken Schädigungen bei ihrer Geburt erfolgt seien. Diese Schädigungen werden als Ursache ihres Leidens angesehen."[225]

---

[219] Sierra et al. 2016, S. 1817.

[220] Ebd. S. 1818.

[221] Die Monatsschrift für Psychiatrie und Neurologie war eine renommierte Fachzeitschrift, welche in 152 Bänden von 1897 bis 1956 unter der Herausgeberschaft von Neurologen und psychiatrischen Autoren wie Carl Wernicke (1848–1905) und Karl Bonhoeffer (1868–1948) erschien.

[222] Ulrich 1912, S. 134–156. Dr. Charlotte Behmack bezieht sich in ihrem Artikel „Zur Kenntnis der ophthalmoplegischen Migräne" gleich zweimal auf Ulrichs Forschungsergebnisse: „Martha Ulrich, die ebenfalls ein Material von 500 Migränekranken statistisch auswertet, gibt an, daß 12 ihrer Patienten manchmal oder stets im Anfall Doppelsehen hatten (…) In allen Fällen ist keine Migräne in der Familie nachweisbar. Dies stellt einen offensichtlichen Gegensatz zu den Angaben über die Heredität der Migräne, die von M. Ulrich in 64 % sicher, in 25 % wahrscheinlich gefunden wurde. (…)." Behmack 1928, S. 270 und 271.

[223] Schultze 1922, S. 48 ff.

[224] Friedrich Schultze war ein deutscher Internist und Neurologe, er gehörte zu den Mitbegründern der Gesellschaft Dt. Nervenärzte und der „Deutschen Zeitschrift für Nervenheilkunde". 1887 lehrte er in Dorpat als Ordinarius. Zur selbigen Zeit lehrte dort auch Emil Kraepelin, vermutlich waren die beiden einander bekannt. Gerabek et al. 2005, S. 1310. Vgl. auch die Biographie Toni Schmidt-Kraepelins.

[225] Schultze 1922, S. 48 ff.

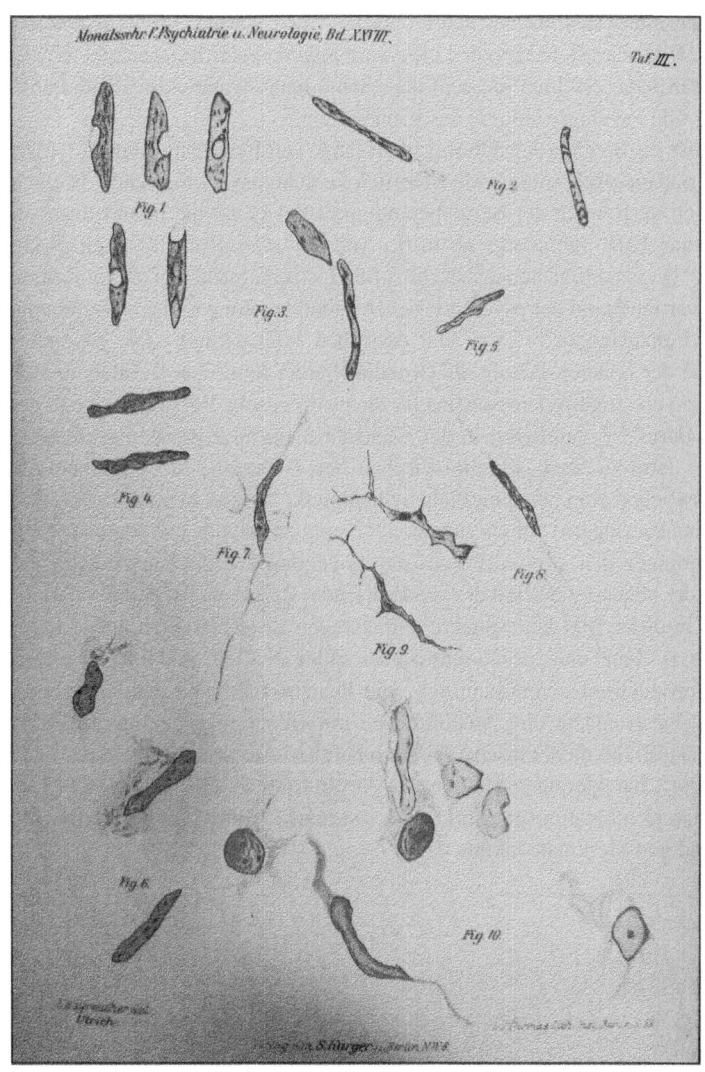

Abb. 3.18 Abbildung im Anhang von Martha Ulrichs Aufsatz „Beiträge zur Kenntnis der Stäbchenzellen im Zentralnervensystem." Zu sehen sind die Zeichnungen I – X der Stäbchenzellen; zudem die Bildunterschriften „I. Bayreuther del. Ulrich" (li. unten), „Verlag von S. Karger in Berlin N.W.6" (mittig) und „L. J. Thomas Lith. Inst., Berlin S. 53." (re. unten).".
(In: Ulrich 1910, S. 80; mit freundlicher Genehmigung von © Karger Publishers [2022]. All Rights Reserved)

Eine weitere ausführliche neurologische Arbeit Martha Ulrichs erschien im Jahr 1913: „Klinische Beiträge zur Lehre vom angeborenen Kernmangel"[226] – erneut 74 Seiten lang, erschien diese in der „Sammlung zwangloser Abhandlungen zur Neuro- und Psychopathologie des Kindesalters".

Selbst im Bereich der Schulmedizin tätig, veröffentlichte Martha Ulrich zahlreiche pädagogisch anmutende Schriften zu schulpsychologischen Themen; vornehmlich im Bereich der Berufsberatung mit Fokus auf die Lehrerinnenberatung. Im Januar 1918 publizierte sie in der von der „Gesellschaft für Hochschulpädagogik" herausgebrachten „Zeitschrift für Hochschulpädagogik" den Beitrag „Der gegenwärtige Stand der psychologischen Berufsberatung in ihren Beziehungen zur Hochschulpädagogik"[227]; im Mai desselben Jahres folgte „Die psychologische Analyse der höheren Berufe als Grundlage einer künftigen Berufsberatung nebst einem psychographischen Schema für die medizinische Wissenschaft und den ärztlichen Beruf"[228], publiziert in der „Zeitschrift für angewandte Psychologie". Sie drängte darin zu einer „psychologischen Berufsberatung für die höheren Berufe, zunächst schon vom wirtschaftlichen Standpunkt"[229] aus, bemerkte, dass dieser „in praxi nicht geringe(n) Schwierigkeiten"[230] entgegenstünde und fügte am Ende ihrer Ausführungen den „Entwurf eines psychographischen Schemas der für die Ausübung der höheren (speziell der akademischen) Berufe wichtigsten Funktionen"[231] hinzu. In dieser 103 Unterpunkte umfassenden Liste klassifizierte sie Kategorien der „physischen" und „psychophysischen Eigenschaften" und interessierte sich für die Reproduktions-, Verarbeitungs- und Phantasiefähigkeit des befragten Individuums. Sie beendete ihre Ausführungen mit einem „psychographischen Schema für (speziell) die medizinische Wissenschaft und den ärztlichen Beruf" und stellte darin die Charaktereigenschaften der Ausdrucksfähigkeit, Handgeschicklichkeit, schnellen Kombinationsgabe und eines „warmen Gefühls" als für Ärzte wesentlich notwendigen Merkmale heraus.[232]

---

[226] Ulrich 1913.

[227] Ulrich 1918a, S. 1–7.

[228] Ulrich 1918b, S. 1–38.

[229] Ebd. S. 2.

[230] Ebd. S. 3.

[231] Ebd. S. 13 ff.

[232] Otto Lipmann bezieht sich in seinem Beitrag „Psychographie des Mediziners" vielfach auf den genannten „Ulrich'schen Fragebogen" und lobt diesen mit den Worten: „Es ist ein Verdienst von Martha Ulrich, ein Schema gegeben zu haben, mit dessen Hilfe es dem Vertreter eines Berufs nicht schwer werden kann, diejenigen Eigenschaften zu bezeichnen, die er für eine erfolgreiche Ausübung seines Berufes für wesentlich hält. (...)." Lipmann 1919, S. 40.

Gemeinsam mit vier weiteren Autoren veröffentlichte Martha Ulrich im darauffolgenden Jahr 1919 ihr erstes Buch: „Berufswahl und Berufsberatung – Eine
Einführung in die Praxis"[233] und erörterte hierin unterschiedliche Einzelfragen der
körperlichen Berufseignung; zudem fiel ihr Blick erneut auf die physischen („ein
gesundes und leistungsfähiges Herz bildet für zahlreiche Berufe die unerlässliche
Voraussetzung")[234] und psychischen Gesichtspunkte: „(…) genügt es nicht, ‚die
Nervösen' schlechthin als eine einheitliche Menschenrasse zusammenzufassen und
zu beraten, denn es wird sich zeigen, dass für die verschiedenen Typen nervöser
Menschen, die uns im Leben entgegentreten, hinsichtlich ihrer Berufswahl sehr verschiedene (…) Beschränkungen in Frage kommen."[235] Martha Ulrich beschäftigte
sich in ihren Texten auch mit Fragen zur Stellung der Frau: Am 20.11.1915 wurde
in der Zeitschrift „Die Lehrerin: Organ des Allgemeinen Deutschen Lehrerinnenvereins" ein vierseitiger „Literaturbericht"[236] aus ihrer Feder veröffentlicht; bereits
zuvor war in dem Periodikum „Die Frau und die Berufsarbeit" ihre Rezension zu
dem Aufsatz „Die Frau und die Arbeit" von Alice Salomon erschienen.[237]

Auf gänzlich neues Terrain wagte sich Martha Ulrich als Herausgeberin: Nach
dem Ableben Harry Marcuses[238] veröffentlichte sie am 17.03.1931 posthum dessen Schrift: „Zur Theorie der Hypnose – Fragment aus dem wissenschaftlichen
Nachlaß". Die einleitenden Worte Martha Ulrichs lassen eine eingehende Auseinandersetzung mit der Person Marcuses und dessen Werk vermuten und zeigen
zudem ihr Interesse an den von ihm entwickelten Gedanken einer „energetischen"
Psychologie und einer „Veränderung des Bewußtseins in der Hypnose als das für
unsere theoretischen Anschauungen vom Wesen des hypnotischen Zustandes entscheidende Problem."[239] Martha Ulrichs Ausführungen machen deutlich, dass sie
sich zum Ende ihrer publizistischen Laufbahn doch weitestgehend von den streng
naturwissenschaftlich geprägten Ansichten zu Beginn ihrer Karriere verabschiedet
hatte.

---

[233] Ulrich et al. 1919.

[234] Ulrich et al. 1919.

[235] Ebd. S. 22.

[236] Ulrich 1915, S. 267–270.

[237] Ulrich 1910/1911, S. 732–736.

[238] Über den Autor ließ sich ermitteln, dass er noch im Jahr 1929 als Oberarzt der Heil- und
Pflegeanstalt Herzberge in Berlin tätig war. Vgl. Marcuse 1929, S. 1–6.

[239] Marcuse 1931, S. 364 ff.

Suizid durch Veronal-Morphinvergiftung

Über Martha Ulrichs letzte Lebensjahre ließ sich nicht viel ermitteln; letztmalig lässt sich ihre ärztliche Tätigkeit für das Jahr 1941 (im RMK) nachweisen. Am 05.09.1943 suchte sie im Alter von 62 Jahren den Freitod; den von ihr gewählten „Selbstmord durch Veronal-Morphinvergiftung"[240] bezeugt ihre Sterbeurkunde (Abb. 3.19). Da die Hintergründe ihrer Tat nur vermutet, nicht aber bestätigt werden können, seien etwaige Spekulationen an dieser Stelle nicht unternommen. „Berlin, den 08.09.1943. Die Nervenärztin, Doktor der Medizin Martha Henriette Elise Ulrich, evangelisch, wohnhaft in Berlin, Großbeerenstraße 81 ist am 05.09.1943 um 9 Uhr 50 Minuten in Berlin, Turmstraße 21 im Robert Koch Krankenhaus verstorben. Die Verstorbene war geboren am 05.02.1881 in Berlin (…). Vater: Paul Julius Ulrich, verstorben. Mutter: Marie Ulrich geborene Toepffer, verstorben. Die Verstorbene war nicht verheiratet. (…) Todesursache: Veronal-Morphinvergiftung."

Auf Martha Ulrichs Ableben wurde am 01.10.1943 in der 73. Ausgabe des Deutschen Ärzteblattes Bezug genommen: Als „Gestorben" wird sie hier unter der Rubrik „Für Führer und Volk starben im Dienste der Wehrmacht" aufgeführt.[241] Dies erscheint in Anbetracht ihrer tatsächlichen Todesursache als ein irreführender Verweis.

---

[240] Die Ursprungssubstanz von Veronal („Diethylbarbitursäure") war im Jahr 1902 von dem Arzt Josef von Mering (1849–1908) gemeinsam mit dessen Studienfreund, dem Chemiker Emil Fischer (1852–1919), entwickelt worden; bereits im Jahr 1903 brachte die Firma „Merck" die Substanz unter dem Namen „Veronal" auf den Markt. Schnell vollzog sich die Entwicklung in Richtung eines beliebten Hypnotikums; in den Jahren 1918 bis 1936 (der „Hochphase der Barbiturate") sind etwa ein Drittel aller Suizide bzw. Suizidversuche auf Barbiturate zurückzuführen. Besonders beliebt war aufgrund der gegenseitigen Wirkverstärkung der kombinierte Einsatz von Veronal mit Alkohol. Vgl. Grütner und Leimkugel, S. 91–97.

[241] Anonym 1943, S. 235.

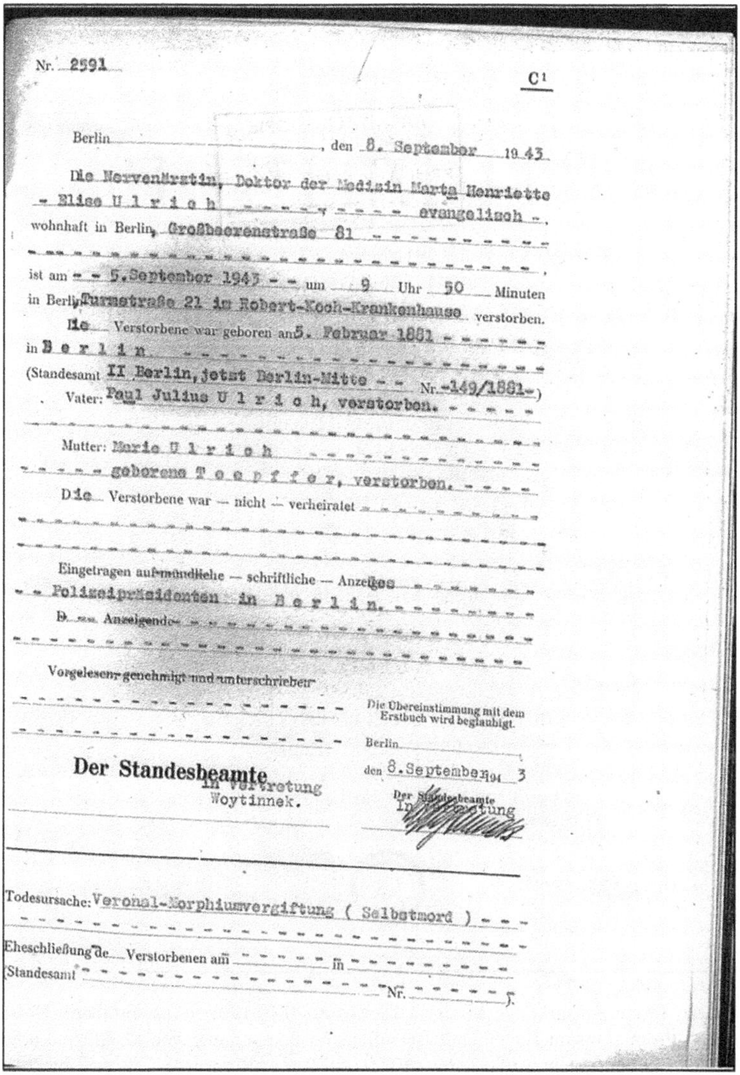

Nr. 2591

C¹

Berlin , den 8. September 1943

Die Nervenärztin, Doktor der Medizin Marta Henriette
- Elise U l r i c h - - - - - - - - - - - - evangelisch -,
wohnhaft in Berlin, Großbeerenstraße 81 - - - - - - - -

ist am - - 5.September 1943 - - um 9 Uhr 50 Minuten
in Berlin, Turmstraße 21 im Robert-Koch-Krankenhause verstorben.
Die Verstorbene war geboren am 5. Februar 1881 - - - -
in B e r l i n
(Standesamt II Berlin, jetzt Berlin-Mitte - - Nr. 149/1881-)
. Vater: Paul Julius U l r i c h, verstorben. - - - -

Mutter: Marie U l r i c h - - - - - -
- - - - - geborene T o e p f e r, verstorben. - - - -
Die Verstorbene war - nicht - verheiratet - - - - -

Eingetragen auf mündliche - schriftliche - Anzeige - - -
- - Polizeipräsidenten in B e r l i n. - - - - - -
D. - Anzeigende- - - - - - - - - - - - - -

Vorgelesen, genehmigt und unterschrieben

Die Übereinstimmung mit dem
Erstbuch wird beglaubigt.
Berlin,
den 8.September 194 3

Der Standesbeamte
In Vertretung
Woytinnek.

Der Standesbeamte
In Vertretung

Todesursache: Veronal-Morphiumvergiftung (Selbstmord) - -

Eheschließung de Verstorbenen am in
(Standesamt Nr. J.

Abb. 3.19 Sterbeurkunde Martha Ulrich. (Aus: Berlin, Landesarchiv Berlin, Personenstandsurkunde; mit freundlicher Genehmigung von © Landesarchiv Berlin [2022]. All Rights Reserved)

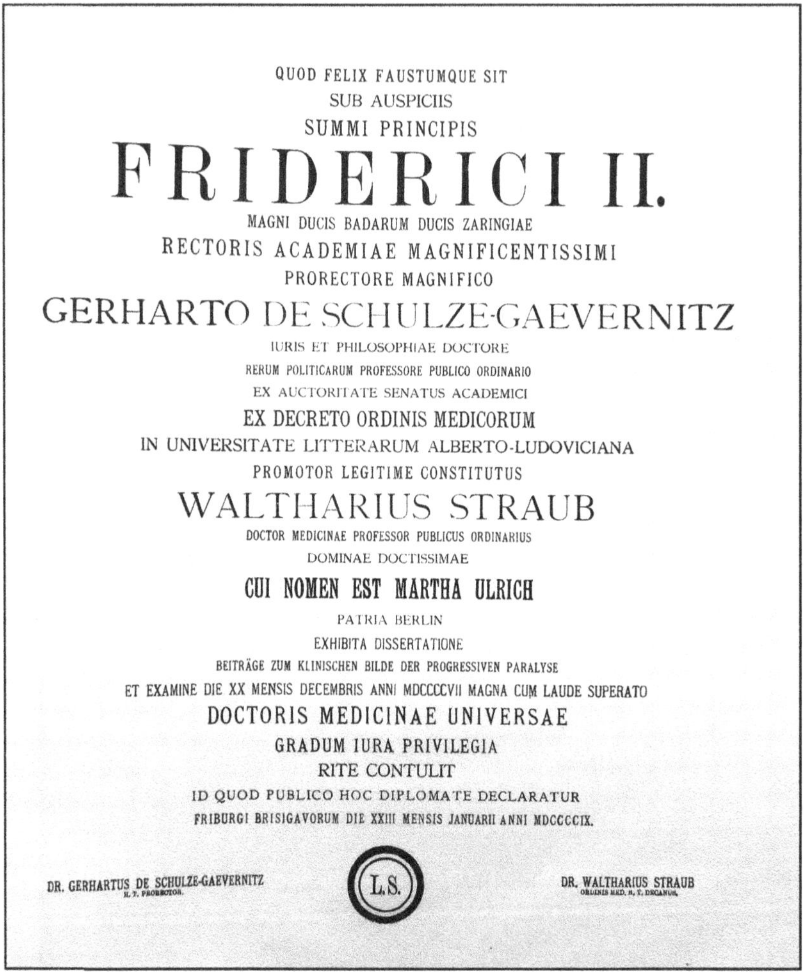

QUOD FELIX FAUSTUMQUE SIT
SUB AUSPICIIS
SUMMI PRINCIPIS

FRIDERICI II.

MAGNI DUCIS BADARUM DUCIS ZARINGIAE
RECTORIS ACADEMIAE MAGNIFICENTISSIMI
PRORECTORE MAGNIFICO

GERHARTO DE SCHULZE-GAEVERNITZ

IURIS ET PHILOSOPHIAE DOCTORE
RERUM POLITICARUM PROFESSORE PUBLICO ORDINARIO
EX AUCTORITATE SENATUS ACADEMICI
EX DECRETO ORDINIS MEDICORUM
IN UNIVERSITATE LITTERARUM ALBERTO-LUDOVICIANA
PROMOTOR LEGITIME CONSTITUTUS

WALTHARIUS STRAUB

DOCTOR MEDICINAE PROFESSOR PUBLICUS ORDINARIUS
DOMINAE DOCTISSIMAE

CUI NOMEN EST MARTHA ULRICH

PATRIA BERLIN
EXHIBITA DISSERTATIONE
BEITRÄGE ZUM KLINISCHEN BILDE DER PROGRESSIVEN PARALYSE
ET EXAMINE DIE XX MENSIS DECEMBRIS ANNI MDCCCCVII MAGNA CUM LAUDE SUPERATO

DOCTORIS MEDICINAE UNIVERSAE

GRADUM IURA PRIVILEGIA
RITE CONTULIT
ID QUOD PUBLICO HOC DIPLOMATE DECLARATUR
FRIBURGI BRISIGAVORUM DIE XXIII MENSIS JANUARII ANNI MDCCCCIX.

DR. GERHARTUS DE SCHULZE-GAEVERNITZ
H. T. PRORECTOR.

L.S.

DR. WALTHARIUS STRAUB
ORDINIS MED. H. T. DECANUS.

Abb. 3.20 Promotionsurkunde Martha Ulrich vom 20.12.1907. (Aus: Freiburg, Universitätsarchiv, Promotionsunterlagen; mit freundlicher Genehmigung von © Albert-Ludwigs-Universität Freiburg, Universitätsarchiv [2022]. All Rights Reserved)

Zeittafel Martha Ulrich

1881	05.02.: Geburt in Berlin als Tochter von Paul Julius Ulrich und Marie Ulrich
	Schulzeit an der Königlichen Elisabeth-Schule in Berlin
	Schulzeit am Königlichen Lehrerinnenseminar zu Berlin
1900	Februar: Examen am Königlichen Lehrerinnenseminar zu Berlin
1902	Eintritt in die Gymnasialkurse von Helene Lange
	26.09.: Reifeprüfung am Königlichen Luisengymnasium
	19.09.: Beendigung der Gymnasialkurse von Helene Lange
	Wintersemester 1902/1903: Immatrikulation in Freiburg i.Br. (als Studentin Nr. 4), Absolvieren u. a. der anatomischen und physikalischen Vorkurse
1905	02.03.: Physikum in Freiburg; Note: „sehr gut"
	10.04.: Immatrikulation in Berlin (Sommersemester) als Gasthörerin
	17.10.: Immatrikulation in Berlin (Wintersemester) als Gasthörerin
1906	Sommersemester und Wintersemester: Immatrikulation in Berlin
1907	November: Staatsexamen in Freiburg
	20.12.: Ausstellung der Promotionsurkunde in Freiburg zu ihrer Dissertation „Beiträge zum klinischen Bilde der progressiven Paralyse"; Note: „summa cum Laude"
1908	November: Approbation in Freiburg
1910	09.06. und 14.22.: Vorstellung eines psychiatrischen Falls in der naturwissenschaftlich-medizinischen Gesellschaft zu Jena
	Veröffentlichung des Aufsatzes „Beiträge zur Kenntnis der Stäbchenzellen im Zentralnervensystem"
1911	22.04. oder Oktober: Volontärärztin an der psychiatrischen Klinik und Nerven- klinik der Charité Berlin (bis mindestens Mai 1913)
1912	Tätigkeit als niedergelassene Psychiaterin in der Neuenburger Str. 38 (Fortführung in den Jahren 1912, 1914, 1917, 1919, 1929, 1931, 1933, 1935, 1937, 1939, 1941)
	Veröffentlichung des Aufsatzes „Beiträge zur Ätiologie und zur klinischen Stellung der Migräne"
1913	Mai: Ende der Anstellung als Volontärärztin an der Psychiatrischen Klinik und Nervenklinik der Charité Berlin
	Anstellung als erste Schulärztin Berlins; Beitrag hierzu in der Zeitschrift „Die Frau" Nr. 21
	Veröffentlichung der „Klinische[n] Beiträge zur Lehre vom angeborenen Kernmangel"
1915	Veröffentlichung eines „Literaturberichts" in der Zeitschrift „Die Lehrerin: Organ des Allgemeinen Deutschen Lehrerinnenvereins"

Veröffentlichung ihrer Rezension zu dem Aufsatz „Die Frau und die Arbeit"
(Alice Salomon) in der Zeitschrift „Die Frau und die Berufsarbeit"

1918   Januar: Veröffentlichung des Aufsatzes „Der gegenwärtige Stand der
        psychologischen Berufsberatung in ihren Beziehungen zur Hochschulpäd-
        agogik" in der „Zeitschrift für Hochschulpädagogik"
        Publikation des Aufsatzes „Die psychologische Analyse der höheren Berufe
        als Grundlage einer künftigen Berufsberatung nebst einem psychogra-
        phischen Schema für die medizinische Wissenschaft und den ärztlichen
        Beruf"

1919   Tätigkeit als „Nervenärztin" (niedergelassene Psychiaterin)
        Veröffentlichung des Buches: „Berufswahl und Berufsberatung. Eine Ein-
        führung in die Praxis" gemeinsam mit Piorowski, Henke, Wolff und
        Bernhard

1928   Fortführung ihrer Anstellung als Schulärztin in Berlin (Schulbezirk II.)

1931   17.03.: Herausgeberin des Zeitschriftenbeitrages „Zur Theorie der Hyp-
        nose. Fragment aus dem wissenschaftlichen Nachlass von Dr. Harry
        Marcuse"

1933   Fortführung der Tätigkeit als „Nervenärztin" (niedergelassene Psychiaterin)

1941   Letztmalige Tätigkeit als „Nervenärztin"

1943   05.09.: Suizid mittels „Veronal-Morphin"; Feststellung des Todes um 9 Uhr
        50 im Robert Koch Krankenhaus in Berlin
        01.10.: Auflistung von Martha Ulrich in der 73. Ausgabe des deutschen
        Ärzteblattes in der Rubrik: „Für Führer und Volk starben im Dienste der
        Wehrmacht (...)."

3.4.3 Eine Gegenüberstellung von Alice Sollier und Martha Ulrich

Alice Sollier wurde am 03.04.1861 in der französischen Stadt Compiègne gebo-
ren, Martha Ulrich beinahe zwanzig Jahre später, am 05.02.1881, in Berlin. In
ihren jeweiligen Ländern gehören die beiden zu den ersten Frauen, welche einen
Studien- und Berufsabschluss im Bereich der Medizin, speziell dem der Psychiatrie, erwarben. Dies stellt eine Gemeinsamkeit dar und gibt gleichzeitig einen
Hinweis darauf, dass die Situation hinsichtlich der Ausbildungsmöglichkeiten für
Frauen in Frankreich gegenüber Deutschland deutlich fortschrittlicher war. Alice
Sollier wurde als Enkelin einer befreiten Sklavin geboren. Sie war eine farbige
Frau, Tochter von Hortense Maille, ledig und arbeitslos, sowie Mathieu Dubois,
dem städtischen Zahnarzt. Martha Ulrich wurde als Kaufmannstochter in einfa-
che Verhältnisse geboren, beide Frauen sind Einzelkinder. Martha Ulrich heiratete

nicht und blieb kinderlos; Alice Sollier heiratete den Neurologen Paul Sollier, die beiden hatten eine Tochter namens Suzanne Sollier.

Zum Studienbeginn und -verlauf der beiden Frauen sei kurz erwähnt, dass Alice Sollier im Jahr 1885 als eine der ersten Frauen die Eingangsprüfungen zum klinischen Studienabschnitt bestand und Martha Ulrich ihr Physikum im Jahr 1905 schrieb. Zum genauen Jahr des Studienabschlusses von Alice Sollier lassen sich keine weiteren Angaben machen; Martha Ulrich beendete ihr Studium im Jahr 1908 mit der Approbation in Freiburg. Beide Frauen studierten etwa sechs Jahre und traten ihre erste Stelle bald nach dem Studienabschluss an. Martha Ulrich begann ihre assistenzärztliche Ausbildung im Jahr 1911 in Berlin und Alice Sollier trat als Frau von Paul Sollier direkt nach ihrer Approbation im Jahr 1889 eine Position als Leiterin der privaten Klinik „Villa Montsouris" ihres Mannes an, womit sie als durchaus privilegiert zu bezeichnen ist. Beide Frauen promovierten, Alice Sollier im Jahr 1887 zum Thema „Idiotenzahnung. Über den Zahnstatus bei ‚idiotischen' und zurückgebliebenen Kindern. Beitrag zu den Generationsstudien des Menschengeschlechts" bei Paul Joseph Grancher und Martha Ulrich im Jahr 1907 bei Alfred Hoche zum Thema „Beiträge zum klinischen Bild der progressiven Paralyse". Kriegsbedingt übernahm Alice Sollier im Jahr 1914 die alleinige Leitung des Sanatoriums, erst ab dem Jahr 1920 normalisierten sich die Zustände wieder. Alice Sollier wurde für ihren Einsatz im Krieg geehrt; ob und in welcher Form Martha Ulrich sich durch die Kriegshandlungen beruflich mit veränderten Bedingungen konfrontiert sah, bleibt unklar. Bei Alice Sollier sind keine weiteren wissenschaftlichen Ambitionen zu finden, ihre Dissertation scheint die erste und letzte von ihr vorgelegte Arbeit zu sein. Martha Ulrich hingegen verfolgte eine anspruchsvolle wissenschaftliche Karriere, sie publizierte als erste Frau zu Gliazellen und stand, zumindest für eine gewisse Zeit, durch zahlreiche Veröffentlichungen in einer vorderen Reihe des Forschungsbetriebs ihrer Zeit.

Martha Ulrich wählte im Alter von 60 Jahren den Freitod, sie starb an einer Überdosierung Veronal. Alice Sollier wurde 81 Jahre alt, sie arbeitete noch mit 77 Jahren und erfreute sich vermutlich bis ins höhere Lebensalter guter Gesundheit.

3.5   Anfänge des Frauenstudiums in Frankreich und Deutschland – ein vieldiskutiertes Terrain

Die Anfänge des Frauenstudiums und die Frage nach der allgemeinen Befähigung der Frau zum Studium

Die Anfänge des Frauenstudiums in Deutschland und Frankreich bis hin zur tatsächlichen Durchsetzung desselben sind das Ergebnis einer zweigleisigen Entwicklung – sowohl im Bereich der juristischen Gesetzeslage als auch der grundsätzlichen Haltungen bezüglich der allgemeinen Befähigung von Frauen zum Studium.[242] Um einen allgemeinen Vergleich der beiden Ausbildungssysteme zu ermöglichen, sei Bonner zitiert. Er bemerkt: „Wer das französische System der medizinischen Ausbildung um 1830 mit demjenigen in Deutschland vergleicht, dem fallen sowohl zahlreiche Ähnlichkeiten als auch zahlreiche Unterschiede ins Auge."[243] Beide Nationen förderten die naturwissenschaftlichen Aspekte der Medizin in hohem Maße und trennten klar zwischen den akademisch ausgebildeten Medizinern sowie den praktisch ausgebildeten Wundärzten, welche vornehmlich in ländlichen Regionen praktizierten.[244] In Frankreich stand die Universität in Paris, neben den zwei weiteren damals existierenden Fakultäten in Montpellier und Strasbourg, im Zentrum der akademischen Ausbildung; demgegenüber befanden sich in den deutschen Staaten 24 kleinere Universitäten, welche ihren Studenten dementsprechend eine persönlichere Lehre bieten konnten.[245]

---

[242] Weibliche Heilkundige gab es früh. Hildegard von Bingen (1108–1182) praktizierte im Mittelalter und wurde sehr verehrt. Sie veröffentlichte drei Bücher: „Liber simplicis medicinae"; „Liber compositae medicinae" und „Liber operum simplicis hominis". Im Jahr 1754 absolvierte Dorothea Christiane Erxleben ihr Studium in Halle; vgl. Charrier 1931, S. 428.

[243] Bonner 1995, S. 163.

[244] Bonner 1995, S. 163.

[245] Bonner 1995, S. 164.

Die Ursprünge des Frauenstudiums in der Schweiz

„Sowohl diejenigen mit weniger Möglichkeiten als auch Mitglieder einiger religiöser oder rassischer Gruppen, waren dazu prädestiniert, von den universitären Studien ausgeschlossen zu werden – mehr jedoch war allerdings die Gesamtheit der Frauen von der universitären Lehre ausgeschlossen, ihnen wurde eine Karriere vorenthalten. Im Jahr 1850 öffnete keine einzige renommierte europäische Universität gegenüber Frauen ihre Türen"[246], so Bonner. Als erstes europäisches Land öffnete die Schweiz im Jahr 1864 die Medizinischen Fakultäten für das weibliche Geschlecht. Unter anderem in Zürich immatrikulierten sich bald zahlreiche Frauen ausländischer, vornehmlich russischer, Herkunft. Die Meldungen aus dem Nachbarland befeuerten in Deutschland zunächst vor allem den Widerstand: Die erstarkende Bewegung der Gegner des Frauenstudiums erreichte im Jahr 1879 zunächst den Ausschluss der Frauen von der jährlichen Versammlung der Gesellschaft Deutscher Naturforscher und Ärzte[247] und kulminierte im Jahr 1889 in einem durch den preußischen Landtag ausgesprochenen formellen Ausschluss aller Hospitantinnen von den Lehrveranstaltungen.[248] Deutsche Frauen wichen zunächst in die Schweiz aus: 1899 absolvierten mindestens 23 Aspirantinnen ihr Medizinstudium im Ausland – vor allem in Zürich und Bern – und als erste Promovendinnen der Medizin trafen Emilie Lehmus (Promotion 1875 in Zürich) und Franziska Tiburtius (Promotion 1876 in Zürich)[249] in Deutschland im Jahr 1877 an der Dresdner Frauenklinik erneut zusammen; sie begründeten gemeinsam eine „Poliklinik weiblicher Ärzte". Erst im Jahr 1901 wurde die erste Dissertationsschrift einer deutschen Ärztin eingereicht: Mathilde Lehmus promovierte an der Universität in Freiburg.[250] Die erste Generation weiblicher Ärzte überzeugte durch Pflichtbewusstsein, Fleiß, Gewissenhaftigkeit sowie kluges Zeitmanagement und war dabei stets bemüht, dem Klischee der „emanzipierten Studentin" entgegenzuwirken: Eine gesellschaftliche Provokation

---

[246] Bonner 1995, S. 209: Bonner attestiert denjenigen Frauen, welche diesen Weg an die Universitäten dennoch schafften – diejenigen aus der „prosperous middle class" – einen starken Sinn für ökonomischen Wandel und den Herausforderungen sowie den Möglichkeiten, die dieser mit sich brachte.

[247] D'Orazio 1998, S. 97.

[248] D'Orazio 1998, S. 98.

[249] Beide Promotionen wurden in Deutschland allerdings nicht anerkannt; vgl. Kruse 2005, S. 437.

[250] Kruse 2005, S. 437.

sowie den Kontakt zur organisierten Frauenbewegung vermieden die Ärztinnen bewusst.[251]

Bildung des höheren Mädchenschulwesens und die Anerkennung des Abiturs für weibliche Absolventinnen
Als Angehörige des ärztlichen Standes fühlten sich zahlreiche männliche Mediziner berufen, ihre Meinung und Expertise zu der Möglichkeit eines Frauenstudiums kundzutun. Die Diskussionen wurden „vor dem Hintergrund der Frage nach der Natur der Frau" geführt und der gezielte Ruf nach der Öffnung des Medizinstudiums für Frauen galt vielen Mitstreiterinnen als eine „Speerspitze" bei der Erschließung weiterer akademischer Berufe.[252] Die Frauenbewegung konzentrierte sich zunächst auf die Formierung eines höheren Mädchenschulwesens und die Zulassung zum Abitur: Helene Lange hatte als Leitfigur der Frauenbewegung erstmals Realschulkurse für Frauen in Berlin eingerichtet; im Jahr 1893 wurden diese in vierjährige „Gymnasialkurse" umgewandelt: Martha Ulrich besuchte die geschichtsträchtige Einrichtung in den Jahren 1902 und 1903, ihr zuvor vorgestellter Lebenslauf darf als ein für die Absolventinnen der Kurse charakteristischer angesehen werden.

In ganz Europa hatte der Staat einen verhältnismäßig großen Einfluss auf die Form des medizinischen Lehrsystems, so wurde in Deutschland auf staatlichen Druck hin im Jahr 1883 die Dauer des Medizinstudiums auf neun Semester angehoben. Die Debatte um die Einführung eines verpflichtenden Praktischen Jahres im Ausbildungscurriculum der Studierenden begann im Jahr 1893, führte allerdings erst 1901 zur Durchsetzung desselben.[253] Im Jahr 1896 wurde erstmals in Preußen das Abitur[254] auch für die weiblichen Absolventinnen anerkannt und schließlich auch das an den Universitäten für Frauen erhobene Verbot einer Teilnahme an Veranstaltungen als Gasthörerinnen aufgehoben.

---

[251] D'Orazio, 1998, S. 99. Als deutsche Ärztin, welche in der Schweiz lehrte, ist auch Dr. Agnes Blum zu nennen; vgl. Charrier 1931, S. 428.

[252] Burchardt 1997, S. 21.

[253] Bonner 1995, S. 282.

[254] Das Abitur blieb weiterhin die Voraussetzung eines Hochschulzuganges; im Jahr 1869 stellten sich fünf der neun großen Medizinischen Fakultäten Preußens gegen den weithin propagierten Vorschlag, den Realschul-Abschluss als Hochschulzulassung einzuführen; vgl. Bonner 1995, S. 286.

Die erste ordentliche Immatrikulation einer Frau im Jahr 1899
Damit war der Weg zum universitären Abschluss für Frauen allerdings noch nicht gänzlich frei, zahlreiche Parlamente und Institutionen schoben einander gegenseitig die Verantwortung zu. Die Entscheidungen wurden im Deutschen Reich zwischen dem Reichstag und den jeweils zuständigen Landesregierungen ausgetragen, zudem musste der Autonomie der Universitäten Rechnung getragen werden – ein fragwürdiges Konzept entstand, bei welchem die Frauen durch Vorweisung ihrer Hospitanten-Scheine den Besuch der erforderlichen Lehrveranstaltungen nachweisen mussten und sich anschließend zum Staatsexamen anmeldeten. Letzteres wurde durch das Reich organisiert, der mögliche Besuch der Veranstaltungen war allerdings weiterhin abhängig von der – höchst willkürlichen – Gunst des jeweiligen Hochschuldozenten. Diese Komplikationen umgehend wurde im Jahr 1899 schließlich die ordentliche Immatrikulation für Frauen eingeführt: Am 24. April 1899 fällte der Deutsche Bundesrat die Entscheidung, dass künftig auch Frauen für die ärztlichen Staatsprüfungen zugelassen werden sollten.[255] Im Wintersemester 1899/1900 begann als erste deutsche Landesregierung Baden die Studentinnen an der Universität Freiburg zu immatrikulieren.[256] In dasselbe Jahr fällt auch die Anerkennung der im Ausland erworbenen Abschlüsse (Nostrifikation) an deutschen Hochschulen.[257]

Weitere Hochschulen öffnen ihre Studiengänge für Frauen
Martha Ulrich begann ihr Studium dementsprechend an der ersten Universität, welche ihr die Immatrikulation erlaubte, und es darf die Vermutung angestellt werden, dass dies der Grund ihres Umzuges von Berlin nach Freiburg war und sie sich vermutlich lieber in an der Spree, dem Ort ihrer vorherigen Ausbildung, eingeschrieben hätte. Mit der Immatrikulation weiblicher Studenten folgten Bayern (1903) und Württemberg (1904), Sachsen (1906), Thüringen (1907), Hessen

---

[255] Bleker und Schleiermacher 2000, S. 11. Neun Jahre dauerte die beschriebene Debatte vor dem Deutschen Reichstag, im Rahmen einer Petition wurde das Anliegen dort erstmals am 11. März 1891 vorgetragen – es beförderte zu diesem Zeitpunkt allerdings eher die Erheiterung der Abgeordneten, als den Kern der Sache; vgl. Burchardt 1997, S. 13. Bleker und Schleiermacher weisen darauf hin, dass die Öffnung der Universitäten in Deutschland bei den zu diesem Zeitpunkt in der Schweiz immatrikulierten Frauen zwar einerseits auf Begeisterung stieß, diese jedoch gleichzeitig in eine Außenseiterposition manövrierte: Als Generation, die im Sinne aller Frauen „für den Durchbruch gekämpft hatte", waren sie als Ärztinnen mit ausländischem Abschluss plötzlich im Hintertreffen und mussten sich Vorurteilen gegenüber den angeblich in der Schweiz erworbenen „Kurpfuschermethoden" stellen; vgl. Bleker und Schleiermacher 1997, S. 29 und 30.
[256] D'Orazio 1998, S. 91 und 92.
[257] Charrier 1931, S. 428.

(1908) und erst im Jahr 1908/1909 schließlich der preußische Staat[258] – nun war es auch in Kiel, Marburg, Göttingen, Bonn, Königsberg, Breslau, Greifswald und vor allem an der Friedrich-Wilhelms-Universität in Berlin für Frauen gestattet, ein Medizinstudium zu beginnen.[259]

Die Überwindung erster Hürden
Martha Ulrich nutze ab dem Sommersemester 1905, wie weitere 157 Frauen deutscher Nationalität zwischen dem WS 1896–97 und dem SS 1908, die Möglichkeit einer Immatrikulation als Gasthörerin in Berlin;[260] außerdem gehört sie zu den von Burchardt erwähnten 14 Frauen unter den 121 Abiturientinnen, welche zuvor das Lehrerinnenexamen abgelegt hatten.[261] Burchardt schreibt weiter „(…) daß die große Mehrheit der Gasthörerinnen, die mit der Reifeprüfung die formale Voraussetzung für einen Studienabschuss erfüllen, diesen auch – und zwar immer mit erstaunlich geringem Zeitverlust – erreicht haben und später ärztlich tätig waren".[262] Zahlreiche Berliner Gasthörerinnen begaben sich zur Absolvierung des klinischen Studienabschnitts an die Universitäten Halle und Freiburg, Martha Ulrich stellt diesbezüglich also keine Ausnahme dar.[263] Auffällig ist die geringe Anzahl der in Berlin durchgeführten Staatsexamina sowie der eingereichten Dissertationen; dies „weist darauf hin, daß die Studentinnen die Berliner Fakultät offenbar als einen zu unfreundlichen Ort empfanden, um hier bevorzugt ihr Studium abzuschließen".[264] Neun der Berliner Gasthörerinnen legten das medizinische Staatsexamen in Freiburg ab, sechs in München, vier in Heidelberg, drei in Halle und drei weitere in Bonn[265], und lediglich „2,8 %

---

[258] Anja Burchardt spricht von drei aufeinanderfolgenden Perioden in der Geschichte des „weiblichen" Medizinstudiums: 1) 1896 wurden Frauen als Gasthörer an preußischen Universitäten zugelassen; 2) Im Jahr 1899 gewährte der deutsche Bundesrat den medizinischen Gaststudentinnen Zugang zu den staatlichen Prüfungen und zur deutschen Approbation; 3) Ab dem WS 1908/1909 erhielten Frauen schließlich die Erlaubnis, sich als reguläre Studentinnen an preußischen Universitäten einzuschreiben; vgl. Burchardt 1997, S. 212.

[259] D'Orazio 1998, S. 91 und 92.

[260] Burchardt 1997, S. 108. Vor der Einführung der ordentlichen Immatrikulation für Frauen in Deutschland schrieben sich die Medizinstudentinnen zum Zwecke des Scheinerwerbs teilweise auch an zahlreichen unterschiedlichen Universitäten ein; nicht wenige Beispiele zeigen einen beinahe semesterweisen Studienortwechsel. Dies war notwendig aufgrund der unterschiedlichen Kulanz der dort jeweils lehrenden Professoren und in dieser Form möglich.

[261] Burchardt 1997, S. 108.

[262] Burchardt 1997, S. 110.

[263] Burchardt 1997, S. 110.

[264] Burchardt 1997, S. 113.

[265] Burchardt 1997, S. 112.

respektive 1,1 % von allen weiblichen Studienabschlüssen der Jahre 1901 bis 1909" wurden an der Berliner Fakultät erreicht; ein trauriges Ergebnis, studierten doch immerhin 12 % der Mediziner dort.[266]

Die anhaltende Debatte um die Eignung der Frau zur wissenschaftlichen Arbeit
Die wissenschaftliche Diskussion um die Befähigung der Frau zum Studium war zu diesem Zeitpunkt noch in vollem Gange: Die im Jahr 1899 von Paul Möbius veröffentlichte Untersuchung „Über den physiologischen Schwachsinn des Weibes" erreichte im Jahr 1908 ihre neunte Auflage[267], und auch um die bereits im Jahr 1872 von Theodor Bischoff veröffentlichte Schrift „Das Studium und die Ausübung der Medizin durch Frauen"[268], mitsamt seiner vergleichenden Untersuchungen zum Hirngewicht des Mannes und der Frau, vollzog sich eine angeregte Diskussion. Frauen galten als wenig belastbar, psychisch minderbefähigt und als somit den Anforderungen des ärztlichen Berufes nicht gewachsen; Gegenstimmen wiesen allerdings auf den notwenigen Einsatz von Ärztinnen zwecks der Erhaltung von Sittlichkeit hin – weibliche Patientinnen könnten sich aufgrund ihres Schamgefühls diesen bedeutend besser öffnen als gegenüber ihren männlichen Kollegen.[269] Trotz des in Relation zu anderen europäischen Staaten späten Eintritts der Frauen an die Universitäten erreichten die Zahlen der Studentinnen in Deutschland bald hohe Werte; im Jahr 1910 waren 2221 Studentinnen immatrikuliert und vier Jahre später hatte sich deren Anzahl bereits beinahe verdoppelt (auf 4313, 25 % davon Medizinstudentinnen).[270] Der Frauenanteil unter den Studenten stieg kontinuierlich – in den Jahren 1927 bis 1928 waren 10,4 % (10.584) der Studenten Frauen und die philosophischen und naturwissenschaftlichen Fakultäten sowie die Studiengänge Medizin, Rechtswissenschaft und Theologie erfreuten sich großer Beliebtheit.[271] Dieser Trend hielt, bis auf die Nachkriegsjahre direkt nach dem Ersten Weltkrieg an; in dieser Zeit scheint allerdings eine gegensätzliche Entwicklung stattgefunden zu haben. Bonner zeigt, dass der Anteil von Frauen – welche im Jahr 1923 eine eigentlich bereits etablierte Position an Universitäten hatten – nachkriegsbedingt stark absank. Sie wurden erneut als „Ärzte

---

[266] Bleker und Schleiermacher 1997, S. 51.

[267] Burchardt 1997, S. 17.

[268] Dieser propagierte, dass sich „(...) durch die unparteiischste und gewissenhafteste anatomische und physiologische Forschung herausgestellt (hat), daß das Weib (...) in seiner ganzen Organisation einen minder hohen Entwicklungsgrad erreicht hat und in allen Beziehungen dem Kinde nähersteht, als dem Mann"; vgl. D'Orazio 1998, S. 97.

[269] Burchard 1997, S. 16 und 17.

[270] D'Orazio 1998, S. 93.

[271] Charrier 1931, S. 427.

zweiter Klasse" angesehen und bei der Vergabe der geringen Ausbildungsplätze bevorzugte man ihre männlichen Kommilitonen.[272]

Frankreich: Eine konträre Entwicklung
Westlich des Rheins vollzog sich eine gegensätzliche Entwicklung; Edmée Charrier untersuchte dies im Rahmen ihres Buches „Die intellektuelle Evolution der Frau" („L'Évolution intellectuelle féminine") aus dem Jahr 1931. Einer historisch betrachtet relativ frühen universitären Ausbildung für Frauen – bereits im Jahr 1868 wurden vier Frauen, darunter nur eine Französin,[273] in Paris immatrikuliert – folgte ein weniger rasanter Anstieg der Studentinnen; dieser hielt sich über einen längeren Zeitraum in gewissen Grenzen. Der erste öffentlich geäußerte Ruf nach der Notwendigkeit eines Bildungszuganges für Frauen datiert deutlich früher – bereits auf das Jahr 1840: „Die Kaiserin möge sich bitte bewusst machen, dass es in Frankreich keine höhere Bildung für Frauen gibt. Ich möchte aus diesen keine ‚Blaustrümpfe'[274] machen – aber der Einfluss der Mutter auf die kindliche Erziehung und dessen Entwicklung eigener Gedanken ist zu groß, als dass es nicht beunruhigen muss, die Frauen dem intellektuellen Leben der modernen Welt so fern zu sehen", schrieb der französische Bildungsminister Victor Duruy am 4. Februar 1840 an die französische Kaiserin.[275] Ein deutlich älteres Dekret vom 17. März 1808 hatte die universitären Bildungsabschlüsse definiert: „Baccalauréat", „Licence" und „Doctorat" – doch erst im Jahr 1868 verkündete Victor Duruy schließlich öffentlich den entscheidenden Schritt: „Den Frauen ist es nun erlaubt, sich den Prüfungen an den Fakultäten zu stellen" („Les femmes sont autorisées à se présenter aux examens des Facultés").[276] Chronologisch betrachtet, eröffneten zunächst die medizinischen Fakultäten ihren Zugang für Studentinnen – doch ist zu beachten, dass sich einige Studentinnen schon früher an der philosophischen Fakultät einschrieben und die Anzahl der Studentinnen der

---

[272] Bonner 1995, S. 339.

[273] Mme Brès sowie drei Ausländerinnen: Miss Garrett aus England, Miss Putnam aus Amerika und Mme Goncharoff aus Russland; vgl. Charrier 1931, S. 150.

[274] „(…) ältliche, männerfeindliche und unattraktive Emanzen"; vgl. Burchard 1997, S. 215.

[275] Charrier 1931, S. 141.

[276] Charrier 1931, S. 190. Bonner beschreibt die Situation in Amerika als für Frauen noch unfreundlicher – einige Amerikanerinnen nutzten daher die Möglichkeit, sich an europäischen Fakultäten einzuschreiben. In Amerika war ein gelebter Separatismus zwischen Männern und Frauen in ihrer Ausbildung Realität; „sektenartige" Schulen, speziell für Frauen, entstanden; vgl. Bonner 1995, S. 213.

Geisteswissenschaften bis zum Jahr 1895/96 kontinuierlich stieg.[277] Alice Sollier taucht in der Auflistung Charriers der weiblichen Absolventinnen der „Faculté des lettres Paris" nicht auf. Der Zugang zu den einzelnen Studienabschnitten des Medizinstudiums, etwa die in Frankreich üblichen medizinischen Vorbereitungskurse („Classes préparatoires"), der vorklinische Studienabschnitt („Externat")[278] sowie der klinische Studienabschnitt („Internat") öffnete sich den Frauen zu unterschiedlichen Zeitpunkten und vor allem der Zulassung zum Wettbewerb um die Assistentenstellen („Concours de l'Internat") ging dabei ein langjähriger Streit voraus.[279] Dieser löste sich am 2. Februar 1885 zugunsten der Position der Frau und ist als großer Erfolgsmoment weiblicher Berufs- und Wissenschaftsambitionen in die Geschichte eingegangen: Der Gemeinderat von Paris versammelte sich unter MM. Piperand, Chassaing, Robinet und M. Peyron, dem Direktor des städtischen Fürsorgeamts – und mit 57 positiven gegen 15 negative Stimmen gelang die Zulassung der Frauen zum Internat: „Der Rat hält es für gerechtfertigt, dass die medizinische Ausbildung für die Frauen erleichtert wird – dass der Ausbildungsschritt des ‚Externats' dazu berechtigt, sich dem Wettbewerb um die Internatsplätze (direkt) zu stellen, ansonsten verfällt diese Möglichkeit – und lädt die Behörden ein, sich der Zulassung der Frauen zum genannten Wettbewerb nicht länger zu verschließen (…).“[280] 1885/86 stellten sich Blanche Edwards und Augusta Klumpke erfolgreich den Aufnahmeprüfungen und wurden als erste weibliche „vorläufige Assistenzärztinnen" („internes provisoires") zugelassen.[281]

---

[277] Am 17. Oktober 1867 schrieb sich eine Mme Chenu für die „Faculté de Sciences" in Paris ein und am 22. September 1871 Julie-Victoire-Daubié an der „Faculté des Lettres"; vgl. Charrier 1931, S. 152.

[278] Zugang zum Externat erhielt als erste Frau Blanche Edwards im Jahr 1881; vgl. Charrier 1931, S. 292.

[279] Einige Versuche einer Zulassung blieben erfolglos; so z. B. derjenige von Blanche Edwards und Augusta Klumpke im Jahr 1884; vgl. Charrier 1931, S. 293.

[280] Charrier 1931, S. 295.

[281] Charrier 1931, S. 296; vgl. auch Abschn. 2.4.1

ANNÉES SCOLAIRES	NOMBRE DES ÉTUDIANTES			Nombre des étudiants	EFFECTIF TOTAL	Rapport du nombre des étudiantes à l'effectif total
	Françaises	Étrangères	TOTAL			
1889-1890	20	122	142	5.701	5.843	$\frac{1}{41}$
1898-1899	145	160	305	7.146	7.451	$\frac{1}{24}$
1908-1909	294	395	689	6.644	7.333	$\frac{1}{10}$
1918-1919	650	105	755	5.787	6.542	$\frac{1}{9}$
1928-1929	1.662	483	2.145	10.473	12.618	$\frac{1}{6}$

TABLEAU VIII

Abb. 3.21 Die Entwicklung der Zahlen weiblicher und männlicher Medizinstudierender in Frankreich. (In: Charrier 1931, S. 164; mit freundlicher Genehmigung von © 2022 OCLC. All Rights Reserved)

Zu den Zahlen in Frankreich

Ausführliche Statistiken des französischen Bildungsministeriums zu weiblichen Studierenden in Frankreich (Abb. 3.21) existieren seit dem Jahr 1889/90 – die ersten französischen Studentinnen (immatrikuliert in Paris und in der „Provinz"-Stadt Montpellier) aus dem Jahr 1886 sind dort dementsprechend noch nicht verzeichnet. Im Jahr 1888/89 lag die Anzahl französischer Studentinnen bei 20, die Anzahl ausländischer Studentinnen bei 122 und erst ab dem Jahr 1908–1909 ist ein spürbarer Anstieg der Zahlen ersichtlich[282]; die Zahl ausländischer Frauen überstieg diejenige der französischen Studentinnen dabei bis zum Jahr 1908–1909, russische Studentinnen machten die größte Gruppe an „Studienimmigrantinnen" aus. Erkennbar ist, dass die Anzahl der Französinnen die der Ausländerinnen bis zum Jahr 1908 unterbot (1889/1890: 20 Französinnen auf 122 Ausländerinnen; 1898/1899: 145 Französinnen auf 160 Ausländerinnen; 1908/1909: 294 Französinnen auf 395 Ausländerinnen; vgl. Abb. 3.21) und sich ein Wandel erst nach dem Ersten Weltkrieg vollzog: Die Zahl der Französinnen stieg rapide auf 1662 im Jahr 1928/29 an, und waren die weiblichen Studierenden

---

[282] Charrier 1931, S. 150.

insgesamt zu Beginn der statistischen Aufzeichnung mit knapp 5 % aller Studenten noch klar in der Minderheit, so betrug ihr Anteil 40 Jahre später bereits etwa 17 %.

Regionale Differenzen

Im Jahr 1883/84 studierten 65 ausländische Frauen in Frankreich, 47 davon waren Russinnen.[283] Die einzelnen französischen Städte öffneten den Zugang zu ihren Universitäten zu unterschiedlichen Zeitpunkten: In Bordeaux studierten seit dem Jahr 1879 vier Frauen; in Lille ab 1887/88 eine ausländische und ab dem Jahr 1892 eine französische Frau; in Toulouse teilten sich männliche und weibliche Studierende erstmals ab dem Jahr 1891 die Hörsäle und in Nancy studierten Frauen erst ab dem Jahr 1894, dann allerdings gleich zehn Ausländerinnen. Vor dem Ersten Weltkrieg war die Anzahl französischer Studentinnen stets kleiner als die Anzahl ausländischer Studentinnen[284], die Entwicklung der Gesamtzahl der Studentinnen war eine durchaus positive: Ab dem Jahr 1918 stieg die Anzahl weiblicher Studierender an den Universitäten in Angers, Besançon, Clermont, Limoges, Marseille, Nantes, Rennes und Tours spürbar an.[285] Bei der Betrachtung der Anzahl weiblicher Studierender im Verhältnis zu ihren männlichen Kommilitonen lässt sich konstatieren, dass sich abhängig von der betrachteten Fakultät die Verhältnisse unterschiedlich darstellten. War an den philosophischen Fakultäten in Paris die Anzahl im Jahr 1928 bereits beinahe angeglichen (7239 Frauen auf 7821 Männer), bestand in gleichem Jahr an den pharmazeutischen (1314 Frauen auf 2538 Männer) und den medizinischen Fakultäten (2145 Frauen auf 10473 Männer) noch kein ausgewogenes Verhältnis.[286] Auch die Auswirkungen des Krieges hatten auf das Geschlechterverhältnis einen unterschiedlichen Einfluss: Die Anzahl männlicher Studenten sank deutlich schneller als diejenige der weiblichen.[287]

Die erste „weibliche Promotion" in Frankreich: Eine Medizinerin
Ein weiterer akademischer Schritt wurde von Frauen in Frankreich tatsächlich zuerst in der Fachrichtung der Medizin vollzogen – eine Engländerin, Miss Garrett, verteidigte am 14. Juni 1879 als erste Frau ihre medizinische Promotion

---

[283] Ab dem Jahr 1896 wurde die Universität in St. Petersburg für Frauen geöffnet; die Zahl russischer Studentinnen in Paris sank daraufhin; vgl. Charrier 1931, S. 151.
[284] Charrier 1931, S. 163.
[285] Charrier 1931, S. 169.
[286] Charrier 1931, S. 173.
[287] Charrier 1931, S. 150.

in Paris; vier Jahre zuvor, im Juni 1875 hatte diesen Schritt bereits Mme Brès als erste Französin erreicht. Alice Sollier reichte ihre Dissertation im Jahr 1887 ein und gehört somit zu den allerersten in der Medizin promovierten Frauen in der französischen Hauptstadt (Dissertation N° 4 in Paris) – umso mehr muss es verwundern, dass die bisherige Forschung sie unbeachtet ließ. Auch in den „Provinzstädten" Montpellier, Lille, Bordeaux, Lyon, Nancy, Toulouse und Straßbourg reichten Frauen in den folgenden Jahren medizinische Doktorarbeiten ein – insgesamt 280 Dissertationen wurden von Frauen in den Jahren 1869/70 bis 1900/01 verfasst, 228 davon in Paris (durch 40 Französinnen und 188 Ausländerinnen)[288]; ihm Jahr 1928/29 wurden an der Pariser Medizinischen Fakultät sogar 41 Doktortitel an Frauen vergeben.[289]

Die Situation der ersten Promovendinnen der Medizin in der französischen Hauptstadt beschreibt Pierre Moulinier. Er legt dar, dass zwischen 1870 und 1900 zwar über 200 Frauen in Paris einen Doktorgrad erwerben konnten, doch die Medizinstudentinnen gegenüber ihren Mitstudenten eine starke Minorität darstellen – ein Eindruck, welcher sich beim Blick auf die abgeschlossenen Dissertationen verstärkt.[290] Zahlreiche ausländische Studentinnen waren an den medizinischen Fakultäten eingeschrieben: Immerhin 16,76 % der Medizinstudentinnen hatten ihre Wurzeln im Ausland[291]; erst ab dem Jahr 1900 ist ein spürbarer Anstieg der französischen Medizinstudentinnen erkennbar.[292] Bei den ersten Promovendinnen der Medizin vergrößert sich dieser Anteil; einer Prozentzahl von 10,6 % Frauen ausländischen Hintergrunds, welche zwischen den Jahren 1870 bis 1900 ihre medizinische Dissertation einreichten, stehen nur 1,4 % Französinnen in gleicher Situation gegenüber.[293] Ausländische Frauen erwarben ihren Titel im verhältnismäßig hohem Lebensalter von 30 Jahren, erklärbar durch die längere Vorbereitungszeit eines Auslandsstudiums; dies trifft auch für Constance Pascal zu, welche bei der Einreichung ihrer Dissertation bereits 28 Jahre alt war und erst drei Jahre nach deren Einreichung begann, als Ärztin zu arbeiten. Auch Toni Schmidt-Kraepelin promovierte spät; erst im Alter von 42 Jahren reichte sie ihre Dissertation ein (vgl. 4.3.2).

---

[288] Charrier 1931, S. 205.

[289] Charrier 1931, S. 206.

[290] Moulinier 2006, S. 2.

[291] Moulinier 2006, S. 2.

[292] Sigrist 2009 S. 53.

[293] Moulinier 2006, S. 2.

3.6 Die ersten Ärztinnen: Medizinische Feminisierung in Etappen

Die Geschichte der ersten Ärztinnen reicht weiter zurück als diejenige der ersten Medizinstudentinnen, da die Kunst des Heilens von den Aspirantinnen zunächst weniger in Form eines universitären Studiengangs, als durch praktische Ausbildung nebst Eigenstudium von Medizinbüchern erworben wurde. Die Zahl praktizierender Ärztinnen ist dabei einem starken zeitlichen Wandel unterworfen, dessen Verlauf an dieser Stelle nicht bis ins Mittelalter oder die Renaissance – eine Zeit, in welcher Frauen in Frankreich beinahe gar nicht praktizierten, war ihnen eine Ausübung ärztlicher Tätigkeit aufgrund eines Dekrets vom 12. April 1578 doch explizit verboten worden[294] – verfolgt werden soll. In allen Epochen hat es herausragende weibliche Persönlichkeiten mit heilkundlicher bzw. pflegerischer Betätigung gegeben.

Frankreich: Frauen in der Lehre
Zunächst zur Situation in Frankreich: Mit der Zulassung der Frauen zum Wettbewerb um die klinische Ausbildung („Internat") erwarben sich diese auch das Zulassungsrecht um die klinischen Ausbildungsplätze („concours du clinicat") – jede Frau unter 33 Jahren durfte sich hierfür anmelden. Der Professionalisierungsprozess in der Medizin sowie die Etablierung der Frauen im Ärztestand wurde in Frankreich dadurch erleichtert „(…) daß die gesellschaftliche Bewertung der freien Berufe und der eine wissenschaftliche Ausbildung voraussetzenden Karrieren in der zweiten Hälfte des 19. Jahrhunderts weit geringer als in Deutschland war."[295] Etwa um das Jahr 1885 herum sah man Frauen erstmals auch in offiziellen ärztlichen Positionen und im Jahr 1891 übernahm Mme Edwards-Pilliet, die Ehefrau des bekannten Pariser Universitätsprofessors und Leiters der physiologischen Abteilung des Krankenhaus Lariboisière, Dr. Pilliet, nach dessen Ableben zeitweilig seinen Posten – erstmals war eine Frau in die medizinische Lehre eingebunden; vor mehreren hundert Zuhörern beider Geschlechter gab sie Kurse zum Anlegen von Verbänden.[296] Charrier beschreibt eindrücklich: „In Etappen und nicht auf einen Schlag vollzog sich der medizinische Feminismus."[297] Ein

---

[294] Charrier 1931, S. 285.
[295] Costas 2000, S. 19.
[296] Charrier 1931, S. 298.
[297] „C'est par étapes, et non d'un seul coup, que s'est confirmé le féminisme médical"; vgl. Charrier 1931, S. 298.

berufliches Fortbestehen war, laut Charrier, unabhängig von der genauen Position (ob als Allgemeinärztin, spezialisierte Ärztin, als Ärztin in eigener Praxis in einer größeren Stadt oder in ländlichen Medizin-Zentren) jeder Ärztin möglich – solange das sie bewertende Gremium positiv gestimmt blieb („lorsque le jury est favorable"); diese Ansicht macht das hohe Maß an Willkür deutlich, dem gegenüber sich Frauen zu Beginn des 20. Jahrhunderts auf ihrem Weg in akademische Positionen ausgesetzt sahen.[298]

Zahl und Organisationsgrad berufstätiger Frauen
Wie bereits dargelegt wurde, vermied die erste Generation der Ärztinnen in Deutschland wie auch in Frankreich[299] absichtlich den Kontakt zu Vertreterinnen radikal feministischer Auffassungen. Vielmehr bestand das Engagement der bürgerlichen Frauenbewegung in der Hervorhebung der mütterlichen Attribute und häuslichen Qualitäten von Frauen: „Aufmerksamkeit, Ausdauer und Sensibilität, Hingabe und Unterordnung, (…) gleichzeitig aber auch Überwachung, Kontrolle und Sanktionierung"[300] galten als solche – im Sinne einer beruflichen Emanzipation wurden diese umgedeutet und boten somit den Ausgangspunkt einer Kontrastierung zu männlich konnotierten Prinzipien von Eigennutz, Konkurrenz und Spezialisierung.[301] Frauen, sowohl diejenigen aus „gutem bürgerlichen Hause", als auch diejenigen aus der Arbeiterklasse, strebten nach einer Selbstverwirklichung außerhalb der traditionellen Funktionsräume von Ehe und Mutterschaft – eine Rollenverwirklichung in einem gegliederten Arbeitsverhältnis wurde zum Ziel.

Nach erfolgreichem Abschluss des Studiums eröffneten sich den jungen Ärztinnen in Deutschland drei Wege der beruflichen Weiterentwicklung: eine direkte Niederlassung als praktische Ärztin, eine weitere Ausbildung als Assistenzärztin in Krankenhäusern und sich dann niederlassende Medizinerin oder eine Weiterbildung zur Fachärztin (zur Facharztfrage siehe 3.8). Reine Krankenhausärzte im Sinne eines Berufsbildes bis zum Rentenalter gab es beinahe keine; die dortige Tätigkeit galt vielmehr als Durchlaufstation auf dem Weg zur Niederlassung. Assistenzärztinnen arbeiteten in der Regel in einem unbefristeten Arbeitsverhältnis und lebten und aßen in den Einrichtungen.[302] Gegenüber ihren männlichen Kollegen waren die Frauen dabei zahlenmäßig deutlich unterrepräsentiert; so

---

[298] Charrier 1931, S. 300.
[299] Vgl. hierzu die Biographie Constance Pascals; Abschn. 4.3.1.
[300] Bleker und Schleiermacher 1997, S. 90.
[301] Bleker und Schleiermacher 1997, S. 91.
[302] Bleker und Schleiermacher 1997, S. 93.

waren im Jahr 1914 14 Assistenzstellen an Universitätskliniken von Frauen besetzt und auch im Jahr 1927 belegten Ärztinnen nur 16 der 755 etatisierten Assistenzarztstellen an deutschen Universitätskliniken.[303] Jeder Arbeitgeber musste bei der Einstellung einer Ärztin deren Ausfall aufgrund sich einstellender Mutterschaft zumindest erwägen und tatsächlich heiratete beinahe die Hälfte der Ärztinnen; die Eheschließung fand am häufigsten mit Kollegen statt. Einige der frühen Ärztinnen brachten zudem viele Kinder auf die Welt.[304]

Überraschenderweise erwies sich der Erste Weltkrieg in Bezug auf die Ausbildungsmöglichkeiten als äußerst fördernd für Frauen; Grund hierfür war der große Bedarf an Ärzten, in Kombination mit den kriegsbedingt zurückgehenden Zahlen männlicher Studenten.[305] Wie Bonner zeigt, lag der Frauenanteil an der Universität in Marburg im Jahr 1917 bei 30 %. Bezüglich der Niederlassung wiesen Bleker und Schleiermacher nach, dass sich die meisten Ärztinnen, welche bis Ende 1918 approbiert wurden, „bis auf ganz wenige Ausnahmen (…) als Freiberuflerinnen nieder[ließen]"[306], wobei knapp 50 % der Ärztinnen ihre Praxen in Städten mit mehr als 400.000 Einwohnern eröffneten; in Berlin beispielsweise praktizierten bis Ende 1918 allein 77 Ärztinnen.[307] In den Jahren 1907, 1925, 1933 und 1939 fanden Berufszählungen des statistischen Reichsamtes statt: Für das Jahr 1925 ermittelte dieses 2572 berufstätige Ärztinnen (5,4 % der gesamten Ärzteschaft), für das Jahr 1933 4367 Ärztinnen (8,6 %) und 1939 schließlich 6280 Ärztinnen (9,5 % der gesamten Ärzteschaft von 65780 Ärzten).[308] Zur Statistik sei an dieser Stelle auch an die Angaben des Internationalen Kongresses weiblicher Ärzte im April 1929 erinnert: Sieben Ärztinnen praktizierten im Jahr 1882 in Frankreich; fünf weitere, somit insgesamt elf Ärztinnen praktizierten im Jahr 1888 in Paris; 95 Ärztinnen praktizierten im Jahr 1903 in Frankreich (65 davon in der „Provinz" und in Algerien, 30 in Paris); 160 Ärztinnen praktizierten im Jahr

---

[303] Bleker und Schleiermacher 1997, S. 94.

[304] Bleker und Schleiermacher 1997, S. 104.

[305] Bonner 1995, S. 413.

[306] Bleker und Schleiermacher 1997, S. 98.

[307] An dieser Stelle sei, einen relativierenden Blickwinkel darlegend, Claudia Huerkamp zitiert, die bezüglich der Aussagekraft und Reliabilität quantitativer Angaben zu Ärztinnen folgende Aussage traf: „Wenn Autoren und Autorinnen neuerer Studien über Ärztinnen mit großer Sicherheit behaupten, die Zahl der Ärztinnen in Deutschland habe zu einem Zeitpunkt soundsoviele betragen (…) kann man sich über die Sicherheit und Unbekümmertheit, mit der solche Zahlen vorgebracht werden, nur wundern. Denn die Angaben über die Zahl der Ärztinnen, wie auch der Ärzte schwanken durchaus ganz erheblich (…)." Huerkamp 1996, S. 229.

[308] Huerkamp 1996, S. 229.

1921 in Paris und den Pariser Vororten; 556 Ärztinnen praktizierten im Jahr 1928 auf „französischem Territorium" („territoire français"; Frankreich sowie dessen Kolonien), diese machten allerdings nur 2 % aller praktizierenden Mediziner aus. Als erster gewerkschaftlicher Zusammenschluss bildete sich im Jahr 1920 der französische Verband weiblicher Ärztinnen („l'Association française des femmes médecins") – neun Jahre später, im Jahr 1929, knüpften hierüber bereits 251 französische Ärztinnen berufliche Bande.[309]

Im Jahr 1913 wurde Martha Ulrich Berlins erste Schulärztin – mit ihrem Engagement im öffentlichen Gesundheitswesen steht sie stellvertretend für eine Vielzahl an Kolleginnen, die durch die Besetzung unterschiedlicher Positionen im öffentlichen Gesundheitswesen die im Entstehen begriffene Entwicklung der Sozialhygiene und den Ausbau der Institutionen zu gesundheits-, sozial- und bevölkerungspolitischen Fragen maßgeblich gestalteten. Mindestens jede dritte Ärztin nahm zu Fragen der Gesundheitspolitik öffentlich Stellung und durch ihr soziales Engagement festigten diese Gruppe ihr berufliches Selbstverständnis; die Satzung des Bundes Deutscher Ärztinnen aus dem Jahr 1924 definierte als Ziel neben der internationalen Verständigung auch die „Bearbeitung sozialhygienischer Fragen vom Standpunkt der Ärztin als Frau."[310] Huerkamp arbeitete heraus, dass der Ärztinnenbund „wie auch die meisten seiner Mitglieder, sich überaus aktiv [zeigte und] auch andere Gebiete der Sozialmedizin (...) engagiert von ihm vertreten [wurden]." Sie stellt sich dabei die unbeantwortet gebliebene Frage, ob die „ganzheitliche Sicht, also die Einbeziehung beispielweise der Wohn- und Arbeitsverhältnisse und der familiären Belastung der jeweiligen Patientin, auch mehr in der ‚mütterlichen Natur' der Ärztin lag."[311]

3.7   Und die Facharztfrage? Der Bezug zur Psychiatrie? Die Wissenschaft?

In Deutschland wurde der Facharzt als spezifizierte Berufsbezeichnung erst im Jahr 1924 eingeführt, vorher nannten sich praktizierende Ärzte „Spezialisten"; dieser Terminus fand für all diejenigen Ärztinnen und Ärzte Verwendung, welche sich in einem Fach dem medizinischen Niveau ihrer Zeit entsprechend fortgebildet hatten und eine praktische Ausbildung von mindestens drei Jahren vorweisen

---

[309] Moulinier 2006, S. 13.
[310] Bleker und Schleiermacher 1997, S. 108 und 109.
[311] Huerkamp 1996, S. 253.

konnten.[312] Auf dem 43. Deutschen Ärztetag in Bremen wurden die „Leitsätze zur Facharztfrage" formuliert[313] und es durfte fortan nur noch ein Facharzttitel geführt werden. 38,1 % der bis 1918 approbierten Ärztinnen waren Anfang der 1930er Jahre in eigener Niederlassung tätig, wobei sich deren Verteilung wesentlich in den Fachbereichen der Kinderheilkunde (31,6 %), der Frauenheilkunde und Geburtshilfe (24,3 %), der Inneren Medizin (10,8 %) sowie der Psychiatrie und Neurologie (9 %) abbildete.

Die Fachrichtung Psychiatrie bildete unter verschiedenen Gesichtspunkten eine Ausnahme: Ärztinnen schienen angesichts der ihnen zugeschriebenen Rolle als einfühlsame Frauen, stets in aufopferungsvoller Zuwendung gegenüber den ins Abseits der Gesellschaft geratenen Randgruppen, geradezu prädestiniert für die Berufung zu „Irrenärztinnen". So arbeitete beispielsweise Helenefriderike Stelzner[314] zeitweilig als Psychiaterin – als „Irrenärztin" war sie an der Berliner Charité beschäftigt – und bezeugte, dass die Beschäftigungsmöglichkeiten für Ärztinnen an den psychiatrischen Anstalten (im Jahr 1914) gut seien. Sie trat als kräftige Befürworterin für eine Beschäftigung von Ärztinnen an psychiatrischen Anstalten in Erscheinung und begründete dies unter anderem durch „(...) rein menschliches Können, wie es jeder welterfahrenen Frau geläufig ist".[315] Neben der Annahme, dass männliche Ärzte wenig befähigt seien, die Äußerungen weiblicher Patienten richtig zu deuten, betonte sie die speziellen medizinischen Fachkenntnisse von Frauen und deren auf eigenen Erfahrungen fußendes und somit besseres Verständnis weiblicher Patienten. Ihrer Ansicht nach führe die Anwesenheit eines Arztes als einzigem männlichen Wesen auf Station zu einer Vielzahl an Problemen: „Die physiologische Empfindsamkeit oder Empfindlichkeit der Frau (...) erfährt natürlich bei der Patientin eine pathologische Steigerung. Daraus resultiert eine leichte Verletzlichkeit, die der Mann weder imstande ist nachzufühlen, noch zu schonen, da ihm das Organ dafür fehlt."[316] Ärztinnen wurde eine besondere psychiatrische Behandlungskompetenz

---

[312] Bleker und Schleiermacher 1997, S. 101.

[313] Vgl. die Biographie Martha Ulrichs; Abschn. 3.4.2.

[314] Helenefriderike Stelzner absolvierte im Oktober 1899 in Zürich ihr medizinisches Physikum und kam anschließend nach Deutschland; hier lernte sie die Pädiatrie bei Prof. Heubner in Berlin und begab sich anschließend nach Halle. Am 1. Juli 1902 beendete sie hier ihr deutsches Staatsexamen und wurde am 16. Juli 1902 promoviert. Später kehrte sie nach Berlin zurück und arbeitete als erste weibliche Volontärassistentin; vgl. Burchardt 1997, S. 100.

[315] Zit. n. Ziegeler 1993, S. 32 und 33.

[316] Zit. n. Ziegeler 1993, S. 33.

zugestanden, eben gerade weil das weibliche Gefühlsleben und die Sexualität der Patientinnen mit ihrer Krankheit in Verbindung gebracht wurde.[317]

Anstaltspsychiaterin: Eine Sackgasse?
Die Arbeit an psychiatrischen Heil- und Pflegeanstalten bildete im Kanon der Beschäftigungsmöglichkeiten eine Sonderposition; bereits frühzeitig entwickelte sich das Bild eines reinen Anstaltsarztes – ein Feld, welches für Frauen durchaus Vorteile bot. Die Tätigkeit an psychiatrischen Anstalten war dem „Sozialprestige" insgesamt eher ab- als zuträglich; das Arbeitsleben in den oft ländlich-abgelegenen Einrichtungen präsentierte sich als wenig attraktiv und der junge und aufstrebende Nachwuchs hatte hier häufiger mit Patienten zu tun, bei denen die therapeutischen Möglichkeiten ausgeschöpft schienen und die Diagnostik abgeschlossen war: Eine berufliche Sackgasse, welche männliche Mitbewerber nur ungerne einschlugen. Erleichternd für Frauen wirkte sich dieser Umstand jedoch nur bedingt aus: „Die Universitätskliniken stellen demnach etatsmäßig Frauen an, ebenso wie die städtischen Krankenhäuser, und für die in der Provinz gelegenen Heil- und Pflegeanstalten für Geisteskranke ist sogar mehr Nachfrage nach weiblichen Ärzten als Angebot. Tritt ein Mann in den psychiatrischen Anstaltsdienst ein, so kann ihm ein Vorwärtskommen naturgemäß auch nicht garantiert werden, (...) so ist für jeden männlichen Anstaltspsychiater immerhin die Aussicht vorhanden, leitende Stellen zu erhalten. Nicht so für die Frau. (...) In der Praxis verharren die meisten in Ministerien und Provinzialverwaltungen (...) und die Aussichtslosigkeit, in dominierende Stellen zu gelangen, hält viele Frauen davon zurück, sich in einen Berufszweig zu begeben, den sie wegen Mangels an Vorwärtskommen nach einigen Jahren doch aufgeben müßten, während die Summe der Erfahrung und Wissen, die sie dort gesammelt haben, doch hauptsächlich in derartigen Anstalten zu verwenden wäre."[318]

Die eigene Praxis als attraktiver Karriereweg
Eine mögliche Weiterführung des Ausbildungsweges bot sich den Ärztinnen stattdessen durch die Eröffnung einer Praxis für Nervenkrankheiten oder in Form der Eröffnung privater Kliniken, Sanatorien oder Erholungsheime. Bleker und Schleiermacher bemerken dazu: „Nicht selten waren Ehemänner, die ebenfalls

---

[317] Ziegeler 1933, S. 36.
[318] Bleker und Schleiermacher 2000, S. 96.

als Ärzte tätig waren, oder Familienmitglieder in diese Unternehmungen integriert"[319]; diese Aussage trifft offensichtlich auch auf den französischsprachigen
Raum zu – Alice und Paul Sollier dienen mit ihrer in das Jahr 1897 fallenden
Sanatoriums-Gründung als Beispiel. Vergleichende Untersuchungen zum Fächerspektrum der zwischen 1918 und 1927 approbierten Ärztinnen zeigen, dass die
absolute Anzahl praktizierender Psychiaterinnen stieg (von 16 auf 19), auch wenn
sich deren relativer Anteil verminderte (von 9 % auf 5,7 %).[320]

3.8   Überleitung

Nach der Darlegung der Anfänge der Psychiatrie als Wissenschaft, sowie einer
Einführung in die historischen Entwicklungen im deutschen Kaiserreich sowie
Frankreichs Dritter Republik – einem Zeitraum, in welchem sich auch große
Lebensabschnitte von Alice Sollier und Martha Ulrich abspielten – und nach
den Ausführungen zu den Anfängen des Frauenstudiums in Frankreich und
Deutschland folgt nun die Fortführung der einleitenden Kapitel: Die Geschichte
Deutschlands und Frankreichs zwischen 1918 und 1933 wird beleuchtet, ebenso
die psychiatriehistorischen Umformungen dieser Zeit. Die sich anschließenden
Biographien von Constance Pascal und Toni Schmidt-Kraepelin verschaffen
Zugang zu der Frage, ob für die Pionierinnen der Psychiatrie ein Hintergrund
im Bildungsbürgertum eine notwendige Voraussetzung für beruflichen Erfolg
darstellte.

---

[319] Als Beispiel benennen sie ein von Antonie Ruoff geführtes Kurheim für Nervenkranke in
Unterhuldingen; vgl. Bleker und Schleiermacher 2000, S. 98.
[320] Bleker und Schleiermacher beziehen ihre Angaben ihrerseits auf Julius Hadrich: Die Zahl
der Ärzte Deutschlands im Jahre 1927; vgl. Bleker und Schleiermacher 2000, S. 214.

Ergebnisse: Deutschland und Frankreich 1918–1933. Die soziale Herkunft der Ärztinnen

4

4.1 Deutschland und Frankreich zwischen den Kriegen (1918–1933)

Kriegskultur – „culture de guerre"
Anknüpfend an die Darstellung der Julikrise des Jahres 1914 (Abschnitt 3.2) und den Ausführungen zur Kriegserklärung Deutschlands gegen Frankreich am 3. August 1914 – beide Länder waren einander direkte Gegner im Ersten Weltkrieg – sei zunächst die intellektuelle Wahrnehmung dieses Krieges, die „Kriegskultur", in den jeweiligen Ländern dargelegt; diese wurde höchst unterschiedlich aufgefasst. Für Deutschland konnte gezeigt werden, dass der „Topos vom unvermeidlichen Krieg" in den führenden Schichten und der bürgerlichen Öffentlichkeit des wilhelminischen Reiches vor dem direkten Kriegseintritt die Oberhand gewonnen hatte und die kriegsfatalistische, doch allgemein verbreitete Auffassung widerspiegelte, dass eine Selbstbehauptung des eigenen Landes nur durch einen Kriegseintritt möglich sei.[1] Die landläufigen Auffassungen im Nachbarland Frankreich standen hierzu im Gegensatz, man sprach von einer „culture de guerre". In Deutschland fand der Terminus der „Kriegskultur" keine Anwendung[2] – die positive Konnotation des Kulturbegriffes mag daran ihren Anteil haben; vielmehr war die These verbreitet, dass Deutschland einen „gerechten

---

[1] Dieser Eindruck bezieht sich auf die Arbeit von Wolfgang Mommsen und erklärt auch die „chaotische wie erpresserische Politik" der deutschen Regierung in der Juli-Krise; vgl. Krumeich et al. 2015, S. 56.

[2] Verwendung fand der Begriff „Kriegskultur" allerdings durch die Kirchen: Die evangelische und die katholische Kirche in Deutschland deuteten den Kriegsausbruch als „religiöses Erwachen" und äußerten sich teilweise durchaus kriegsenthusiastisch; vgl. Krumeich et al. 2015, S. 59.

© Der/die Autor(en), exklusiv lizenziert an Springer Fachmedien Wiesbaden GmbH, ein Teil von Springer Nature 2022
J. Prokop, *Pionierinnen der Psychiatrie in Frankreich und Deutschland (1870–1945)*, Frauen in Philosophie und Wissenschaft. Women Philosophers and Scientists, https://doi.org/10.1007/978-3-658-40009-5_4

Krieg in der Verteidigung gegen hassvolle und neidische Nachbarn" führte.[3] Für die Zeit vor und während des Ersten Weltkrieges ist in Frankreich die allgegenwärtige Präsentation des Nachbarlands Deutschland als „barbarischer Feind" hervorzuheben; dessen „Gräueltaten" wurden der französischen Zivilbevölkerung durch zahlreiche öffentlich-mediale Kanäle ständig vor Augen geführt.[4]

Die erschreckenden Zahl der Todesopfer
Im Ersten Weltkrieg wurden etwa 20 Millionen Soldaten verwundet und neun bis zehn Millionen verloren ihr Leben, zudem gab es große Kriegsverluste auf beiden Seiten; sie seien für die Länder Deutschland und Frankreich im Folgenden kurz aufgeführt: Im Deutschen Reich starben von den mehr als 13 Millionen teilnehmenden Soldaten zwei Millionen (ca. 15 %), für das Nachbarland Frankreich gilt, dass acht Millionen Soldaten „zu den Fahnen" gerufen wurden, dabei fanden 1,3 Millionen Menschen (ca. 16 %) den Tod. Nimmt man die französischen Kolonien mit in die Zählungen hinein, kommen weitere 450.000 französischsprachige Soldaten hinzu, von diesen starben beinahe 80.000 (17 %).[5]

Tilgung der Schmach
„Auf unserem Territorium, in Versailles, vor den Toren unserer Hauptstadt, hat Deutschland den Grundstock für seine Weltherrschaft gelegt, die es durch die Vernichtung der Freiheit der Völker aufbaute. Sollte sich nicht dort, gleichsam als Sinnbild des Triumphes der Gerechtigkeit, der Kongress versammeln, dessen wichtigster Grundsatz das Recht der Völker auf Selbstbestimmung sein wird?"[6] Diese Sätze sprach der französische Außenminister Stéphen Pichon Ende Oktober 1918 und brachte somit als Erster die Idee einer Unterzeichnung der den Krieg beendenden Verträge an dem historisch so bedeutungsvollen Ort auf. Am 18. Januar 1919 kamen die Delegierten aus 21 Nationen zusammen, weitere drei Monate bis April 1919 sollten vergehen, ehe auch Deutschland in die Friedensverhandlungen miteinbezogen wurde. Der 28. Juni 1919 brachte dann den endgültig vertraglich festgesetzten Frieden in Form des „Versailler Vertrags".[7] Dieser

---

[3] Krumeich et al. 2015, S. 58.
[4] Krumeich et al. 2015, S. 59.
[5] Unterseher 2014, S. 28.
[6] Homepage 14-Tagebücher-des-Ersten-Weltkrieges.
[7] Krumeich et al. 2015, S. 140. Die für Deutschland relevantesten Bestimmungen des Vertrages waren 1) Der Verlust zahlreicher Gebiete (10 % des Territoriums, 50 % der Eisenerzversorgung, 25 % der Steinkohleförderung (...)); 2) Das Verbot der Vereinigung mit Deutsch-Österreich; 3) Die Verpflichtungen zur militärischen Abrüstung (Beschränkung der Berufsarmee auf 100.000 Mann mit beschränkter Dienstzeit, Beschränkung der Marine auf

ermöglichte Frankreich die Wiedereingliederung Elsaß-Lothringens[8], damit die Erlangung der ehemaligen Größe vor 1870 und die erneute Etablierung seiner „territorial gewichtige[n] Position" auf dem europäischen Kontinent – in Deutschland wurden durch die einschneidenden Bestimmungen des Vertrages zahlreiche Revisionismus-Wünsche befeuert.[9] Im Jahr 1918 lebten auf französischem Territorium 40 Millionen Menschen, in Deutschland 63 Millionen Menschen.[10]

Zur deutsch-französischen Verständigungspolitik nach Kriegsende
Dieses Thema wurde vielfach erforscht – ein häufig anzutreffender Standpunkt ist dabei die Auffassung, dass weder in Frankreich noch in Deutschland eine echte Verständigungsbereitschaft frei von machtpolitischen Hinterabsichten existierte, zudem fehlten die Mittel und historischen Voraussetzungen für eine tatsächliche Aussöhnung.[11] Interessant ist mit Blick auf die unterschiedlichen Kriegsauffassungen der Deutschen und Franzosen zudem die „fundamentale Differenz der Begriffe Front und Heimat": Der Krieg hatte sich auf französischem Boden – nicht auf deutschem – abgespielt, die Verteidigung des Vaterlandes hatte für erstere also die sehr sinnhafte Bedeutung einer Verteidigungsnotwendigkeit; in Deutschland hingegen wurde das Konstrukt einer „Vorwärts-Verteidigung" eher propagandistisch aufgebaut. Die Legitimation dieser „Verteidigung" war sowohl nach innen als auch nach außen ungleich schwieriger und geriet mit steigender Kriegsdauer immer problematischer. Diese schwierige Legitimation des Krieges kann als ein Grund gesehen werden für die Tatsache, dass Deutschland von etwa 1918/1919 bis 1925 mit dem Verdauen des Kriegsverlusts beschäftigt war; zwecks eines Umsichgreifens des „(…) gesamte[n] Syndrom[es] der politischen

---

15.000 Mann (…)); 4) Langjährige Besetzung und dauerhafte Demilitarisierung des Rheinlands; 5) Die wirtschaftlichen Einschränkungen (Verkleinerung der deutschen Handelsflotte, Internationalisierung der deutschen Schifffahrtswege (…)) und weitere; vgl. Rauch 2016, S. 98.

[8] Vgl. hierzu Bondy und Abelein 1973, S. 47: „Was Deutsche und Franzosen am tiefsten trennte, das war die Losreißung Elsaß-Lothringens von Frankreich gegen den klaren Willen der überwiegenden Mehrzahl der Einwohner dieser Provinzen, namentlich auch jener deutscher Zunge."

[9] Rauch 2016, S. 98.

[10] Hagespiel 1987, S. 21.

[11] Das Scheitern der Versöhnung war somit vorprogrammiert; vgl. Hagespiel 1987, S. 1.

Auseinandersetzung um die Gründe der Niederlage" hatte sich der Begriff der „Dolchstoß-Legende"[12] durchgesetzt.

Lenkt man den Blick weg von dem Kriegsgeschehen und sucht nach Versuchen versöhnlicher Worte gegen den um sich greifenden Nationalismus, vor allem in der Erkenntnis, dass sich in der deutsch-französischen Beziehung seit jeher auch die Lage der gesamteuropäischen Bevölkerung spiegelte, so seien François Bondy und Manfred Abelein zitiert: „Der erste namhafte Europäer, der gegen den überbordenden Nationalismus Widerstand leistet, ist im Krieg der Franzose Romain Rolland, durch lange Jahre des Musikstudiums und durch persönliche Freundschaften mit Deutschland verbunden. Seine Schrift ‚Über dem Schlachtengewühl' trug ihm in Frankreich heftigste Angriffe ein."[13] Es gab also durchaus Stimmen, welche sich auch während des Krieges für eine Aufrechterhaltung des deutsch-französischen Gesprächs stark gemacht hatten; Ansätze einer „kurzlebigen Versöhnung unter der Weimarer Demokratie, aber auch für die viel tieferen Erneuerungen der Beziehungen nach 1945."[14] Während der „Verständigungsära"[15] in den 1920er Jahren blieben diese Stimmen deutlich vernehmbar; trotz der zahlreichen nationalistischen Anfeindungen gab es sehr wohl tatkräftige Unternehmungen gegenseitigen Aufeinander-Zukommens („Rapprochement") – die zeitliche Fixierung dieses Übergangs von der Konfrontation zum Gespräch ist dabei problematisch, die Jahre 1923/1924 erscheinen am plausibelsten.[16] Äußerst engagiert im Prozess der außenpolitischen Annäherung mit seiner „typischen Form von Diplomatie" waren der damalige französische Außenminister Aristide Briand sowie sein deutsches Pendant, Gustav Stresemann.[17] Dessen Bemühungen

---

[12] Die Dolchstoßlegende diente der Erklärung des Kriegsverlusts trotz der angeblich „gesamtdeutschen Einigkeit und Anstrengung" – die Niederlage wurde nicht als Schicksal bzw. Konsequenz der militärtechnischen Überlegenheit der Gegner aufgefasst, sondern als „Verrat aus den eigenen Reihen" bzw. als Verrat durch „die Heimat" (alle nicht im Felde stehenden Deutschen; Spartakisten, Kommunisten, Juden, usw.); vgl. Krumeich et al. 2015, S. 269. Die deutsche Kriegsgesellschaft hatte sich schon während des Krieges vom Krieg entfernt und war unfähig, sozial-moralisch zu inszenieren, was einer Nation im Überlebenskampf notwendig gewesen wäre; vgl. Krumeich et al. 2015, S. 271.

[13] Bondy und Abelein 1973, S. 52.

[14] Bondy und Abelein 1973, S. 52.

[15] Hagespiel 1987, S. 4.

[16] Hagespiel 1987, S. 5.

[17] Für die gemeinsamen Bemühungen erhielten Stresemann und Briand den Friedensnobelpreis; vgl. Rauch 2016, S. 105. Der Tod von Stresemann am 03.10.1929 stand symbolisch für „das Ende einer mit großen Hoffnungen verbundenen außenpolitischen Normalisierung"; vgl. Hagespiel 1987, S. 4. Für weitere Ausführungen zu den Personen Briand und Stresemann vgl. Hagespiel 1987, S. 5–7 und Rauch 2016, S. 104 ff.

führten in Deutschland, gegen innenpolitische Widerstände, zum Abschluss des Vertrags von Locarno im Oktober 1925: Deutschland, Frankreich, Großbritannien, Italien und Belgien bekräftigen darin die im Versailler Vertrag festgelegten Abmachungen (wie etwa die definierten Westgrenzen sowie die Entmilitarisierung des Rheinlandes) – Streitfragen sollen an den Völkerbund übergeben werden.[18] Im Jahr 1926 wurde Deutschland in diesen aufgenommen. Aristide Briand hierzu: „Ist es nicht ein bewegendes (...) Schauspiel, erst einige Jahre nach dem furchtbarsten der Kriege, die die Welt umgewälzt haben, (...) die gleichen Völker, die sich so brutal begegnet sind, in dieser friedlichen Versammlung finden, wo sie ihren gemeinsamen Willen bezeugen, am Werk des allgemeinen Friedens zusammenzuarbeiten?"[19]

Gibt es eine „deutsch-französische" Epoche von 1918/1919 bis 1933?
Durchaus nachvollziehbar erscheint die Anmerkung Hermann Hagespiels, welcher die Sinnhaftigkeit einer konkreten zeitlichen Abgrenzung der Epoche von 1919 bis 1930 mit Blick auf die deutsch-französischen Beziehungen in Frage stellt; vielmehr sieht er Kontinuitäten der Übergänge von einer Nachkriegs- zu einer Verständigungspolitik (Jahre der Konsolidierung und Normalisierung zwischen Einsicht in die Notwendigkeit und Vertrauen auf eine bessere gemeinsame Zukunft) und später hin zur aggressiven deutschen Revisionspolitik.[20] Die Wirtschaftsdepression des Jahres 1929 mit den dadurch verursachten, zunehmenden Haushaltproblemen, ansteigenden Arbeitslosenzahlen und wachsendem politischen Radikalismus ist ein, wenn auch nicht der einzige ausschlaggebende Faktor für die zunehmende Abkühlung des deutsch-französischen Verhältnisses – die Periode außenpolitischer Annäherung kam im Jahr 1929/1930 folglich zu einem recht deutlichen Abschluss.[21] Das Schlagwort „Revisionismus" gewann erneut an Bedeutung und die ablehnende Haltung gegenüber der „Versailler Ordnung"

---

[18] Rauch 2016, S. 105.

[19] Zit. n. Bondy und Abelein 1973, S. 54.

[20] Hierzu: „(...) mangels klarer Bruchlinien über sämtliche Bereiche hinweg [ergeben sich] Zeitspannen von unterschiedlicher Länge und in teilweise chronologischer Verschiebung zueinander, je nachdem, welche Ebene der deutsch-französischen Beziehungen gerade ins Auge gefasst wird. Nur sehr bedingt lässt sich allenfalls die Periode aufgrund des Quellenmaterials mit den eingebürgerten Epochenabschnitten 1919 und 1933, d. h. etwa mit der Zeit von ‚Weimar', zur Deckung bringen"; vgl. Hagespiel 1987, S. 4.

[21] Hagespiel 1987, S. 5.

erstarkte im außenpolitischen Grundkonsens Deutschlands.[22] Varianzen der Radikalität der Revisionsziele sind erkennbar; Rauch unterscheidet gar drei Epochen[23] mit unterschiedlich starker Ausprägung der Revisionswünsche Deutschlands, welche spätestens mit den Aufrüstungsbemühungen (die einen klaren Bruch des Versailler Vertrags bedeuteten) an Dringlichkeit gewannen.[24]

Deutlich erkennbar wird in einer Auseinandersetzung mit den politischen Entwicklungen in Deutschland und Frankreich nach 1918/1919 also die notwendige Zweigleisigkeit einer Wahrnehmung der Beziehungen: Es erscheint ebenso legitim, von einem „Zeitalter der Weltkriege"[25] zu sprechen (mit einer durchgängigen deutschen Machtpolitik von Bismarck bis Hitler), wie von „kontinuierlicher deutsch-französischer Nachbarschaft, in der sich die 75 Jahre des Ringens um die hegemoniale Stellung auf dem europäischen Kontinent eher kurz ausnehmen."[26]

4.2 Psychiatrie in Zeiten des Krieges

Anknüpfend an die Ausführungen der Entwicklungen der Psychiatrie in Deutschlands Kaiserreich und Frankreichs Dritter Republik (3.3) folgt nun eine Darlegung der Entwicklungen der Psychiatrie zu Zeiten des Krieges und zwischen den beiden Weltkriegen. Zitiert sei zunächst Emil Kraepelin, welcher während der Verfassung seines Aufsatzes über die Entstehungsgeschichte der Deutschen Forschungsanstalt für Psychiatrie am 8. Juni 1918 – „inmitten der Stürme des Weltkrieges" – unter dem Eindruck der Kriegsgeschehnisse steht. Er schreibt in Bezug auf die Dringlichkeit neuer Forschungswege in der „Irrenheilkunde": „Mit bedrückender Wucht hat sich allen Körperschaften, die das Gebiet des Irrenwesens zu bearbeiten haben, die Erkenntnis aufgedrängt, daß hier eine ungeheure, hoffnungslose Last entsteht, die immer wachsende Anforderungen an die wirtschaftliche Leistungsfähigkeit unseres Volkes stellt. (...) Ganz besonders eindringlich hat uns aber die Not des Weltkrieges die überragende Wichtigkeit vor Augen geführt, die neben der körperlichen Tüchtigkeit der seelischen Gesundheit für die Leistungsfähigkeit und Widerstandskraft eines Volkes

---

[22] Rauch 2016, S. 100.

[23] Phase 1: Die Nachkriegszeit (1919–1923); Phase 2: Der Geist von Locarno (1924–1928); Phase 3: Neo-Wilhelminismus (1929–1933); vgl. Rauch 2016, S. 106–107.

[24] Rauch 2016, S. 108.

[25] Zu den Entwicklungen der deutsch-französischen Beziehungen nach 1933 sowie im Zweiten Weltkrieg sei auf Abschnitt 5.1. verwiesen.

[26] Hagespiel 1987, S. 526.

zukommt."[27] Plötzlich war die Fachrichtung konfrontiert mit Soldaten, welche „permanent zitterten, stotterten oder weinten, die (taub)stumm geworden waren und die Essensaufnahme verweigerten, deren Gliedmaßen gelähmt waren, die Selbstgespräche führten oder unter Halluzinationen litten"[28] – zwecks einer befriedigenden Diagnosestellung wurden gar gänzlich neue Klassifikationssysteme notwendig. Zahlreiche Studien zur Kriegspsychiatrie zeigen auf, dass die Darlegung der Gefühlswelt der Patienten während der Kriege einen großen Raum einnahm – Susanne Michl und Jan Plamper etwa zeigen, dass die „commotion" bzw. „émotion de la guerre" in Frankreich, die „Kriegsneurose" bzw. „Neurasthenie" in Deutschland und Österreich-Ungarn zur häufigsten psychiatrischen Diagnose wurde.[29] In beiden Ländern wurden im gesamten Verlauf des Ersten Weltkrieges jeweils ca. 200.000 Kriegsneurosen diagnostiziert.[30] Auch Kaufmann legt dar, dass der „rasante Erfolg des Neurasthenie-Konzepts" die Zeitgenossen beschäftigte – Ärzte schätzten das klare klinische Bild der Neurasthenie als die „breite Palette an nervösen Symptomkomplexen" erleichternde Krankheitsbezeichnung.[31]

In Frankreich stiegen die Zahlen der aufgrund „hysterischer", „hysterisch-traumatischer" oder „funktioneller" Symptome behandelten Patienten während des Ersten Weltkrieges in den Institutionen des gesamten Landes auf 10 % an, manche Einrichtungen hatten gar 50–60 % entsprechend erkrankter Patienten zu beklagen. Die neurologische (und mit ihr die psychiatrische) Fachrichtung galt zur Jahrhundertwende und in den darauffolgenden Jahren in Frankreich als führende medizinische Disziplin; ihr oblag die Behandlung der Traumatisierten[32] – den zunehmenden Anstieg der Krankenzahlen nahm man dabei als eine ernstzunehmende Gefahr für die Wehrhaftigkeit des gesamten Landes wahr. Auch hohe militärische Würdenträger debattierten über den Umgang mit den Patienten und deren an der Grenze von „Disziplinlosigkeit" und „Krankheit" liegenden Symptomen.[33] Roudebush bemerkt dabei die in Frankreich überraschend häufige Anwendung des traditionell den Frauen zugeschriebenen Krankheitsbegriffs

---

[27] Kraepelin 1918, S. 170.

[28] Michl und Plamper 2009, S. 209.

[29] Michl und Plamper 2009, S. 209.

[30] Michl und Plamper 2009, S. 213.

[31] Die meisten ärztlichen Autoren hielten die Grenze zwischen Neurasthenie und Gesundheit für eine fließende; vgl. Kaufmann 2013, S. 202.

[32] Roudebush 2009, S. 255.

[33] Roudebush 2009, S. 254–255.

der „Hysterie" auf den männlichen Teil der Bevölkerung und die Soldaten.[34]
Die französischen Kriegspsychiater gehörten in ihrem Land einem liberalen
Berufsstand an und konnten aus der eigenen Distanz zum Militär und der
Heeresmacht die soldatische Angst als eine solche anerkennen – somit auch
ihren Krankheitswert – ohne sie zu der negativen Charaktereigenschaft „Feigheit" abzuwerten. Anders lag die Situation in Deutschland, einem Land in
dem Staat, Militär und Psychiatrie „wie nirgends sonst eng verflochten" waren:
Der Krankheitsbegriff der „Neurasthenie" war in aller Munde – „je länger
das Ringen währte, desto sicherer mußten diese grellfarbigen Erkrankungen
zurücktreten hinter einförmigeren, desto stärker musste die Neurasthenie, die
‚chronisch nervöse Erschöpfung', diese schleichende Abnutzungs- und Zermür-
bungskrankheit der Seele, das Gesamtbild der psychischen Morbidität unseres
Heeres (und Volkes) beherrschen", schreibt am 29. September 1918 Willy
Hellpach, welcher seinen Blick laut eigener Aussage nicht nur an „individualpa-
thologischen Erscheinungen", sondern auch an „völkerpathologischen" geschult
hatte.[35] Ängstliche Soldaten wurden von deutschen Kriegspsychiatern unter
Generalverdacht gestellt, man bezichtigte sie des angeblichen Versuches einer
Erschleichung von Renten.[36] So waren etwa Robert Gaupp[37] und mit ihm
große Teile des psychiatrisch-neurologischen Expertenkreises auf der Münchener Kriegstagung am 16. September 1916 übereinstimmend zu der Auffassung
gekommen, dass „Begehrungsvorstellungen" für einen Großteil der Kriegsneurosen verantwortlich zu machen seien – so erhielt diese psychologische Erklärung
Vorzug gegenüber möglichen körperlichen Ursachen, wie etwa aufgrund von

---

[34] Roudebush 2009, S. 255.

[35] Hellpach 1919, S. 177. Dieser notiert weiter: „Nunmehr, nach vier Kriegsjahren (…)
bestätigt sich vollauf die theoretische Deduktion. Die Kriegsneurosen sind den notwendigen
Weg vom hysterischen zum neurasthenischen Typus tatsächlich gegangen. Der Krieg ist in
Jahr und Tag etwas wie Alltagswirklichkeit, wie graue Gewohnheit geworden, nachdem er
als größtes, unerhörtestes Erlebnis begonnen. In diesem Erlebnis ward, wie immer, Hysterie
geboren, die Königin der Neurosen und zugleich ihre Sphinx; mit der Gewöhnung trottet die
Neurasthenie die unscheinbare Spießbürgerin, die keine Rätsel aufgibt und dem Fragenden
rechtschaffen Rede und Antwort steht; vgl. Hellpach 1919, S. 179.

[36] Michl und Plamper 2009, S. 214.

[37] Robert Eugen Gaupp (1870–1953) war ein bekannter deutscher Psychiater und Neurologe.
Ab 1888 studierte er in Tübingen, Genf und Straßbourg Medizin. Durch Gaupps selbststän-
digen Aufsätze auf ihn aufmerksam geworden, holte Kraepelin ihn nach Heidelberg, wo
Gaupp sich habilitierte. Von 1906 bis 1936 arbeitete er in Tübingen als einer der führen-
den deutschen Neurologen und Psychiater; aus seiner Arbeit sind neue und ausgedehnte
Forschungszweige hervorgegangen, wie etwa die Konstitutionsforschung und die klinische
Psychotherapie. Vgl. Katner 1964.

Explosionsverletzungen entstandene Läsionen des Nervensystems und damit einhergehende motorische Störungen.[38] Gegenüber Kranken mit traumatischen Neurosen herrschte eine für deren Genesungsprozess ausgesprochen fatale, da zunächst anti-psychotherapeutische Grundhaltung vor; Brigitte Lohff und Claudia Kintrup legen dar, dass: „ (...) Gutachter wie Theodor Naegeli, Karl Bonhoeffer, Alfred Hoche und Robert Gaupp [es] als Hauptaufgabe des Psychiaters [ansahen], gegen eine ‚rentensüchtige Einstellung' vorzugehen."[39] Dass vonseiten der psychiatrischen Fachkreise die Patienten also vielmehr einer Forderung ihrer „Überwindung armseliger Selbstsucht" nachzukommen hatten, anstatt dass ein die Bearbeitung traumatischer Kriegserfahrungen förderndes Therapieangebot diskutiert wurde, darf irritieren.

Neben dem neuartigen Krankheitskonzept der „Neurasthenie" ist für die psychiatrische Fachrichtung in der Zeit zwischen dem Ersten und Zweiten Weltkrieg zwecks der Behandlung der speziellen Patienten – eben den „Kriegszitterern", welche ihre psychische Verhaltensauffälligkeit völlig ohne somatische Grundlage entwickelt hatten – der Versuch der Integration eines gänzlich neuen Behandlungsansatzes als bedeutend hervorzuheben: dem der Psychotherapie.[40] Suggestion und Hypnose verloren als Behandlungsansätze an Bedeutung; der theoretische Diskurs über die Psychotherapie hingegen wurde bis zum Ende des Zweiten Weltkrieges in der gesamten (psychiatrischen) Ärzteschaft geführt und mündete in ein zunehmend professionelles Selbstverständnis.[41] Zitiert sei Robert Gaupp, welcher im Jahr 1927 schrieb: „(...) Psychotherapie ist nicht mehr nur Sache künstlerischer Begabung, ärztlichen Taktes, kluger Menschenbeherrschung, sie ist nicht nur vielgestaltig ausgeübte Suggestion (...)"[42] – die positive Stellungnahme eines so einflussreichen Psychiaters zeigt die zunehmende Akzeptanz der angewandten Psychotherapie in der Krankenbehandlung, immer in dem Bewusstsein: Eine somatische Ausschlussdiagnostik darf auf keinen Fall vernachlässigt werden. Die Skepsis gegenüber der psychoanalytischen Libidotheorie und der Trieblehre Sigmund Freuds blieb allerdings bestehen und deren Daseinsberechtigung als Therapie, welche „Unbewusstes bewusst

---

[38] Michl und Plamper 2009, S. 222.

[39] Lohff und Kintrup 2013, S. 55.

[40] Lohff und Kintrup 2013, S. 44–45.

[41] Lohff und Kintrup 2013, S. 46–47; in der Münchener Medizinischen Wochenschrift wurde ab dem Jahr 1932 gar eine eigene Rubrik „Psychotherapie" eingeführt; vgl. Lohff und Kintrup 2013, S. 58.

[42] Gaupp 1927.

[... machte], um Verdrängungen aufzuheben"[43] wurde erst Ende der 1920er Jahre von den meisten Psychiatern anerkannt.[44] Hervorzuheben ist zudem die spätestens seit den 1920er Jahren lauter gewordene Diskussion über Fragen zum „Erb- und Geisteskrankheit"-Komplex; ab dem Jahr 1930 bestand gar eine eigene Rubrik in der Münchener Medizinischen Wochenschrift zum Thema „Erblichkeit, Eugenik" – die Entwicklung des aus einer entsprechenden Haltung heraus entwickelten Blickes auf die psychiatrischen Patienten sowie die Evolution der Fachrichtung nach 1933 wird im Abschnitt 5.2 dieser Arbeit („Psychiatrie im Nationalsozialismus") weiter verfolgt.[45]

4.3   Der zweite Blick gen Biographie

Analog zur vorherigen Herangehensweise werden im Folgenden die Biographien von Constance Pascal und Toni-Schmidt-Kraepelin vorgestellt – beide Ärztinnen waren von einem starken Karrierewillen beseelt und besaßen den Mut, die Disziplin und das Durchhaltevermögen, um die sich ihnen in den Weg stellenden Hindernisse zu überwinden. Constance Pascal begann ihr Medizinstudium im Jahr 1897 und Toni Schmidt-Kraepelin das ihre neun Jahre später im Jahr 1906; eine Studiengeneration trennt die beiden Frauen, wodurch ein direkter zeithistorischen Vergleich nicht sinnvoll erscheint. Umso besser können deren Lebensläufe einen Zugang ermöglichen zu einer Untersuchung bezüglich des sozialen Hintergrundes der frühen Frauen in der Medizin. Sind hierbei schichtspezifische Tendenzen erkennbar? Und ist die These haltbar, dass ein Hintergrund im gehobenen Bildungsbürgertum zu Beginn des 20. Jahrhunderts für eine Karriere – definiert durch das Innehaben einer höheren Position an einer Universitätsklinik, einer Ernennung zur Klinikchefin oder zur Leiterin einer großen privaten Heilanstalt – unabdingbar war?

---

[43] Lohff und Kintrup 2013, S. 53.

[44] Lohff und Kintrup 2013, S. 52. Das „Kaleidoskop" weiterer psychiatrisch-psychotherapeutischer Behandlungsansätze in den zwanziger und dreißiger Jahren in Deutschland enthält unter anderem: Arbeitstherapie, Hypnose, Belehrungs- und Persuasionsmethode, Isolierungstherapie, Beschäftigungstherapie, Willenstherapie, Wachsuggestion, Überrumplungstherapie, hypnotische Therapie, psychoanalytische Methode, Leibesübungen, Ruhekur nach Hirschlaff, Willensgymnastik, systematische Übungen der Atmung, Gedankenkonzentration, Erziehung zur Hemmung von Bewegungen, zur Ordnung und regelmäßiger Arbeit sowie zu Vermeidung schädlicher Genussgifte; vgl. Lohff und Kintrup 2013, S. 53–54.

[45] Vgl. Abschnitt 5.2. „Psychiatrie im Nationalsozialismus".

Constance Pascal wie auch Toni Schmidt-Kraepelin hatten einen solchen Hintergrund – die eine entstammte einem Elternhaus der rumänischen Oberschicht („haute bourgeoisie"), konnte als solche ein Studium in Paris beginnen und wurde schließlich im Alter von 48 Jahren zur Leiterin der „Maison Blanche" und auch die andere erlebte als Tochter von Emil Kraepelin dessen Anstrengungen bis zur Erlangung einer Professur vor dem Alter von erst 30 Lebensjahren (eines seiner Lebensziele)[46] hautnah mit – sie selbst wurde im Alter von 59 Oberärztin am Philipp Hospital in Goddelau. Weitere Fragen stellen sich spezifisch für das Fach der Psychiatrie: Ermöglichte diese Disziplin einen erleichterten Zugang für Frauen? Bestand ein Unterschied zu anderen Fachrichtungen?

4.3.1 Constance Pascal (1877–1937)

Constance Pascal[47] wurde am 22.08.1877 in Pitesti, einer kleinen Stadt in der Nähe von Bukarest geboren. Ihre frühe Kindheit und Jugend verbrachte sie in Rumänien und besuchte dort die Schule.[48] Constance Pascal entstammte einem Elternhaus der rumänischen Oberschicht („haute bourgeoisie"); dies verdeutlicht sowohl ihr Fortgang zum Studium nach Paris – eine Möglichkeit, welche ausschließlich „Töchtern (und Söhnen) aus höherem Hause" offenstand – als auch die Tatsache, dass sie für die Finanzierung des Studiums offensichtlich nicht arbeiten musste. Die Eltern gehörten der römisch-orthodoxen Kirche an und den damaligen Auffassungen ihres gesellschaftlichen Standes in der rumänischen Aristokratie entsprechend, waren sie dem Studienwunsch ihrer Tochter gegenüber kritisch eingestellt. Ion Pascal waltete seines Amtes als Familienvater mit patriarchalischer Strenge; zwar unterstützte er die militärische Karriere seines Sohnes Trajan Pascal, von seiner Tochter Constance Pascal hingegen erwartete er vornehmlich die Kultivierung ihrer musischen Fähigkeiten sowie ihrer äußerlichen Attraktivität. In Rumänien lebte eine frankophon orientierte Bevölkerungsschicht; französische Sprache, Literatur und Sozialverhalten wurden zur „kulturellen Währung" und Constance Pascal sog das damit einhergehende ambitionierte gesellschaftliche Streben gleichsam mit dem Spracherwerb auf.[49] Im Jahr 1891 starb Ion Pascal, Constance Pascal konnte ihre schulischen Ambitionen nun freier ausleben und schließlich stimmte die Familie ihrem Studienwunsch zu.

---

[46] Schott und Tölle 2007, S. 118.

[47] In der rumänischen Schreibweise Constanza Pascal.

[48] Barbier, Serra und Loas 1999, S. 425.

[49] Gordon 2013, S. 36.

Als sie im Jahr 1897, im Alter von 20 Jahren, nach Paris ging, war sie der französischen Sprache bereits mächtig und steuerte ihren hohen Ausbildungszielen
entschlossen entgegen: „J'avais soif d'instruction" („Ich hatte Wissensdurst")[50],
lautet ein Zitat dieser Zeit aus ihrem Munde. In späteren Jahren brach Constance Pascal den Kontakt zu ihrer rumänischen Familie beinahe vollständig ab;
zudem erhielt Jeanne Pascal (Constance Pascals einzige Tochter; siehe unten)
nur äußerst selten Berichte aus Constance Pascals Kindertagen. Diese Tatsachen
machen deutlich, wie tief Constance Pascal ihre Kindheitserlebnisse als trauma-
tisch erfahren haben muss – und der empfundene Ärger sowie die Ungerechtigkeit
gegenüber der Bevorzugung ihres Bruders wirkten als steter Motor zur Erreichung
ihrer Ausbildungsziele.

Medizinstudium in Paris
Constance Pascal begann ihr Medizinstudium in Frankreich im Jahr 1897. Während
Frauen in Rumänien zu dieser Zeit noch kein Medizinstudium absolvieren durften,
war ihnen in Frankreich bereits ab dem Jahr 1868 ein Zugang an die medizinischen
Fakultäten gewährt worden.[51] Zahlreiche Ausländerinnen profitierten von dieser
fortschrittlichen Haltung.[52] Dem klassischen Ausbildungsweg folgend, auf welchen
nach der Absolvierung der Staatsexamina das Praktische Jahr („PJ"; frz. „Internat")
folgte, hatte sich als erste Frau im Jahr 1903 Madeleine Pelletier in Paris die Möglichkeit erkämpft, eben dieses als eine sogenannte „Interne" in einer psychiatrischen
Anstalt ableisten zu können – nachdem ihr ein solches Anliegen im vorherigen Jahr

---

[50] Gordon 2013, S. 37.

[51] Als erste Frau wurde Mme Brès im Jahr 1868 als Medizinstudentin in Paris zugelassen;
vgl. Gordon 2011 sowie Abschnitt 2.5 dieser Arbeit.

[52] Die Anzahl französischer Studentinnen an der Pariser Universität war zu Beginn noch
recht niedrig: Im Jahr 1882 waren von den eingeschriebenen 45 Studentinnen nur 9 französischer Herkunft. Im Jahr 1900 waren es bereits 81 der 97 Studentinnen; vgl. Gordon 2011,
S. 268. Viele ausländische Frauen beendeten zwar ihr Studium, arbeiten danach jedoch nicht
als praktische Ärztinnen; vgl. Barbier, Serra und Loas 1999, S. 425. Vgl. auch Abschn. 3.6.

verwehrt worden war.[53] Auch Constance Pascal erhielt auf ihre Anfrage einen positiven Bescheid und somit waren die beiden Frauen die ersten Medizinstudentinnen
in psychiatrischen Institutionen der universitären Lehre in Frankreich.[54]

Constance Pascal absolvierte den ersten Teil ihres Praktischen Jahres in der
psychiatrischen Heilanstalt von Perray Vaucluse („l'asile de Vaucluse"; Abb. 4.1)
unter Dr. Dupain und Dr. Vigouroux.[55] Über den genauen Antrittszeitpunkt ihrer
dortigen Lerntätigkeit lässt sich keine Aussage treffen.

Die von Constance Pascal angestrebte Karriere erforderte sowohl ein hohes Maß
an Einsatzbereitschaft als auch ein hohes soziales Ansehen und bereits in diesen
sehr frühen Etappen ihrer Entwicklung fiel ihre bemerkenswert unabhängige innere
Haltung auf. Zwei der engsten Studienfreundinnen Constance Pascals – Jeanne
Streicher und Mathilde Salomon (1837–1909) – arbeiteten später als Gymnasialleh-
rerinnen; erstere war eine glühende Anhängerin des kartesianischen Vernunftideals
und bemächtigte sich zum Zwecke der Ausbildung ihrer Schülerinnen selbstständig
der griechischen sowie der lateinischen Sprache.[56] Dieses soziale Netzwerk aus
talentierten und beharrlichen Frauen war für alle drei ein unbedingter Faktor der
jeweiligen beruflichen Weiterentwicklung und die gegenseitige Beeinflussung hin
zu einem äußerst seriösen („très sérieuse") Auftreten ohne skandalöse Ausrutscher
erwies sich für ihr professionelles Streben als unabdingbar. Ein konventionell-
weibliches Erscheinungsbild als Frau war diesbezüglich ein weiterer wichtiger

---

[53] Madeleine Pelletier nahm als wichtige „Frauenfigur" im Leben von Constance Pascal
eine markante Rolle ein; die beiden teilten ihre wissenschaftlichen Ambitionen und diverse
Ausbildungsschritte der jeweiligen Karriere. Doch stellt Madeleine Pelletier mit ihrem
kämpferisch-feministischen (oft burschikosen) Auftreten beinahe die Antithese zu Constance
Pascal dar: Ärmlichen Pariser Verhältnissen entstammend, erkämpfte sich Madeleine Pelletier mithilfe einer von ihr organisierten, das öffentliche Aufsehen erregenden Kampagne das
Recht auf ein studentische Lehre in einer psychiatrischen Heilanstalt (genauer: „l'internat",
hiervon profitierte auch CP, s. o.). Als überzeugte Anhängerin der feministischen Bewegung
kämpfte Madeleine Pelletier für die absolute Gleichstellung der Geschlechter. Anders als
Constance Pascal scheiterte Madeleine Pelletier, trotz zahlreicher Veröffentlichungen und
einiger guter Zeugnisse im Jahr 1908 an der Aufnahmeprüfung für eine Festanstellung als
Psychiaterin in Paris – sie änderte daraufhin ihr Berufsziel und wurde praktische Ärztin in
einem Pariser Vorort („médecin de quartier"); vgl. Gordon 2011, S. 269.

[54] Barbier, Serra und Loas 1999, S. 425. An anderer Stelle wird explizit Constance Pascal als
erste Frau genannt, welche für das Internat in einem psychiatrischen Krankenhaus zugelassen
wurde. Als Antrittsjahr wird 1908 genannt; vgl. Haustgen 2014, S. 788.

[55] Gordon 2013, S. 46.

[56] Gordon 2013, S. 30.

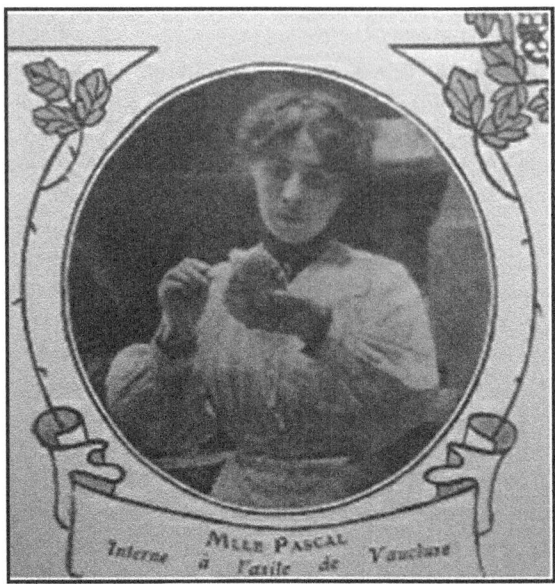

Abb. 4.1 Mlle PASCAL Interne à l'asile de Vaucluse. (In: Caire 2007–2013; mit freundlicher Genehmigung von © M. Caire [2022]. All Rights Reserved)

Faktor; so legte Constance Pascal viel Wert auf ihr feminines Auftreten – im Rahmen ihres Rigorosums (siehe unten) wurde diese Tatsache, neben den inhaltlichen Aspekten ihrer Arbeit, besonders betont.[57]

Ville-Évrard: Der Einfluss eines namhaften Lehrers
Einen weiteren Abschnitt des Praktischen Jahres absolvierte Constance Pascal, zeitgleich mit Madeleine Pelletier, in Ville-Évrard (Abb. 4.2), einer psychiatrischen Heilanstalt in Neuilly-sur-Marne im östlich von Paris gelegenen Département Seine-Saint-Denis. Die geschichtsträchtige Einrichtung war im Jahr 1868 gegründet worden und bot zeitweilig bis zu 2.000 psychisch erkrankten Personen Platz[58];

---

[57] Gordon 2013, S. 30.

[58] Das Krankenhaus existiert bis heute, wobei sich die Anzahl der Patienten mit 450 im Jahr 2006 deutlich reduziert hat; zahlreiche Abteilungen sind ausgelagert bzw. in die kommunalen Bezirkskrankenhäuser eingegliedert worden. Ebenfalls die Arbeitsstätten (wie etwa die Schuhmacherwerkstatt oder die Schneiderei) stellten sukzessive ihren Betrieb ein und der angegliederte Bauernhof, welcher einst Arbeitsplätze für 200 Patienten bot, existiert heute

abhängig von ihrer Krankheitsdiagnose wurden die Patienten auf dem großen
Gelände in sechs „Pavillons" – etwa für die „Aufgeregten" („agités), die Chroni-
ker („chroniques") oder die chronischen Epileptiker („épileptiques chroniques")[59]
– eingeteilt.

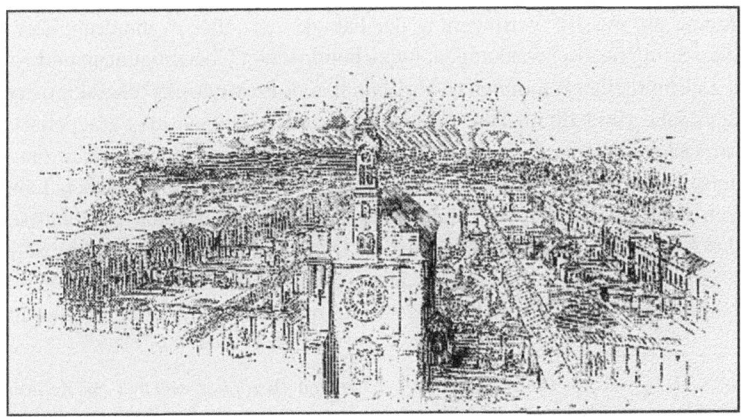

Abb. 4.2 Die psychiatrische Anstalt Ville-Évrard („L'asile de Ville-Évrard"). Im Vordergrund sieht man die Kirche; die Straße im rechten Bereich der Zeichnung markiert die
Trennlinie zwischen dem Bereich der Frauen und demjenigen der Männer. Die Zeichnung
erschien am 05.04.1885 in der Zeitschrift „Le petit Moniteur illustré" (In: Roumieux 2008,
S. 33)

---

nicht mehr; vgl. Roumieux 2008, S. 7. Zur weiteren Information bezüglich der Geschichte
von Ville-Évrard sei auf die im Jahr 1986 gegründete Organisation SERHEP (Société d'étude
et de la recherche historique en psychiatrie) hingewiesen.

[59] Deutlich nach der Aufenthaltszeit von Constance Pascal in Ville-Évrard öffnete sich die
Institution (vor allem unter dem Arzt Dr. Sivadon) gegenüber modernen Heilansätzen; die
gefängnisartigen Anstaltsmauern wurden abgerissen und mit dem Konzept der Ergotherapie
wurde erstmals ein arbeitstherapeutisches Verfahren etabliert. Genannt sei an dieser Stelle
zudem ein als „Niederschlagen" („terrasser") bezeichnetes Verfahren: Die besonders aggressiven Patienten wurden mit Spitzhacke und Schaufel bedacht und zum Zwecke einer Umkehr
ihrer Aggression dazu angehalten, die Anstaltsmauern und Gebäude zu zerstören; vgl. Roumieux 1998, S. 4.

Constance Pascal lernte und arbeitete in Ville-Évrard als Studentin des bekannten Psychiaters Paul Sérieux (1864–1947).[60] Dieser war im Jahr 1898 Direktor der Einrichtung[61] geworden und publizierte 1902 erstmals zur „französischen Auffassung des Begriffs der Dementia praecox" („la conception française de la démence précoce").[62] Im selben Jahr legte er eine längere Arbeit zu dieser Erkrankung vor, wobei er auf deren regressiven Charakter hinwies: Die Erkrankung sei „(…) laut Sérieux durch eine progressive Verringerung der Fähigkeiten, ohne Wahnideen, aber mit Apathie, Stimmungsschwankungen, hypochondrischen Überzeugungen und einem Hang zu kriminellen Handlungen (Vagabundieren; Prostitution)" charakterisiert.[63] Ab dem Jahr 1900 führte Paul Sérieux die sechste Auflage des kraepelinschen Klassifikationssystems der psychiatrischen Krankheiten[64] in Frankreich ein und fungierte somit als wichtiger Mediator einer die deutsch-französischen Ländergrenzen überschreitenden Psychiatrie sowie einer gemeinsamen psychiatrischen Ausdrucksform.[65] In seinen Arbeiten zur Dementia praecox übernahm Sérieux dabei die Auffassungen seines deutschen Kollegen Emil Kraepelin.[66] Unter dem Einfluss dieses sehr wichtigen Lehrmeisters („maître") Paul Sérieux veröffentlichte

---

[60] Paul Sérieux war ein französischer Psychiater und Historiker, welcher als Reformator der psychiatrischen Krankenhäuser bereits zu Lebzeiten große Bekanntheit erlangte. Er absolvierte sein Medizinstudium in Paris und arbeitete, zeitweilig als Schüler von Valentin Magnan (1835–1916), in zahlreichen psychiatrischen Einrichtungen: Zunächst in Ville-Évrard, später in der Maison Blanche sowie nach dem Ersten Weltkrieg im Krankenhaus Sainte-Anne in Paris. Zahlreiche seiner Schüler erlangten ebenfalls Bekanntheit, so beispielsweise René Masselon, Lucien Libert und Joseph Capgras (1873–1950). Mit letzterem unternahm Paul Sérieux in den Jahren 1902 bis 1909 eine Einteilung der chronisch deliranten Zustände („délires chroniques") unter dem Gesichtspunkt ihrer unterschiedlichen Auslösemechanismen; eine Einteilung, welche in dieser Form in Frankreich bis in die 1980er Jahre beibehalten wurde; vgl. Haustgen 2014, S. 785.

[61] Haustgen 2014, S. 786.

[62] Haustgen 2014, S. 786.

[63] Haustgen 2014, S. 787: „(…) selon Sérieux par un amoindrissement progressif des facultés, sans idées délirantes, mais avec apathie, perturbations de l'humeur, préoccupations hypocondriaques, réactions médico-légales (vagabondage; prostitution)."

[64] Dieses erschien in einer ersten Auflage im Jahr 1896, in acht weiteren Auflagen verfeinerte Emil Kraepelin in den darauffolgenden Jahren seine Forschungsergebnisse. Vgl. die Biographie Toni Schmidt-Kraepelins (Abschn. 4.3.2).

[65] Haustgen 2014, S. 787.

[66] Emil Kraepelin selbst interpretierte das Interesse seines französischen Kollegen an der deutschen Psychiatrie kritisch: „(…) Sollte man in dieser neuerlichen Zuwendung von Sérieux in Richtung der deutschen Psychiatrie nicht vor allem den Einfluss der starken Rivalität zwischen den Psychiatern aus den Krankenhäusern Bicêtre und La Salpêtrière sowie denjenigen der Heilanstalten an der Seine erkennen?" Vgl. Haustgen 2014, S. 791.

Constance Pascal ab dem Jahr 1906 erstmals auch eigene Arbeiten, wobei einige als stringente Fortsetzung der Forschungsideen von Paul Sérieux gewertet werden können.[67] Auch Constance Pascal war eine überzeugte Kraepelin-Anhängerin; in einem Brief vom 26.05.1909 antwortete ihr dieser gar persönlich auf ihre Fragen bezüglich seiner neuesten Forschungsergebnisse zur Dementia praecox und lud sie ein, seiner klinischen Forschergruppe in Deutschland beizutreten.[68] Er fügte als Warnung hinzu, „(…) dass ich zur Zeit leider nicht in der Lage bin, Ihnen irgendetwas Neues über meine Auffassung der Dementia praecox sagen zu können."[69] Die Einladung ehrte Constance Pascal, sie folgte ihr aber nicht. Der schriftliche Austausch mit Emil Kraepelin macht deutlich, wie geläufig Constance Pascal der psychiatrische Wissensstand des Nachbarlands Deutschland war. Sie beherrschte die deutsche Sprache fließend, Freud und Jung las sie beinahe ein Jahrzehnt vor deren Übersetzung ins Französische.[70]

Dem Ausbildungs-Zeitraum in Ville-Évrard ist – neben ihrer Promotion – noch eine weitere Publikation Constance Pascals zuzuordnen: Gemeinsam mit ihrem Mitstudenten Rogues de Fursac veröffentlichte sie im Jahr 1908 den Beitrag „Die schmerzhafte Fettleibigkeit einer Schizophrenen" („Adipose douloureuse chez une démente précoce").[71]

Promotion
Constance Pascal promovierte zum Thema „Atypische Formen der generalisierten Paralyse: Die regionalen Läsionsunterschiede der diffusen Meningoenzephalitiden" („Formes atypiques de la paralysie générale (hémiplegique et aplasique) ou prédominance régionales des lésions dans les meningo-encéphalites diffuses"; Abb. 4.3). Sie reichte die Dissertation („Thèse de Paris N° 358") im Juni des Jahres 1905 – während ihres Praktischen Jahres – an der Medizinischen Fakultät in Paris ein. Die Arbeit wurde von Paul Sérieux betreut, dieser blieb ihr lebenslang ein loyaler Freund und Unterstützer.[72] Das Prüfungskomitee, bestehend aus den Professoren Roger, Brissaud, Gaucher und Carnod, bewertete ihre Arbeit mit einem „sehr gut" – der

---

[67] Haustgen 2014, S. 788.
[68] Gordon 2006, S. 166 und 179.
[69] Gordon 2013, S. 95.
[70] Gordon 2013, S. 96.
[71] Barbier, Serra und Loas 1999, S. 429.
[72] Gordon 2013, S. 46.

bestmöglichen Note[73] – und sie erhielt den dritten Promotionspreis der Medizinischen Fakultät („Prix de thèse, médaille de bronze")[74] sowie im Jahr 1906 den prestigeträchtigen Preis „Moreau de Tours".[75] Ebenfalls im Jahr 1905 war die progressive Paralyse von Schaudin und Hoffmann als Tertiärstadium der Syphilis identifiziert worden; diese entdeckten den Erreger Treponema Pallidum bei syphilitischen Patienten und erkannten somit erstmals die tatsächliche Genese des bis dato als eigenständig angesehenen Krankheitsbildes. In der psychiatrischen Fachwelt setzte sich das neue Wissen zwar erst mit einiger Verspätung durch, dennoch befand sich Constance Pascal mit ihren Erkenntnissen über die atypischen Formen des Krankheitsbildes eher am Ende denn am Anfang eines Forschungsfeldes – aus diesem Grund wandte sie sich in ihren späteren Arbeiten der Schizophrenie zu.[76]

In ihrer Dissertation fasste Constance Pascal ihre Erkenntnisse in dreizehn Stichpunkten zusammen und legte unter anderem dar, dass bei den atypischen Formen der progressiven Paralyse im Laufe der Krankheitsevolution zusätzliche Herdsymptome („syndrômes en foyer") auftreten würden, Halbseitenlähmungen als tatsächlich zunehmendes motorisches Problem häufig mit der Paralyse assoziiert seien und die totale Atrophie einer Hemisphäre bei einem Großteil der Fälle die gleichseitige Pyramidenbahn beeinträchtige: (VII) „L'atrophie totale d'un hémisphère détermine dans la majorité des cas la dégénérescene du faisceau pyramidal correspondant").[77] In der Fachzeitschrift „Revue neurologique" fasste Feindel die Ergebnisse Pascals prägnant zusammen; er betonte dabei die Relevanz weiterer Untersuchungen zur progressiven Paralyse in der Annahme, dass sich daraus fundamentale Erkenntnisse über die Lokalisation zerebraler Funktionen ableiten ließen. Vor allem bei den an einer aphasisch-atypischen Form der Paralyse erkrankten Patienten ließen sich Läsionen des Sprachzentrums vermuten, wobei bei einer Störung der vorderen Abschnitte der Gehirnregion eher die motorischen Fähigkeiten, bei einem Befall des hinteren Abschnitts eher die sprachlich-sensorischen Fähigkeiten beeinträchtigt würden. Psychomotorische Halluzinationen seien in Verbindung zum Broca-Zentrum zu setzen, sensorische Läsionen eher mit den Hirnregionen für Seh- und Hörvermögen („centres de la cécité et de la surdité verbale").[78] Ein weiterer Aufsatz berichtete über den Erfolg Constance Pascals: „(…) Mme Pascal widmete sich ganz der Wissenschaft und hat es dennoch geschafft, sich den Reiz

---

[73] Gordon 2006, S. 163.

[74] Caire 2007–2013.

[75] Gordon 2013, S. 48.

[76] Gordon 2013, S. 48.

[77] Pascal 1905, S. 260–261.

[78] Feindel 1905, S. 1046–1047.

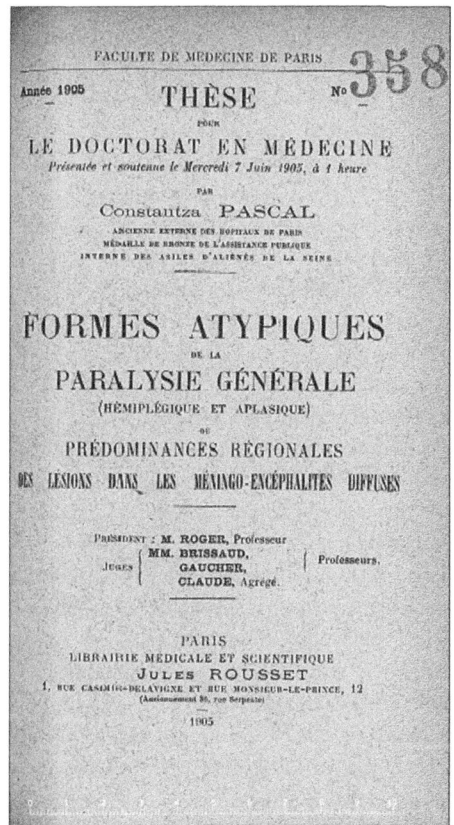

Abb. 4.3 Titelblatt der Dissertation Constance Pascals. (Aus: Paris, BIU Santé, Dissertation N° 358; mit freundlicher Genehmigung von © Abes – ANM – 2013 [2022]. All Rights Reserved)

ihrer Weiblichkeit zu erhalten. Die Zuhörer ihrer Verteidigung am 07. Juni wussten nicht, was sie mehr bewundern sollten: Den Gleichmut, mit welchem sie noch die schwierigsten Fragen zu beantworten wusste, oder ihren Takt sowie die weibliche Weisheit, mit welcher sie die Antworten vortrug.“[79]

---

[79] Zit. n. Gordon 2006, S. 164.

Erste Tätigkeiten als Psychiaterin: Clermont de l'Oise

Am 02. März 1907[80] erhielt Constance Pascal die französische Staatsbürgerschaft. Zehn Jahre hatte sie sich für deren Erhalt „mit gutem Betragen" in Frankreich aufgehalten und es dabei bewusst vermieden, mit starken politischen Positionen auffällig in Erscheinung zu treten.

Die Staatsbürgerschaft war die Voraussetzung für die Aufnahmeprüfung des „Concours" („Wettbewerb") für die Assistenten-Stellen[81], welche Constance Pascal im Jahr 1908 bestand. Im gleichen Jahr erhielt sie als erste Frau in Frankreich eine Anstellung als Assistenzärztin („médecin adjoint") in einer psychiatrischen Heilanstalt. Diese lag in Clermont de l'Oise, einem sechzig Kilometer nördlich von Paris gelegenen Ort; sie blieb dort neun Jahre bis zum Jahr 1917.[82] Constance Pascals Wahl einer Spezialisierung im Fach Psychiatrie hatte unterschiedliche Gründe, wobei sowohl ihre persönliche Interessenslage als auch die in dieser Fachrichtung gegebene finanzielle Sicherheit eine Rolle spielten: „Im Alter von 25 Jahren absolvierte ich die Prüfung für das Internat der psychiatrischen Heilanstalten; das Krankenhaus-System habe ich verlassen, da man für eine allgemeinmedizinische Ausbildung reich sein muss; es gibt keine Bezahlung. In den Heilanstalten hatte ich genug, um davon leben zu können."[83]

Die Anstalt war bei der Ankunft Constance Pascals in einem desaströsen Zustand: Die Patienten waren in ihrer psychisch instabilen Verfassung zusätzlich von somatischen Krankheiten wie Typhus und Tuberkulose befallen, zudem herrschte mit 140 Pflegern für 1673 Patienten[84] ein ausgeprägter Personalmangel. Constance Pascal überzeugte rasch durch ihr klares Auftreten, kurz nach ihrer Ankunft verbot sie die ruhigstellende Behandlung der Patienten mittels Zwangsjacken und untersagte in der Anstalt jegliche Form der körperlichen Gewaltanwendung.[85] Sowohl ihre klinisch-praktischen Kenntnisse als auch ihre wissenschaftliche Arbeit trieb sie in diesem Zeitraum erfolgreich voran. Im März 1915 wurde Constance Pascal vom Klinikdirektor befördert, sie erhielt nun ein Gehalt von 4500 Francs (die höchste Gehaltsklasse). Die Beförderung konnte allerdings nicht über ihre tiefgreifenden Differenzen zu dem Klinikdirektor hinwegtäuschen, dieser bemängelte ihre fehlende Autorität und warf ihr ungenügendes Pflichtbewusstsein vor.[86] Publizistisch

---

[80] Gordon 2013, S. 44.

[81] Madeleine Pelletier war an dieser Aufnahmeprüfung gescheitert.

[82] Barbier, Serra und Loas 1999, S. 427.

[83] Zit. n. Gordon 2013, S. 46.

[84] Gordon 2006, S. 165.

[85] Barbier, Serra und Loas 1999, S. 427.

[86] Gordon 2013, S. 66.

widmete sich Constance Pascal ab dem Jahr 1913 erstmals auch institutionellen Fragen der Medizin; ihre Gedanken zur Struktur der psychiatrischen Heilanstalten bezogen sich vornehmlich auf die Versorgung minderjähriger Patienten[87] und mündeten schließlich in eine Anfrage an das Gesundheitsministerium. Darin bat sie um die Einrichtung von Schulkrankenhäusern in der Annahme, dass gesellschaftlich auffällig gewordenen Kindern in „Schulen des moralischen Verhaltens" (auch als „Écoles d'anormaux" bezeichnet) besser geholfen werden könne als durch ein Wegsperren in Gefängnisse.[88]

Die eigene Familie

Das Familienleben von Constance Pascal weist, ebenso wie ihre professionelle Karriere, zahlreiche Brüche auf und vor allem die Liaison mit General Justin Mengin sei an dieser Stelle dargelegt. Als charmant-überschäumender Artillerist („artilleur, exubérant, charmant")[89] beschrieben, war er zum Zeitpunkt der ersten Bekanntschaft mit Constance Pascal als Befehlshaber der sechsten Militär-Brigade (mit Stützpunkt in Clermont de l'Oise im Fitz-James Château in der Nähe der Arbeitsstätte von Constance Pascal) ein bekannter Mann.[90] Schon in jungen Jahren war die Intelligenz Justin Mengins erkennbar geworden; im Jahre 1876 graduierte er von der renommierten École Polytechnique in Paris und erklomm in der Folgezeit die militärischen Ränge: Seine Karriere darf als erfolgreiches Beispiel einer dem Leistungsgedanken der Dritten Französischen Republik verpflichteten inneren Haltung gewertet werden.[91] Die Ehefrau Justin Mengins, Marie Gabrielle Nicolas Mengin, litt an einer psychischen Erkrankung[92] und es ist zu vermuten, dass die Bekanntschaft von Constance Pascal und Justin Mengin aus einer Konsultation eben zum Zwecke einer möglichen Behandlung der Ehefrau entstanden war (im Jahr 1920 wurde diese in die Heilanstalt von Evreux eingewiesen). Aus der Verbindung des 59-Jährigen mit der 21 Jahre jüngeren Constance Pascal ging ein Mädchen namens Jeanne hervor; wohl spätestens ab November 1915 war sich Constance Pascal der

---

[87] Diese legte sie auch in einem Aufsatz nieder: Pascal, Constance: „L'Enfance anormale dans les maisons de correction". Revue Philantrophique, Paris 34 (1913–1914) 260–271; vgl. Barbier, Serra und Loas 1999, S. 437.

[88] Barbier, Serra und Loas 1999, S. 427.

[89] Bourgeois 2015, S. 816.

[90] Gordon 2006, S. 169.

[91] Gordon 2006, S. 169.

[92] Ein Umstand, welcher eine Scheidung unmöglich machte: In Frankreich war durch ein Gesetz aus dem Jahr 1884 die Ehescheidung straffrei geworden, im Falle einer psychiatrischen Erkrankung eines der Ehepartner verbot sich diese allerdings zum Schutz des psychiatrischen Patienten; vgl. Murat 2001, S. 290–292.

heiklen Schwangerschaft bewusst, doch hielt diese zum Schutze ihrer Karriere streng geheim. Am 01.04.1916 beantragte sie „aus gesundheitlichen Gründen" eine Beurlaubung von ihrer Anstellung in Clermont de l'Oise und erhielt mit Hilfe einer engen Freundin, Jeanne Streicher, einen Platz in einem Pariser Entbindungsheim.[93] Dort brachte sie am 17.07.1916 eine Tochter namens Jeanne zur Welt; der Eintrag ihrer Geburtsurkunde (Abb. 4.4) bezeugt die widrigen Umstände der Niederkunft: „Tochter eines unbekannten Vaters und einer unbekannten Mutter".

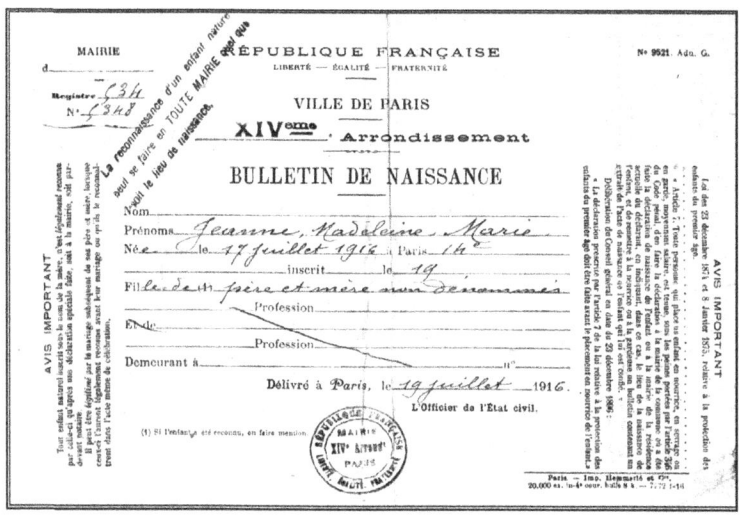

Abb. 4.4 Die Geburtsurkunde von Jeanne Madeleine Marie (Pascal) vom 17.07.1916. (In: Gordon 2006, S. 170; mit freundlicher Genehmigung von © Margaret Rees [2022]. All Rights Reserved)

Constance Pascal gab Jeanne zunächst in ein Säuglingsheim und kehrte im darauffolgenden Monat, am 16.08.1916[94], zu ihrer Anstellung in Clermont de l'Oise zurück. Erst im Jahr 1924, als sie bereits in Châlons-sur-Marne tätig war[95], erfolgte die offizielle Adoption. Jeanne erhielt den Nachnamen Pascal und lebte fortan bei ihrer leiblichen Mutter, welche sich ihrer Rolle als alleinerziehende Frau allerdings weiterhin nur bedingt stellte – insofern als sie die offizielle Mutterschaft nicht

---

[93] Gordon 2006, S. 170.

[94] Gordon 2006, S. 170.

[95] Gordon 2006, S. 171.

annahm, sondern Jeanne als Adoptivtochter ausgab.[96] Justin Mengin wurde als „Pate" („parrain") von Jeanne in die Familie eingeführt – als ein solcher war er im Hause Pascal präsent und leistete zudem finanzielle Unterstützung.[97] Häufige Besuche sowie gemeinsam verbrachte Urlaube bezeugen eine enge Verbindung. Constance Pascal achtete streng auf einen vielversprechenden Ausbildungsweg ihrer Tochter; nicht zuletzt aufgrund der guten Schulen in Paris nahm sie im Jahr 1927 die Stelle im Krankenhaus Maison Blanche in Neuilly-sur-Marne an. Die wahre Bedeutung Justin Mengins erfuhr Jeanne Pascal erst am 17.07.1930, kurz nach ihrem 14. Geburtstag.[98] Justin Mengin bekannte sich nie öffentlich zu seiner Tochter, das Stigma eines unehelichen Kindes haftete dieser Zeit ihres Lebens an und Constance Pascal verblieb häufig in Sorge ob der beruflichen Möglichkeiten und der gesellschaftlichen Anerkennung ihrer Tochter.[99]

Entwicklung eines Krankheitsbegriffs: Von der Dementia praecox zur Schizophrenie

Die klinische Forschungstätigkeit setzte Constance Pascal mit ihren Patienten in Clermont de l'Oise fort, dies bezeugen zahlreiche Veröffentlichungen: Der Dementia praecox widmete sie dabei eine ganze Serie[100] an Beiträgen. Im Jahr 1911 mündeten ihre Forschungen schließlich in ihr erstes Buch „La démence précoce" (Abb. 4.5)[101] – ein Standardwerk, welches landesweit Beachtung erfuhr: Es galt bis in die 1950er Jahre als eine Referenzquelle für die wissenschaftliche Auseinandersetzung mit diesem Thema.[102] Aufgrund der hohen psychiatriehistorischen Relevanz sei dem Krankheitsbild der Dementia praecox, sowie der Entwicklung

---

[96] Gordon 2006, S. 160.

[97] Gordon 2006, S. 175.

[98] Gordon 2006, S. 175.

[99] Gordon 2006, S. 175. Jeanne Pascal erlangte diesen Status durchaus: Erfolgreich absolvierte sie den Wettbewerb für das Lehramt der gymnasialen Oberstufe, lernte und lehrte das Fach Geschichte und heiratete im Jahr 1930 ihren ehemaligen Englischlehrer Edmund Rees. Nach der Berentung zogen die beiden nach Oxford, dort arbeitete die gemeinsame Tochter als Ärztin; vgl. Gordon 2006, S. 176 und Gordon 2013, S. 227. Im Jahr 2001 veröffentlichte Jeanne Rees einen Artikel über ihre Mutter („À propos de Constance Pascal, première femme aliéniste en France") in der Zeitschrift „L'Information psychiatrique", sie starb im Jahr 2006 im Alter von 90 Jahren in der Nähe von London; vgl. Rees 2001, Gordon 2006 und Caire 2007–2013.

[100] Pascal 1906a, 1906b, 1906c, 1906d, 1907a, 1907b.

[101] Pascal 1911.

[102] Gordon 2013, S. 98.

des Krankheitsbegriffs hin zum heute verwendeten Terminus „Schizophrenie" an dieser Stelle ein Exkurs gewidmet.

Nach eingehenden Untersuchungen des Verlaufs und der Symptomatologie beschrieben erstmals im Jahr 1883 Emil Kraepelin (1856–1926)[103] und in den darauffolgenden Jahren 1909 und 1911 Eugen Bleuler (1857–1939)[104] die Krankheit Dementia praecox bzw. Schizophrenie. Erst jetzt gelang es, gestützt durch wissenschaftliche Fragestellungen, gezielte Therapieversuche zu unternehmen. Betont sei, dass sich die heutigen Krankheitsbezeichnungen nicht ohne Weiteres auf ältere Krankheitskonzepte übertragen lassen – im Mittelalter wurden schizophrene Symptome als „Phrenitis" (zurückführbar auf die Wirkung von gelber Galle im Körper, das akute Krankheitsbild ging mit hohem Fieber einher) oder „Manie" beschrieben; später wurden die in dieser Form „irre" gewordenen Patienten als Psychotiker bezeichnet – in allen Kulturen und Zeitaltern gab es Symptomkomplexe, welche man heute dem schizophrenen Formenkreis zuordnet.

Epidemiologisch-statistisch trat die Krankheit erwiesenermaßen in gleicher Häufigkeit und Charakteristik in allen Erdteilen auf, doch war sie in ihrer Bewertung den spezifischen soziokulturellen Bedingtheiten unterworfen.[105] Zu Beginn des 20. Jahrhunderts fokussierte Emil Kraepelin in seinen Beschreibungen auf die Symptomatik der Erkrankung, Eugen Bleuler unternahm eine Ordnung ebendieser in unmittelbar krankheitsbedingte Grundsymptome und im Krankheitsprozess entwickelte akzessorische Symptome.[106] Der generelle Verlauf der Erkrankung blieb zunächst noch sehr unvollständig beschrieben, erst mithilfe von Verlaufsuntersuchungen konnten vornehmlich deutschsprachige Psychiater wie Gerd Huber (1921–2012)[107] oder

---

[103] Vgl. die Biographie Toni Schmidt-Kraepelins (Abschn. 4.3.2).

[104] Eugen Bleuler war ein Schweizer Psychiater, er wurde in Zollikon geboren. Sein Medizinstudium begann in Zürich, seine psychiatrische Ausbildung absolvierte er unter anderem bei Jean-Martin Charcot in Paris. Im Jahr 1886 wurde er zum Direktor der kantonalen Irrenanstalt in Rheinau ernannt und folgte im Jahr 1898 August Forel auf den Lehrstuhl für Psychiatrie in Zürich; gleichzeitig wurde er Leiter des Burghölzli (der psychiatrischen Universitätsklinik von Zürich). Eugen Bleuler beschäftigte sich ausgiebig mit den Freud'schen Theorien der Psychoanalyse und trug damit wesentlich zur Abgrenzung des Schizophrenie-Begriffs bei; vgl. Buess 1955, S. 300–301.

[105] Schott und Tölle 2006, S. 393 und 394.

[106] Schott und Tölle 2006, S. 396.

[107] Gerd Huber wurde am 02.12.1921 in Echterdingen bei Stuttgart geboren, im Jahr 1949 begann er sein Medizinstudium in Heidelberg. Als Schüler von Kurt Schneider trat er als dessen Assistent in die Psychiatrische und Neurologische Universitätsklinik ein, im Jahr 1957 habilitierte er sich mit einer Schrift über „Pneumencephalographische und psychopathologische Bilder bei endogenen Psychosen". Von 1955 bis 1962 war er Oberarzt und Leiter der Psychiatrisch-Neurologischen Poliklinik an der Universität in Heidelberg und bis 1974

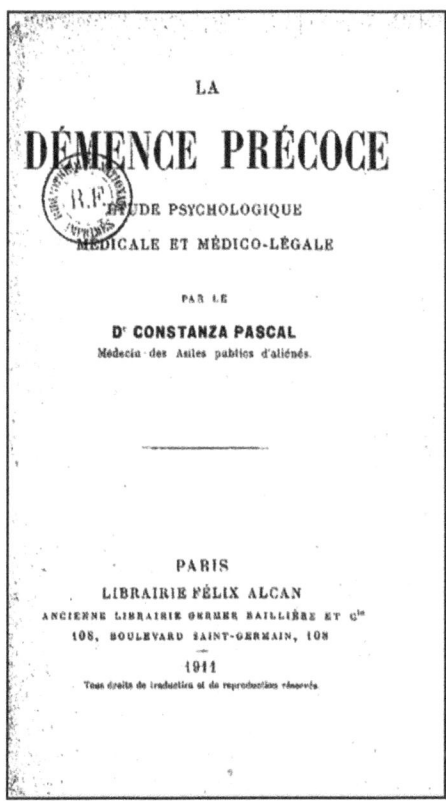

Abb. 4.5 Titelblatt des Buches „La Démence précoce" von Constance Pascal aus dem Jahr 1911. (Aus: Gallica, BnF: Constance Pascal: „La Démence précoce"; mit freundlicher Genehmigung von © Paris BnF, Bibliothèque nationale de France [2022]. All Rights Reserved)

der Direktor des Akademischen Lehrkrankenhauses der Universität (die Psychiatrische Landeskrankenanstalt Ravensburg). Weitere Professuren folgten in Lübeck, München und an der Universität in Bonn. Er veröffentlichte 520 Publikationen, 52 Monographien und das prägende Lehrbuch „Psychiatrie"; vgl. Klosterkötter 2012, S. 429–430.

Werner Janazarik (1920–2019)[108] zeigen, dass die Erkrankung nicht einheitlich
verläuft, nur ein kleiner Teil der Schizophrenien bei den Patienten zu vorzeitiger
Verblödung führt und ein Großteil der Erkrankten im Verlauf ihres Lebens krank-
heitsfreie Phasen haben bzw. vollständig gesunden. In den großen Heilanstalten
herrschte zu Fragen der Therapierbarkeit der Schizophrenie große Resignation –
dies war nicht unbedingt auf die Erkrankung, sondern eher auf die Lebens- und
Behandlungsbedingungen innerhalb der Krankenhäuser zurückzuführen: Psychiater
standen den Erkrankten infolge der unzureichenden institutionellen Möglichkeiten
und hygienischen Zustände schlichtweg hilflos gegenüber.[109]

Constance Pascal betonte in ihren Arbeiten vor allem die Wichtigkeit einer frühen
und korrekten Diagnose sowie die klare Abgrenzung zwischen Dementia praecox und latenten (frühen) Formen der Depression; eine Gemeinsamkeit sei beiden
die Gegensätzlichkeit zwischen den vordergründig präsentierten Symptomen (beispielsweise demonstrativem Lachen) und der darunterliegenden Unzufriedenheit
bzw. Trauer. Dieser desorganisierte Affektzustand stelle das markanteste Diagno-
sekriterium dar – wobei das Vorhandensein eines definitiven Auslösers eher für
eine Depression spreche, im Gegensatz zu den sich „ohne ersichtlichen Grund"
einschleichenden Symptomen der Schizophrenie.[110]

Constance Pascal verfolgte eine empirische Herangehensweise bei der Untersuchung der Genese psychischer Erkrankungen – dies zeigt sich auch in dem Artikel
„Les Maladies mentales de Robert Schumann" („Die psychischen Erkrankungen
von Robert Schumann"), in welchem sie dessen wohluntersuchtes Leben, Leiden

---

[108] Werner Janzarik wurde im Jahr 1920 als Sohn eines Richters in Zweibrücken im Saarland
geboren. Er studierte Medizin in Würzburg und Marburg und bildete sich bei Kurt Schneider in der Psychiatrie weiter. In Mainz wurde er anschließend der Direktor der Forensischen
Psychiatrie, von 1973 bis 1988 wirkte er als Direktor der Psychiatrischen Universitätsklinik in Heidelberg. Er arbeitete vornehmlich zu Fragen der Beziehung zwischen depressivem
Schuldwahn und Persönlichkeit und postulierte nach Forschungen an über 200 Patienten mit
Melancholie, dass ein „dynamischer Wechsel" der pathologische Auslöser „idiopathischer"
Psychosen sei; vgl. Mundt 1992, S. 1–3.
[109] Schott und Tölle 2006, S. 398.
[110] Gordon 2013, S. 99.

und Werk[111] einer retrospektiv-biographischen Anamnese unterzog. Dieser Rahmen bot ihr zudem die Gelegenheit, sich Fragen einer möglichen Verquickung von „Genie und Wahnsinn" zu nähern.[112]

Charenton

Die Tätigkeit in Clermont de l'Oise beendete Constance Pascal kurz nach der Geburt ihrer Tochter und wechselte zu einer Anstellung als Assistenzärztin in der „Maison Nationale de Santé à Saint Maurice", einem Teil der Heilanstalt des in der Pariser Banlieue gelegenen Ortes Charenton. In dieser zeitweilig zu einem Militärkrankenhaus umfunktionierten Einrichtung arbeitete sie erstmals unter für sie persönlich zufriedenstellenden Konditionen: „Wie glücklich bin ich in Charenton! Welch anderes Leben: Unabhängigkeit in meiner Arbeit, Ruhe, Respekt, Würde. Ich fühle mich wieder wie ich selbst. Ich bin mit der Leitung des Departements betraut, ich kann machen was ich will. Kürzlich saß ich einer militärischen Kommission vor, ein einmaliges Ereignis in der Geschichte des Feminismus. Es war sehr interessant. Durch Einfachheit und Zielstrebigkeit habe ich bekommen was ich wollte."[113] Die Isolation, welche Constance Pascal in den ländlich-entlegenen psychiatrischen Anstalten von Clermont als so belastend empfunden hatte, stellte in Charenton kein Problem mehr dar; allerdings blieb ihr ein tiefgreifender Wunsch dort unerfüllt: die Besetzung einer Chefposition. Es folgte ein intensiver Briefwechsel mit dem Ministerium: „(…) ich erzähle Ihnen dies, damit Sie verstehen können, dass ein Asyl in der Provinz einen Ort darstellt, an welchem der Verstand ohne Nahrung verbleibt, und der Geist von Vorurteil, Armseligkeit und Dummheit gebrochen

---

[111] Pascal 1908. Robert Schumann (1810–1856) war ein deutscher Komponist und Musikschriftsteller. Bereits in frühen Kindertagen fielen seine literarischen und musikalischen Begabungen ins Auge, im heimischen Umfeld erhielt er seine ersten Anregungen. Nach Abbruch des zunächst begonnenen Jurastudiums begann er ein Klavier-Studium bei Friedrich Wieck in Leipzig, um sich nach der Aufgabe der Pianistenkarriere (aufgrund eines von ihm selbst verschuldeten Handleidens) im Jahr 1832 vollständig seiner Kompositionstätigkeit zu widmen. Es existieren zahlreiche Untersuchungen über das psychische Leiden Schumanns (teilweise wurden dafür auch explizit die Plural-Form „die psychischen Leiden" verwandt), welches am 27.02.1853 in einen Suizidversuch mündete; infolgedessen wurde er in die psychiatrische Heilanstalt von Endenich eingewiesen. Dort starb er im Jahr 1856. Nach Durchsicht der klinischen Berichte kam Constance Pascal zu dem Schluss, dass Schumann seit dem Alter von 23 Jahren an einer „konstitutionellen" Erkrankung physischer, eventuell hereditärer Natur litt – die Zuspitzung am Ende seines Lebens sei allerdings auf eine zusätzliche Erkrankung zurückzuführen, welche sich in dieser stark progressiven Form als letztendlich tödlich erwies; vgl. Gordon 2013, S. 104 und Neuhaus 2007, S. 742–746.

[112] Gordon 2013, S. 101.

[113] Zit. n. Gordon 2013, S. 114.

wird. (…) Zudem bin ich alt und werde älter. Ich arbeite seit zehn Jahren als Assistenzärztin, acht Jahre davon in der Provinz. In der Vergangenheit konnte man nach
vier oder fünf Jahren eine Beförderung zum Chefarzt erwarten, dies waren die guten
alten Zeiten. (…) Nun sind es bald elf Jahre, dass ich als Assistenzärztin arbeite.
Der Krieg hat mich nicht reich gemacht. Mein Gehalt ist ungenügend. (…) Aus
all diesen Gründen erbitte ich von Ihnen eine Verschnaufpause. Entschuldigen Sie
bitte die langen Auslassungen über mich selber, welche mir unangenehm sind. Aber
es wird Ihnen helfen, die Gründe meiner Weigerung, eine erneute Position in der
Provinz zu akzeptieren, zu verstehen."[114] Die Verhandlungen setzten sich weiter
fort, drei Angebote für Positionen als Assistenzärztin lehnte sie ab. Am 17.07.1919
drohte Constance Pascal schließlich, den öffentlich-psychiatrischen Dienst vollständig zu verlassen, um sich in eigener Praxis selbständig zu machen.[115] Ob diese
Worte ernst gemeint waren oder als Teil eines bewusst angelegten Planes den Druck
auf das Ministerium erhöhen sollten, ist ungewiss. Der erhoffte Erfolg aber stellte
sich ein: Im Jahr 1920 erhielt Constance Pascal, nun 43 Jahre alt, die lang ersehnte
Chefarzt-Anstellung in der psychiatrischen Heilanstalt von Prémontré.

Beruflicher Durchbruch mit Spannungen: Prémontré
Prémontré liegt im Nordosten Frankreichs im Département Aisne und am
17.01.1920 wurde Constance Pascal dort zur ersten weiblichen Chefärztin („médecin-chef") einer großen psychiatrischen Heileinrichtung Frankreichs
ernannt. Zu Zeiten des Ersten Weltkrieges war die Region von deutschen Truppen besetzt worden; zahlreiche Einwohner der Kleinstadt wurden evakuiert und der
Landstrich befand sich im Wiederaufbau. Die psychiatrische Heilanstalt in Prémontré lag in einem ehemaligen Klostergebäude und während des Krieges waren die
Patienten von Ordensschwestern gepflegt worden. Dennoch starben in Folge des
Ersten Weltkrieges 539 der 1300 Patienten an Unterernährung, die Gebäude verfie-
len. Aufgrund dieser Vergangenheit vor und zu Zeiten des Krieges, sowie aufgrund
der entlegenen Lage galt die Einrichtung in psychiatrischen Fachkreisen als schwierig zu führen, eine Tätigkeit dort war ein zweischneidiges Schwert: Einerseits war
die Chefposition erstrebenswert, andererseits übertrug man Constance Pascal als
solcher eine hohe Verantwortung; administrative und medizinische Anforderungen
nie dagewesener Größenordnung galt es für sie zu bewältigen. Ihr oblag die quasi
alleinige Entscheidung bezüglich der Aufnahme oder Entlassung von Patienten; in

---

[114] Gordon 2013, S. 118.
[115] Gordon 2013, S. 119.

Anbetracht der Größe der Einrichtung war allein diese Aufgabe anspruchsvoll –
Zeit für persönliche psychotherapeutische Interventionen mit ihren Patienten blieb
nicht.[116]

Bereits nach kurzer Zeit setzte sich Constance Pascal kraft ihrer Möglichkeiten und Kontakte für eine Versetzung ein. Primadonnenhaft schrieb sie fordernde
Briefe an das Ministerium, aktivierte ihre einflussreichen Kontakte (ihren ehemaligen Doktorvater Paul Sérieux, General Mengin und sogar den Vorsitzenden der
Medizinischen Fakultät von Paris) und zog anstelle von Prémontré ihren vorherigen Wohnort in der Nähe des Seine-Departements als Aufenthaltsort vor.[117] Ein
Verwaltungsbeamter notierte höchst irritiert: „(…) Mme Pascal ist tatsächlich sehr
schwer zufrieden zu stellen und es wäre keine Übertreibung zu sagen, dass sie mit
ihren Besuchen, ihren wiederholten Briefen (teilweise sogar zweimal täglich), welche sie an den Konrektor meines Departements richtet – dieser ist zuständig für alle
Angelegenheiten der Ärzte aus den Heilanstalten – sowie den Stellungnahmen von
namhaften politischen Persönlichkeiten, meinem Departement mehr Arbeit macht
als die meisten ihrer Kollegen."[118] Die Situation setzte sich über einen Zeitraum von
eineinhalb Jahren fort, Angebote alternativer Posten existierten zwar, doch wurden
diese zeitnah mit anderen ärztlichen Kollegen besetzt oder Constance Pascal mit der
Begründung, aufgrund ihres weiblichen Geschlechts mangele es ihr an Autorität,
sogar explizit vorenthalten.

Herausgestellt sei an dieser Stelle die auffällige Diskrepanz zwischen den fach-
lichen Kompetenzen Constance Pascals auf der einen Seite und ihren offensichtlich
großen Schwierigkeiten, zufriedenstellende berufliche Beziehungen aufzubauen. Im
Kontakt mit dem Klinikpersonal tat sie sich schwer; so notierte der Direktor der Heilanstalt von Prémontré, M. Lenoir, am 6. Februar 1922: „Die Energie, der Arbeitseifer
und die hohe Einsatzbereitschaft von Dr. Pascal waren während ihrer ganzen Karriere hier in Prémontré augenscheinlich. Ihre etwas schwierige Persönlichkeit, ihre
Entscheidungen und ihr Auftreten hingegen weisen Tendenzen auf, welche ihr auf
lange Sicht hin gesehen sogar diejenigen entfremden werden, welche ihr wohlge-
sonnen sind. Ihre Hingabe für die Patienten, sowie ihre Gewissenhaftigkeit kann
dennoch nicht bezweifelt werden."[119] Diese Ambiguität der Charakterzüge Constance Pascals war allseitig bekannt – Kollegen schätzten ihre fachliche Kompetenz
und Intelligenz, ihr Streben in höhere Positionen der klinischen Hierarchien wurde

---

[116] Gordon 2013, S. 121.
[117] Gordon 2013, S. 123.
[118] Gordon 2013, S. 124.
[119] Gordon 2013, S. 132.

als gerechtfertigt anerkannt – doch mit ihren autokratischen, nicht selten unflexiblen Einstellungen brüskierte sie ihre Mitmenschen. Der kraftvolle Einsatz für die dreihundert Patienten zehrte im weiteren Verlauf zunehmend an ihren Kräften; nach einiger Zeit entwickelte Constance Pascal ein diffuses Leiden (eine Mischung aus Depression und Rheumatismus), woraufhin sie schließlich am 7. September 1921[120] eine einstweilige Beurlaubung beantragte. Sie kehrte erst im Januar 1922 zurück und beendete ihre Tätigkeit in Prémontré ein halbes Jahr vor dem Ablauf der geplanten Frist von zwei Jahren.[121]

Châlons-sur-Marne und das erste Institut médico-pédagogique
Während ihrer Tätigkeit in der Psychiatrischen Heilanstalt von Châlons-sur-Marne – dorthin wurde Constance Pascal am 25. Januar 1922 schlussendlich versetzt, den Posten übernahm sie am 14. Februar[122] – konnte sie die in Clermont de l'Oise erstmals entwickelten Pläne für ihre „Schulen des moralischen Verhaltens" für schwer erziehbare Kinder umsetzen. Am 15. April 1922 präsentierte Constance Pascal die Ideen vor der Kommission der Heilanstalt und überzeugte diese vom Aufbau einer speziellen Abteilung für geistig und körperlich behinderte Kinder („service spécial pour enfants anormaux"). Ihre Vorschläge fanden Anklang und so bewilligte die Kommission, dass zwei leerstehende Krankenhausflügel für das Klinikprojekt zur Verfügung gestellt wurden: „Mme Pascal, Ärztin und Vorstand der Heilanstalt, wird vom einschließlich 1. Oktober 1922 ab als Direktorin der Spezialabteilung für ‚unnormale' oder geistig kranke Kinder beider Geschlechter eingesetzt, welche in diesen Gebäuden eingerichtet wurde. Eine Lehre auf Primarstufenniveau wird durch eine staatlich geprüfte weibliche Lehrkraft angeboten."[123]

Am 18. Juli 1923 eröffnete das „Institut médico-pédagogique" schließlich seine Pforten – schwer behinderte Kinder konnten darin in unmittelbarer Nähe zur Heilanstalt leben und lernen, zudem wurden sie medizinisch betreut. Um eine enge Anbindung an deren Familien zu gewährleisten, akzeptierte man in der Einrichtung ausschließlich Kinder aus Familien der Marne-Region; hervorzuheben ist dabei die Strategie der Familienzusammenführung, welchen die Mitarbeiter unter der Aufsicht von Constance Pascal betrieben: Während des Krieges waren viele der geistig und körperlich behinderten Kinder als Waisen in unterschiedlichste Regionen Frankreichs verschickt worden – diese zurückzuholen und ihnen nahe der eigenen Familie Unterstützung anbieten zu können, wurde zu einem beharrlich verfolgten

---

[120] Gordon 2013, S. 127.
[121] Gordon 2006, S. 171.
[122] Gordon 2013, S. 136.
[123] Gordon 2013, S. 144.

Ziel von Constance Pascal und ihren Mitarbeitern; sie suchten die Kinder dafür sogar selbstständig in den unterschiedlichen Regionen Frankreichs auf.[124] Fünfundvierzig Jungen und dreißig Mädchen fanden in den großen Gebäudeflügeln Platz und ein separater Eingang gewährleistete die gewünschte Trennung des „Kindertrakts" vom restlichen Teil der Heilanstalt. Dies war äußerst wichtig, erlaubte es den Kindern doch, in relativer Trennung von den Klinikbewohnern aufzuwachsen und somit einer weiteren Stigmatisierung vorzubeugen. „Ihre fortschrittliche und humanitäre Idee wird es erlauben, dass das Institut médico-pédagogique als eine wirkliche Krankenhausschule anerkannt wird, in welcher die vernachlässigten Kinder, die in ihrem Leben so unglaublich viel haben durchmachen müssen, sowohl Hilfe für ihre mangelhaften Körper erhalten können als auch diejenige Bildung, welche ihren intellektuellen, professionellen und moralischen Fähigkeiten angemessen ist", konstatierte Constance Pascal in einer Beschreibung der „offen Einrichtung" („service ouvert") der Klinik für den Präfekten des Departements.[125]

Im August des Jahres 1925 lud Constance Pascal unter großem Aufsehen die Öffentlichkeit zu einem Sommerfest (Abb. 4.6) ein – bei dieser Gelegenheit zeigten die Kinder ihre Fortschritte, Leistungen wurden gewürdigt, Preise vergeben und die Kinder auf diese Weise ermutigt, weiter engagiert an sich zu arbeiten. Jeanne Pascal, ein inzwischen neun Jahre altes Mädchen, ging selbst nicht auf die Institutsschule, nahm am Sommerfest allerdings theaterspielend teil: Sie trat in einer Szene von Molière auf. Das erklärte Ziel der Veranstaltung war es, dem allgemeinen Publikum aus der Nachbarschaft der Einrichtung Einblick zu gewähren und dadurch bestehende Vorurteile abzubauen.[126]

Im ganzen Land wurden in den darauffolgenden Jahren Einrichtungen nach dem Vorbild des Instituts von Constance Pascals eingerichtet, manche Stimme bezeichnete sie gar als die Pionierin der Kinderpsychiatrie (Chazaud 2001).[127] Der pädagogische Bedarf war groß und ihre Ideen stießen, dank des insgesamt regen Aufschwunges der Kinderpsychologie (vor allem die Arbeiten Piagets seien an dieser Stelle erwähnt), auf offene Ohren. Die weitere Entwicklung der „Mutter-Einrichtung" in Châlons-sur-Marne erwies sich allerdings als wenig glücklich – Constance Pascals Fortgang nach Paris im Jahr 1925 spielte dabei eine wichtige Rolle. Aus der Ferne konnte sie die erneuten Versendungen (vor allem nach La Rochelle) der besonders zurückgebliebenen – und eigentlich gerade daher in hohem Grade hilfsbedürftigen – Kinder nicht aufhalten. Schuld daran trug in

---

[124] Gordon 2013, S. 148.
[125] Gordon 2013, S. 149.
[126] Gordon 2013, S. 150.
[127] Chazaud 2001, S. 88.

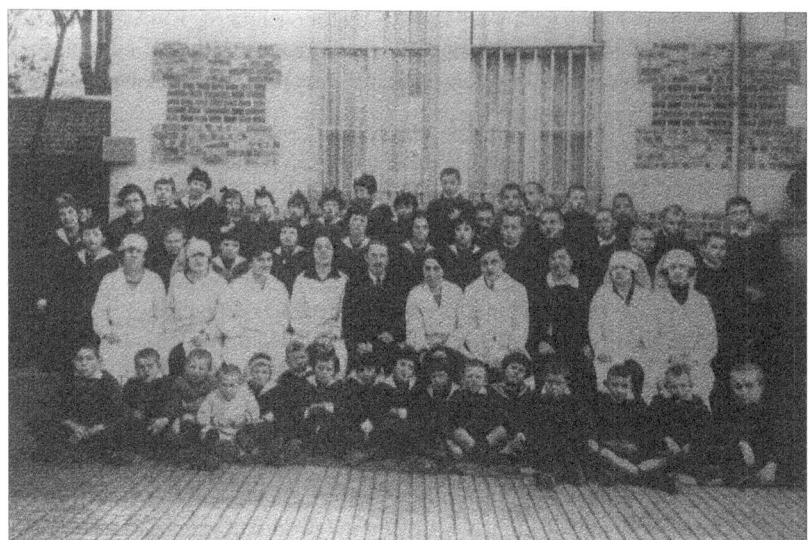

Abb. 4.6 Die Kinder des Institut médico-pédagogique, das Klinikpersonal in der 2. Reihe, Constance Pascal in der Mitte. Châlons-sur-Marne, 1925. (In: Gordon 2013, S. 151; mit freundlicher Genehmigung von © Margaret Rees [2022]. All Rights Reserved)

erster Linie der neue Präfekt des Départements, welcher sukzessive viele der Reformen rückgängig machte, welche die Einrichtung des Instituts médico-pédagogiques ermöglicht hatten.[128] Enttäuscht notierte Pascal: „Man hat meine Arbeit sowie meinen Einsatz vergessen; ich ziehe es vor, darüber Stillschweigen zu bewahren. Aber das Institut verdient weiterzuleben, trotz all der Bosheit undankbarer Menschen sowie der Gleichgültigkeit derjenigen, die mit der Leitung betraut waren."[129]

Das Institut in Châlons-sur-Marne überlebte nicht lange, doch wird der Name „Institut médico-pédagogique" in Frankreich noch heute für Einrichtungen für Kinder mit schweren motorischen Defiziten und Lernschwierigkeiten verwendet und zumindest zwei Einrichtungen – das „Centre médico-pédagogique Constance Pascal" (Teil des „Centre hospitalier de Sambre-Avesnois" in Jeumont im Nordosten

---

[128] Gordon 2013, S. 152–153.
[129] Gordon 2013, S. 153.

Frankreichs) sowie das „Centre Constance Pascal" (Teil der psychiatrischen Einrichtungen im Umkreis von Melun im Südosten von Paris) – tragen den Namen „Constance Pascal" und halten somit die Erinnerung an ihre Arbeit wach.[130]

Schockzustände und Schocktherapien
In eingehenden Experimenten mit ihren Patienten in Châlons-sur-Marne untersuchte Constance Pascal eine innovative Therapie und führte daraufhin im Jahr 1926 den Terminus „Schock" in die Fachsprache der französischen Psychiatrie ein.[131] Diese Begrifflichkeit bezeichnet in der medizinischen Literatur ursprünglich ein Hypotensions-Geschehen oder die anaphylaktische Reaktion auf einen Fremdkörper; Constance Pascal wandelte den Terminus, analog zu gängigen Definitionen, mit Bezug auf ihr Fach zu einer „mentalen anaphylaktischen Reaktion" um. In der Hochphase der sogenannten „Schock-Therapien"[132] veröffentlichte sie gemeinsam mit ihrem Arbeitskollegen Jean Davesne die Aufsätze „Chocs émotionnels, pathogènes und thérapeutiques" („Emotionale, pathogene und therapeutische Schockzustände")[133] und „Le traitement des maladies mentales par les chocs" („Die Behandlung psychischer Erkrankungen mittels Schockzuständen")[134]; wobei die letztere Veröffentlichung den renommierten „Prix Ch. Boullard" der Académie Nationale de Médecine gewann. Constance Pascal war der Auffassung, dass Ärzte zum Zwecke einer Behandlung psychischer Erkrankungen die Gehirne ihrer Patienten „schocken" sollten, um das autonome Nervensystem zurück in dessen ursprünglichen Gleichgewichtszustand zu bringen. Ärzte seien zur praktischen Nutzung dieser in den Naturwissenschaften bereits angewandten Methoden angehalten; ein bloß passives Akzeptieren „psychisch abnormer Konstitutionstypen" setzte sie mit einer Verleugnung der ärztlichen Fähigkeiten gleich. In Frankreich wurden zur Erforschung des positiven Nutzens von Schockzuständen zahlreiche Forschungsvorhaben mit Injektionen von Gold, Milch und Impfstoffen, mit Insulin-induzierten Krampfzuständen oder Malaria-induziertem Fieber angestoßen; Constance Pascal führte entsprechende Experimente, die in Tradition der sogenannten „Erschütterungstherapien"[135] standen, selbstständig durch. Mit ihrer physiologischen Auffassung mentaler Krankheitszustände bewies Constance Pascal

---

[130] Gordon 2013, S. 154.
[131] Shorter und Healy 2007, S. 9 und Gordon 2013, S. 161.
[132] Gordon 2013, S. 161. Nach dem Zweiten Weltkrieg verlor sich das diesbezügliche Forschungsinteresse. Vgl. die Biographie Toni Schmidt-Kraepelins; (Abschn. 4.3.2).
[133] Pascal und Davesne 1926a.
[134] Pascal und Davesne 1926b.
[135] Grözinger et al. 2013, S. 5.

eine innovative Herangehensweise und die ihr äußerst geläufigen psychoanalytischen Konzepte Freuds veranlassten sie parallel zu Experimenten mit „emotionalen Schocks", einer speziellen Form der Traumabezogenen Psychotherapie. Diese duale Auffassung psychischer Erkrankung, in welcher sowohl die spezifischen Lebensereignisse der Patienten als gleichzeitig auch deren physiologische Grundlagen (Abbauprozesse des Gehirns, Transmitterstörungen) gewürdigt wurden, bildete die Basis ihres weiteren therapeutischen Vorgehens[136] und mit ihren Schriften schuf Constance Pascals das rational-theoretische Fundament zahlreicher vergleichbarer Arbeiten weiterer Psychiater.[137] Angemerkt sei, dass Constance Pascal (gemeinsam mit anderen Nervenärzten) in dieser experimentellen Frühphase der Schocktherapien zwar nach bestem Wissen und Gewissen und zum Wohle der Patienten arbeitete, die dabei verwendeten hochinvasiven Methoden allerdings bei Patienten anwandte, welche sich dagegen höchstwahrscheinlich nicht zur Wehr setzen konnten.[138] Von einem ethischen Standpunkt aus gesehen sind die Arbeiten Constance Pascals daher als höchst kritisch zu bewerten und die Problematik, Patienten ihre Subjektivität nicht nehmen zu wollen, sie aber gleichzeitig zu Objekten therapeutischer Experimente zu machen, löste sich nie.

Chefärztin im Seine-Département: Asile de Moisselles und Maison Blanche
Im Dezember 1925 nahm Constance Pascal erneut als Vorreiterin eine für Frauen in Frankreich bis dato nie überwundene Hürde: Im zweiten Anlauf[139] überzeugte sie in dem äußerst kompetitiven „Concours des Asiles de la Seine" („Wettbewerb um die Heilanstalten des Départements Seine"; bezogen auf die Chefarztpositionen) und erhielt im Februar 1926 als eine der ersten Psychiaterinnen Frankreichs eine Anstellung als Chefärztin einer Heilanstalt in der Nähe von Paris.[140] Die psychiatrische Klinik von Moisselles („Asile de Moisselles"), Ort ihrer Tätigkeit in dieser Position, lag 21 km nördlich von Paris und war mit 500 Betten eher klein. Constance Pascals (Abb. 4.7) Erfolg führte angesichts der Premiere ihrer Leistung zu einem bemerkenswerten Echo in der Presse: Zwei Artikel in „La Française" und „Paris Times" berichteten über die erste „Chefpsychiaterin"; betont wurde, dass „(…) ihr

---

[136] Gordon 2013, S. 162.
[137] Shorter und Healy 2007, S. 11.
[138] Gordon 2013, S. 162.
[139] Im Jahr 1922 war ihr selbiger Versuch misslungen; vgl. Barbier, Serra und Loas 1999, S. 428.
[140] Gordon 2006, S. 172.

Triumph, erreicht nach zahlreichen Mühen und überwundenen Hindernissen, (...)
als ein Vorbild in die Geschichte des Feminismus eingehen wird (...)."[141]

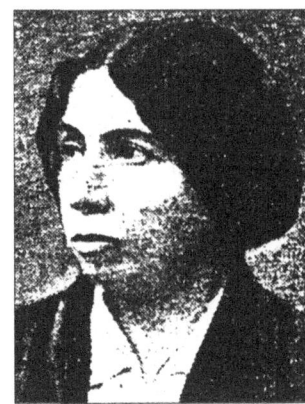

Abb. 4.7 Constance Pascal: „Schön, elegant, mutig, beschützend und von klarem und doch mitfühlendem Charakter"[142]. (In: Chazaud 2001, S. 85; mit freundlicher Genehmigung von © Margaret Rees [2022]. All Rights Reserved)

Ausschließlich Frauen und Kinder wurden in der Heilanstalt „Asile de Moisselles" betreut und auch hier beförderten die hygienischen Zustände zahlreiche Krankheiten, was zu einer hohen Todesrate unter den Patientinnen führte. Im Jahresbericht von 1926 beklagte Constance Pascal „(...) die bedauernswerten Zustände der Einrichtung: Überbevölkerung und ungenügende Anwendung der Wassertherapie, welche das Keimwachstum sowie dessen Verbreitung fördere."[143]

Private Gründe (siehe „Familie") waren schließlich ausschlaggebend für ihren erneuten Arbeitsplatzwechsel nach nur einem Jahr: 18 Jahre nach Beendigung ihres Studiums kehrte Constance Pascal an den Ort ihrer Lehrzeit zurück und übernahm den Posten als Chefärztin der Maison Blanche in Paris. Sie verblieb in dieser Position bis zu ihrem Tod im Jahr 1937. Zur Veranschaulichung der allgemeinen Versorgungstruktur für psychiatrische Patienten sowie zur Beschreibung der „Hospitäler" in Paris sei Otfried Foerster aus Bonn[144] zitiert, welcher bei einer Reise in das Nachbarland Frankreich „psychiatrische Streifzüge durch Paris" unternahm:

---

[141] Gordon 2013, S. 171. Interessant ist die in diesem Aufsatz dargelegte Bedeutung Constance Pascals für den französischen Feminismus; sie selbst hatte sich dieser Strömung zeit ihres Lebens zwar nicht bewusst entzogen, sich aber auch nie aktiv dafür engagiert.

[142] „Belle, élegante, courageuse, protectrice et de caractère affirmé mais compatissante"; vgl. Chazaud 2001, S. 85.

[143] Zit. n. Gordon 2006, S. 172.

[144] Den kurzen Beitrag schrieb Foerster aus Bonn, nähere Hinweise zu seiner Person sind schwer zu eruieren. Die Vermutung, es handle sich um Otfried Foerster (1873–1941), den

„Von Hospitälern für Geisteskranke sind die der Assistance publique und die des Seine-Départements zu erwähnen. Zur ersteren gehören die Salpêtrière für weibliche und Bicêtre für männliche Kranke. Sie nehmen Sieche, Geisteskranke und Epileptische auf. (…) Das Seine-Département hat 7.000 Kranke zu versorgen. Im Inneren der Stadt liegt St. Anne, eine grosse Anstalt, deren Bureau d'admission, von Magnan[145] geleitet, das eigentliche Stadtasyl von Paris ist, von wo aus die Kranken in die anderen Anstalten verteilt werden. (…) Ausserdem besitzt das Seine-Département noch vier ausserhalb gelegene Anstalten: Ville-Évrard, Vaucluse, Villejuif und Maison Blanche. Die französischen Anstalten haben keinen ärztlichen Direktor, vielmehr sind die Abteilungschefs ganz selbstständig. (…) Zur Gewinnung der Assistenzärzte dient ein sogenannter ‚Concours‘, in welchem unter Clausur eine Arbeit angefertigt und eine mündliche Prüfung abgelegt wird, nach deren Ausfall die Wahl getroffen wird."[146] Constance Pascal oblag als Aufgabe in der Maison Blanche sowohl die Aufsicht über das psychiatrisch-medizinische Wohlbefinden ihrer Patienten, als auch die institutionelle Organisation des weitläufigen „Trakt N° 1". In den Jahren 1930 bis 1936 erwies sich vor allem die stetig ansteigende Überbelegung als zunehmendes Problem; diesbezügliche Reformwünsche an den Präfekten des Départements zeigten zunächst keine Wirkung. Erhebliches Drängen – „Ich fühle mich verpflichtet, eine Beschwerde wegen Überbelegung einzureichen, nicht für mich selbst, sondern im Sinne der Patienten (…) und des Personals (…). Die Nachtwachen stellen eine der schwierigsten Aufgaben dar und werden weiterhin durch eine einzelne Person sichergestellt. Im Falle einer Bedrohung durch eine plötzlich gefährlich werdende Wahnsinnige befindet sich diese (die Wachaufsicht) in Lebensgefahr. Sie könnte nicht um Hilfe rufen, alleine, nachts, in einem Pavillon mit 85 Kranken! (…)"[147] – ermöglichte im Jahr 1934 einen Umzug in den „Trakt N° 3" nebst einer Reduktion der Insassenzahl auf 400 Patientinnen.

---

bekannten Neurochirurgen und Schüler von Carl Wernicke, kann nur sehr vorsichtig formuliert werden, da sich dieser im Laufe seines Lebens zwar häufig in Frankreich aufhielt, dessen Biographie allerdings keinen Aufenthalt in Bonn vermuten lässt; vgl. Katner 1961, S. 280.

[145] Valentin Magnan wurde am 16.03.1835 in Perpignan geboren, er begann sein Medizinstudium im Jahr 1858 in Montpellier und setzte dieses in Lyon fort. Er promovierte am 29.12.1863 und wurde Assistenzarzt am Bicêtre. Später wechselte er an das Krankenhaus Salpêtrière. Nachdem er erfolgreich den Kronprinzen Napoléon Eugène Louis Bonaparte behandelte, wurde man auf ihn aufmerksam und übertrug ihm die Leitung der neuen psychiatrischen Heilanstalt Sainte-Anne in Paris. Erst am 30.12.1912 wurde er emeritiert, bis dahin arbeitete er am Hôpital Sainte-Anne und begründete dort seine eigene Schule; Vgl. Semelaigne 1932, S. 210 ff.

[146] Foerster 1904, S. 772.

[147] Zit. n. Gordon 2013, S. 185.

In dasselbe Jahr fiel auch eine Neuerung im Privatleben von Constance Pascal: Der Kauf eines Farmhauses im ländlichen Chantemanche. Das Dorf, gelegen im oberen Marne-Tal, war von der Maison Blanche in einer Stunde Zugfahrt zu erreichen – erstmals in ihrem Leben war Constance Pascal nun Eigentümerin eines Wohnsitzes, auf den sie sich in Ferienzeiten gemeinsam mit ihrer Tochter zurückziehen konnte.[148] Eine weitere Neuerung, welche Constance Pascal bei ihrer Anwesenheit in der Maison Blanche forcierte, war die zumindest teilweise Öffnung der Klinikpforten für die interessierte Öffentlichkeit; zu diesem Zweck gab sie drei große Interviews, deren Veröffentlichung den Lesern tiefgreifende Einblicke in das „geheime Leben hinter den Mauern der psychiatrischen Krankenanstalten"[149] gewährte.

Im Jahr 1928 erkrankte Constance Pascal an Brustkrebs und unterzog sich einer Mastektomie – die Bewältigung dieser schweren Erkrankung ist angesichts der von ihr weiterhin geleisteten beruflichen sowie privaten Anstrengungen (die alleinige Erziehung der Tochter Jeanne Pascal) bemerkenswert.[150] Die eventuelle Rückkehr der Erkrankung schwebte fortan als Damoklesschwert über dem weiteren Leben Constance Pascals und schürte ihre Sorge um den Verbleib ihrer Tochter. Im Jahr 1932 starb Justin Mengin; trotz des aktiv-liebevollen Engagements für seine Tochter hatte er sich bis zuletzt nicht zu einer offiziellen Anerkennung seiner Vaterschaft durchringen können.[151]

Liebeskummer aus der psychoanalytischen Perspektive
Im Jahr 1935, weiterhin in der Maison Blanche tätig, veröffentlichte Constance Pascal auf dem Höhepunkt ihrer Auseinandersetzung mit der Theorie der Freud'schen Psychoanalyse die 168-seitige Monographie „Liebeskummer und Psychose" („Chagrins d'amour et psychoses"). Das Werk erschien im Jahr 2000 in einer Neuauflage von Jacques Chazaud.[152] In seinem Vorwort lobt dieser die Offenheit Constance Pascals gegenüber den Theorien der Psychoanalyse sowie ihre qualifizierten Aussagen, welche primär auf eigenen Erfahrungen mit ihren Patientinnen in der Maison Blanche basierten. Es darf nicht vergessen werden, dass Constance Pascal weiterhin aktiv in psychiatrischen Zentren mit psychotischen Patienten arbeitete und zwecks Erreichung ihres obersten Zieles – der Behandlung und möglichen Heilung

---

[148] Gordon 2013, S. 215.
[149] Gordon 2013, S. 188.
[150] Gordon 2013, S. 192.
[151] Gordon 2013, S. 192.
[152] Gordon 2015, S. 3.

dieser Kranken – sehr pragmatisch vorgehen musste. Ihre fundierte Auseinandersetzung mit psychoanalytischen Ansätzen blieb daher vor allem theoretischer Natur;
die Nähe zu ihren eigenen Patienten wird deutlich in ihrem Versuch, die primär
an neurotischen Patienten entwickelten Ideen auf Patienten mit Erkrankungen des
psychotischen und autistischen Formenkreises zu übertragen.[153]

Spätestens seit den 1920er Jahren hatte sich Constance Pascal tiefgreifend mit
verschiedenen Erklärungskonzepten psychotischer Zustände befasst und war dabei
vor allem den Spuren verschiedener emotionaler Traumata nachgegangen. Ihre
Überlegungen führten sie zunächst zu ihren Arbeiten über Schocktherapien; in
„Chagrins" grenzte sie den Bereich der Traumata ein: Die pathologischen Auswirkungen unterdrückter sexueller Triebe und das Unglück unerwiderter Liebe
wurden zum Hauptgegenstand ihrer Untersuchung.[154] Auch Ernst Kretschmers
(1888–1964)[155] Theorie des „Sensitiven Beziehungswahns" fand Eingang in die
Gedanken Constance Pascals: Sie charakterisierte die „psychopathische Liebe" als
einen moralisch-emotionalen Schmerz, aber auch als organische Krankheit und war
der festen Überzeugung, dass zahlreiche mentale Störungen aus einer unerwiderten
Liebe heraus resultierten. Sexuelle Konflikte hätten für die Psyche vergleichbare
Auswirkungen wie Antigene auf den Organismus (psychosexueller Parallelismus)
und in der Annahme, dass die Auslöser des Liebeskummers – ein emotionaler
Schock oder gar eine ganze Reihe emotionaler Schocks – bei den betroffenen
Patientinnen die vorhandene Lebensenergie in einen „morbiden Zustand" verwan-
delten, postulierte sie ein „überaktives affektives Gedächtnis" als unterschwelligen
Grund für diesen Zustand.[156] Die Libido agiere dabei als ein destabilisierender „Ein-
dringling" der Psyche, welcher der Lebenskraft entgegenstünde. Constance Pascal
beschäftigte sich als eine(r) der ersten Psychiater(innen) in Frankreich eingehend mit
den Theorien Sigmund Freuds, sie war dessen Auffassungen gegenüber ambivalent
eingestellt. Sein Werk würdigte sie als perspektiveneröffnend für das Verständnis
menschlicher Motivationen und psychischer Erkrankungen; Freuds Gedanken zu

---

[153] Gordon 2013, S. 206.

[154] Gordon 2013, S. 206.

[155] Ernst Kretschmer ist neben Robert Gaupp der bedeutendste Repräsentant der Tübinger Schule. Sein erstes Werk „Der sensitive Beziehungswahn", veröffentlich im Jahr 1918,
erlangte große Bedeutung. Darin verfolgte er die Ideen Robert Gaupps zur Paranoiafrage:
Er beschrieb den sensitiven Beziehungswahn als einen Prototyp der Paranoia und führte das
Konzept der „mehrdimensionalem Diagnostik" ein. Kritisiert wurde das Buch mit dem Vorwurf, es sei darin die medizinisch-naturwissenschaftliche Ebene verlassen worden. Ernst
Kretschmer veröffentlichte in den folgenden zehn Jahren fünf weitere bedeutende Werke;
vgl. Schott und Tölle 2006, S. 83 und 390.

[156] Gordon 2015, S. 16.

einer sexuellen Befreiung der Gesellschaft jedoch widersprach sie entschieden und betonte im Gegenteil die Wichtigkeit aufrecht erhaltener zivilisierter Verhaltensweisen sowie die Begrenzung der persönlichen Freiheiten.[157] Liebe hielt Constance Pascal für eine Illusion, deren Entwicklung deutete sie als eine Abfolge von Phasen des Ab- und Aufschwunges.[158] Bei den Zeitgenossen erlangte das Buch Aufmerksamkeit, die Meinungen der Rezensenten gingen auseinander: Von mancher Seite kritisiert und als wenig originell eingeordnet[159], empfahlen andere Rezensenten das Buch mit seiner Reichhaltigkeit an Quellen (Constance Pascal bezog sich darin unter anderem auf Bergson, Dante, Freud, Jung, Nietzsche, Proust, Schopenhauer und zahlreiche weitere Literaten, Philosophen sowie psychoanalytische Denker)[160] als höchstfaszinierend und lesenswert.

Abschied in Neuilly-sur-Marne
Am 21.12.1937 erlag Constance Pascal einer erneuten Krebserkrankung. Sie starb in ihrem Haus auf dem Gelände der Maison Blanche in Neuilly-sur-Marne; einzig ihre Tochter, ihre älteste Freundin Jeanne Streicher und einige Pflegekräfte begleiteten ihre letzten Lebenstage. Vier Jahre zuvor hatte sie der Tochter Jeanne ihren letzten Willen in einem vorausschauenden Brief dargelegt: „Meine letzten Wünsche. Tu folgendes, falls das Schlimmste sich einstellt. Weine nicht; es führt zu nichts. Kümmere Dich so schnell es geht um meine Beerdigung: Ein solider Sarg, so dass keine Würmer hereinkommen können. Falls es nicht zu teuer ist, kauf uns beiden eine Grabstelle auf einem nahegelegenen ländlichen Friedhof, so dass Du mich manchmal besuchen kommen kannst. Gib kein Geld für die Beerdigung aus. Ich verbiete jegliche Parade oder Prozession; keine Leichenwagen, Pferde mit Federn, Reden, Tränen oder Kränze. Nichts, nichts als mein eigenes Auto, um mich schnell zu transportieren und in die Erde zu lassen. Lade keine meiner sogenannten Freunde ein; ich will niemanden außer Dich und Jeanne Streicher. Bitte töte die Hunde, damit sie nicht leiden müssen. Was Dich betrifft, weise ich Dich darauf hin, dass Du unter Fremden lebst. Ich habe keine Freunde und keine Familie. Ich lasse Dich alleine. Du wirst zurechtkommen müssen. Lebe. Du bist intelligent und Du hast das Recht zu leben, wie jeder andere auch. Lebe wohl. C. Pascal."[161]

---

[157] Gordon 2013, S. 206.
[158] Gordon 2015, S. 16.
[159] Crawford 1936, S. 537.
[160] Gordon 2013, S. 205.
[161] Zit. n. Gordon 2013, S. 218.

Ihrem Wunsch gemäß erfolgte die einfach gehaltene Beerdigung ohne Nachricht an eine breitere Öffentlichkeit und auch die psychiatrische Fachwelt nahm von Constance Pascals Ableben wenig Notiz. Ein im Januar 1938 in der Zeitschrift „Presse Médicale" von Dr. J. Vié veröffentlichter Beitrag über „Mademoiselle C. Pascal" erschien als einziger Nachruf.[162] Der einfache Grabstein mit der Inschrift „Doctoresse Pascal 1877–1937" steht noch heute auf dem alten Friedhof von Neuilly-sur-Marne.

Zeittafel Constance Pascal

1877	22.08.: Geburt in Pitesti, einer rumänischen Stadt in der Nähe von Bukarest
1883–1895	Kindheit in Rumänien, Schulbesuch
1891	Tod von Ion Pascal, Constance Pascals Vater
1897	Beginn des Medizinstudiums in Paris
1903	Beginn des Praktischen Jahres als „Interne" in der psychiatrischen Anstalt von Perray Vaucluse gemeinsam mit Madeleine Pelletier
1905	Dissertation zum Thema „Atypische Formen der generalisierten Paralyse: Die regionalen Läsionsunterschiede bei den diffusen Meningoenzephalitiden" an der Medizinischen Fakultät von Paris, Erhalt des Dissertationspreises und der Bronzemedaille
	07.06.: Verteidigung der Promotion
	Fortführung des Praktischen Jahres in Ville-Évrard, der psychiatrischen Heilanstalt in Neuilly-sur-Marne
1906	Dissertationspreis „Prix Moreau de Tours"
	Beginn der eigenständigen Publikationstätigkeit, Veröffentlichung von fünf Aufsätzen
1907	02.03.: Erhalt der französischen Staatsbürgerschaft
	Erscheinen der Arbeit „Pseudo-neurasthénie prodromique de la démence précoce"
	Publikation des Artikels „Les remissions de la démence précoce"
	Abschluss der Übersicht „Formes mélancoliques dans la démence précoce"
1908	Erfolgreicher Abschluss des „Concours" für die Assistenten-Stellen: Constance Pascal erhält als erste Frau eine Anstellung als Assistenzärztin einer psychiatrischen Anstalt (Clermont de l'Oise)

---

[162] Gordon 2006, S. 177.

	Publikation des Artikels „Les maladies mentales de Robert Schumann (génie et démence)"

Publikation des Artikels „Les maladies mentales de Robert Schumann (génie et démence)"

Veröffentlichung der Pathographie „Adipose douloureuse chez une démente précoce"

1909 26.05.: Brief Constance Pascals an Emil Kraepelin

1911 Fertigstellung der Studie „La démence précoce: étude psychologique medicale et médico-légale"

Drucklegung des ersten Buches: „La Démence précoce"

1913 Publikationen zu institutionellen Fragen der Medizin, u.a. Veröffentlichung der Schrift „L'Enfance anormale dans les maisons de correction"

1915 Schwangerschaft, Vater des Kindes ist Justin Mengin

März: Beförderung Constance Pascals in Clermont de l'Oise (Gehalt: 4500 Francs)

1916 01.04.: Antrag auf „Beurlaubung aus gesundheitlichen Gründen" von der Anstellung in Clermont de l'Oise

17.7.: Geburt der Tochter Jeanne

16.08.: Rückkehr in den Berufsalltag nach Clermont de l'Oise

1917 Beendigung der Tätigkeit in Clermont de l'Oise

1919 17.07.: Constance Pascal droht mit der Kündigung, sollte ihrem Wunsch nach einer Chefarztposition nicht entsprochen werden

1920 17.01.: Anstellung in der psychiatrischen Heilanstalt in Prémontré; Constance Pascal wird im Alter von 43 Jahren die erste Chefärztin einer großen psychiatrischen Heileinrichtung Frankreichs.

Problematischer Verlauf ihrer dortigen Tätigkeit; personelle Differenzen

1921 07.09.: Antrag auf eine einstweilige Beurlaubung

1922 Kurze Rückkehr zu der Position in Prémontré

14.02.: Beginn der Tätigkeit in Châlons-sur-Marne

15.04.: Präsentation der Vorschläge zum „Insitut médico-psychologique" vor der Krankenhaus-Kommission; Bewilligung der Pläne

01.10.: Ernennung Constance Pascals zur Direktorin der Spezialabteilung für geistig erkrankte Kinder

1923 Veröffentlichung der Originalarbeit „Syndrome psychique fondamental des démences" im Journal de psychologie normale et pathologique

18.07.: Eröffnung des „Institut médico-pédagogique"

1924	Offizielle Adoption der Tochter Jeanne Pascal durch Constance Pascal; bis zu diesem Zeitpunkt galt das Mädchen als Waise Experimente mit Schockbehandlungen; Einführung des Terminus „Schock" in die französische Psychiatrie
1925	Publikation des Beitrages „Les psychocolloïdoclasies: anaphylaxie mental spontanée" in „La Presse médicale" Dezember: Erfolgreiche Absolvierung des „Concours des Asiles de la Seine" für die Chefarztpositionen im Département Seine in der Nähe der Landeshauptstadt Paris
1926	Februar: Annahme der Chefarztposition im „Asile de Moisselles" Verfassen des Artikels „Le Traitement des maladies mentales par les chocs" gemeinsam mit J. Davesne; Erhalt des „Prix Ch. Boullard" Veröffentlichung des Textes „Chocs émotionnels pathogens et thérapeutiques" im Journal de psychologie
1927	Annahme der Chefarztposition an der Maison Blanche in einem östlichen Vorort von Paris; zunächst mit einem Gehalt von 28.000 Francs pro Jahr Neunjährige Tätigkeit, in diesen Zeitraum fällt die Veröffentlichung von acht Aufsätzen und einer Monographie
1928	Constance Pascal erkrankt an Brustkrebs; Mastektomie
1929	Veröffentlichung des Beitrages „Guerison rapide d'une influencée catatonique à la suite de vaccination anti-typhique"
1930	17.08.: Jeanne Pascal erfährt im Alter von 14 Jahren von der Vaterschaft ihres „Paten" Justin Mengin
1931	Erscheinen der Arbeit „Psychoses de sensibilisation: allergie mentale" (gemeinsam mit Andrée Deschamps) in der Zeitschrift Annales Medico-Psychologiques
1932	Tod von Justin Mengin
1935	Veröffentlichung des Textes „La joie qui guérit" Publikation des Buches „Chagrins d'amour et psychoses"
1937	Beendigung der Tätigkeit als Chefärztin der Maison Blanche in Paris 21.12.: Constance Pascal verstirbt im Alter von 60 Jahren in Neuilly-sur-Marne an einer erneuten Krebserkrankung
1938	Kurzer Beitrag über Constance Pascal von Dr. Vié in der Zeitschrift Presse Médicale Beerdigung auf dem Friedhof von Neuilly-sur-Marne; der Grabstein steht noch dort

2001   Pascals Tochter Jeanne Rees veröffentlicht einen Artikel über das
                 Leben ihrer Mutter
2006   Jeanne Rees verstirbt im Alter von 90 Jahren in der Nähe von
                 London

4.3.2 Toni Schmidt-Kraepelin (1887–1962)

Kindheit als Tochter einer Familie in sozialer Ausnahmestellung
Beschäftigt man sich mit Antonie (Toni) Kraepelin[163], so ist es unerlässlich,
zunächst auf die besondere familiäre und gesellschaftliche Situation einzugehen, in welche sie als Tochter des bedeutenden Arztes, klinischen Forschers
und Ordinarius für Psychiatrie, Emil Kraepelin (1856–1926)[164] hineingeboren
wurde. Von Geburt an mit zahlreichen Privilegien ausgestattet, dabei jedoch familiärem Anspruch gleichsam verpflichtet, befand sie sich von Anfang an in einer
ambivalenten Position – mit der Wahl ihres beruflichen Werdeganges im wissenschaftlichen Fachgebiet des Vaters, einem der bedeutendsten Repräsentanten
der Psychiatrie an der Wende vom 19. zum 20. Jahrhundert[165], trat sie zudem in
immens große Fußstapfen.

Toni Kraepelins Geburt am 26.03.1887 fiel in den „Dorpater Zeitraum" ihres
Vaters, die kurzen Jahre von 1886 bis 1891, für welche dieser als Ordinarius
für Psychiatrie und Direktor der Psychiatrischen Universitätsklinik nach Dorpat
(dem heutigen Tartu, Estland) berufen wurde.[166] Toni Kraepelins Mutter hieß Ina
Schwabe (1855–1944), sie war evangelischen Glaubens und gab diesen an ihre
Kinder weiter. Die junge Familie erlebte, wohnhaft auf dem Klinikgelände mit

---

[163] Zur Eheschließung siehe unten.

[164] Burgmair, Engstrom und Weber 2000, S. 153 ff.

[165] Die Bibliographie aus Band I der Kraepelin-Edition listet 244 „im Druck erschienene
Werke" Emil Kraepelins auf, 14 Bände edieren seine „Werke und Briefe aus dem Nachlass", die Liste der „Ausgewählte[n] Literatur über Emil Kraepelin" umfasst 64 Bände – ein
reichhaltiger Nachlass, welcher die Relevanz sowie den Nachhall Emil Kraepelins im psychiatrischen Wissenschaftsbetrieb deutlich macht. Nach dessen Ableben verwalteten diesen
sowohl seine Witwe Ina als aber vor allem auch die älteste Tochter, Dr. med. Toni Schmidt-
Kraepelin. Burgmair, Engstrom und Weber 2003, editorische Hinweise S. 13.: Alle vier
erwachsenen Töchter (Toni, Eva, Ina und Hanna) erhielten jeweils größere Teile der Korrespondenz Emil Kraepelins, welche sie selbst weitergaben. Gemeinsam mit Toni Schmidt-
Kraepelin verfasste Emil Kraepelin ab 1920 seine Biographie. Weber 2003, S. 36.

[166] Burgmair, Engstrom und Weber 2003, S. 7.

„schönem, alten, parkartig angelegtem Garten"[167], eine bewegte Zeit: Toni Kraepelins Schwester Wera Kraepelin (21.07.1889–09.05.1890), sowie der Bruder
Hans Kraepelin (09.11.1890–09.05.1891) starben beide im frühen Kindesalter;[168]
ein weiterer Bruder, Ernst Kraepelin (22.04.1900) kurz nach der Geburt. Emil
Kraepelin schrieb anlässlich der Geburt seiner zweiten Tochter an seine Frau:
„(…) wir sind beide froh, dass alles vorbei ist. Toni war über den neuen Schrei-
hals sehr ungehalten, redet ihn aber heute schon als ‚Pupp' an, mich begrüßte sie
mit einiger Verlegenheit."[169]

Die weiteren Geschwister Toni Kraepelins, Schwester Eva (05.02.1892–
16.02.1983), Schwester Ina (31.01.1894–28.11.1959) und Schwester Hanna
(13.08.1896–20.05.1972) wurden in Heidelberg geboren; Emil Kraepelins Ruf an
die dortige Universität fiel in das Jahr 1890.[170] Ina starb in München, Hanna in
Bergisch Gladbach; Eva überlebte ihre Schwester Toni um mehr als 20 Jahre und
starb in Sonthofen im Allgäu. Über die Entwicklung Toni Kraepelins in jüngsten
Kindertagen schien kein Klagen notwendig gewesen zu sein: „T's Gewicht ist
ja sehr erstaunlich!"[171] bemerkte der Vater in einer Postkarte aus Stockholm am
10.11.1887 an seine Frau. Eine Fotografie des Jahres 1890 (Abb. 4.8) zeigt ein
proper entwickeltes Mädchen.

In Briefen Emil Kraepelins aus dieser Zeit an seine Frau ist die Tochter
Toni („Dutsch")[172] stets liebevoll erwähnt – seine ausgeprägten Forschungs- und
Reisetätigkeiten schienen ihn nicht von der Wahrnehmung der Aufgaben eines
einfühlsamen und anwesenden Familienvaters abgehalten zu haben (Abb. 4.9 und
4.10). Zahlreiche Hinweise lassen vermuten, dass im Familienkontext ein unter-
stützendes und anspruchsvolles Beziehungsumfeld gewährleistet war: Diverse
Reisen, lange Ferienaufenthalte und Fahrradtouren gemeinsam mit der Familie
(etwa im Sommer 1903 mit den Töchtern Toni und Eva Kraepelin nach Lindenfels
und zum Auerbacher Schloss, im Sommer 1908 von München über den Tegern-
see nach Hall und Innsbruck sowie über den Brenner nach Säben und Seis und im
Sommer 1915 von München nach Neustrelitz mit der Tochter Hanna) sprechen

---

[167] Burgmair, Engstrom und Weber 2003, S. 301.

[168] Burgmair, Engstrom und Weber 2003, S. 38. Vgl. hierzu S. 316: „(…) erkrankte auch dieser an Furunkulose und starb (…). Er [Emil Kraepelin] hat mit diesem gewiss auch manche
schöne Hoffnung begraben." Wera starb in Dorpat an Diphtherie. Burgmair, Engstrom und
Weber 2000, S. 160.

[169] Burgmair, Engstrom und Weber 2003, S. 206.

[170] Burgmair, Engstrom und Weber 2000, S. 153 ff.

[171] Burgmair, Engstrom und Weber 2003, S. 130.

[172] Burgmair, Engstrom und Weber 2003, S. 180, 235, 238, 240, 242. „Dutsch" ist der
Kosename für Emil Kraepelins Tochter Toni Kraepelin.

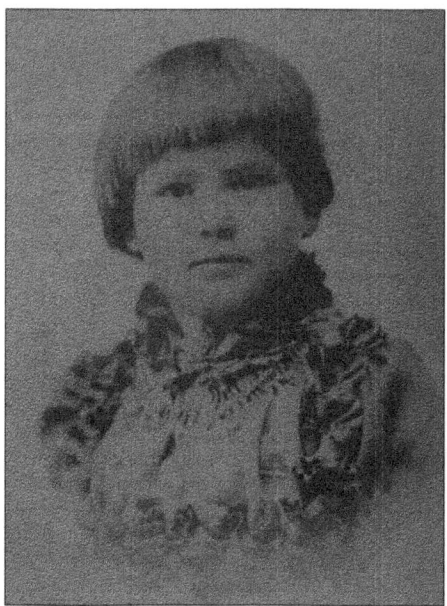

Abb. 4.8 Toni Kraepelin in Dorpat, um 1890. (In: Burgmair, Engstrom und Weber 2003, S. 40; mit freundlicher Genehmigung von © belleville Verlag Michael Farin [2022]. All Rights Reserved)

die lebendige Sprache einer modernen Erziehungsauffassung.[173] Beschreibungen Emil Kraepelins als „recht unsympathischer, polternder Autokrat, der seine ganze Familie tyrannisierte"[174] zeichnen ein anderes Bild, doch steht fest: Es schien im Hause Kraepelin ganz selbstverständlich gewesen zu sein, dass die Töchter ins Arbeitsleben eingebunden wurden und die Möglichkeit einer akademischen Ausbildung gewährleistet war.

---

[173] Burgmair, Engstrom und Weber 2000, S. 153–179 und S. 200: „(…) Neben der ‚standesüblichen' Mädchenerziehung in Hauswirtschaft und Handarbeiten regte er seine Töchter frühzeitig zu naturwissenschaftlichen Studien und zu sportlicher Betätigung an. Dazu zählten vor allem Radfahren, Schwimmen und Bergsteigen."

[174] Müller 1982, S. 213: Schilderung von Gruhle (1880–1958), einem deutschen Psychiater, welcher bei Emil Kraepelin promoviert wurde, sich mit diesem allerdings überworfen hatte.

In Heidelberg besuchte Toni Kraepelin von 1894 bis 1902 die höhere Mädchenschule, das spätere Hölderlin-Gymnasium.[175] Die gleiche Schule besuchten auch ihre Schwestern Eva (ab 1897), Ina (ab 1899) und Hanna (ab 1902); gemeinsam verließen diese das Gymnasium im Jahre 1903/1904.[176] Im Juni 1905 absolvierte Toni Kraepelin dort ihr humanistisches Absolutorium.[177]

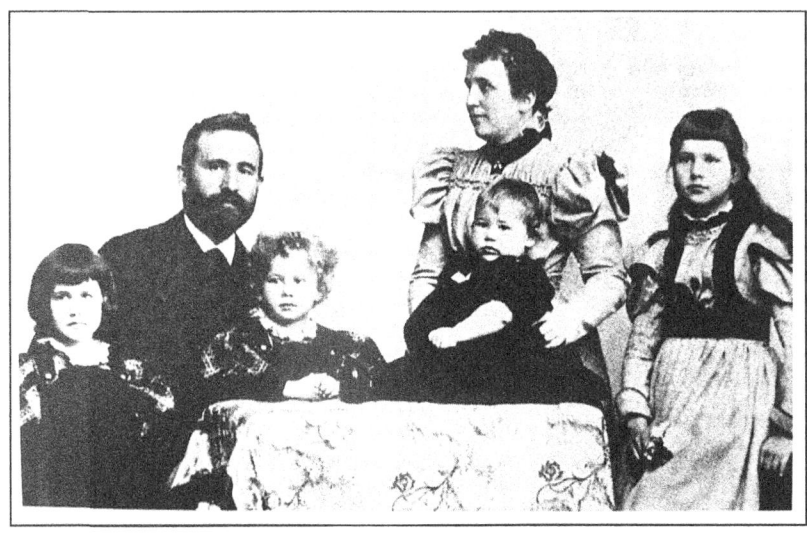

Abb. 4.9 Emil Kraepelin mit Ehefrau Ina und den Töchtern Toni, Ina, Hanna und Eva. Heidelberg, um 1898. (In: Burgmair, Engstrom und Weber, 2000, S. 201; mit freundlicher Genehmigung von © belleville Verlag Michael Farin [2022]. All Rights Reserved)

---

[175] Heidelberg, Stadtarchiv, Jahresberichte der höheren Mädchenschule.

[176] Ebd.

[177] Als Absolutorium bezeichnete man im deutschen Sprachraum offiziell anerkannte Abschlusszeugnisse des Gymnasiums (heute Abitur) und der Universität (heute Staatsexamen). Kassel, Archiv des Landeswohlfahrtsverbandes Hessen, Personalakte Toni Schmidt-Kraepelin.

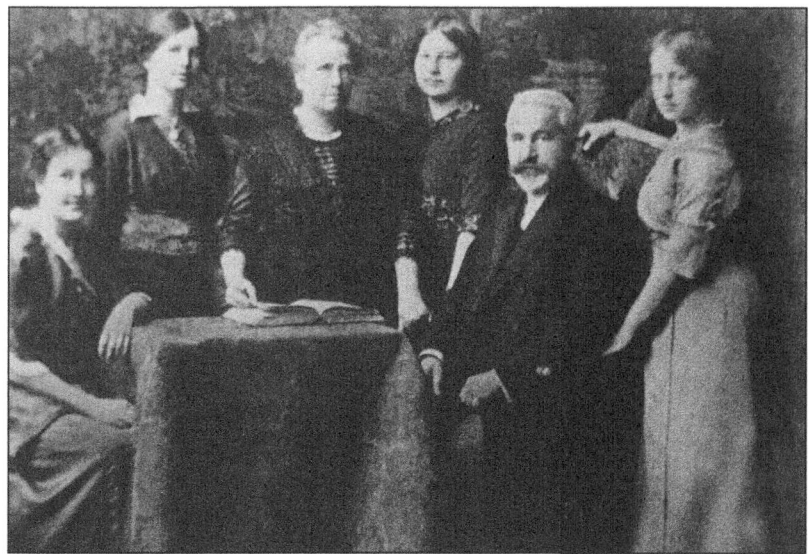

Abb. 4.10 Emil Kraepelin mit Ehefrau Ina und den Töchtern (v.l.n.r.) Eva, Toni, Hanna und Ina, München, um 1916/17. (In: Burgmair, Engstrom und Weber 2006, S. 2690; mit freundlicher Genehmigung von © Max-Planck-Institut für Psychiatrie München, Historisches Archiv, MPIP-F-D5)

Studium und Promotion

Toni Kraepelin studierte an der Ludwig-Maximilians-Universität (LMU) in München sowie in Leipzig, Marburg und Tübingen.[178] Ihre Studienzeit begann in München. Hier war sie erstmals im Winterhalbjahr 1906/1907 immatrikuliert, zunächst als Studentin der Naturwissenschaften (wohnhaft in der Nussbaumstraße 7/1); dies gilt ebenfalls für das Sommersemester 1907 (wohnhaft in der Goethestraße 55).[179] Im kommenden Winterhalbjahr 1907/1908 wechselte sie zum Studienfach der Medizin und unternahm für das folgende Semester einen – allerdings kurzen – Ortswechsel nach Leipzig. Die Quästur (Meldekarte der Universitätskasse,

---

[178] Ein mehrfacher Wechsel des Studienorts war bei vielen Medizinstudentinnen durchaus üblich, teilweise sogar gezwungenermaßen notwendig: etwa wenn der Professor zu vorgeschriebenen Veranstaltungen keine weiblichen Zuhörer zuließ. Vgl. Bleker und Schleiermacher 2000, S. 48.

[179] München, Bibliothek der Ludovico-Maximilianea, Personen- und Studentenverzeichnisse.

Abb. 4.11) der Universität Leipzig verzeichnet Toni Kraepelins Studienaufenthalt im Sommersemester 1908 vom 28.04.1908 bis zum 05.08.1908 und ihr „Verzeichnis der als gehört bescheinigten Vorlesungen"[180] nennt als Unterrichtsfächer eine Mischung der in heutigen Zeiten auf den vorklinischen und klinischen Abschnitt aufgeteilten Inhalte. Durch Prof. Rabl in „Allgemeiner Histologie" sowie „Topographischer Anatomie" instruiert, studierte sie bei Prof. Spalteholz die „Situs Demonstrationen" und den „Mikroskopischen Kurs der tierischen Gewebelehre" und besuchte bei Prof. Feld Vorlesungen zum „Feineren Bau des Zentralnervensystems und der Sinnesorgane". Prof. Siegfried ließ „Physiologisch-chemische Halbpraktika" und den „Kursus der klinisch-chemischen und mikroskopischen Untersuchungsmethode" absolvieren; bei dem schon damals sehr bekannten Prof. Trendelenburg erwarb sie Kenntnisse in den chirurgischen Fächern. Für das Sommersemester 1910 war Toni Kraepelin erstmals in Marburg eingeschrieben: Aus dem „Verzeichnis des Personals und der Studierenden der Königlichen Universität Marburg im Sommersemester 1910"[181] erfährt man ihr Ankunftsdatum „Ostern (19)10", ihren Geburtsort Dorpat (Russland)[182] sowie auch hier die Wohnadresse: Friedrichstraße 9. Gleich nach dem Sommersemester, am 29.08.1910[183], exmatrikulierte sie sich bereits wieder, um das darauffolgende Wintersemester 1910/1911 an der LMU in München zu absolvieren.[184]

---

[180] Leipzig, Universitätsarchiv, Quästur des SS 1908.

[181] Marburg, Universitätsarchiv, Verzeichnis des Personals und der Studierenden im Sommersemester 1910.

[182] Am 20. November 1886 erklärte Großfürst Vladimir, der Bruder des Zaren Alexander III., vor Vertretern der Universität den Willen des Zaren, die baltischen Länder mit dem russischen Reich zu verschmelzen: Ab 1889 wurde die Russifizierung der baltischen Länder an Behörden, Schulen und Universitäten schnell durchgeführt und mündete schließlich im Frühjahr 1893 in die Umbenennung Dorpats in „Jurjev" (Russland). Als Estland 1918 vorübergehend die Unabhängigkeit erlangte, wurde Tartu zum offiziellen Namen.

[183] Marburg, Universitätsarchiv, Matrikelbände. Aus dortigen Angaben geht hervor, dass sie vorher in Leipzig und München studiert hatte, vermerkt sind drei Exmatrikulationen. Wahrscheinlich war sie an einem der Orte zweimal eingeschrieben.

[184] München, Universitätsbibliothek, Personen- und Studentenverzeichnisse.

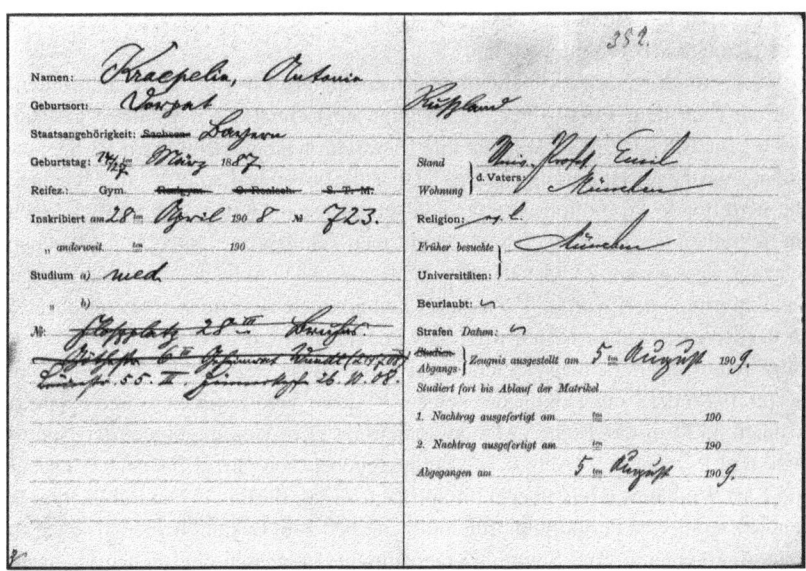

Abb. 4.11 Meldekarte TSK im Sommersemester 1908. München wird als vorangegange-
ner Studienort ersichtlich, zudem ist (Wilhelm) Wundt namentlich genannt (linke Seite;
zweite Zeile von unten). (Aus: Leipzig, Universitätsarchiv Leipzig, Quästur des SS 1908;
mit freundlicher Genehmigung von © Leipzig, Universitätsarchiv [2022]. All Rights Reserved)[185]

Hinsichtlich des Jahres der Erlangung ihrer Approbation als Ärztin existieren
mit 1911 sowie 1913 widersprüchliche Angaben. Die letztliche Klärung bietet
ein Schreiben des Königlich Württembergischen Ministeriums des Inneren vom
28.01.1913, da Toni Kraepelin „(…) am 16.ten Dezember 1911 die ärztliche Prüfung vor der Prüfungskommission zu Tübingen mit der Zensur „gut" bestanden
und den Bestimmungen über das praktische Jahr mit dem 31. Dezember 1912 entsprochen hat, wird ihr hierdurch die Approbation als Arzt mit der Geltung vom

---

[185] Mit diesem als „Gründer der Psychologie als eigenständiger Wissenschaft" berühmt
gewordenen Leipziger Psychologen war Toni Kraepelins Vater Emil Kraepelin eng verbunden; er arbeitete 1882 und 1883 in dessen Leipziger Labor für experimentelle Psychologie
und blieb ihm, als seinem „Mentor", lebenslang verbunden. Vermutlich hat Toni Kraepelin
in ihrer Leipziger Zeit zumindest zeitweise bei Wundt gelebt. Vgl. Burgmair, Engstrom und
Weber 2003, S. 18, 38, 41, 117 ff.

letztbezeichneten Tage ab für das Gebiet des Deutschen Reiches gemäß Paragraf 29 der Reichsgewerbeordnung erteilt."[186]

Die Promotion reichte Toni Schmidt-Kraepelin (zur Eheschließung siehe unten) deutlich nach dem Erhalt ihrer Approbation ein – in den Kriegsjahren geschah dies regelhaft; viele Frauen konnten ihre Dissertation nicht fertigstellen.[187] Sie verteidigte die Dissertation zum Thema „Über die juvenile Paralyse" in München. Die betreffende Promotionsakte der Universität ist im Krieg verbrannt,[188] doch ein Schreiben des Dekanats der Medizinischen Fakultät der Universität München bestätigt, dass sie am 27.08.1919 mit einem „summa cum laude" zur Doktorin der Medizin promoviert wurde.[189] Zu dieser Zeit arbeitete sie bereits als Assistenzärztin der Psychiatrischen Klinik der LMU in München (zu ihrer dortigen Tätigkeit siehe unten); im Personenverzeichnis der LMU ist sie erstmals ab dem Wintersemester 1917/1918 mit Doktortitel gelistet.[190] Eine Veröffentlichung ihrer Schrift erschien 1920 in der Reihe „Monographien aus dem Gesamtgebiete der Neurologie und Psychiatrie" (Abb. 4.12), herausgegeben von Otfrid Foerster (Breslau) und Karl Wilmanns (Heidelberg) im Springer-Verlag Berlin.[191] Die Publikation in dem renommierten Periodikum trug mit Sicherheit zum Bekanntheitsgrad sowie zu einer Anerkennung Toni Schmidt-Kraepelins in der wissenschaftlichen Fachwelt bei; so wurde ihre für 24 Mark erhältliche Monographie etwa im „Bericht der zweiten Tagung über Psychopathenfürsorge in Köln am Rh. am 17. und 18. Mai 1921" beworben.[192]

---

[186] Kassel, Archiv des Landeswohlfahrtsverbandes Hessen, Personalakte Toni Schmidt-Kraepelin.

[187] Bleker und Schleiermacher 2000, S. 49.

[188] München, Universitätsarchiv Ludovico-Maximilianea, schriftliche Information.

[189] Kassel, Archiv des Landeswohlfahrtsverbandes Hessen, Personalakte Toni Schmidt-Kraepelin.

[190] München, Universitätsbibliothek der Ludovico-Maximilianea, Personen- und Studentenverzeichnisse.

[191] Schmidt-Kraepelin 1920.

[192] Deutscher Verein zur Fürsorge für jugendliche Psychopathen Berlin 1921, S. 99.

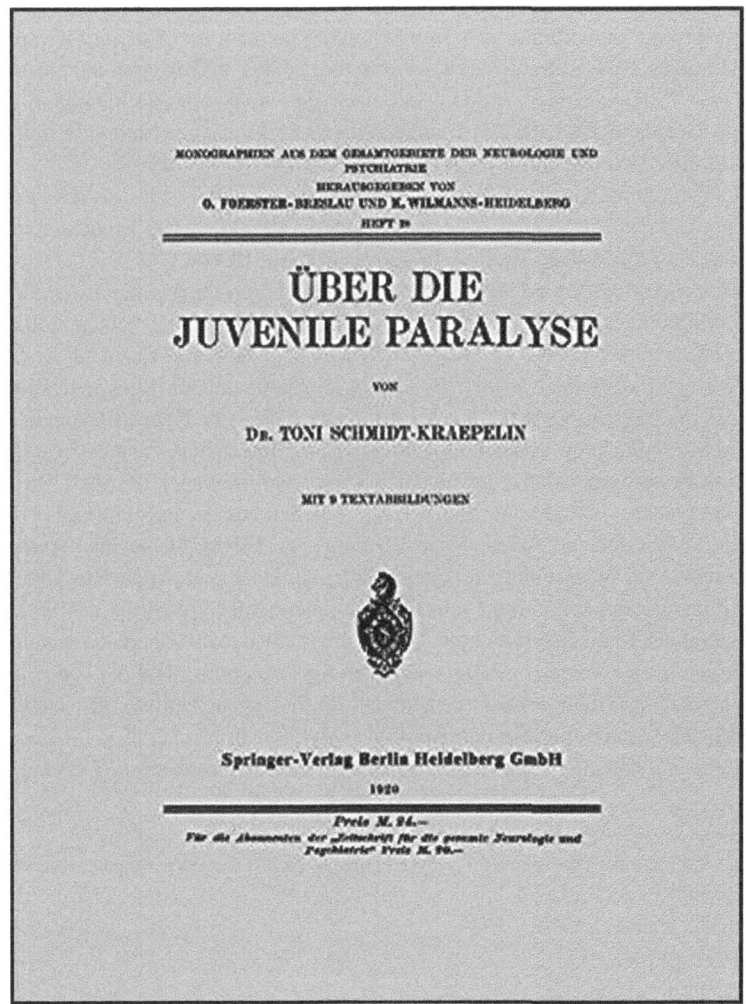

Abb. 4.12 Titelblatt der Monographie „Über die juvenile Paralyse" von Toni Schmidt-Kraepelin. (In: Heft 20 der Zeitschrift „Monographien aus dem Gesamtgebiete der Neurologie und Psychiatrie", Heft 20)[193]

---

[193] Photographie des Buchtitels entnommen der Homepage von Barnes und Nobel. Weitere bekannte Autoren des Periodikums waren beispielsweise der Konstitutionsforscher Dr. Ernst Kretschmer (Heft 14: „Der positive Beziehungswahn. Ein Beitrag zur Paranoiafrage und zur psychiatrischen Charakterfrage") oder Dr. Giovanni Mingazzini (Heft 22: „Der Balken. Eine anatomische, physiopathologische und klinische Studie").

Exkurs zur Juvenilen Paralyse

In ihrer Promotion widmete sich Toni Schmidt-Kraepelin der Aufgabe, „(...) einmal sämtliche Fälle, die im Laufe der letzten 15 Jahre in München als „juvenile Paralyse"[194] diagnostiziert worden sind, nach allen denkbaren Richtungen hin zu zerlegen, um dann durch die Zusammenfassung der gewonnenen Eindrücke und den Versuch ihrer Deutung womöglich zu neuen Ergebnissen zu gelangen."[195]

Ihre Einleitung baute auf dem „Angelpunkt heutigen Wissens von der juvenilen Paralyse"[196], Alzheimers klassischer Monografie über „Die Frühformen der allgemeinen progressiven Paralyse"[197] aus dem Jahre 1896 auf.

„Nahezu 100 Jahre sind verflossen, seitdem in der psychiatrischen Literatur die ersten Mitteilungen über das Vorkommen der Dementia paralytica bei jugendlichen Personen aufgetaucht sind. (...) trotzdem harren noch manche Fragen der Lösung, die sich auf Einzelheiten in den Beziehung zur kongenitalen Lues, auf Abweichungen in Beginn, Verlauf und Ausgang gegenüber der Erwachsenenparalyse beziehen."[198] Sie knöpfte damit eine direkte Beziehungen zur „Progressiven Paralyse" im Erwachsenenalter – jenem Thema, welchem sich auch Martha Ulrich[199] gewidmet hatte – und gab an, Material zu 54 Fällen aus der Psychiatrischen Klinik der Universität in München zur Verfügung zu haben, wobei ihr persönlich die Kenntnis zur eigenständigen Untersuchung der „histopathologischen Veränderungen des Paralytikergehirns" fehle.[200] Sie unternahm folglich die ausführliche Darlegung der Krankengeschichten[201] nebst einer Analyse vorhandener Katamnesen; in ihren Ergebnissen bestätigte sie dabei die Erkenntnis, dass die kongenitale Lues als das eigentlich ursächliche Moment für die Jugendparalyse anzusehen sei (im Gegensatz zur syphilitischen Ätiologie der Erwachsenenparalyse). Weiterhin seien bei jugendlichen Paralytikern ein akuter Erkrankungsbeginn, Lähmungen,

---

[194] Das Auftreten der Progressiven Paralyse bei jugendlichen Personen; Jugendparalyse.

[195] Schmidt-Kraepelin 1920, S. 2.

[196] Schmidt-Kraepelin 1920, S. 83.

[197] Alzheimer 1896.

[198] Schmidt-Kraepelin 1920, S. 1.

[199] Siehe deren Biographie (Abschn. 4.3.2).

[200] Schmidt-Kraepelin 1920, S. 1.

[201] Krankendarstellungen in der von ihr gewählten Form ließen sich heute nicht publizieren, Toni Schmidt-Kraepelin schrieb etwa: „Beobachtung 8: Carmela, Obstagententochter, Mutter (...) ‚gemütsleidend‘, eifersüchtig, mißtrauisch und weinte viel. (...) Beobachtung 10a: Monika, Gütlerstochter, 6 J. alt (...) Tante des Vaters war nicht ganz normal (...) fettes, flaches Gesicht. (...) Beobachtung 13: Vater war „nicht recht im Kopf", rachsüchtig, endete durch Suizid." Schmidt-Kraepelin 1920, S. 61 und 66.

andere Herdsymptome und epileptiforme Anfälle ziemlich oft anzutreffen[202] und das männliche Geschlecht erkranke im Vergleich zum weiblichen deutlich häufiger; die „erbliche Belastung mit Geisteskrankheit und psychopathischer Minderwertigkeit" spiele keine nennenswerte Rolle, allerdings sei der „Alkoholismus der Eltern auffallend häufig nachzuweisen."[203] Eine traurige Wahrheit aufgrund des Wissensstandes der damaligen Zeit wird in ihrem vorletzten Ergebnis deutlich: „Nennenswerte therapeutische Erfolge sind mit den bisher bekannten Methoden nicht zu erzielen".[204]

Publikationen

Toni Schmidt-Kraepelin war auch nach Abschluss und Drucklegung ihrer Dissertation publizistisch tätig; ein erster Hinweis darauf findet sich in den Berichten Max Müllers (1894–1980). In seinen „Erinnerungen" erlebter Psychiatriegeschichte ruft der Schweizer Psychiater seine erste Begegnung mit Toni Schmidt-Kraepelin wach, die er „aus der Literatur kannte, denn sie hatte als Schülerin ihres Vaters und Privatdozentin recht viel publiziert."[205] In einem Sonderabdruck aus der Zeitschrift für die gesamte Neurologie und Psychiatrie erschien 1926 ihr 33-seitiger „Beitrag zur Klinik der Paralysen mit langsamem Verlauf" (Dr. Toni Schmidt-Kraepelin; Aus der Deutschen Forschungsanstalt für Psychiatrie).[206] Zu dem Ergebnis ihrer Untersuchung von 144 Paralytikern kam Toni Schmidt-Kraepelin durch gründliche Zusammenstellung von zwanzig Tabellen samt prozentualer Vergleiche von beispielsweise „Infektions- und Erkrankungsalter" oder „Erbliche[r] Belastung und Krankheitsdauer"– sie fasste ihre Erkenntnisse in 15 Unterpunkten zusammen und erkannte, dass weder der Zeitpunkt der Infektion noch die Länge der Inkubationszeit auf die Dauer der Paralyse einen nachweisbaren Einfluss ausüben.[207]

Einem weiteren und zu ihrer Zeit viel bearbeitetem Feld wandte sich Toni Schmidt-Kraepelin in ihrem neunseitigen Aufsatz „Wie die Menschen zum Trunk

---

[202] Schmidt-Kraepelin 1920, S. 119.

[203] Schmidt-Kraepelin 1920, S. 119.

[204] Schmidt-Kraepelin 1920, S. 120.

[205] Müller 1982, S. 372.

[206] Schmidt-Kraepelin 1926a. Zudem veröffentlichte die Münchener Medizinische Wochenschrift im gleichen Jahr einen Kurzbeitrag von Toni Schmidt-Kraepelin aus der Deutschen Forschungsanstalt für Psychiatrie (DFA; zu ihrer dortigen Tätigkeit siehe unten) mit dem Titel „Beitrag zur Kenntnis der serologischen und anatomischen Befunde bei Paralysen mit langsamem Verlauf." Schmidt-Kraepelin 1926b, S. 2138.

[207] Ebd.

kommen"[208] zu – dieser erschien in der „Internationalen Zeitschrift gegen Alkoholismus" im „Alkohol-Gegner-Verlag". Damit liegt die Vermutung nahe, dass sie aktive Teilnehmerin der Abstinenzbewegung in Deutschland um 1900 war, für deren Entwicklung den Untersuchungen[209] ihres Vaters Emil Kraepelin eine große Bedeutung zugeschrieben wird. Unter wachsendem Einfluss von Degenerationstheorien begann dieser den Alkoholkonsum – dessen konzeptualisierte Darstellung im Verlauf des 20. Jahrhunderts starken Wechseln unterworfen war[210] – als einen

---

[208] Schmidt-Kraepelin 1927.

[209] Erste Untersuchungen zur psychotropen Wirkung von Ethylalkohol, Amylnitrit (und weiteren Rauschmitteln) begann Emil Kraepelin im Jahr 1882 im experimentalpsychologischen Labor von Wilhelm Wundt – Studien welche heute häufig als Beginn der modernen Psychopharmakologie gewertet werden. Noch im Jahr 1882 lehnte Emil Kraepelin eine völlig alkoholabstinente Lebensweise als „agitatorisch ab", gab jedoch ab dem Jahr 1895 das Trinken von Alkohol ganz auf; Toni Schmidt-Kraepelin wuchs dementsprechend in einem „abstinenten" Haushalt auf. Weber 2003, S. 36. Selbst noch im Jahr 1908 beschäftigte sich Emil Kraepelin mit Fragen zur Wirkung des Alkohols. Einen Aufenthalt im angemieteten Sommerhaus des deutsch-amerikanischen Bankiers und Kunstsammlers James Loeb bei Murnau vom 11.03.-27.04.1908 erinnert er wie folgt: „Um in Ruhe arbeiten zu können, zog ich mich im Frühjahr 1908 mit meiner ältesten Tochter, die Medizinerin geworden war, nach Murnau zurück, wo mir von befreundeter Seite ein kleines Landhaus zur Verfügung gestellt worden war. Regelmäßig arbeiteten wir hier früh von 8 – 1 Uhr, machten nach Tisch bei jedem Wetter, meist in tiefem Schnee, einen zweistündigen Spaziergang, ruhten etwas und arbeiteten weiter bis gegen 10 Uhr. Meine Tochter war, abgesehen von ihren medizinischen Studien, mit der Bearbeitung von Schießversuchen beschäftigt, die auf meine Anregung von der Militärschießschule auf dem Lager Lechfeld angestellt worden waren. Es handelte sich darum, den Einfluss mäßiger Alkoholgaben auf die Treffsicherheit festzustellen, ein Ziel, das auch in einwandfreier Weise erreicht wurde." Burgmair, Engstrom und Weber 2000, S. 171. Vgl. Hippius, Ploog und Peters 1983, S. 172. Für seine Totalabstinenz „dürften weniger die Ergebnisse von Kraepelins experimentalpsychologischen Untersuchungen über die psychotropen Wirkungen des Alkohols verantwortlich gewesen sein, sondern eher der wachsende Einfluss der Degenerationstheorie und der Rassenhygiene auf sein ätiologisches und therapeutisch-prophylaktisches Denken." Burgmair, Engstrom und Weber 2000, S. 63. Vgl. Weber 2003, S. 34.

[210] Lewington zufolge vollzog sich in der Sichtweise auf die Alkohol-Krankheit ein „moralischen Werdegang" innerhalb der Gesellschaft: Mit dem „moralischen Modell" (1) über das „biologische Modell" (2) und das „psychologische Modell" (3) hin zum „soziologischen Modell" (4) gab es vier Konzepte. (1) Zunächst wurde Alkoholismus weniger als Krankheit im medizinischen Sinne verstanden, vielmehr als eine gemütsschwach-unmoralische Genusssucht, welcher hauptsächlich durch präventive Maßnahmen begegnet werden sollte. (2) Zu Anfang des 20. Jahrhunderts überwog die Einstellung, Alkoholismus vermehrt als (genetisch vererbbare) Krankheit anzusehen – wobei Forschungen bezüglich eventueller Genveränderungen ohne Erfolg blieben; – damit verschoben sich die Diagnose sowie eine eventuelle Behandlung implizit in den Bereich der medizinischen Wissenschaft. (3) Die aufkommende psychoanalytische Denkart in den 1940er und -50er Jahren beförderte Konzepte

der „zentralen degenerativen Faktoren" der menschlichen Natur zu werten. Dieser Haltung schloss sich Toni Schmidt-Kraepelin durchaus an: „Wie aus den angestellten Untersuchungen zu ersehen ist, dürfte also wohl eine gewisse psychopathische Minderwertigkeit vor allem hinsichtlich der Willenslage, bei zu chronischem Alkoholismus gelangenden Personen die Regel sein (...)"[211], befand sie zum Abschluss ihrer Ausführungen.

Berufstätigkeit in München

Bevor Toni Schmidt-Kraepelin eine Assistentinnen-Stelle erhalten konnte, absolvierte sie zunächst die vorgeschriebenen drei Tertiale als Medizinal-Praktikantin an der Kinderklinik in München, in der Neurologischen Abteilung des Eppendorfer Krankenhauses in Hamburg und später an der Nervenheilstätte „Haus Schönau" in Berlin.[212] Die Approbation erlangte sie daraufhin, wie bereits erwähnt, am 31.12.1912.[213] Im Jahr 1913 ließ sich „Frl. Toni Kraepelin" laut Anzeige der Münchener Medizinischen Wochenschrift (Abb. 4.13) in München nieder, ebenfalls bezeugt der Reichs-Medizinal-Kalender (RMK)[214] der Jahre 1913 sowie 1914 eine Niederlassung von „Kraepelin" in München – wo, wer (Toni Kraepelin oder ihr Vater Emil Kraepelin) und mit welcher Tätigkeitsbezeichnung diese Niederlassung erfolgte, wird nicht genau ersichtlich.

Die eigenen Angaben Toni Kraepelins decken sich nicht mit den Einträgen; ihrer Aussage zufolge trat sie ab dem 01.04.1913 eine Stelle als Volontärärztin an der Psychiatrischen Klinik der Universität in München an. Diese wurde im Juni selbigen Jahres in eine Assistenzärztinnenstelle umgewandelt (Abb. 4.19, siehe Ende der Biographie).[215] Dieser Einrichtung – der „Königlichen Psychiatrischen Klinik" in der Nussbaumstraße – stand ihr Vater Emil Kraepelin, welcher 1903 das Münchner Ordinariat für Psychiatrie übernommen hatte, seit 1904 als Direktor vor. Die

---

der „Alkoholsucht" als Folge „ungelöster Kindheitstraumata" – behandelbar mittels tiefenpsychologisch, analytischer Methoden. (4) Mit dem soziologischen Modell wurde dem variablen Konsumverhalten unterschiedlicher Bevölkerungsgruppen Rechnung getragen und der „Wahrnehmungs-Kontext" bezüglich des Phänomens „Alkoholismus" auf Fragen der sozialen Bedingtheiten erweitert. Damit einhergingen soziologische Konzepte zur Behandlung der Erkrankung. Cook und Lewington 1979, S. 22–24.

[211] Schmidt-Kraepelin 1927, S. 11.

[212] Kassel, Archiv des Landeswohlfahrtsverbandes Hessen, Personalakte Toni Schmidt-Kraepelin.

[213] Ebd.

[214] Börner und Schwalbe 1914, S. 856.

[215] Kassel, Archiv des Landeswohlfahrtsverbandes Hessen, Personalakte Toni Schmidt-Kraepelin.

25. November 1913. MUENCHENER MEDIZINISCHE WOCHENSCHRIFT.

Personalnachrichten.

Bayern.

Niederlassungen: Frl. Toni Kraepelin, appr. 1911, in München, Dr. Heinrich Fuss, appr. 1911, in Rosenberg, Dr. Hans Hoddick, appr. 1901, in Pirmasens, Dr. Moses, gen. Max Koenigsberger, appr. 1910, in Pirmasens, Dr. Richard Nagel, appr. 1911, in Rehau, Dr. Eugen Siessl, appr. 1910, in Kirchheimbolanden.

Charakter als Medizinalrat:
in Tecklenburg, Dr. Salzwedel in Gle
Dr. Feige in Marienburg (Westpr.), Dr. Bl
in Rawitsch, Dr. Rimek in Mohrungen, D
in Neumarkt, Dr. Brinn in Pr. Stargard u
Prädikat als »Professor«: Pri
Chefarzt der Heilstätte Stadtwald b. Mel
Langenheilstätte in Holsterhausen Dr. Kö
und Ohrenkrankheiten Dr. Bruck in Berli

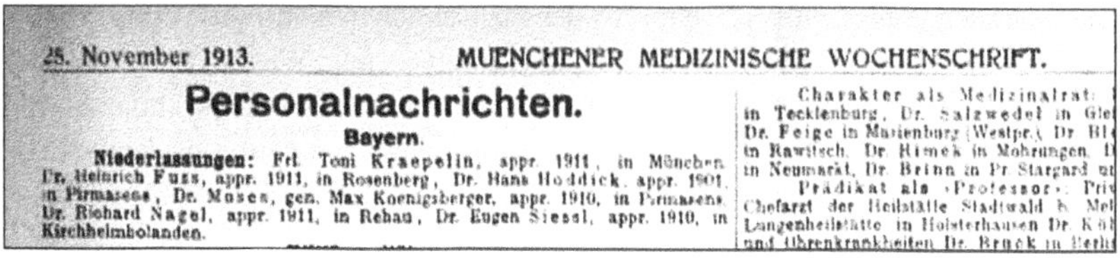

Abb. 4.13 Bekanntgabe der Niederlassung Frl. Toni Kraepelins in München. (In: Münchener Medizinischen Wochenschrift, 25.11.1913, S. 7)

kurze Distanz zwischen Klinik und Universität ließ dabei auf eine konstruktive Verbindung von Praxis und Lehre hoffen; Grund genug für die Stadt München, der Universität den Bauplatz – mit der Unterbringung der städtischen Geisteskranken als Gegenleistung – zur Verfügung zu stellen.[216]

Der direkte Einstieg einer solch jungen Ärztin in das stark hierarchisch geprägte Umfeld der universitären Psychiatrie ist sicherlich eng in Bezug zu Toni Schmidt-Kraepelins familiären Verbindungen zu setzen: „Weibliche Oberärzte oder gar Chefärzte gab es an keiner Münchner Klinik. Einigen Frauen war es jedoch während des Ersten Weltkrieges immerhin gelungen, in städtischen Kliniken zu ersten Assistenzärztinnen oder Oberassistentinnen aufzusteigen (…). Einige weitere Klinikkarrieren hingen eng mit persönlichen Verbindungen zusammen. So wurde Toni Schmidt-Kraepelin, Tochter des Chefarztes der Psychiatrischen Klinik seit ihrer Approbation 1913 von ihrem Vater in der Klinik beschäftigt. In den zwanziger Jahren arbeitete sie an der Deutschen Forschungsanstalt für Psychiatrie, der ebenfalls ihr Vater vorstand. In eine leitende Funktion stieg auch Ita Rüdin-Senger auf, die seit 1917 als Assistentin an der Psychiatrischen Universitätsklinik beschäftigt war, dort den Oberarzt Ernst Rüdin heiratete und nach dem Krieg zunächst als stellvertretende Leiterin, dann als Leiterin der Psychiatrischen Poliklinik arbeitete.“[217] Dem „Besitz- und Bildungsbürgertum“ angehörend, gleicht Toni Schmidt-Kraepelins Sozialprofil demjenigen zahlreicher weiterer Ärztinnen dieser Zeit.[218] Der Anstellung an der Psychiatrischen Klinik der Universität München (Abb. 4.14) ging Toni

---

[216] Wiedemann 2005, S. 19.

[217] Häntzschel und Bußmann 1997, S. 146.

[218] 63 % der Ärztinnen einer untersuchten Vergleichsgruppe von vor dem Jahr 1918 approbierten Ärztinnen waren Töchter von Akademikern, Offizieren und der besitzenden Schicht. Bleker und Schleiermacher 2000, S. 54 und S. 208.

Schmidt-Kraepelin mit teils längeren Unterbrechungen bis November 1918 nach[219], wobei die Personen- und Studentenverzeichnisse der „Ludovico-Maximilianea“[220] eine Tätigkeit Toni Schmidt-Kraepelins an der Klinik (bis auf eine Unterbrechung vom Wintersemester 1915/1916; über das SS 1916 und das WS 1916/1917 bis zum SS 1917)[221] sogar durchgehend bis zum Sommersemester 1919 belegen.[222]

Kraepelin Dr.Emil Großh.Bad.Hofrat,
K.o.Univ.-Prof. u.Dir.d.Psych.Klin.
i.d.med. Fakultät Goethest. 551 u. 2
II. Eing. Dienstag u. Freitag 3—4.
— Toni prakt. Ärztin u. Assistentin der
Psych.Klinik Goethest.551 II.Eg. T.
Krätz Frz. Schmied Schlörst. 291.

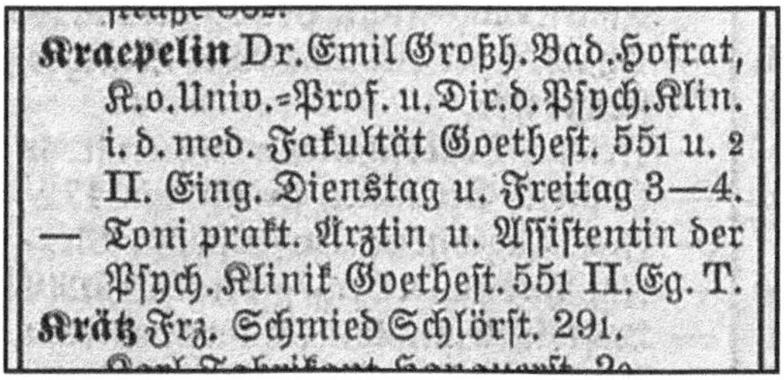

Abb. 4.14 Toni Schmidt-Kraepelin im Münchner Adressbuch als „prakt. Ärztin u. Assistentin der Psych. Klinik. Goethestr. 55 II.“ (Aus: Berlin, Archiv der Deutschen Industrie- und Handelskammer, Adressbücher 1915)

Im weihnachtlichen, innerfamiliär- „kraepelinschen“ Gedichtwettbewerb von 1916/1917 entstand ein Gedicht von „Papa“ (Emil) an „Toni“, welches poetisch den Tagesablauf der jungen Assistenzärztin darlegt:

[219] Kassel, Archiv des Landeswohlfahrtsverbandes Hessen, Personalakte Toni Schmidt-Kraepelin.

[220] München, Universitätsbibliothek der Ludovico-Maximilianea, Personen- und Studentenverzeichnisse.

[221] Für diese Jahre sind allerdings ihre Schwestern Ida und Hannah als Studentinnen der Naturwissenschaft sowie Geologie verzeichnet, Ida später auch als Studentin der Philosophie. Vgl. ebd.

[222] München, Bibliothek der Ludovico-Maximilianea, Personen- und Studentenverzeichnisse.

Papa an Toni auf das Buch: Aspira, der Roman einer Wolke, von Lasswitz[223]

Ach wo ist das Glück geblieben!	Buben, die vom Pfad der Tugend,
In der Nussbaumstrasse sieben	Wichen aus dem Heim der Jugend,
Muss ich Tag und Nacht mich plagen	Froh verstumpfte Schnapsvertilger,
Manchmal ist's fast zum Verzagen!	Schwer gequälte Erdenpilger –
(…)	(…)
Ach, was kommen da für Sachen:	Liegt dann alles längst im Schlummer,
Aufgeregte Psychopathen,	Dann beginnt erst recht der Kummer –
Andre, die nicht wohlgeraten,	Muss ich doch bis Mitternachten
Lumpen sumpfen, stehlen, schwindeln,	Mich noch plagen gutachten,
Idioten, nass, in Windeln,	Und an jedem Falle kleben! –
Tolle, schizophrene Faxen,	Ja, ´s ist wahr, mein Kind! Drum flieh'
Zittrig-steife Unfallhaxen	In das Land der Poesie!
	Lass Dich witzig nun verkolken!
	Folge mir in das Reich der Wolken

Die ironischen Zeilen offenbaren auch das offensichtlich gute Verhältnis zwischen Toni Schmidt-Kraepelin und ihrem Vater; dieser akzeptierte und förderte ihr Streben in den medizinischen Beruf.[224] Das war keine selbstverständliche Tatsache zu damaliger Zeit.[225] In München arbeitete Toni Schmidt-Kraepelin[226] (noch ohne abgeschlossene Promotion) als Assistenzärztin mit Dr. Karl Weiler, Dr. Eugen Kahn und Dr. Hans Baumm zu Beginn in stabilem Kollegenkreis an der Psychiatrischen Klinik der Universität; im Jahr 1909 war Ernst Rüdin (1874–1952)[227], Psychiater und Rassenhygieniker aus St. Gallen (Schweiz), der leitende Oberarzt der Einrichtung geworden. Dieser Kollegenkreis veränderte sich nach Kriegsbeginn: Ab August 1915 wurde ein Großteil des männlichen Personals zum Kriegsdienst eingezogen. Die Anzahl der Ärztinnen und deren Chance zur Professionalisierung stieg damit sprunghaft an. War sie zu Beginn die einzige Frau gewesen, arbeitete Toni Schmidt-Kraepelin in den Kriegshalbjahren WS 1917/1918, SS 1918 sowie WS 1918/1919 neben einer wachsenden Anzahl von Kolleginnen. 23 Frauen waren im Sommersemester 1918 im gesamten Personalverzeichnis der LMU verzeichnet[228],

---

[223] Vgl. Burgmair, Engstrom und Weber 2000, S. 108–109 sowie das Nachwort zum Gedicht auf S. 136–137.

[224] Burgmair, Engstrom und Weber 2000, S. 200 und S. 204.

[225] Wie etwa der Vergleich zu Betty Warburg zeigt (vgl. Abschn. 5.3.2).

[226] Kassel, Archiv des Landeswohlfahrtsverbandes Hessen, Personalakte Toni Schmidt-Kraepelin. Vgl. München, Bibliothek des Ludovico-Maximilianea, Personen- und Studentenverzeichnisse.

[227] Weber 2005, S. 215–216.

[228] Häntzschel und Bußmann 1997, S. 145 und 146.

namentlich erwähnt seien an dieser Stelle die Ärztinnen der Psychiatrischen Klinik: Dr. Luise Weiler, Ida Senger[229], Else Sumpf sowie Hannah Hohenauer als Aushilfsassistentin[230]; ab dem SS 1918 kamen mit Elisabeth Brunn, Elisabeth Jacki, Anna Meyerbach und Hilda Hauff weitere vier Kolleginnen, mit Dr. Henriette Fromme ab dem WS 1918/1919 eine weitere Ärztin hinzu.[231]

Die Umwälzungen der Psychiatrischen Klinik in München in dieser Zeit des gesellschaftlichen Wandels sowie einer plötzlich entstehenden medizinischen Notlage beschrieb auch Emil Kraepelin: „Nun galt es, alle Kräfte auf den gewaltigen Kampf um das Dasein unseres Vaterlandes einzustellen. Unsere Klinik verödete rasch; Ärzte, Bedienstete und Pfleger verschwanden, und wir mussten suchen, unseren Betrieb den immer wechselnden neuen Verhältnissen anzupassen. An die Stelle unserer bewährten und zuverlässigen Pfleger traten minderwertige Neulinge mit hohen Ansprüchen und geringer Leistungsfähigkeit, von denen ein großer Teil nach kurzer Zeit freiwillig oder unfreiwillig wieder abging. Die Ärzte mussten immer mehr durch Ärztinnen ersetzt werden, so dass ich am 2. Februar 1916, als Rüdin zufällig einem Gerichtstermin beizuwohnen hatte, die gewohnte ärztliche Besprechung nur mit vier Damen abhalten konnte, von denen die eine meine Tochter war."[232] In den Jahren des Ersten Weltkrieges waren in den Kliniken und Instituten Vereinslazarette des Roten Kreuzes eingerichtet; die Psychiatrische Klinik wurde dabei mit etwa 40 Betten vergleichsweise wenig belastet.[233] Dozenten und Beamte verließen den Arbeitsplatz um ihren Heeres- und Staatsdienst anzutreten. Die Universität benannte in namentlichen Veröffentlichungen „Für das Vaterland Gefallene", listete Inhaber von „Feldzugsauszeichnungen" sowie durch das „Eiserne Kreuz I. bzw. II Klasse" geehrte Fakultätsmitglieder auf. Der „Militärverdienstorden IV. Klasse mit Schwertern", die „Goldene und Silberne Militärverdienstmedaille",

---

[229] Editha Senger (1888–1926) war die spätere Ehefrau von Ernst Rüdin. Wiedemann 2005, S. 21.

[230] München, Bibliothek der Ludovico-Maximilanea, Personen- und Studentenverzeichnisse. Vgl. Burgmair, Engstrom und Weber 2000, S. 141: Burgmair spricht nicht von Aushilfsassistentin, sondern von Frau Dr. Hanna Liguori-Hohenauer als leitender Oberärztin. Zu Hanna Liguori-Hohenauer vgl. Schleiermacher 2002, S. 102.

[231] Vgl. ebd. Nach dem Ersten Weltkrieg endete die „Hochkonjunktur" für Ärztinnen allerdings abrupt, diese mussten Platz machen für männliche Kriegsheimkehrer; erst ab dem Wintersemester 1925/1926 ist erneut ein Aufschwung erkennbar, Kennzeichen einer zunehmenden Etablierung der Ärztinnen an der Universitätsklinik in München. Häntzschel und Bußmann 1997, S. 145 und 146.

[232] Hippius, Ploog und Peters 1983, S. 186.

[233] Poliklinik: 260 Betten, Augenklinik: 90 Betten, Chirurgische Abteilung sowie die Abteilungen des städt. Krankenhauses 250 Betten. Vgl. München, Bibliothek der Ludovico-Maximilanea, Personen- und Studentenverzeichnisse für das Winter-Halbjahr 1916/1917.

das „Österreichische Goldene Verdienstkreuz mit der Krone der Tapferkeitsmedaille" sowie die „Bulgarische Tapferkeitskreuz" wurden vergeben – insgesamt standen 5252 von 6633 männlichen Studierenden der LMU München im Heere oder im Sanitätsdienst im Etappengebiet.[234] Toni Kraepelin schien sich ihrer verantwortungsvollen Aufgabe als Ärztin im Krieg durchaus bewusst gewesen zu sein; man solle sich bei Interesse eines „Einsatzes im Dienst der großen vaterländischen Sache" bei Frl. Dr. Kraepelin in der Psychiatrischen Klinik, München, Nussbaumstr. 7 melden, hieß es bereits zu Kriegsbeginn in einer Anzeige der Münchener Medizinischen Wochenschrift von 1914 (Abb. 4.15).[235]

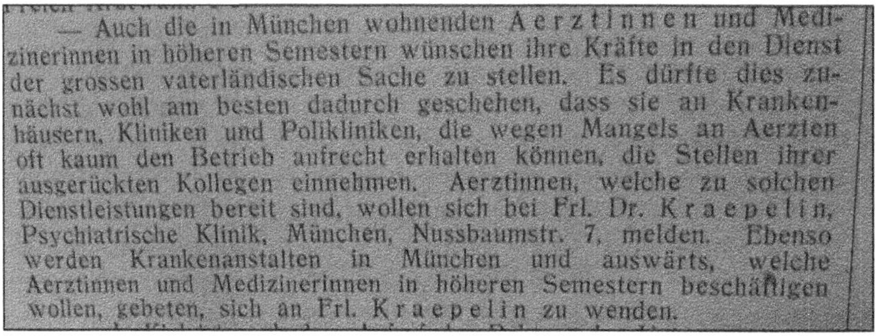
— Auch die in München wohnenden Aerztinnen und Medizinerinnen in höheren Semestern wünschen ihre Kräfte in den Dienst der grossen vaterländischen Sache zu stellen. Es dürfte dies zunächst wohl am besten dadurch geschehen, dass sie an Krankenhäusern, Kliniken und Polikliniken, die wegen Mangels an Aerzten oft kaum den Betrieb aufrecht erhalten können, die Stellen ihrer ausgerückten Kollegen einnehmen. Aerztinnen, welche zu solchen Dienstleistungen bereit sind, wollen sich bei Frl. Dr. Kraepelin, Psychiatrische Klinik, München, Nussbaumstr. 7, melden. Ebenso werden Krankenanstalten in München und auswärts, welche Aerztinnen und Medizinerinnen in höheren Semestern beschäftigen wollen, gebeten, sich an Frl. Kraepelin zu wenden.

Abb. 4.15 Anzeige zu „Frl. Toni Kraepelin" in der Münchener Medizinischen Wochenschrift. (In: Münchener Medizinischen Wochenschrift, 1914, S. 1800)

Nach der Verleihung der Doktorwürde am 27.08.1919 – „summa cum laude" – durch das Dekanat der Medizinischen Fakultät der Universität München verließ Toni Schmidt-Kraepelin die Psychiatrische Klinik der Universität in München und arbeitete bis zu ihrem Wegzug nach Heidelberg als „Wissenschaftliche Hilfsarbeiterin" an der Forschungsanstalt für Psychiatrie in München (zu ihrer dortigen Tätigkeit siehe unten).

Gründung der eigenen Familie

Inmitten der Kriegsjahre feierten Toni Kraepelin und Karl Friedrich Schmidt (1887–1971) am 02.08.1915 in München ihre Hochzeit.[236] Hierzu bemerkte Vater Emil

[234] Ebd.

[235] Anonym 1914, S. 1800.

[236] Vgl. Drüll 1986, S. 238.

Kraepelin: „Meine älteste Tochter heiratete im Sommer 1915, nachdem ihr Verlobter von seiner dritten Verwundung wiederhergestellt war."[237] Fünf Kinder sollten in den Jahren 1916 bis 1927[238] das Licht der Welt erblicken. Auf Sohn Ernst (08.09.1916) folgten die Töchter Ina-Marie (04.04.1919) und Lore (20.08.1920), dann die Söhne Hans (18.12.1921) und Erich (23.09.1927). Für diesen Kinderreichtum wurde Toni Schmidt-Kraepelin das bronzene „Ehrenkreuz der Deutschen Mutter"[239] verliehen; es blieb ihre einzige offizielle Auszeichnung.[240] Laut Angaben Tonis Schmidt-Kraepelins aus dem Jahr 1946 gingen die älteren drei Kinder akademischen Tätigkeiten nach – Sohn Ernst promovierte zum Dr. rer. nat. in Heidelberg, die Töchter arbeiteten ebendort als Ärztin (Ina, dann als verheiratete Dr. Ina-Marie Saum) bzw. Geigenlehrerin (Lore, dann als verheiratete Lore Perkow). Hans galt seit 1941 als vermisst, er kehrte nicht aus dem Krieg zurück und wurde im Jahr 1944 für tot erklärt. Erich war zu diesem Zeitpunkt noch Abiturient im Vorstudien-Semester.

Karl Friedrich

Tonis am 28.08.1887[241] in Heidelberg geborener Ehemann Karl Friedrich war ein naturwissenschaftlich begabter Mann. Er studierte an den Universitäten Heidelberg und München Chemie und promovierte 1912 bei dem bereits zu Lebzeiten durchaus bekannten Professor der Chemie und Entdecker des Hydrazins, Theodor Curtis (1857–1928), in Heidelberg.[242] Nach Assistentenjahren bei Curtis habilitierte er sich 1921 ebenfalls in Heidelberg mit einer Arbeit über stickstoffhaltige Siebenringe[243] und ging anschließend für drei Jahre als Professor der organischen Chemie an die schwedisch-sprachige Universität Abo Akademi im finnischen Turku. Als guter Dozent und begeisterter Lehrer brillierend, veröffentlichte er dort 1923 eines seiner Hauptwerke über die Reaktion von Salpetersäure mit Carbonsäure („Über die Bildung von Hydrazin, Hydroxylamin und Anilin aus Stickstoffwasserstoffsäure")[244]

---

[237] Hippius, Ploog und Peters 1983, S. 187.

[238] Kassel, Archiv des Landeswohlfahrtsverbandes Hessen, Personalakte Toni Schmidt-Kraepelin.

[239] Bezüglich des genauen Zeitpunktes der Verleihung machte Frau Schmidt-Kraepelin keine Angaben. Vgl. Kassel, Archiv des Landeswohlfahrtsverbandes Hessen, Personalakte Toni Schmidt-Kraepelin.

[240] Ebd.

[241] Drüll 1986, S. 238.

[242] Vgl. Homepage des Portal für organische Chemie.

[243] Schmidt 1921.

[244] Schmidt 1923.

– Vorläufer seiner Studien zur Herstellung eines Medikaments mit kardiovaskulärer Wirkung.[245] Mit der Entdeckung dieses Pharmakons galt er somit als „Erfinder des Cardiazols" (Penetrazol) und übernahm von 1925 bis 1936 eine Vorstandsfunktion bei der Knoll AG in Ludwigshafen, derjenigen Firma, welche die Substanz ab 1925 in großem Stil herstellte. Cardiazol wurde vor allem bekannt als Arzneimittel der Cardiazol-Schock-Therapie, welche 1934 erstmals durch Ladislas J. Meduna[246] eingesetzt wurde und als eine der sogenannten „heroischen Therapien" neben der Insulin-Schock-Therapie[247] und Schockstößen durch elektrischen Strom den „therapeutischen Aufbruch der Psychiatrie" zwischen den Weltkriegen markierte.[248]

1936 eröffnete Karl Friedrich Schmidt sein eigenes Laboratorium. Die Ehe mit Toni Kraepelin scheiterte und wurde am 27.10.1942 vor dem Landgericht Heidelberg geschieden.[249] Am 27.11.1942[250], genau einen Monat später, verheiratete er sich in Baden-Baden erneut. Seine zweite Ehefrau hieß Anna-Maria Sundwall

---

[245] Vgl. Homepage des Portals für organische Chemie.

[246] Erfinder der Cardiazolkrampftherapie, ungarischer Psychiater.

[247] Zur Insulin-Schocktherapie: 1935 publizierte Manfred Sakel in seiner Monographie „Neue Behandlungsformen der Schizophrenie" erstmals zur Insulintherapie. Diese wurde in wissenschaftlichen Fachkreisen äußerst kritisch rezensiert und unter anderem im Klinikum in Münsingen (Max Müller) auf den Prüfstand gestellt. Wider Erwarten lieferte die „Vorläufige Mitteilung über unsere Erfahrungen mit der Sakelschen Insulinschocktherapie" durchaus positive Ergebnisse: „(...) waren die psychopathologischen und neurologischen Phänomene der ansteigenden Hypoglykämie, des Komas und des nachherigen Erwachens schon an sich von äußerstem Interesse, und es schien sich hier ein unabsehbares Feld von Forschungsmöglichkeiten auszubreiten (...) Ein Erlebnis besonderer Art war auch das Erwachen aus dem hypoglykämischen Koma mit intravenöser Glukoseinjektion. Dieser fast blitzartige Übergang von einem schon an der Grenze des Todes stehenden, jedenfalls äußerst lebensbedrohlichen Zustandes in frische Munterkeit war immer wieder etwas Erstaunliches und Wunderbares." Müller 1982, S. 148 ff.

[248] Schizophrene und depressive Patienten wurden in heilender Absicht mit physisch wie psychisch unvermittelten und erschütternden Schock-Reizen traktiert – Behandlungen, welche nicht selten mit unvermittelten Krampfanfällen und Todesangst verbunden waren, doch gerade so möglichst schnell zum Erfolg führen sollten. Es lässt sich am zunehmenden Einsatz entsprechender Therapien zwischen den Weltkriegen und zu Zeiten des Nationalsozialismus die vorherrschende Lehre sogenannter Reformpsychiater ablesen, oft geprägt von einer stark eugenischen Haltung galt: „Nur wer produktive Leistungen erbringt, verdient zu überleben." Heilung als Leistung therapiemotivierter Patienten übte auf letztere einen starken Therapiedruck aus, wobei die Gefahr, als Ballastexistenz ausgemerzt oder Experimenten zugeführt zu werden, mit Fortschreiten der „Euthanasie"-Aktionen stieg. Jachertz 2012, S. 1868–1870.

[249] Heidelberg, Stadtarchiv, Meldeunterlagen.

[250] Drüll 1986, S. 238.

und war die Tochter des Bankdirektors Georg Robert Hoyer und der Eva Albertine Grubert-Tiltz. 84-jährig verstarb Karl Friedrich Schmidt am 30.10.1971[251] in
Sulzbach bei Weinheim.

Ernst Rüdin und die Deutsche Forschungsanstalt für Psychiatrie (DFA)
Am 01.01.1919 nahm Toni Schmidt-Kraepelin eine Stelle als „Wissenschaftliche
Hilfsarbeiterin" an der Deutschen Forschungsanstalt für Psychiatrie (DFA) an. Die
„Stiftung der Deutschen Forschungsanstalt für Psychiatrie in München" war im
Februar 1917 eingerichtet worden; damit erreichten Emil Kraepelins Bemühungen
um die Institutionalisierung der psychiatrischen Wissenschaft ein von ihm seit dem
Frühjahr 1912 gehegtes Ziel.[252]

Mit vier Abteilungen nahm das Institut am 01.04.1918 seinen Betrieb auf,
wobei mit Brodmann/Nissl/Spielmeyer (Anatomisch-Topographische bzw. Histo-
pathologische Abt.), Plaut (Serologische Abt.), Kraepelin selbst/Lange (Klinische-
Experimentelle Abt.) und Rüdin (Genealogisch-Demographische Abt.) namhafte
Persönlichkeiten in dieser ersten außeruniversitären Forschungseinrichtung in
Deutschland für das Fachgebiet der Psychiatrie versammelt waren. Anfänglich noch
in den Gebäuden der Psychiatrischen Klinik der Universität München untergebracht,
war die DFA in Vielfalt und Größe weltweit einmalig und verband biologische
mit klinischen Ansätzen. Sie wurde 1924 der Kaiser-Wilhelm-Gesellschaft (KWG,
Vorgänger-Organisation der heutigen Max-Planck-Gesellschaft) eingegliedert; Emil
Kraepelin blieb bis zu seinem Tod im Jahre 1926 Direktor des Instituts und erlebte
somit noch die Bewilligung von 325.000 Dollar durch die Rockefeller Foundation
zur Finanzierung eines eigenen Institutsgebäudes. Ab 1931 wurde die Einrichtung
von Ernst Rüdin geleitet, im selben Jahr wurde Kurt Schneider (1887–1967)[253]
Direktor des Klinischen Instituts der DFA – dieser verstrickte sich, anders als etwa
Rüdin und dessen Mitarbeiter – nicht in erbbiologische Aktivitäten und hielt bewusst
Abstand zum Nationalsozialismus.

---

[251] Ebd.

[252] Burgmair, Engstrom und Weber 2000, S. 173 und 176.

[253] Kurt Schneider habilitierte sich 1919 in Köln mit einer kriminologisch-psychiatrischen
Arbeit und wurde 1922 zum Dr. phil. promoviert. Sein Hauptwerk, die „Klinische Psychopathologie" wurde in sieben Sprachen übersetzt, deren letzte Ausgabe aus eigener Hand
erschien 1966. Er vereinte die Philosophie mit der Psychiatrie; anders als sein großes Vorbild
Jaspers studierte und arbeitete er auf beiden Feldern gleichzeitig und nicht etwa nacheinan-
der. Allerdings: „Schneiders kategoriale Gegenüberstellung von Form und Inhalt psychopathologischen Erlebens sowie von Dasein und Sosein psychotischer Phänomene bewährte sich
klinisch nicht." Schott und Tölle 2006, S. 151.

Unter Bezugnahme auf spätere Abschnitte dieser Biographie (siehe „Günzburg" und „Aktion T4") sei an dieser Stelle ein kurzer Exkurs zur Person Ernst
Rüdins unternommen, dem geschäftsführenden Direktor der DFA ab 1931. Als
Leiter der Genealogisch-Demographischen Abteilung (dieses Amt hatte er bereits
ab 1917 inne) betrieb er empirische, populationsgenetische Forschung[254] und
wurde mit Fragen wie „Nach welchen Kriterien können Patienten mit und ohne
[erbliche] Belastung voneinander unterschieden werden?"[255] als Verfechter der
„empirischen Erbprognose" bekannt. Auf der Suche nach Antworten legten die
Mitarbeiter der DFA unter seiner Anleitung bis 1945 einen Datensatz von mindestens 30.000 Familien und 200.000 Einzelpersonen an und trieben dabei die Ideen
psychiatrischer Rassenhygiene und diejenigen einer „Humangenetik im Dienst der
Volksgesundheit" erheblich voran.[256] Zudem erwähnt sei an dieser Stelle, dass
Rüdin „(...) maßgeblich an der Ausgestaltung des ‚Gesetzes zur Verhütung erb-
kranken Nachwuchses (GzVeN)' beteiligt war, welches 1934 in Kraft trat. (...)
Für die reibungslose Umsetzung des GzVeN ganz entscheidend war der von [ihm]
Rüdin geleitete Kurs ‚Erbbiologie und Rassenhygiene im völkischen Staat' vom
08. bis 16.01.1934 im Hörsaal der DFA."[257] Am 15.05.1920 verließ Toni Schmidt-
Kraepelin die DFA, um sich dieser, nach Tätigkeiten als Assistenzärztin an der
Schularztstelle Mannheims (bis Mitte Juni 1920 selbigen Jahres und vom 30.05.
bis 01.08.1921), ab November 1921 erneut zuzuwenden. Ihre Stellung als „Wissenschaftliche Hilfsarbeiterin" an der DFA behielt sie diesmal für einen längeren
Zeitraum, bis Ende Oktober 1926.[258] In diesen Zeitraum fällt auch ihre Teilnahme
am ersten Münchner Kongress für Heilpädagogik vom 02. bis 05.08.1922 – ein
Hinweis darauf, dass Toni Schmidt-Kraepelin gegenüber alternativen Heilansätzen
durchaus offen war: „Die Tagesordnung weist ein großes und wohlausgewähl-
tes Programm auf, in dem auch viele ärztliche Vortragende vertreten sind; wir
nennen als solchen: Isserlin, Spielmeyer, Gött, Wanner, Senger-Rüdin, Schmidt-
Kraepelin, sämtliche in München, Jaensch – Frankfurt, Gruhle – Heidelberg, u. a.
Geschäftsführer ist Herr H. Göpfert, München."[259]

---

[254] Rüdin wurde auch als „Regenerator generis humani" bezeichnet.

[255] Zitat auf der Homepage des MPI für Psychiatrie.

[256] Laitko und vom Brocke 1996, S. 418.

[257] Zitat der Homepage des MPI für Psychiatrie.

[258] Kassel, Archiv des Landeswohlfahrtsverbandes Hessen, Personalakte Toni Schmidt-
Kraepelin.

[259] Anonym 1922, S. 1068.

Etwa aus dem Jahre 1925 datiert folgender Brief (Abb. 4.16) Toni Schmidt-Kraepelins an Eleonore Wundt, in dem sie recht offen die finanziellen Schwierigkeiten erwähnt, in welche die Familie Kraepelin durch die Grundstücks-Enteignungen nach dem Krieg gekommen war. Dies wird vor allem zu Ende ihrer beruflichen Karriere erneut relevant werden.

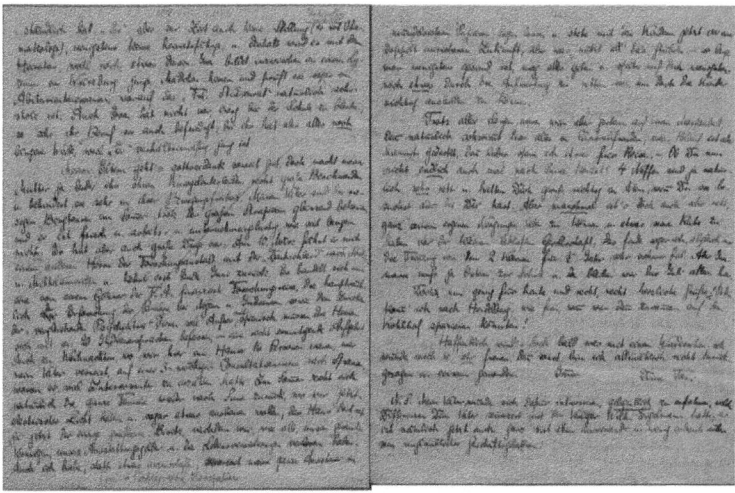

Abb. 4.16 Brief von Toni Schmidt-Kraepelin an Eleonore Wundt nach Heidelberg, 1925. (Aus: Leipzig, Universitätsarchiv, Nachlass Wilhelm Wundt; mit freundlicher Genehmigung von © Leipzig, Universitätsarchiv [2022]. All Rights Reserved)

Sie schreibt darin über ihre Familie, unter anderem ihre Schwester: „Ina bildet an einem Lyzeum in Würzburg junge Mädchen aus" sowie über ihren Vater Emil, welcher sich am 10.03. auf einer Forschungsreise nach Mittel- und Südamerika (gesponsort von Loeb)[260] befunden hatte. Sie bemerkt weiter: „Im Sommer zieht sich die ganze Familie nach Suna[261] zurück" – das Haus sei „jetzt der einzige Besitz, nachdem wir alle unser gesamtes Vermögen (…) und die Lebensversicherungen verloren haben." Zudem ist von zweien ihrer Kinder die Rede, von denen sie ein

---

[260] Es handelt sich um eine Reise in die USA, nach Mexiko und Kuba mit Felix Plaut, finanziert von James Loeb. Burgmair, Engstrom und Weber 2000, S. 179.

[261] Ein Ferienhaus der Familie, welches Emil Kraepelin am Lago Maggiore für die Familie hatte errichten lassen.

halbes Jahr getrennt gewesen zu sein schien („was ihr sehr schwerfalle") – sie
schildert sich selber als „recht zurückgezogen und einsam geworden".

**Tätigkeit in Heidelberg, Mannheim, Ludwigshafen, Klingenmünster, Eglfing,
Günzburg**

Toni Schmidt-Kraepelins Wirken auf der Schularztstelle in Mannheim deckt sich
mit ihren Meldedaten bei der Stadt Heidelberg: Sie war wiederholt und mit Unterbrechungen dort gemeldet, so ab dem 17.10.1919 bis zum 21.06.1920 in einem
Neubau in der Bergstraße 50.[262] Das Gebäude war Teil eines sich über mehrere
Adressen hinweg ziehenden und entsprechend großen Grundstückes (umfassend
u. a. die Bergstraße 43 und die Mönchsbergsteige 1) im Familienbesitz ihres Mannes
Karl Friedrich.[263] Vom 14.11.1928 bis 21.03.1929 arbeitete Toni Schmidt-Kraepelin
erneut als Schularzt-Assistentin in Mannheim, um in den Jahren 1930 bis 1934 in
einer Anstellung als Vertragsärztin dreimal die Einrichtung zu wechseln. Jeweils mit
Unterbrechungen in den Wintermonaten arbeitete sie in der Heil- und Pflegeanstalt
Klingemünster (Pfalz, 01.05.–31.07.1930), der Heil- und Pflegeanstalt Eglfing (bei
München, 01.05.–31.07.1931) und in Günzburg (01.05.–31.07.1932 sowie 18.08.–
13.10.1934).[264] Ihren dauerhaften Wohnsitz während dieser Zeit hatte sie wohl in
Heidelberg; zumindest war sie ab dem 06.04.1933 dort erneut gemeldet – diesmal für
einen deutlich längeren Zeitraum von sieben Jahren bis zum 28.5.1940 (in der Bergstraße 50).[265] Zeitlich überlappend kommt eine ärztliche Tätigkeit in Ludwigshafen
in den Jahren 1929 bis 1933 hinzu; diese erwähnt sie in ihrem Lebenslauf nicht.[266]
Doch im Reichs-Medizinal-Kalender (RKM) taucht „Schmidt-Kraepelin, Toni" in
genanntem Zeitraum in Ludwigshafen (gemeldet in der Bleichstraße 97) als Ärztin für Nervenkrankheiten, Elektrotherapie und Psychiatrie (Irren-)[267] auf – dieses
erstmalige Zeugnis einer Facharzt-Bezeichnung sei als sehr relevant betont.

---

[262] Heidelberg, Stadtarchiv, Meldeunterlagen.

[263] Heidelberg, Universitätsbibliothek, Heidelberger Adressbücher. Vgl. Heidelberger
Adressbücher des Jahres 1934 mit denjenigen der Jahre 1935 und 1936. Zudem sei auf den
Verweis neben der Adresse Karl Friedrichs zum Postfach in Ludwigshafen hingewiesen;
hier hatte dieser ab 1926 den Vorsitz der Knoll AG inne.

[264] Kassel, Archiv des Landeswohlfahrtsverbandes Hessen, Personalakte Toni Schmidt-
Kraepelin.

[265] Heidelberg, Stadtarchiv, Meldeunterlagen.

[266] Kassel, Archiv des Landeswohlfahrtsverbandes Hessen, Personalakte Toni Schmidt-
Kraepelin.

[267] Die ärztliche Tätigkeit Toni Schmidt-Kraepelins in Ludwigshafen belegt ihre Auflistung im Reichs-Medizinal-Kalender. Vgl. Börner und Schwalbe von 1929 und 1931 und
1932 und 1933. Die Facharzt-Bezeichnung wird in dem Kalender mittels Bebilderung neben

Am 17.03.1930 bewarb sie sich um einen eigenen Kassensitz als Fachärztin für Nerven- und Gemütsleiden beim Zulassungsausschuss des städtischen Versicherungsamtes in Ludwigshafen – dieser Antrag wurde abgelehnt.[268] Ab April 1934 verschob sich ihr Aufgabenfeld zu ehrenamtlichen Gutachtertätigkeiten in der Bezirksarztstelle bzw. beim Gesundheitsamt Heidelberg,[269] zudem scheint sie eine kleine Praxis in den Räumlichkeiten ihres Mannes in der Bergstraße 50[270] in Heidelberg betrieben zu haben. Merkwürdig erscheint das vollständige Fehlen von Toni Schmidt-Kraepelin für die Jahre 1935 bis 1939 im alphabetisch geordneten Verzeichnis der Einwohner nach ihren „Berufsgeschäften" im Anhang der Heidelberger Adressbücher – hier ist sie in der sehr ausführlichen Auflistung aller städtischen Ärzte weder als praktische noch als Nerven- oder sonstige Ärztin verzeichnet.[271] Als genannte Bewohnerin Heidelbergs ist sie für alle Jahre zudem weder unter dem Namen Schmidt-Kraepelin noch Kraepelin aufzufinden.[272]

Nach Aufenthalten in Günzburg und Krumbach war sie ab dem 23.09.1944 erneut in Heidelberg gemeldet (Bergstraße 43, das Gebäude gehörte der Familie Schmidt und Erben[273]; Zuzug aus Krumbach).[274] Im „Arbeitseinsatz" während des Krieges arbeitete sie ab dem 15.10.1944 für zwei Monate als Gutachterin beim Arbeitsamt Heidelberg und bei der Ortskrankenkasse;[275] direkt im Anschluss vom 20.12.1944 bis Ende März des folgenden Jahres leistete sie fachärztliche Gutachtertätigkeit

---

den ärztlichen Namen dargestellt. Vgl. die Abb. 3.17 in der Biographie Martha Ulrichs (Abcshn. 3.4.2).

[268] Anonym 1930, S. 143.

[269] Kassel, Archiv des Landeswohlfahrtsverbandes Hessen, Personalakte Toni Schmidt-Kraepelin. Diese ehrenamtliche Tätigkeit ist ein Hinweis darauf, dass Toni Schmidt-Kraepelin, wie viele ihrer verheirateten Kolleginnen, Schwierigkeiten hatte, sich selbstständig niederzulassen – stattdessen versuchten die Verheirateten, sich in Beratungs- und Fürsorgestellen ehrenamtlich ein neues Betätigungsfeld zu schaffen. Bleker und Schleiermacher 2000, S. 107.

[270] Die ärztliche Tätigkeit während ihrer Heidelberger Zeit belegen Anzeigen im Reichs-Medizinal-Kalender. Börner und Schwalbe, 1935 und 1937.

[271] Heidelberg, Universitätsbibliothek, Heidelberger Adressbücher, berufsbezogene Personenverzeichnisse der Jahre 1935–1939.

[272] Heidelberg, Universitätsbibliothek, Heidelberger Adressbücher, Einwohnerliste sortiert nach Namen der Jahre 1935–1939.

[273] Heidelberg, Universitätsbibliothek, Heidelberger Adressbücher. Vgl. Heidelberger Adressbuch des Jahres 1943.

[274] Heidelberg, Stadtarchiv, Meldeunterlagen.

[275] Kassel, Archiv des Landeswohlfahrtsverbandes Hessen, Personalakte Toni Schmidt-Kraepelin.

bei der Versorgungsärztlichen Untersuchungsstelle Heidelberg.[276] Laut polizeilicher Feststellung war sie auch noch am 02.02.1950 in Heidelberg wohnhaft;[277] zu dieser Zeit ging sie einer Anstellung als Ärztin in der Heilanstalt Goddelau bei Darmstadt nach und kam wohl an den Wochenenden nach Heidelberg zurück.[278] Weitere Wohnanschriften in Heidelberg von Toni Schmidt-Kraepelin waren ab dem 15.09.1952 die Bergstraße 57 sowie ab dem 03.09.1955 die Mönchhofstraße 44 (beides Grundstücke der Familie Schmidt).[279] Am 17.07.1955 erfolge die Abmeldung nach Grünwald, Kreis München, ins Altersheim Rotes Kreuz.[280]

Zweite Tätigkeit in Günzburg

Toni Schmidt-Kraepelin war während des Zweiten Weltkrieges nochmals als Nervenärztin in Günzburg tätig[281]; sie begann ihre Arbeit Mitte Juni 1940 und blieb dort bis Februar 1944.[282] Die genauen Angaben finden sich in ihrer Personalakte im Archiv des Landeswohlfahrtsverbandes Hessen (weder in den Archiven Günzburgs noch im Archiv des Bezirkskrankenhauses Günzburg sind Meldeinformationen zu Toni Schmidt-Kraepelin vorhanden). Das Ende ihrer Tätigkeit an der dortigen Heil- und Pflegeanstalt, dem heutigen BKH Günzburg, war durch eine kriegsverschuldete „Notdienstverpflichtung" bedingt, welcher sie ab dem 01.02.1944 in Krumbach nachkommen musste.[283]

Die Tätigkeit in Günzburg fiel in einen prekären Zeitraum: Zwischen 1939 und 1941 wurden im Rahmen der „Aktion T4" reichsweit systematisch ca. 70.000 psychisch erkrankte Patientinnen und Patienten getötet. Dies entsprach

---

[276] Ebd.

[277] Ebd.

[278] Ebd.

[279] Heidelberg, Universitätsbibliothek, Heidelberger Adressbücher.

[280] Ebd.

[281] Toni Schmidt-Kraepelin selber bezeichnet diesen Einsatz in wechselnder Wortwahl als „Notdiensteinsatz". Es ist nicht abschließend feststellbar, ob sie die Stelle „kriegsverpflichtet" antreten musste oder sich freiwillig um die Stelle beworben hatte. Vgl. Kassel, Archiv des Landeswohlfahrtsverbandes Hessen, Personalakte Toni Schmidt-Kraepelin. „Viele Ärztinnen waren gemäß § 1 der Notdienstverordnung vom 15.10.1938 zu einem ‚Notdienst' verpflichtet. Sie wurden jedoch, wie schon während des Ersten Weltkrieges, lediglich für die Zeit des Krieges gebraucht, so lange ihre männlichen Kollegen wichtige Funktionsbereiche an der Front innehatten. Ungeachtet ihrer familiären Verpflichtungen wurden sie dienstverpflichtet." Vgl. Schleiermacher 2002, S. 105.

[282] Kassel, Archiv des Landeswohlfahrtsverbandes Hessen, Personalakte Toni Schmidt-Kraepelin.

[283] Krumbach, Stadtarchiv, Meldeunterlagen.

etwa einem Fünftel aller stationär aufgenommenen Patientinnen und Patienten der psychiatrischen Einrichtungen.[284]

Exkurs „Aktion T4"

Aufgrund der Bedeutung der Heil- und Pflegeanstalt Günzburg als bayerischer Sammelanstalt zu Zeiten der NS-„Euthanasie"[285] soll im Folgenden ein Exkurs zur „Aktion T4" sowie eine nähere Betrachtung der 1915 gegründeten Einrichtung unternommen werden.

Das Code-Wort „Aktion T4" steht für die Kampagne systematisch organisierter Tötungen psychisch erkrankter und behinderter Patienten in Deutschland in den Jahren 1939 bis 1941. Als geheime Unternehmung in der Zentrale in der Tiergartenstraße 4 in Berlin geplant – Adolf Hitler lehnte aus politischen Gründen eine offizielle Gesetzgebung zur „Euthanasie" ab –, wurden ab Anfang Oktober 1939 sogenannte Meldebögen an alle deutschen Heil- und Pflegeanstalten verschickt. Mittels spezifischer Kriterien wurden die Patienten „selektiert", jeweils drei begutachtende Ärztinnen und Ärzte entschieden über die Verlegung der Patientinnen und Patienten aus den Sammelanstalten sowie deren Tötung in speziellen Tötungsanstalten (Brandenburg, Bernburg, Grafeneck, Hadamar, Hartheim und Pirna-Sonnenstein).[286]

Das Konzept einer „Vernichtung unwerten Lebens" war in Deutschland ab 1920 vor allem durch Binding und Hoche („Die Freigabe der Vernichtung lebensunwerten Lebens. Ihr Maß und Ihre Form")[287] populär geworden. Vor dem geistigen Hintergrund von Sozialdarwinismus, Rassenhygiene, Degenerationslehre und Eugenik wurden psychisch erkrankte Menschen einer „Bewertung" unterzogen und teilweise als „auszumerzende Ballastexistenzen" und „geistig Tote" angesehen.[288] Die Beziehungen zwischen „Euthanasie"- und Sterilisationsaktionen sind weder in zeitlicher Hinsicht noch in einer „Logik eugenischen Denkens" erklärbar; der Vollständigkeit halber sei an dieser Stelle aber auch in aller Kürze auf die Sterilisationsgesetze eingegangen. Am 17.03.1933 wurde in Preußen ein Gesetzesentwurf zur Sterilisation vorgelegt, welcher einen weit gefassten Personenkreis zur Sterilisation vorsah:

---

[284] Steger 2016, S. 41.

[285] Der Begriff ist ambivalent, denn er kann sowohl das natürliche Eintreten als auch die Herbeiführung des (vermeintlich) „guten Todes" bedeuten. „Euthanasie" (griechisch) bedeutet „guter Tod" – in der NS-Zeit wurde der Begriff beschönigend verwendet. Benzenhöfer 2009, S. 9.

[286] Steger et al. 2010, S. 1476. Vgl. die Homepage des Bezirkskrankenhaus Günzburg.

[287] Steger 2016, S. 41. Vgl. die Biographie Martha Ulrichs (Abschn. 3.4.2).

[288] Schott und Tölle 2006, S. 170.

Patienten mit Schizophrenie, manisch-depressiver Psychose, Schwachsinn, Epilepsie, Alkoholismus und auch weiteren neuropsychiatrischen Störungen sollten sich
einer solchen unterziehen, ab dem 01.01.1934 zwangsweise.[289] Bei etwa 300.000
bis 400.000 Zwangssterilisierten wurden so die ethischen Prinzipien der Unver-
letzlichkeit der Person missachtet – die „Euthanasie" ging noch weiter und zielte
„auf das Leben schlechthin"[290] ab. Der euphemistisch anmutende Begriff steht
dabei für die fünf organisierten Tötungsprogramme der Nationalsozialisten: (1) Die
Ermordungen körperlich und psychisch behinderter Kinder bis 16 Jahre, „Kinder-
Euthanasie"; (2) Die systematischen Tötungsaktionen, durchgeführt durch die SS
in Ost- und Westpreußen (1939–1940); (3) Die deutschlandweite, dezentralisierte
„Aktion T4" (1939–1941); (4) Die Vergasung arbeitsunfähiger Gefangener in Konzentrationslagern: „Sonderbehandlung 14f13", (1941–1943); (5) Die Tötung von
Gefangenen durch bewusste Mangelernährung und Medikamenteninjektion in den
besetzten östlichen Gebieten und anderswo, von 1942 bis zum Ende des Krieges.[291]

Günzburg als bayerische Sammelanstalt
Günzburg war als Sammelanstalt der Ausgangspunkt für den Mord an 394 Patienten, die hier auf ihrem Weg in Richtung der Tötungsanstalten Grafeneck und
Hartheim-Linz einen „ihren Transportweg verschleiernden" Zwischenstopp einle-
gen mussten.[292] Für September 1939 ist die erste planmäßige Krankenverlegung
aus anderen Anstalten (unter anderem aus den Anstalten Lauingen, Schweinspoint,
Maria Bildhausen bei Bad Kissingen, Rotenburg bei Hannover)[293] nach Günzburg
zur Weiterverlegung dokumentiert: Die „Aktion T4" nahm ihren Lauf. Deren historischer Ablauf, wie auch die Beteiligung des Krankenhauses und teilweise die
Rolle der damaligen Mitarbeiter ist inzwischen rekonstruiert.[294] Direktor zu dieser
Zeit war Dr. Alberth Sighart (1885–1956), welcher gemeinsam mit Dr. Wilhelm
Leinisch als weisungsbefugter Arzt in der Hauptverantwortung stand. Letzterer
sympathisierte mit der nationalsozialistischen Ideologie.[295] Anhand von Kriterien der Aufenthaltsdauer (Patienten mit über 5-jähriger Hospitalisationszeit galten
als chronische Fälle), der Diagnose, des Alters (die meisten getöteten Patienten
waren zwischen 35 und 55 Jahre alt) und besonders anhand der Arbeitsfähigkeit

---

[289] Schott und Tölle 2006, S. 167.
[290] Schott und Tölle 2006, S. 169.
[291] Steger 2016, S. 41.
[292] Vgl. die Homepage des Bezirkskrankenhaus Günzburg.
[293] Ebd.
[294] Görgl 2008 und Steger et al. 2010.
[295] Steger 2016, S. 42.

wählte das Personal die Kandidaten für den sogenannten „Hungerkosterlass"[296] oder die Deportation aus und war dementsprechend maßgeblich in Entscheidungsprozesse der nationalsozialistischen Tötungsmaschinerie einbezogen. In welchem Ausmaß einzelne Mitarbeiter, etwa der Geschäftsführer Ludwig Trieb, der Chemiker Dr. Arno Gosse und auch Dr. Toni Schmidt-Kraepelin[297] Einflussnahme auf die genannten Vorgänge hatten, ließ sich nicht mit abschließender Sicherheit klären.[298] Es blieb zudem unklar, welche genauen Positionen bzw. Funktionen bestimmte Mitarbeiter bei den Entscheidungsprozessen bezüglich der Meldekarten, des „Hungerkosterlasses" sowie der Deportationen einnahmen; nicht gesichert ist auch der jeweilige Kenntnisstand der Mitarbeiter. Einwände ob der Vorgänge wurden bemerkenswerterweise nirgends verzeichnet.[299] Medizinische Einträge, wie sie etwa Toni Schmidt-Kraepelin am 01.07.1941 in die Krankenakte des damals 33-jährigen Patienten A.M. getätigt hatte, müssen unter gegebenen Umständen höchst kritisch betrachtet werden: „Unverändert mürrisch, abgemagert, unsicher auf den Beinen. Wird heute in eine andere Anstalt überführt"[300], notierte die Ärztin und besiegelte somit das Schicksal des Patienten, welcher noch am selben Tag gemeinsam mit 139 anderen Patienten in die Tötungsanstalt Hartheim deportiert wurde. Dasselbe Schicksal traf auch den Patienten K.F., dessen letzter Eintrag in die Krankenakte („Wird heute in eine andere Anstalt verlegt.") ebenfalls aus Dr. Toni Schmidt-Kraepelins Feder stammte.[301]

Tätigkeit in Krumbach

Kurz vor dem Kriegsende, in der Zeit vom 01.02.1944 bis Mitte September 1944, war Toni Schmidt-Kraepelin in Krumbach in der Mindelheimer Straße 67 (Abb. 4.17) gemeldet und ging im Anschluss nach Heidelberg zurück. Diese Umzüge belegen die Meldekarteien der Städte Krumbach[302] und Heidelberg (23.09.1944).[303] An der genannten Wohnadresse stand in Krumbach das ehemalige Wohnhaus für den

---

[296] Als Hungerkosterlass bezeichnete man die unterschiedliche Rationierung von Essensportionen: Arbeitsfähige Patienten erhielten „A-Kost", arbeitsunfähige Patienten hingegen die kohlenhydrat- und fettarme „B-Kost". Dies führte bei Letzteren zu deutlich erhöhten Mortalitätsraten aufgrund von Unterernährung (1943: 8,6 %; 1944: 26,6 %). Steger 2016, S. 42.

[297] Steger 2016, S. 42 ff.

[298] Ebd.

[299] Steger 2016, S. 42.

[300] Zit. n. Steger et al. 2010, S. 1480.

[301] Steger et al. 2010, S. 1481.

[302] Krumbach, Stadtarchiv, Meldeunterlagen.

[303] Heidelberg, Stadtarchiv, Meldeunterlagen.

beamteten Arzt des Klinikums; heute ist in den Räumlichkeiten eine gynäkologische Gemeinschaftspraxis untergebracht.

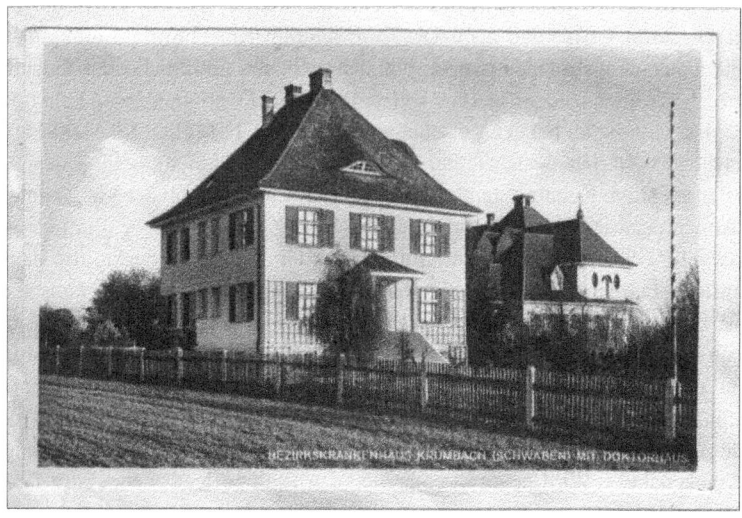

Abb. 4.17 Das Ärztehaus in der Mindelheimer Straße 67, 1928 erbaut. (Aus: Krumbach, Kreisklinikum Krumbach, Archiv; mit freundlicher Genehmigung von © Kreiskliniken Günzburg-Krumbach [2022]. All Rights Reserved)

Das ehemalige Distriktkrankenhaus wurde seit seiner Eröffnung am 08.01.1913 von den Barmherzigen Schwestern des Roten Kreuzes geleitet und ist heute Bestandteil des Kommunalunternehmens der Kreiskliniken Krumbach – eine eigene Fachabteilung für Psychiatrie beherbergte es nie. Zu Zeiten des Zweiten Weltkrieges wurden dort hauptsächlich Operationen durchgeführt. Toni Schmidt-Kraepelins Jahre fallen in die Amtszeit des Direktors Dr. Ernst Oettle (Facharzt für Chirurgie). Erneut in „Notdienstverpflichtung" arbeitend, verortet sie selber ihre dortige Tätigkeit im Bereich „Innere" sowie „Kleine Chirurgie"; sie kam dort wohl erstmals in Kontakt mit dem Orden der Barmherzigen Schwestern.[304]

---

[304] Ihren späteren Lebensabend verbrachte sie in dem Alten- und Pflegewohnheim der Rot-Kreuz-Schwestern in Grünwald, die Trägerschaften der beiden Einrichtungen sind unabhängig voneinander. Vgl. Homepage des Bezirkskrankenhaus Günzburg 2013 und Kassel, Archiv des Landeswohlfahrtsverbandes Hessen, Personalakte Toni Schmidt-Kraepelin.

Verbindungen zum Nationalsozialismus: Die „Affäre Dr. Hechler"[305]
Um die Einstellungen Toni Schmidt-Kraepelins zum Nationalsozialismus näher zu
untersuchen, seien – mit Bezug auf die Erkenntnisse zu Toni Schmidt-Kraepelins
Tätigkeit in Günzburg – an dieser Stelle erneut die Erinnerungen Max Müllers
zitiert; die beiden hatten im Lauf der Jahre mehrmals Kontakt miteinander.[306]
Müller attestiert sämtlichen Töchtern und Schwiegersöhnen Emil Kraepelins eine
stark nationalsozialistische Einstellung, sie seien „samt und sonders fanatische
Hitler-Anhänger gewesen und hatten nun die Folgen [des Krieges] zu spüren
bekommen."[307] Er erinnert sich an ein Treffen nach dem Krieg: „Auch Toni
Schmidt-Kraepelin war mehr ein Skelett als ein menschliches Wesen von Fleisch und
Blut und tief bedrückt. Ganz anders als aber einen Augenblick vorher bei Spatz[308]
war hier nichts von Einsicht oder gar Zerknirschung zu spüren, sondern höchste
Auflehnung gegen das Schicksal und gegen das erlittene ‚Unrecht'. Sie bat mich
um Vermittlung, damit ein am italienischen Teil des Lago Maggiore gelegenes Krae-
pelinsches Besitztum, das nun die Amerikaner beschlagnahmt hatten, der Familie
zurückgegeben werde (…)."[309] Selbstverständlich kann nicht einzig durch diese
subjektiven Kommentare auf eine rassenbiologische Denkweise Tonis sowie deren
eventuelle Beteiligung an „Euthanasie"-Aktionen geschlossen werden; doch zeigen
auch weitere Augenzeugenberichte sowie die „Affäre Dr. Hechler"[310], dass sich Toni
bereits zu Lebzeiten heftig gegenüber einem derartigem Eindruck zu rechtfertigen
hatte.

Im Februar 1946 bewarb sie sich beim Regierungspräsidium in Hessen um
eine Anstaltsarztstelle in Goddelau. Ein sich über mehrere Monate hinziehen-
der Briefwechsel mit Überlegungen bezüglich einer möglichen Einsetzung Toni
Schmidt-Kraepelins als Oberärztin der Heil- und Pflegeanstalt Gießen oder als

---

[305] Direktor Dr. Hechler war ein Arzt, mit welchem Toni Schmidt-Kraepelin in Gießen in den
Jahren 1944/1945 zusammenstieß, das genaue Datum verbleibt ungewiss. Genauere Hinweise zu Dr. Hechler konnten nicht eruiert werden. Zwei lange Briefe an den „Herrn Medizinalrat" bestätigten Toni Schmidt-Kraepelins Vermutung, dass dieser sich häufig in denun-
zierender Weise äußerte. Dies wird im Folgenden relevant. Vgl. Kassel, Archiv des Landeswohlfahrtsverbandes Hessen, Personalakte Toni Schmidt-Kraepelin.

[306] Müller 1982, S. 456.

[307] Ebd.

[308] Hugo Spatz (1888–1969) war ein deutscher Neuropathologe, der unter anderem in der
DFA und im Kaiser-Wilhelm-Institut in Berlin arbeitete. Als Direktor des KWI für Hirn-
forschung war er in die „Begleitforschung" zur „Euthanasie" involviert. Vgl. Krämer und
Priesner 2010.

[309] Ebd.

[310] Kassel, Archiv des Landeswohlfahrtsverbandes Hessen, Personalakte Toni Schmidt-
Kraepelin.

Anstaltsleiterin in der nach dem Krieg freiwerdenden Heil- und Pflegeanstalt Heppenheim führte zu folgendem Resultat: „Ich teile Ihnen mit, daß in den nächsten Tagen voraussichtlich die seither beschlagnahmte Heil- und Pflegeanstalt in Heppenheim frei werden wird. (...) Falls Sie Interesse haben, die Leitung der Anstalt zu übernehmen, bitte ich Sie, bei mir zwecks Rücksprache vorzusprechen. Regierungspräsident Darmstadt."[311] Die Bewerbung mündete schlussendlich in die Annahme einer Stellung als Assistenzärztin am Philipps-Hospital in Goddelau, eine Stelle, welche Toni Schmidt-Kraepelin am 18.06.1946, offiziell bewilligt vom „Großhessischen Staatsministerium – Der Minister des Innern – Wiesbaden", antrat. Als Teil des Bewerbungsprozederes musste sie, dem Gesetz vom 05.03.1946[312] entsprechend, ihre politische Tragfähigkeit nachweisen. In „politischen Fragebögen" gab sie an, nie NSDAP-Mitglied gewesen sowie aus der Deutschnationalen Volkspartei aktiv ausgetreten zu sein. Sie war folglich „auf Grund der Zustimmung der Abteilung VII. (Personal) vom 02.05.1946 Nr. VII 8620/46 als politisch tragbar anerkannt."[313] Die Lage wendete sich erneut: Ein Schreiben (Abb. 4.18) vom 02.05.1946 setzte die „Affäre Dr. Hechler" in Gang. Dieser hatte kurz vorher öffentlich die Vorwürfe geäußert, Toni Schmidt-Kraepelin habe die Ansichten vertreten, dass „man (...) in Konzentrationslagern ganz gut behandelt worden" sei und „die Sterilisierungen (...) doch richtig gewesen" und „auch die Beseitigung von Kranken durchaus notwendig gewesen" wäre.[314] Toni wurde gebeten, „freiwillig vom Dienst zurückzutreten". Zwölf Seiten Text umfasste ihre handschriftliche Stellungnahme gegen die denunzierenden Vorwürfe von Dr. Hechler: „(...) Wenn ich das Sterilisierungsgesetz demnach mit gewissen Einschränkungen bejahe, so betone ich hierdurch ausdrücklich, daß ich mit der Art der Durchführung doch in vielerlei Hinsicht durchaus nicht einverstanden war. (...) Ich habe nicht etwa behauptet, daß ‚man' in den KZs ‚doch ganz gut behandelt worden wäre', sondern nur erklärt, daß ich persönlich verschiedene Leute kenne, denen es dort gar nicht so schlecht gegangen sei, wie es jetzt allgemein dargestellt werde."[315] Sie argumentiert auf vielen Ebenen und

---

[311] Ebd.

[312] Gesetz Nr. 104 Zur Befreiung von Nationalsozialismus und Militarismus vom 05.03.1946. Dieses schuf die Grundlage zur Einrichtung von deutschen Spruchkammern, die über die Mitverantwortung von Einzelpersonen bei nationalsozialistischen Verbrechen zu befinden hatten.

[313] Kassel, Archiv des Landeswohlfahrtsverbandes Hessen, Personalakte Toni Schmidt-Kraepelin.

[314] Kassel, Archiv des Landeswohlfahrtsverbandes Hessen, Personalakte Toni Schmidt-Kraepelin.

[315] Kassel, Archiv des Landeswohlfahrtsverbandes Hessen, Personalakte Toni Schmidt-Kraepelin.

führt ihre eigene (vor allem finanzielle) Notsituation als Mutter von fünf Kindern ins Feld. Stellungnahmen von teils namhaften Kollegen und Freunden betonen ihren „hohen ärztlichen Ethos", ihre „kritische Einstellung dem Nationalsozialismus gegenüber" sowie die Ähnlichkeit ihres Denkens mit dem ihres Vaters, der „(…) niemals aktiver Antisemit" gewesen sei.[316] So bezeichneten die Psychiater Georg Stertz (1878–1959)[317], Robert Gaupp (1870–1953) sowie der Staatsrechtler Walter Jellinek (1885–1955)[318] sie unisono als „unbedingt wahrhaftig" sowie als „würdige Tochter ihres großen Vaters."[319]

Die Anschuldigungen wurden somit ausgeräumt, dennoch schien Dr. Toni Schmidt-Kraepelin als Oberärztin nicht tragbar gewesen zu sein: Am 09.07.1947 wurde ihre Stellung zu der einer Assistenzärztin (Vergütungsgruppe III der TO. A) herabgestuft.[320] Vom Ministerialdirektor erhielt sie eine „Lizenz zur Ausübung eines Heilberufs als Assistenzärztin im Philipps-Hospital Goddelau, jedoch nicht in eigener Praxis oder auf eigene Rechnung" und die Zusage eines Gehaltes von 627,92 Reichsmark – Zustände, mit denen sie sich nicht abfinden wollte: „Das bedeutet für mich eine außergewöhnlich schwere seelische Belastung, da ich die Rechtmäßigkeit meiner damaligen ‚Degradierung´ auch heute nicht einzusehen vermag und mich vor allem als Tochter meines Vaters durch den in ihr enthaltenen Vorwurf einer unärztlichen, inhumanen und damit ethisch fragwürdigen Gesinnung und Einstellung auf das Tiefste getroffen, gedemütigt und gekränkt fühle (…),"[321] schrieb sie am 12.12.1947 an den „Herrn Obermedizinalrat"; auf diesen Brief und weitere Forderungen erhielt sie keine Antwort. Ihre prekäre Lage spitzte sich im Folgenden weiter

---

[316] Kassel, Archiv des Landeswohlfahrtsverbandes Hessen, Personalakte Toni Schmidt-Kraepelin.

[317] Georg Stertz (1878–1959) war ein deutscher Psychiater und Neurologe. Er studierte Medizin in Freiburg, München und Breslau, promovierte dort und habilitierte sich 1911. Im Jahr 1921 erhielt er den Lehrstuhl für Psychiatrie in Marburg und wurde fünf Jahre später als Ordinarius nach Kiel berufen. Ab dem Jahr 1937 wurde er als „jüdisch versippter Beamter" aufgefordert, einen Antrag auf Entpflichtung zu stellen. Nach dem Krieg wird Stertz rehabilitiert und erhielt 1946 einen Lehrstuhl für Psychiatrie und Nervenheilkunde in München, wo er auch starb. Vgl. Uhlig 1991.

[318] Walter Jellinek (1885–1955) war ein deutscher Staats- und Verwaltungsrechtler. Er studierte in Heidelberg, Freiburg und Berlin und promovierte 1908 mit der Arbeit „Der fehlerhafte Staatsakt und seine Wirkungen", 1912 habilitierte er sich, wurde 1919 Ordinarius in Kiel um sich nach dem Zweiten Weltkrieg für den Wiederaufbau der Universität Heidelberg verdient zu machen. Vgl. Klein 1974, S. 394.

[319] Ebd.

[320] Ebd.

[321] Kassel, Archiv des Landeswohlfahrtsverbandes Hessen, Personalakte Toni Schmidt-Kraepelin.

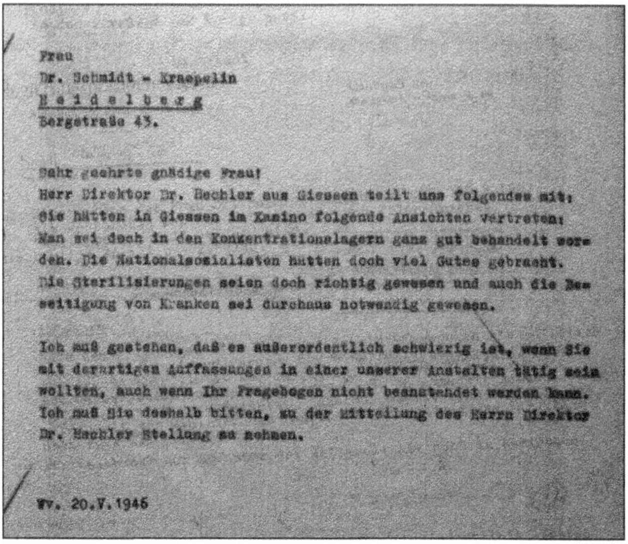

Frau
Dr. Schmidt - Kraepelin
Heidelberg
Bergstraße 43.

Sehr geehrte gnädige Frau!
Herr Direktor Dr. Hechler aus Giessen teilt uns folgendes mit:
Sie hätten in Giessen im Kasino folgende Ansichten vertreten:
Man sei doch in den Konzentrationslagern ganz gut behandelt worden. Die Nationalsozialisten hätten doch viel Gutes gebracht.
Die Sterilisierungen seien doch richtig gewesen und auch die Beseitigung von Kranken sei durchaus notwendig gewesen.

Ich muß gestehen, daß es außerordentlich schwierig ist, wenn Sie mit derartigen Auffassungen in einer unserer Anstalten tätig sein wollten, auch wenn Ihr Fragebogen nicht beanstandet werden kann.
Ich muß Sie deshalb bitten, zu der Mitteilung des Herrn Direktor Dr. Hechler Stellung zu nehmen.

Wv. 20.V.1946

Abb. 4.18 Anstoß der „Affäre Dr. Hechler“ am 02.05.1946, Brief vom Regierungspräsidium Darmstadt an Toni Schmidt-Kraepelin. (Aus: Kassel, Archiv des Landeswohlfahrtsverbandes Hessen, Personalakte Toni Schmidt-Kraepelin; mit freundlicher Genehmigung von © Landeswohlfahrtsverband Hessen [2022]. All Rights Reserved)

zu, nach „20 Jahren umfassenden psychiatrischen Tätigkeiten (…) habe ich aber keinerlei Anspruch auf eine Altersversorgung, sondern bin nach dem Verlust meines gesamten Vermögens und der Enteignung unseres in Mecklenburg bzw. in Italien gelegenen Grundbesitzes lediglich auf eine um 2/3 reduzierte private Lebensversicherung angewiesen. Ich sehe mich daher gezwungen, nach meinem Ausscheiden aus dem Anstaltsdienst (…) auch noch weiterhin fachärztlich tätig zu sein (…)“, erklärte sie am 05.10.1951. 21 Amtsschreiben zeugen von Tonis Versuchen, in den bürokratischen Fallstricken der Ämter eine Verlängerung ihrer Anstellung über die Altersgrenze von 65 Jahren hinaus zu erwirken – diese wurde bewilligt, „unter Berücksichtigung der allgemeinen Lage des ärztlichen Nachwuchses“ (Ärzteüberschuss) allerdings nur um drei Monate und nicht um die von Toni erhofften drei Jahre. Am 30.09.1952 schied Toni Schmidt-Kraepelin aus dem Beamtendienst aus.

Über ihre weiteren Tätigkeiten bis zu ihrem definitiven Wegzug aus Heidelberg[322] am 17.07.1958 war nichts in Erfahrung zu bringen.

Lebensabend im Schwesternwohnheim
Toni Schmidt-Kraepelin verbrachte ihren Lebensabend im BRK-Alten- und Pflegewohnheim des Roten Kreuzes in der Straße „Auf der Eierwiese 26" der Isartalgemeinde Grünwald. Das Gebäude auf dem 26.000 Quadratmeter großen Grundstück hatte im Juli 1947 die Schwesternschaft München des Bayerischen Kreuzes übernommen, nachdem hier vorher ein Jagdschloss des Herzogs Ferdinand, später das „Maurerhaus am Thiergarten" und zu NS-Zeiten der feudale Wohnsitz des Reichsschatzmeisters Franz Xaver Schwarz untergebracht waren. Ursprünglich als Erholungsort für pensionierte Rotkreuzschwestern gedacht, sollten die Mitglieder hier weiterhin das für die Schwesternschaft charakteristische Gemeinschaftsleben pflegen können. Die 120 Mitbewohnerinnen, alles ehemalige BRK-Schwestern aus ganz Deutschland, verbrachten hier nach einem arbeitsreichen Leben gemeinsam ihre letzten Jahre – daran hat sich, bis auf die Tatsache, dass inzwischen nur noch Mitarbeiterinnen aus dem Einzugskreis München dort wohnhaft sind, bis heute nichts geändert.[323] Die Verbindungen von Toni Schmidt-Kraepelin zu den BRK-Schwestern wurden untersucht, deren Ursprünge verblieben allerdings mangels Archivalien im Ungewissen.

„(…) mit herrlichem Blick auf das Isartal. In der Stille des Raumes, nur die goldene Wanduhr tickt, in der friedlichen Atmosphäre, die über den weiten Feldern vor ihrem Fenster liegt, erzählt die 75-jährige mit junger, klarer Stimme ihre Lebensgeschichte, die Stoff für ein Buch geben könnte."[324] So wurde über Edith Gelerth[325], die zweite Heimleiterin der Parkresidenz, berichtet – gut vorstellbar ist ein ähnliches Szenario für die bei ihrem Einzug 71-jährige Toni Schmidt-Kraepelin. Samaritana Haid, die erste Oberschwester, kümmerte sich mit Unterstützung von 45 Mitarbeiterinnen um die 120 Damen – monatliche 2200 Mark kostete ein Aufenthalt auf der Pflegestation. Mit der Großzügigkeit des Geländes, der Kapelle auf der Südseite sowie einem Schwimmbad umgeben von „schönen Blumenrabatten" hatte die Anlage einiges zu bieten. „Heutzutage ist das Haus eine moderne, hochprofessionell geführte Einrichtung und (…) kann über 150 Senioren ein altersgerechtes Zuhause

---

[322] In Heidelberg war sie weiterhin gemeldet, am 15.07.1952 in der Bergstraße 57, am 03.09.1955 in der Mönchhofstr. 44. Heidelberg, Stadtarchiv, Meldeunterlagen.
[323] Waldhauser-Künlen 1991, S. 620 ff.
[324] Waldhauser-Künlen 1991, S. 620 ff.
[325] Die Nachfolgerin von Frau Gelerth, Frau Helga Karsten, bestätigte die Vermutung, dass mit hoher Wahrscheinlichkeit in Grünwald keine Archivbestände zu Toni Schmidt-Kraepelin mehr vorhanden sind (Stand 03/2018).

bieten", so der Grünwälder Bürgermeister Neusiedl im Jahr 2017 angesichts der Feier des 70-jährigen Bestehens der Einrichtung.[326] Toni Schmidt-Kraepelin starb am 05.10.1962 in München. Sie wurde am 08.10.1962 auf dem Hauptfriedhof in Grünwald beerdigt.[327] Ihr Grab existiert dort heute nicht mehr, es ist am 18.10.1982 aufgelassen worden.[328] Weshalb dies so geschah, konnte nicht abschließend geklärt werden.

Zeittafel Toni Schmidt-Kraepelin

1887   26.03: Geburt in Dorpat
1894   Höhere Mädchenschule in Heidelberg
1905   Bis Herbst: Privatunterricht, dann Privatgymnasialkurse in München
            Juni: Humanistisches Absolutorium an der Höheren Töchterschule in Heidelberg
1906   Winter: Immatrikulation an der LMU in München in den „Naturwissen-schaften"
1907   Winter: Immatrikulation an der LMU in München, erstmals in der „Medizin"
1908   11.3.–27.04.: Aufenthalt in Murnau mit dem Vater
            Sommer: Fahrradtour von München über den Tegernsee nach Hall und Innsbruck und über den Brenner nach Säben und Seis
            28.04.–05.08.: Immatrikulation in Leipzig für das Sommersemester 1908
            05.08.: Ausstellung des Sittenzeugnisses für das Sommersemester
1909   Mai: Physikum in Leipzig, („sehr gut") dann München, Marburg, München, Tübingen als Studienorte
1910   07.05.-01.08.1910: Immatrikulation in Marburg für das Sommersemester 1910
            Winter: Immatrikulation an der LMU in München für das Wintersemester 1910/1911
1911   16.12.: Medizinisches Staatsexamen in Tübingen („gut")
            Absolvierung der drei Tertiale des Medizinal-Praktikums
1912   Immatrikuliert in Marburg für das Sommersemester
            31.12.: Approbation als Ärztin
1913   Februar-Mai: Aufenthalt in Italien (Florenz, Rom, Suna (Pallanza) am Lago Maggiore)

---

[326] Anonym 2017.
[327] Grünwald, Gemeindearchiv, Meldeunterlagen.
[328] Ebd.

01.04.: Antritt einer Stelle als Volontärärztin an der Psychiatrischen Klinik der Universität München

25.11.: Niederlassung von Frl. Toni Kraepelin in München

1914 Sommer: Beginn der Tätigkeit als Assistenzärztin an der Psychiatrischen Klinik der LMU

Anzeige in der Münchener Medizinischen Wochenschrift zum Antritt eines Kriegsnotdienstes für Ärztinnen

1915 02.08.: Hochzeit in München mit Karl Friedrich Schmidt

1916 02.02.: Erstmals Morgenkonferenz in der Münchner Klinik mit ausschließlich weiblichem Personal (Ärztinnen)

08.09.: Geburt Sohn Ernst

1919 01.01.: Beginn einer halbtägigen Tätigkeit als „Wissenschaftliche Hilfsarbeiterin" an der Forschungsanstalt für Psychiatrie in München, unterbrochen durch eine Aushilfstätigkeit als Hilfsärztin an der Schularztstelle in Mannheim

04.04.: Geburt der Tochter Ina-Marie

27.08.1919: Verteidigung der Promotion in München („Dr.-Examen") mit „summa cum laude"

1920 Veröffentlichung ihrer Promotion „Über die juvenile Paralyse"

20.08.1920: Geburt der Tochter Lore

1921 18.12.: Geburt des Sohnes Hans in München (seit 1941 im Krieg verschollen, 1944 für tot erklärt)

1922 02.08.– 05.08.: Teilnahme am ersten Kongress für Heilpädagogik in München

1925 Brief an Eleonore Wundt; Erwähnung der Grundstücksenteignungen

1926 Aufsatz „Beiträge zur Kenntnis der serologischen und anatomischen Befunde bei Paralysen mit langsamem Verlauf"

Oktober: Beendigung ihrer Tätigkeit als „Wissenschaftliche Hilfsarbeiterin" an der DFA

November: Übersiedelung nach Ludwigshafen

1927 Aufsatz „Wie die Menschen zum Trunk kommen"

23.09.: Geburt des Sohnes Erich

1928 14.11.: Erneute Tätigkeit an der Schularztstelle in Mannheim (bis März 1929)

1929 Beginn ihrer Tätigkeit als Ärztin für Nervenkrankheiten, Elektrotherapie und Psychiatrie in Ludwigshafen in der Bleichstraße 97

1930 17.03.: Ablehnung eines Antrages Toni Schmidt-Kraepelins auf einen eigenen Kassensitz als Fachärztin für Nerven- und Gemütsleiden beim

Zulassungsausschuss des städtischen Versicherungsamtes in Ludwigshafen am Rhein

01.05.– 31.07.: Tätigkeit in der Heil- und Pflegeanstalt Klingemünster

1931 Kirchenaustritt aus „Mangel an kirchlichen Bedürfnissen" und „Überzeugung"

Mai-Juli: Abteilungsärztin in Vertretung in der Heil- und Pflegeanstalt an Eglfing (Oberbayern)

1932 Mai- Juli: Abteilungsärztin in Vertretung in der Heil- und Pflegeanstalt Günzburg

1933 Ende der Tätigkeit als Fachärztin in Ludwigshafen

1934 April: Beginn einer ehrenamtlichen Tätigkeit am Gesundheitsamt Heidelberg

Juli-Oktober: Abteilungsärztin in Vertretung an der Heil- und Pflegeanstalt Günzburg

1935 Beginn der ärztlichen Tätigkeit in Heidelberg, Praxis für Nerven- und Gemütskrankheiten in der Bergstraße 50

1937 Ohne eigene Praxis

1940 Juni: Beginn der Tätigkeit in Günzburg in „Notdienstverpflichtung" bis 1944

1942 16.10.: Scheidung von Karl Friedrich Schmidt vor dem Landgericht Heidelberg

1944 01.02.-September: Tätigkeit im Kreiskrankenhaus Krumbach bei Dr. Oettele

Oktober: Untersuchungen zum Kriegseinsatz beim Arbeitsamt in Heidelberg

Dezember: Beginn gelegentlicher Gutachtertätigkeit bei der Untersuchungsstelle des Versorgungsamtes Heidelberg

1946 Bewerbung beim Regierungspräsidium für eine Oberarztstelle

02.05.: „Affäre Dr. Hechler"

Juni-Januar 1947: Oberärztin am Philipps Hospital in Goddelau

1947 Januar: Kündigung der Oberarztstelle, Umwandlung in Assistenzarztstelle

Juli: Herabstufung innerhalb der Tarifordnung

1955 Tätigkeit in der Heilanstalt Goddelau

1958 17.07.: Abmeldung nach Grünwald in das BRK-Alten- und Pflegewohnheim

1962 05.10.: Tod in München

08.10.: Beerdigung auf dem Friedhof in Grünwald

1982 18.10.: Auflassung des Grabes auf dem Friedhof in Grünwald

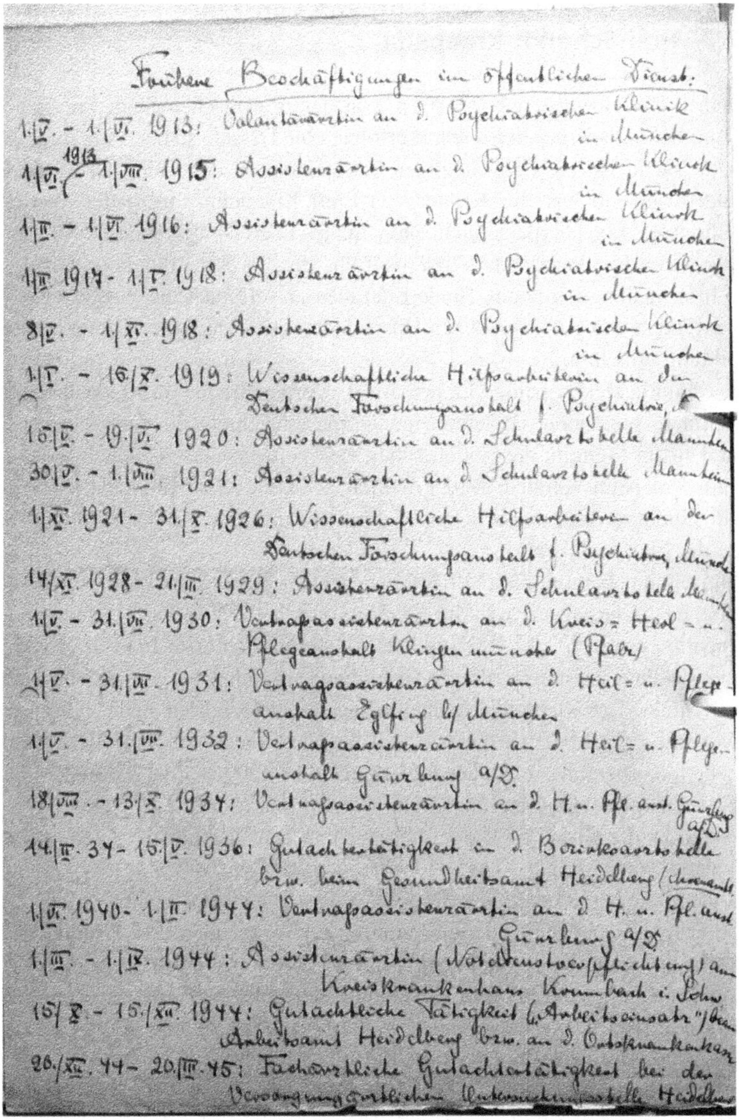

Frühere Beschäftigungen im öffentlichen Dienst:

1.IV. - 1.VI. 1913: Volontärärztin an d. Psychiatrischen Klinik in München

1.VI. 1913 - 1.VIII. 1915: Assistenzärztin an d. Psychiatrischen Klinik in München

1.II. - 1.VI. 1916: Assistenzärztin an d. Psychiatrischen Klinik in München

1.III. 1917 - 1.V. 1918: Assistenzärztin an d. Psychiatrischen Klinik in München

8.V. - 1.XI. 1918: Assistenzärztin an d. Psychiatrischen Klinik in München

1.I. - 16.X. 1919: Wissenschaftliche Hilfsarbeiterin an der Deutschen Forschungsanstalt f. Psychiatrie, M.

15.V. - 19.VI. 1920: Assistenzärztin an d. Schularztstelle Mannheim

30.V. - 1.VIII. 1921: Assistenzärztin an d. Schularztstelle Mannheim

1.XI. 1921 - 31.X. 1926: Wissenschaftliche Hilfsarbeiterin an der Deutschen Forschungsanstalt f. Psychiatrie, Münch.

14.XI. 1928 - 21.III. 1929: Assistenzärztin an d. Schularztstelle Mannh.

1.V. - 31.VII. 1930: Vertragsassistenzärztin an d. Kreis= Heil- u. Pflegeanstalt Klingenmünster (Pfalz)

1.V. - 31.VII. 1931: Vertragsassistenzärztin an d. Heil= u. Pflegeanstalt Eglfing b/ München

1.V. - 31.VIII. 1932: Vertragsassistenzärztin an d. Heil= u. Pflegeanstalt Günzburg a/D.

18.VIII. - 13.X. 1934: Vertragsassistenzärztin an d. H. u. Pfl. anst. Günzburg a/D.

14.II. 34 - 15.V. 1936: Gutachtertätigkeit an d. Bezirksarztstelle bzw. beim Gesundheitsamt Heidelberg (ehrenamtl.

1.VI. 1940 - 1.II. 1944: Vertragsassistenzärztin an d. H. u. Pfl. anst. Günzburg a/D.

1.III. - 1.IX. 1944: Assistenzärztin (Notdienstverpflichtung) am Kreiskrankenhaus Krumbach i. Schw.

15.X. - 15.XII. 1944: Gutachtliche Tätigkeit („Arbeitseinsatz") beim Arbeitsamt Heidelberg bzw. an d. Ortskrankenkassen

20.XII. 44 - 20.III. 45: Fachärztliche Gutachtertätigkeit bei der Versorgungsärztlichen Untersuchungsstelle Heidelberg

Abb. 4.19 Frühere Beschäftigungen im öffentlichen Dienst, Angaben von Toni Schmidt-Kraepelin am 15.07.1946. (Aus: Kassel, Archiv des Landeswohlfahrtsverbands Hessen, Personalakte Toni Schmidt-Kraepelin; mit freundlicher Genehmigung von © Landeswohlfahrtsverband Hessen [2022]. All Rights Reserved)

4.3.3   Eine Gegenüberstellung von Constance Pascal und Toni Schmidt-Kraepelin

Constance Pascal wurde am 22.08.1877 in der rumänischen Stadt Pitesti geboren, Toni Schmidt-Kraepelins Geburt erfolgte eine Dekade später: Am 26.03.1887 erblickte sie in Dorpat (dem heutigen Tartu, Estland) das Licht der Welt. Toni Schmidt-Kraepelin war die Tochter von Emil Kraepelin, einem der international führenden Forscherpersönlichkeiten im Fachbereich Psychiatrie. Constance Pascals Vater Ion Pascal starb bereits früh, über dessen Tätigkeit ließen sich keine Informationen eruieren. Beide Elternhäuser verbindet die Zugehörigkeit zu einer privilegierten gutbürgerlichen Oberschicht, in welcher die Töchter eine gute Ausbildung erhielten.

Das Familienleben beider Frauen weist diverse Brüche auf: Constance Pascal heiratete nie, doch sie lebte eine intime Beziehung zu dem angesehenen General Justin Mengin; die beiden hatten eine gemeinsame Tochter Jeanne. Toni Schmidt-Kraepelin heiratete Karl Friedrich Schmidt, einen Heidelberger Professor für Chemie, die beiden bekamen fünf gemeinsame Kinder; im Jahr 1942 wurde die Ehe geschieden.

Zum Studienbeginn und Verlauf der beiden Frauen sei kurz vergleichend genannt, dass Constance Pascal ihr Studium im Jahr 1897 in Paris begann und die Approbation etwa im Jahr 1907 erhielt. Als vermutlich erste Frau in Frankreich begann sie ihre assistenzärztliche Ausbildung anschließend in einer psychiatrischen Klinik. Toni Schmidt-Kraepelin begann ihr Studium neun Jahre später zunächst an der LMU in München und beendete dieses im Jahr 1912 mit der Approbation, ebenfalls in München. Erst im Jahr 1907 wurde Constance Pascal französische Staatsbürgerin, nun konnte sie zum Praktischen Jahr zugelassen werden – dies ist der Grund für die im Vergleich zu Toni Schmidt-Kraepelin deutlich verlängerte Studienzeit.

Beide Frauen promovierten, Constance Pascal erhielt für ihre Arbeit „Atypische Formen der generalisierten Paralyse: Die regionalen Läsionsunterschiede der diffusen Hirnhautentzündungen" den Dissertationspreis der medizinischen Fakultät von Paris und auch Toni Schmidt Kraepelin brillierte, sie konnte ihre Dissertation jedoch erst nach dem Krieg fertigstellen: Im Jahr 1919 wurde ihre Arbeit „Über die juvenile Paralyse" mit einem „summa cum laude" bewertet. Eine fortgesetzte, allerdings nicht ausgeprägte, wissenschaftliche Tätigkeit lässt sich bei beiden Frauen finden und beide Frauen erreichten im Laufe ihrer Karriere hohe Positionen in der Klinikhierarchie.

Einen deutlichen Unterschied markiert der Einfluss der Kriegsentwicklungen auf die Lebenswege der beiden Frauen – ein direkter Einfluss auf die

Arbeit von Constance Pascal lässt sich hierdurch, außer dass ihre Stellung als Chefärztin der Heilanstalt Prémontré durch den kriegsbedingt heruntergekommenen Zustand der Einrichtung erschwert wurde, nicht direkt festmachen. Anders bei Toni Schmidt-Kraepelin: Diese hatte mit gutachterlichen Tätigkeiten ihren „Arbeitseinsatz" im Krieg abzuleisten, doch wichtiger: Während des Zweiten Weltkrieges war sie in einer leitenden Position an der bayerischen Sammelanstalt Günzburg tätig und sah sich nach dem Krieg mit heftigen Vorwürfen konfrontiert; es wurde ein „Entnazifizierungs-Verfahren" gegen sie eingeleitet, sie verlor ihre Führungsposition.

Constance Pascal starb am 21.12.1937 im Alter von 60 Jahren recht isoliert an den Folgen einer Krebserkrankung, Toni Schmidt-Kraepelin am 05.10.1962 im Alter von 75 Jahren, nachdem sie ihre letzten Jahre in einem Pflegeheim verbracht hatte.

4.4   Zur sozialen Herkunft der Pionierinnen: Ein Hintergrund im Bildungsbürgertum als Voraussetzung für beruflichen Erfolg?

Promotionen und Facharzttitel, akademische Grade und Karriere
Der folgende Abschnitt beleuchtet den sozialen Hintergrund der ersten Medizinstudentinnen; besondere Würdigung erfährt dabei die These, dass Frauen einen gesellschaftlichen Hintergrund im gehobenen Bildungsbürgertum zwingend benötigten, um im Laufe ihres Lebens erfolgreich in eine leitende Position – in eine Oberarztposition an einer Universitätsklinik, in die Leitungsebene einer großen privaten Heilanstalt oder in eine Stellung als Chefin einer (gegebenenfalls ländlich gelegenen) überregionalen Klinik – gelangen zu können. Es erscheint sinnvoll, ausgehend von der ersten Generation der „Pionierinnen" zunächst einen Blick auf die Zahl der erworbenen Promotionen, Facharzttitel und akademischen Grade der Frauen zu werfen, um im Folgenden auf den sozialen Hintergrund der Medizinstudentinnen einzugehen. Abschließend sei die Frage beleuchtet, ob zwischen den betrachteten Faktoren eine Korrelation erkennbar wird.[329] Costas konstatiert dazu, dass der Zutritt von Frauen zur Wissenschaft und zu wissenschaftlichen Karrieren „von Anfang an keine Frage der Leistungsfähigkeit, der Qualifikation war, sondern eine Infragestellung der Geschlechterhierarchie der männlichen Macht,

---

[329] Bewusst kurz gehalten wird im Folgenden die Darlegung weiterer beispielhafter Biographien wissenschaftlich erfolgreicher Frauen; hierzu sei auf die zitierten Werke von Bleker und Schleiermacher 2000; Dickmann, Schöck-Quinteros und Dauks 2002; Huerkamp 1996 und Brinkschulte 2002 verwiesen.

in einer seit Jahrhunderten ausschließlich männlich geprägten Institution" und der Zutritt somit in „(...) gleichem Maß errungen wird, wie die Argumente einer Befürwortung bzw. einer Ablehnung wissenschaftlicher Karrieren von Frauen neu diskutiert werden."[330]

Wissenschaftliches Arbeiten und akademische Karriere
Ein interessanter Zugang zur Frage der wissenschaftlichen Betätigung der frühen Ärztinnen ist über Martha Ulrich gegeben und deren wissenschaftliche Leistung kann, dem Vorschlag von Bleker und Schleiermacher folgend, einer angemessenen Würdigung des Beitrags früher Ärztinnen zur Wissenschaft dienen.[331] Die Erfolgsbilanz von Frauen in der Wissenschaft – im Sinne eines „Sich-Etablierens" in akademischen Positionen – war für die frühen Ärztinnen anhaltend schlecht und erst nach dem Ersten Weltkrieg, im Jahr 1920, wurde vom preußischen Staatsministerium formal bestätigt, dass Frauen zur Habilitation zugelassen werden sollten. Wissenschaftliche Ambitionen konnten für Frauen also zunächst überhaupt nicht in eine akademische Karriere einmünden und der reguläre Weg „mit allen zugehörigen Rechten und Pflichten" war für Frauen verschlossen; die Belobigung herausragender Wissenschaftlerinnen kam mehr einer „Dekoration" gleich und führte keinesfalls zu akademischem Status.[332] Die Frage, ob sich Frauen vor 1918 in Deutschland grundsätzlich nicht habilitieren konnten, oder ob der Ausschluss ausschließlich auf einem Gewohnheitsrecht beruhte, ist umstritten; ebenso die Frage, ob Frauen der Zugang letztendlich aufgrund eines Habilitationsgesuchs von Edith Stein gewährt wurde: „Der in Ihrer Eingabe vom 12. Dezember 1919 vertretenen Auffassung, dass in der Zugehörigkeit zum weiblichen Geschlecht kein Hindernis gegen die Habilitierung erblickt werden darf, trete ich bei. Ich habe aus Anlass des von Ihnen vorgetragenen Einzelfalles sämtliche beteiligten Stellen hiervon in Kenntnis gesetzt" – so reagierte am 21. Februar 1920 das Preußische Staatsministerium auf deren Gesuch.[333] Mit „(...) Ausnahme der bereits im Jahr 1912 approbierten Adele Hartmann gehörten alle bis 1933 habilitierten Medizinerinnen den Approbationsjahrgängen 1917 bis 1922 an."[334] Somit müssen Martha Ulrichs Engagement und publizistische Tätigkeit zunächst überraschen. Ob sie Karriereambitionen hatte, ob sie etwa ein Habilitationsgesuch stellte, lässt sich nicht klären, doch ihre schriftstellerische Aktivität – in

---

[330] Costas 2000, S. 25.
[331] Vgl. Diskussion, (Kap. 6).
[332] Brinkschulte 2002, S. 177.
[333] Brinkschulte 1998, S. 51–69.
[334] Bleker und Schleiermacher 2000, S. 115.

den Jahren 1910 bis 1913 erschienen drei umfassende Aufsätze (jeweils über 60 Seiten lang) – legt dieses Ansinnen zumindest nahe.

Ab dem Jahr 1900 stellten Frauen keine absolute Ausnahme mehr in den Laboratorien dar; zahlreiche Frauen arbeiteten vor oder während ihrer Praxistätigkeit als wissenschaftliche Hilfsassistentinnen.[335] Weitere Beispiele für frühe experimentell-wissenschaftlich tätige Frauen sind auch die 1880 in Zürich promovierte Elisabeth Winterhalter, welche in den 1890er Jahren neben ihrer Praxis pathologische Studien am „Senckenbergischen Institut" in Frankfurt am Main durchgeführt hatte, zu dieser Gruppe zählt auch Helenefriderike Stelzner. Sie war nach erfolgter Approbation zwei Jahre als Volontärärztin an der Berliner Universitäts-Nervenklinik tätig. Wissenschaftliche Fachzeitschriften stellten sich der Veröffentlichung von Arbeiten weiblicher Autoren nicht in den Weg.[336]

Die Professorenschaft und die weiblichen Anwärter auf Promotionsstellen
Theresa Wobbe spricht von einer engen Verbindung zwischen „wissenschaftlicher Autorität und kultureller Repräsentation von Geschlecht" beim Prozess der Etablierung von Frauen in „Ausbildung und Märkten (...) der scientific community."[337] Eine sichtbare Zurückhaltung von Professoren gegenüber einer Übernahme der Dissertationsbetreuung von Studentinnen lässt sich zumindest für die Universität in Berlin ab 1905 nicht mehr feststellen und somit hatte seit 1875 eine deutliche Entwicklung stattgefunden: Noch in diesem Jahr hatte der Rostocker Professor Wilhelm von Zehender nach einer Korrespondenz mit amerikanischen Kollegen notiert, dass „die meisten der weiblichen Ärzte [dort] in keinem sonderlich hohen Ansehen stehen, dass die amerikanische Regierung keine Verantwortung für die Ausbildung und Lizensierung ihrer praktischen Ärzte übernehme und dass daraus eine große Anzahl schlechter Schulen und ,sogenannter' Kollegen resultiere, welche sowohl Männer als auch Frauen ausbilde." Nur an wenigen Hochschulen wie beispielsweise in Harvard sei dies anders, „(...) doch an diesen Universitäten seien Frauen absolut verboten."[338]

Im Jahr 1897, mehr als zwanzig Jahre später, veröffentlichte Arthur Kirchhoff eine Umfrage namens „Die akademische Frau"[339], welche als Stimmungsbild dienen kann. Es zeigte sich eine zwar „(...) wachsende Tendenz unter den Professoren, der Frage des Frauenstudiums nicht mehr strikt ablehnend

---

[335] Bleker und Schleiermacher 2000, S. 117.
[336] Bleker und Schleiermacher 2000, S. 117.
[337] Wobbe 2002, S. 103.
[338] Zit. n. Bonner 1995, S. 213.
[339] Kirchhoff 1897.

zu begegnen, aber sie verdeutlichte auch die Hartnäckigkeit und Langlebigkeit der Vorurteile gegenüber den Fähigkeiten des weiblichen Geschlechts; sie lässt die Engstirnigkeit des damals immer noch herrschenden Frauenbildes erkennen."[340] Autobiographische Hinweise von Medizinstudentinnen der Zeit um 1905 geben changierende Berichte über deren Gefühl von Akzeptanz durch die Professoren sowie über ihr Vertrauen, ob eine wissenschaftliche Karriere für sie selber darstellbar sei.[341] Auf französischer Seite bestätigte Blanche Edwards, die berühmte Studienkollegin Alice Solliers, eine Stimmung freundlichen Entgegenkommens gegenüber weiblichen Studierenden auch an der Medizinischen Fakultät in Paris; sie berichtet bezüglich des Lehrpersonals von „viel Wohlwollen in den Arbeitsräumen, welche [ihnen, den Studentinnen] zahlreiche nützliche Hinweise" lieferten.[342]

Dissertationsthemen und Fachgebiete: Sind „frauenspezifische" Themen zu finden?
Die gewählten Promotionsthemen in der „zweiten Generation" der Medizinstudentinnen (Bleker und Schleiermacher) waren breit gefächert – am häufigsten fielen sie in das Fachgebiet der Inneren Medizin: Von 136 Doktorandinnen schrieben 64 in diesem Bereich, weitere 40 in der Gynäkologie, 20 zu einem chirurgischen Thema. Neun Frauen arbeiteten zu neurologischen Themen, nur drei Frauen promovierten zu einem psychiatrischen Thema – ein Hinweis darauf, dass diese Fachrichtung eher einen Randbereich darstellte. Untersuchungen an der Freiburger Universität zeigten ein ähnlich breites Fächerspektrum, am häufigsten promovierten die angehenden Medizinerinnen dabei zu klinischen Fragestellungen.[343] Huerkamp stellt die These auf, dass ein „Teil der nachfolgenden Studiengenerationen (…) dem ‚männlichen' ein ‚weibliches' Wissenschaftsprinzip entgegensetzen [wollte].[344] Auffällig sei eine hohe Anzahl an „frauenspezifischen Fragestellungen in Dissertationen", welche in dieser Form ja zumindest die Unterstützung eines männlichen Betreuers hatten finden müssen. In Abhängigkeit von dem persönlichen Etablierungswunsch der aufstrebenden

---

[340] Dickmann und Schöck-Quinteros 2002, S. 9.

[341] So kam beispielsweise der Anstoß für die Berliner Kunsthistorikerin Julie Braun-Vogelstein, ihre Arbeit über französische Buchmalerei als Habilitationsschrift einzureichen, im Jahr 1917 von ihrem Professor Ulrich Noack – sie selber fand dies „anmaßend und für eine Frau unpassend"; vgl. Huerkamp 1996, S. 151.

[342] Selbiges gilt nicht unbedingt für deren männliche Kommilitonen, bei welchen sich zwei Gruppen („die Gemeinen"(„les hostiles") und „die Zugewandten" („les favorables")) formieren würden; Moulinier 2006, S. 7.

[343] Burchardt 1997, S. 119.

[344] Huerkamp 1996, S. 700.

Wissenschaftlerinnen trugen die außerhalb des universitären Betriebes agieren-
den, publizistisch tätigen Ärztinnen ihre Weiblichkeit dabei bewusst in ihre
Veröffentlichungen hinein, womit sie die in den Naturwissenschaften und der
Medizin geltende Norm der objektiv-neutralen Betrachtungsweise wissenschaftlicher Problemstellungen teilweise übergingen. Im Allgemeinen verhielten sich
die dem universitären Druck standhaltenden Protagonistinnen gegenteilig; sie
klammerten ihr Geschlecht aus und vermieden in ihren Publikationen jeglichen
Geschlechtsbezug.[345]

Anhaltend schlechte Bedingungen für Frauen in der Wissenschaft
Um sich der Frage des beruflichen Erfolges der Frauen in der Wissenschaft
zu nähern, sei eine weitere Statistik vorgestellt: Im Jahr 1932/1933 hatten in
Deutschland drei Frauen[346] den Grad einer Titularprofessorin erlangen können;
zwölf Akademikerinnen[347] habilitierten sich in den Jahren von 1918 bis 1933 –
eine äußerst geringe Zahl, welche einerseits der „universitären Abwehrreaktion"
zugeschrieben werden kann, andererseits dem weiblichen Selbstbild, welches
sich durch die schlechte materielle Situation an der Alma Mater sowie durch
den mit einem Hochschulgrad einhergehenden gesellschaftlichen Distinktions-
gewinn nicht angesprochen fühlte. Im Gegenteil schien die klinisch-praktische
Wirksamkeit ihres Handelns für die Ärztinnen im Vordergrund zu stehen. Dass
eine wissenschaftliche Laufbahn für Frauen – diese Lage wird für die Mitte der
1900er Jahre beschrieben – mit unabwägbaren Risiken einherging, wird deutlich
am Beispiel der Chirurgin Else Kienle-Laroe, denn diese „(...) stand vor einer
schweren Entscheidung. Ich konnte die akademische Laufbahn einschlagen oder
eine Privatpraxis eröffnen. (...) Zwar erfüllte ich alle Voraussetzungen für einen
Lehrstuhl; aber sie wiesen [mich] auf ein großes, schier unüberwindliches Hindernis hin: Ich war eine Frau. Meine Aussicht, einen Lehrstuhl zu erhalten, war
ungefähr gleich Null."[348] Rhoda Erdmann legt systematisch die Schwierigkeiten
für Frauen anhand ihres eigenen Ausbildungsganges dar: „Wird eine Frau aber

---

[345] Bleker und Schleiermacher 2000, S. 125.

[346] Die Titularprofessur beinhaltete in Deutschland keine universitären Rechte, keine Zugehörigkeit zum akademischen Lehrkörper und keine Lehrbefugnis. Maria Gräfin v. Linden,
Lydia Rabinowitsch-Kempner und Rahel Hirsch erhielten diese; vgl. Bleker und Schleiermacher 2000, S. 120 und 126.

[347] Adele Hartmann, Rhoda Erdmann, Selma Meyer, Rahel Liebeschütz-Plaut, Klothilde
Gollwitzer-Meier, Martha Schmidtmann, Anneliese Wittgenstein, Gertrud Meißner, Alma
Gaedertz, Emmy Klieneberger-Nobel, Berta Ottenstein und Asta von Mallinckrodt-Haupt;
vgl. Bleker und Schleiermacher 2000, S. 126.

[348] Zit. n. Huerkamp 1996, S. 153.

mal Assistentin, wird ihr meist die Kleinarbeit aufgebürdet (Unterricht, Betreuung der Doktoranden, Instandhaltung der Bibliothek usw.), sodaß ihr zum Forschen wenig Zeit bleibt. (...) Mit dem Fazit, daß so viele nicht ausgewertete produktive Kraft in den Frauen vorhanden ist, die unterdrückt wird und nicht ganz zur Geltung kommen kann, weil die sehr wenigen ausgezeichneten Stellen, die Männer geschaffen haben (...) nur sehr schwer Frauen gegeben werden."[349]

Promovendinnen in Deutschland: Große regionale Unterschiede
Wie bereits dargelegt, umfasst die Zeitspanne der praktizierenden Ärztinnen der Pionierinnen-Generation, die ihre Approbation im Ausland erwarben, beinahe 30 Jahre – bis zum Jahr 1901 erreichte dabei ein Großteil der Studentinnen den Abschluss in der Schweiz. Bleker und Schleiermacher unterscheiden unter den ersten Medizinstudentinnen zwischen zwei Generationen: Den absoluten Pionierinnen, die ihren Abschluss in Form der Approbation vor 1887 erwarben, und einer darauffolgenden Gruppe an Frauen, welche bereits von der geleisteten Vorarbeit ihrer Vorreiterinnen profitieren konnte.

Von 1908 bis 1933 wurden in Deutschland 10595 Dissertationen von Frauen geschrieben, 4646 davon im Bereich Medizin; von den übrigen fast 6000 Dissertationen wurden 425 zu Frauenfragen geschrieben, am häufigsten in den Rechts- und Staatswissenschaften.[350] Es wird deutlich, dass bezüglich der Anzahl der bis 1918 approbierten Ärztinnen an den einzelnen Universitäten große regionale Unterschiede bestehen. So wuchs beispielsweise in Berlin ab dem Jahr 1905 die Zahl potentieller Doktorväter, zwischen 1905 und 1918 promovierten 191 Frauen an der Berliner Universität. Für 20 % der Professoren lässt sich dabei eine bereitwillige Übernahme der Dissertationsprojekte konstatieren. Friedrich Kraus, der Ordinarius der Inneren Medizin, übernahm ganze 33 Promotionsarbeiten.[351]

In Berlin schlossen 81 Frauen ihre Dissertation vor 1909 ab, in Heidelberg 59 Frauen, in Freiburg 33 Frauen – in zahlreichen weiteren Städten waren es dagegen weniger als zehn Frauen. Am häufigsten promovierten die Frauen zwischen den Jahren 1910 bis 1918, in den Jahren zwischen 1919 und 1933 nahm die Zahl der abgeschlossenen Dissertationsprojekte stark ab.[352]

---

[349] Zit. n. Huerkamp 1996, S. 154.

[350] Huerkamp 1996, S. 149.

[351] Beschrieben wurde dieser als ein „(...) überschwänglicher Professor (...), der hübschen Studentinnen gern schöne Augen machte. Bei seinen Vorlesungen war der Hörsaal bis auf den letzten Platz besetzt. (...)"; vgl. Burchardt 1997, S. 114 und 115.

[352] Bleker und Schleiermacher 2000, S. 180.

Herkunft und Position der Ärztinnen; welchen Hintergrund hatten die frühen Medizinerinnen?

Zur Frage der Korrelation von Position und Herkunft der Ärztinnen sei zunächst Thomas Neville Bonner zitiert: „Auf dem europäischen Kontinent trennte eine noch stärkere Linie die ‚praktischen Ärzte zweiter Klasse' von den universitär gebildeten Ärzten. Im Jahr 1850 wurde eine starke Kampagne zur Abschaffung der ‚Ärzte und Wundärzte zweiter Klasse' in Deutschland und Frankreich begonnen"[353] – die erwähnte Epoche bildet zwar nicht den Zeitraum der hier unternommenen Untersuchung ab, doch legt Bonner durch den Blick auf dieses vormals existierende Zweiklassensystem innerhalb der Ärzteschaft eine Korrelation zwischen ärztlichem Berufsstand, Karriereposition innerhalb des Standes und familiärem Hintergrund der Ärzte offen. Ein Großteil der universitär ausgebildeten Ärzte in Frankreich und Deutschland, welche „wie eine führende Elite"[354] behandelt wurden, entstammten der höheren Mittelschicht; Bonner nennt für das Jahr 1852 in Halle einen Anteil von 52 % der Medizinstudenten, welche als Nachwuchs höherer Regierungsbeamter, Professoren, Kirchenmänner, Ärzte und Armeeoffiziere aufwuchsen. Mindestens ein Viertel der Medizinstudenten entstammten dagegen Elternhäusern mit Vätern in niedrigeren Armeerängen; oder diese arbeiteten als Bauern oder Handwerker. Ein in beiden Dimensionen ähnliches Bild bot sich in Göttingen und Städten entlang des Rheins; etwa 25 % der Medizinstudenten gaben einen familiären Hintergrund in der besitzenden Klasse an.[355] Eine direkte Korrelation zwischen den von den Studenten bevorzugten Studienfächern und der väterlichen Tätigkeit lässt sich nicht konstatieren.[356]

Einen historischen Überblick bietet die von Bleker und Schleiermacher zusammengestellte Tabelle der im Ausland zwischen 1865 und 1902 graduierten Ärztinnen[357]; dort ist zum Unterpunkt „Herkunft und Familienstand" bei zehn Vätern auch der Beruf aufgelistet, und es zeigt sich ein heterogenes Gemisch an Berufen, welche gemeinhin dem Bildungsbürgertum zugeordnet werden: Ein Pfarrer, ein Gutspächter, ein Ingenieur, ein Offizier, ein Prokurist, ein Arzt, ein Schulrat, ein Justizrat, ein königlicher Kämmerer und ein Rentier stehen neben

---

[353] „On the European continent, an even sharper line divided practitioners of the second class from university-educated physicians. By 1850, a strong campaign to eliminate the second-class officers and Wundärzte, as described in the last chapter, was under way in France and Germany"; vgl. Bonner 1995, S. 206.

[354] „(...) were treated by governments and public alike as a leadership elite"; vgl. Bonner 1995, S. 206.

[355] Bonner 1995, S. 207.

[356] Burchardt 1997, S. 122.

[357] Bleker und Schleiermacher 2000, S. 34.

zahlreichen Vätern, deren berufliche Stellung nicht ermittelt werden konnten. 54 % der damaligen Studentinnen waren Töchter von Vätern der gehobenen Bildungsschichten, dieser Hintergrund trifft auf 33 % der männlichen Studenten zu: „Dieser Befund wird dahingehend interpretiert, als dass Väter mit akademischer Bildung am ehesten bereit waren, die Bildungsbestrebungen ihrer Töchter zu fördern und dass die mittleren und unteren Schichten die finanziellen Mittel bestenfalls für die Ausbildung der Söhne aufbringen konnten."[358] Auch Huerkamp weist auf den wesentlich höheren Anteil von Studentinnen aus bildungsbürgerlichen Elternhäusern hin – Toni Schmidt-Kraepelin ist diesem eindeutig zuzuordnen. Huerkamp nennt für das Jahr 1911/1912 die Zahl von 40,2 % der Frauen, deren Väter der „Berufsgruppe A" angehörten – in der Preußischen Hochschulstatistik[359] sind darunter die akademischen Berufe, die Offiziere und die Rittergutsbesitzer klassifiziert. Im Vergleich dazu mutet der Anteil männlicher Studierender mit Vätern aus dieser Berufsgruppe „A" mit 14,3 % als gering. Burchardt zeigte anschaulich am Beispiel der Medizinischen Fakultät der Berliner Universität, dass von den 74 Studentinnen deutscher Nationalität, die zwischen 1905 und 1918 ihr Studium mit der Promotion abschlossen, 40 % dem gehobenen Beamten- und Bildungsbürgertum entstammten; die dem Mittel- und Kleinbürgertum zugehörigen Elternhäuser waren mit knapp 20 % vertreten und 10 % der Frauen machten keine näheren Angaben zum Status ihres Elternhauses.[360] Burchardt vergleicht bei ihrer Untersuchung deutsche und russische Medizinstudentinnen; in Bezug auf Rumänien, dem Herkunftsland von Constance Pascal, existiert keine gesonderte Untersuchung – doch es darf angenommen werden, dass sich die Situation ähnlich wie die der russischen Medizinstudentinnen präsentierte: Ein geringerer Anteil der Studentinnen (16 %) entstammte der höheren Bildungsschicht, 11 % dem Mittel- und Kleinbürgertum und ein größerer Teil machte keine Angaben zu seiner Herkunft.[361] Im Fazit lässt sich somit zeigen, dass ein Hintergrund im Bildungsbürgertum für die frühen Medizinerinnen zwar nicht als Voraussetzung für ihr Studium, eine abgeschlossene Promotion oder eine ärztliche Position anzusehen ist, dass sich der Aspekt der Herkunft jedoch als ein ausschlaggebender Faktor für die Karriere erwies.

---

[358] Bleker und Schleiermacher 2000, S. 53.

[359] Die Preußische Hochschulstatistik von 1911/1912 wird als Quelle für beide zitierten Untersuchungen herangezogen; vgl. Bleker und Schleiermacher 2000, S. 53 sowie Huerkamp 1996, S. 31.

[360] Burchardt 1997, S. 121.

[361] Burchardt 1997, S. 121.

Schichtspezifität des akademischen Standes in Deutschland
Im Laufe der 1920er Jahre veränderte sich das Verhältnis der aus der akademischen Schicht stammenden Studentinnen und der aus derselben Schicht stammenden studierenden Männer wenig: Im Jahr 1925 kamen 19,7 % der Frauen aus dieser Herkunftsgruppe, im Jahr 1930 20 % – bei den Männern waren es 1925 13,4 % und 1930 12,5 %.[362] Die Daten der gesamten Reichsebene bieten ein ähnliches Bild, sie liegen für die Jahre 1928 bis 1932 vor. Die genaue Darstellung des Sommersemesters 1928 zeigt, dass 22 % der Frauen gegenüber 13,8 % der Männer aus Elternhäusern akademisch gebildeter Lehrer stammten, 9,1 % der Frauen gegenüber 6,6 % aus Elternhäusern der freien Berufe und 6,3 % der Frauen gegenüber 4,9 % der Männer aus dem Besitzbürgertum. Auffällig ist der geringe Anteil der Studentinnen, welche Arbeiterfamilien entstammten – weder im Kaiserreich noch in der späteren Weimarer Republik bildeten diese eine signifikante Gruppe. Im Jahr 1928 studierten nur 65 Arbeitertöchter an deutschen Universitäten[363], wohingegen immerhin 3727 Mädchen einen Vater mit abgeschlossener Hochschulbildung hatten.

Generell lässt sich also eine soziale Exklusivität der Studentinnen konstatieren, welche in der NS-Zeit nochmals deutlich zunahm.[364] Der Anteil der Arbeitertöchter sank – ausgehend von 1,7 % im Wintersemester 1934/35 auf 0,8 % im ersten Trimester des Jahres 1941; diese Entwicklung steht in scharfem Gegensatz zur „Volksgemeinschafts-Rhetorik" und macht deutlich, wie wenig die Nationalsozialisten ihren Versprechungen Taten folgen ließen. Im Gegenteil, in dieser Zeit ist erstmalig seit der Mitte des 19. Jahrhunderts eine „Reakademisierung" feststellbar und die Zahl des Akademikernachwuchses an den Universitäten stieg wieder an: „(…) Im Sommersemester 1932 hatten 6134 Studentinnen, das waren 32,1 % der weiblichen Studierenden an sämtlichen wissenschaftlichen Hochschulen Deutschlands, einen Vater mit abgeschlossener Hochschulausbildung, im Wintersemester 1934/35 waren es 3684 oder 32,7 %. Dieser Anteil erhöhte sich bis zum 1. Trimester 1941 auf 34,1 % (4319 Studentinnen).[365]

---

[362] Diese Zahlen beziehen sich nur auf die Studierenden an preußischen Universitäten; vgl. Huerkamp 1996, S. 32.

[363] Huerkamp 1996, S. 32. Von männlichen Studenten kamen 14446 aus einem akademischen Elternhaus; also 33 % vs. 21,7 %.

[364] In der Literatur sei diese Zunahme laut Huerkamp allerdings überbetont; vgl. Huerkamp 1996, S. 33.

[365] Huerkamp 1996, S. 33.

Schichtspezifität des akademischen Standes in Frankreich
Bezüglich des sozialen Hintergrundes der ersten Promovendinnen der Medizin in
Paris sei ein Kollektiv von 162 Medizinstudentinnen zwischen den Jahren 1870
und 1900 in den Blick genommen, zu denen entsprechende Daten existieren:
Darunter gab es 14 Waisenkinder, 30 Töchter einer verwitweten Mutter (12 dieser Mütter waren ohne eigenen Beruf); weiterhin 24 Töchter von Grundbesitzern,
18 Töchter von Kaufleuten, 15 Töchter von Händlern und 6 Fabrikantentöch-
ter. Mit Blick auf diejenigen Berufe, welche in Deutschland der „Berufsgruppe
A" zugeordnet wurden, ist festzustellen, dass sich deren Anteil überraschenderweise deutlich kleiner darstellt als im Nachbarland Deutschland: 9 (5,5,%) der
Frauen waren Töchter von Ärzten oder Pharmazeuten, 11 (6,8 %) der Frauen
entstammten einem Elternhaus, das den Lehrberuf ausübte, 7 dem Kreis der
höher gestellten Staatsbeamte oder Angestellten des öffentlichen Dienstes. 5 Pas-
torentöchter, 5 Offizierstöchter, 3 Advokatentöchter, eine Bürgermeisterstochter,
eine Schriftstellertochter, eine Bankierstochter, eine Bäckerstochter, zwei Archi-
tektentöchter, zwei Musikertöchter und eine Künstlertochter vervollständigen das
Kollektiv. Augenfällig wird in Frankreich dementsprechend zunächst die Heterogenität des familiären Hintergrundes der ersten Promovendinnen.[366] Insgesamt
lässt sich also konstatieren, dass in Deutschland ein deutlich größerer Anteil
der früheren Studentinnen einem bildungsbürgerlichen Hintergrund entstammte
als in Frankreich; zudem deutlich mehr, als dies für die jeweiligen männlichen
Kommilitonen der Fall war.

Zur Finanzierung des Studiums
Zuletzt sei hervorgehoben, dass die Zugehörigkeit zum höheren Bildungsbürgertum nicht unbedingt eine wirtschaftlich stabile Situation implizierte. Ein
privilegierter finanzieller Status eröffnete zwar einigen Frauen den Weg an die
Universitäten – andere wiederum erhielten ihre finanzielle Unterstützung durch
finanzielle Wohltäter, Stipendien, Gelegenheitsarbeiten oder durchlebten die Stu-
dienjahre als äußerst karge Zeit.[367] Auf welche Art und Weise sich Constance
Pascal ihr Studium finanzierte, ließ sich nicht mit abschließender Sicherheit feststellen, doch schien sie parallel zu ihren Studien keinem weiteren Gelderwerb
nachgegangen zu sein und somit finanzielle Unterstützung durch ihre Familie
aus Rumänien erhalten zu haben. Dasselbe gilt für Toni Schmidt-Kraepelin,
in deren späterer Biographie allerdings immer wieder Sorgen bezüglich der

---

[366] Moulinier 2006, S. 4.
[367] Bleker und Schleiermacher 2000, S. 56.

familiären Finanzsituation deutlich werden. „Entscheidender war wahrscheinlich die schichtspezifische gesellschaftliche Prägung, die für die berufliche Etablierung entscheidende Vorteile brachte. Die Zugehörigkeit zu einer sozialen Elite verlieh ihnen Sicherheit im Auftreten, standesgemäße Umgangsformen und Autorität gegenüber Behörden, Patienten und Kollegen"[368], bemerken Bleker und Schleiermacher und benennen damit das eigentliche Kapital der privilegierten Kinderstube, welche sich vor allem auch als ein lebenslanger Motivator auswirkte, den eigenen Sozialstatus durch persönliche Anstrengung aufrecht zu erhalten.

Zur Herkunft der hier untersuchten sechs „Protagonistinnen der Psychiatrie"
Toni Schmidt-Kraepelin, welche ihr Studium im Jahr 1907 begann, entstammte einem Elternhaus der „Berufsgruppe A" – sie bildete im Vergleich zu ihren Mitstudentinnen allerdings eine mit Sicherheit „besonders akademisch geprägte" Ausnahme; selbiges gilt für Constance Pascal. Um an dieser Stelle die Situation aller sechs Frauen einzubeziehen, sei den weiteren zwei Biographien vorgegriffen: Betty Warburg entstammte der bekannten Hamburger Bankiersfamilie Warburg und ist somit ebenfalls dem „Kollektiv der 40 % Bildungsbürgerinnen" zuzuordnen. Das gilt auch für Adélaide Hautval, eine Pastorentochter. Burchardt weist auf die schwer einzuschätzende Berufsbezeichnung des „Kaufmannes" hin – ein Drittel der Berliner Studentinnen, darunter auch Martha Ulrich, betitelte den väterlichen Beruf als solchen und da „(…) sich hinter dieser Berufsbezeichnung sowohl Besitzer eines bescheidenen Einzelhandelsgeschäfts wie auch Großunternehmer verbergen können, wurden diese Fälle in einer gesonderten, schichtspezifisch nicht näher definierten Rubrik zusammengefasst."[369] Alice Sollier, mutterlos, mit karibischen Wurzeln und als Tochter eines Zahnarztes in Compiègne lässt sich statistisch ebenfalls nicht befriedigend einordnen.

4.5 Überleitung

Nach einer Kurzzusammenfassung der historischen Beziehungen zwischen Deutschland und Frankreich in der Zwischenkriegszeit sowie den Ausführungen zum sozialen Hintergrund der ersten erfolgreichen Psychiaterinnen folgt nun das letzte Kapitel, welches sich mit der Psychiatrie im Nationalsozialismus beschäftigt: Zunächst wird auf die wechselvollen deutsch-französischen Beziehungen

---

[368] Bleker und Schleiermacher 2000, S. 57.
[369] Burchardt 1997, S. 121.

nach 1933 eingegangen, es folgt ein Überblick zu den Entwicklungen der psychiatrischen Fachrichtung während der NS-Zeit. Es schließen sich – nach einer Rekonstruktion der Biographien von Adélaide Hautval und Betty Warburg – Ausführungen zum Studium in Zeiten des Krieges und der Rolle der Psychiater im Nationalsozialismus an.

Ergebnisse: Drittes Reich. „Euthanasie" und Psychiatrie im Nationalsozialismus

5

5.1 Die wechselvollen deutsch-französischen Beziehungen nach 1933

Zwischen Konfrontation und Versöhnung

Um die folgenden Biographien in ihren zeitlichen Kontext einordnen zu können, werden im Folgenden die wechselvollen deutsch-französischen Beziehungen nach 1933 erläutert: Diese bestehen seit jeher in einem Auf und Ab aus Phasen der Konfrontation und Versöhnung; vor allem nach 1918/1919 barg diese Lage ein großes Konfliktpotential. Zahlreiche zivilgesellschaftliche Initiativen und Institutionen nahmen – zur Förderung positiver Beziehungen – zu Beginn des 20. Jahrhunderts Gestalt an; so gründete sich zum Jahreswechsel 1927/1928 die Deutsch-Französische Gesellschaft (DFG) als eine gesellschaftliche Errungenschaft, die „zwischen dem individuellen Privatverkehr der Staatsbürger einerseits und dem institutionellen Regierungshandeln andererseits" angesiedelt war.[1] Der letzte entscheidende Schritt zum sich abzeichnenden Krieg wurde am 23. August 1939 getan: Der in Moskau abgeschlossene deutsch-sowjetische Nichtangriffspakt („Hitler-Stalin-Pakt" genannt) erhielt ein Zusatzprotokoll über die geplante Aufteilung Polens und Ostmitteleuropas unter den künftigen den Krieg antreibenden Ländern Deutschland und Sowjetunion. So war der Angriff Deutschlands auf Polen am 1. September 1939 besiegelt; am 3. September 1939 erklärten schließlich Frankreich und Großbritannien Deutschland den Krieg; sie hatten die territoriale Unversehrtheit Polens garantiert.[2] Am 10. Mai 1940, nach mehr

---

[1] Bock 2010, S. 34.
[2] Müller 2002, S. 110.

© Der/die Autor(en), exklusiv lizenziert an Springer Fachmedien Wiesbaden GmbH, ein Teil von Springer Nature 2022
J. Prokop, *Pionierinnen der Psychiatrie in Frankreich und Deutschland (1870–1945)*, Frauen in Philosophie und Wissenschaft. Women Philosophers and Scientists, https://doi.org/10.1007/978-3-658-40009-5_5

als acht Monaten „trügerischer Ruhe", marschierte die deutsche Wehrmacht völlig unerwartet in Frankreich ein und „überrumpelte" das Heer binnen weniger Wochen[3]; zeitgenössisch wurde der „Sitzkrieg" als „Drôle de guerre" („merkwürdiger Krieg") bezeichnet, so seltsam muteten die wartenden französischen Soldaten entlang der vermeintlich uneinnehmbaren Maginot-Linie an.[4] Sowohl in Frankreich als auch in Deutschland gab es während des Zweiten Weltkrieges Interventionismus und Wirtschaftslenkung in nie gekanntem Ausmaß; „technokratische Funktionseliten" verfügten über große Einflussmacht – der Zweite Weltkrieg wurde bekanntermaßen mit anderen Waffen bestritten, als dies noch im Ersten Weltkrieg der Fall gewesen war.[5]

Zum Frankreichbild der Deutschen in der Zeit des Nationalsozialismus
Adolf Hitler schrieb kurz nach seinem Auftritt auf der politischen Weltbühne im Jahr 1924 in seinem Buch „Mein Kampf": „Der unerbittliche Todfeind des deutschen Volkes ist und bleibt Frankreich ... Frankreich [wünscht] keine Macht, die Deutschland heißt (...)"– laut Aussagen von Politikern trat er in mündlichen Gesprächen allerdings völlig anders auf und erging sich dort offenbar „in liebenswürdigen Worten an die Adresse Frankreichs in der Versicherung seiner Hochachtung und seines Wunsches nach Versöhnung."[6] Diese Ambivalenz zeigte sich generell im Frankreichbild der Deutschen während der NS-Zeit: Wolfgang Geiger hat dieses eingehend untersucht und konnte zeigen, dass es zwar durchaus eine „nationalsozialistische Frankreichliteratur" – mit „rassenkundlichen Untersuchungen" zu Franzosen und der „Judenfrage" – gab, diese Werke allerdings auch zu Zeiten des Zweiten Weltkrieges eine Minderheit innerhalb der deutschsprachigen Rezeptionen des Nachbarlandes darstellten. Die meisten Frankreichdarstellungen waren journalistisch geschrieben, politisch motiviert und in einer das Nachbarland popularisierenden Art und Weise gehalten; man berief sich in diesen vornehmlich auf das 1929 von Friedrich Sieburg veröffentlichte Buch „Gott in Frankreich?"[7]. Sieburg vertrat die Auffassung, dass das „statische Frankreich" sich jeder Entwicklung Europas versperre und sich egoistisch und nationalistisch verhalte, Deutschland hingegen „die Zukunft" gehöre und „mithin die Führerrolle in einem Europa der erwachenden Völker." Dieses Bild

---

[3] Müller 2002, S. 110.
[4] Moisel 2004, S. 20.
[5] Chatriot und Gosewinkel 2006, S. 236.
[6] Bondy und Abelein 1973, S. 99.
[7] Sieburg 1929.

wurde zum Konsens in Deutschland.[8] Frankreich wurde als „erschlafft" wahrgenommen und man folgte in der öffentlichen Auffassung dem Sieburgschen Paradigma: Frankreich sei nicht in der Lage, mit den gesellschaftlichen Entwicklungen Schritt zu halten – „französischer Geist und kapitalistische Wirtschaft sind unversöhnliche Gegensätze" und „der Franzose sehe im Leben Genuß", im Gegensatz dazu der Deutsche „den Kampf".[9] Die Staatsformen vergleichend sei bemerkt, dass Deutschland zu Beginn des Zweiten Weltkrieges eine „nach innen und außen terroristische" autonome Führer- und Parteidiktatur war, Frankreich autoritär-etatistisch regiert wurde.[10]

Die französische Niederlage des Jahres 1940
Die Niederlage des Jahres 1940 wurde von französischer Seite als große Demütigung wahrgenommen, wie auch die darauffolgende Besetzung Frankreichs belastete dies die Beziehungen nach Beendigung des Zweiten Weltkrieges nachhaltig.[11] Dass Frankreich das primäre Ziel der Expansionsabsichten Hitlers war, ist zu bezweifeln; doch trieb die deutsche Besatzung erhebliche Wunden in die gegenseitigen Beziehungen. Am 22. Juni 1940 erklärte sich Frankreich zum Abschluss eines Waffenstillstands mit dem zunächst siegreichen Deutschland bereit. Frankreich wurde in verschiedene Zonen – die von der deutschen Wehrmacht besetzte nördliche und südwestliche Zone, das militärische Sperrgebiet an der Atlantikküste, die unbesetzten Gebiete und die annektierten Gebiete (Elsaß und Lothringen) – aufgeteilt; dies spielt besonders in der folgenden Biographie von Adélaide Hautval eine Rolle.[12] Die Dritte Republik endete in Frankreich nach fast siebzigjähriger Dauer im Jahr 1940.[13] Die nördliche Hälfte Frankreichs wurde von den Deutschen besetzt; der südliche Teil – die sogenannte „freie Zone" („zone libre"; ab 1942 dann auch von den Deutschen besetzt) wurde von Marschall Pétain regiert. Dieser hatte seinen Sitz in Vichy und kollaborierte zunehmend mit den Deutschen.

---

[8] Geiger 2000, S. 11.

[9] Sorgloses Genießen im Gegensatz zum Opferbringen auf der anderen Seite; Geiger 2000, S. 12.

[10] Möller 2002, S. 3

[11] Müller-Brandeck-Bocquet und Moreau 2000, S. 159.

[12] So ist ihr Disput am Grenzübertritt von der besetzten in die befreite Zone der Auslöser ihrer Gefangenschaft und späterer Deportation nach Auschwitz. Vgl. die Biographie von Adélaide Hautval (5.3.1).

[13] Die Weimarer Republik endete in Deutschland nach vierzehnjährigem Bestehen 1933; vgl. Möller 2002, S. 1.

Widerstand und Trauma; Entwicklungen nach dem Kriegsende
Mit der Résistance-Bewegung schloss sich in Frankreich eine Widerstands-
truppe zusammen, die sich der deutschen Besetzung entgegensetzte; Charles
de Gaulle rief von London aus zum Kampf für ein freies Frankreich auf.[14]
Das Frankreich im Rahmen der „institutionalisierten Ausbeutung der Bevölkerung und Wirtschaft"[15] zugefügte Trauma war sicherlich ein Beweggrund für
die harte Besatzungspolitik der Franzosen in der späteren französischen Zone in
Deutschland.

Nach Beendigung des Zweiten Weltkriegs war Frankreich in einen dem ehemaligen Vichy-Regime treuen Teil sowie einen „freien", von General de Gaulle
repräsentierten Teil gespalten; dieser hatte am 25. August 1944 eine zunächst
provisorische Regierung gebildet.[16] Deutschland hingegen war zum Spielball
internationaler Politik geworden: Auf der Konferenz von Teheran vom 28.
November bis 1. Dezember 1943 waren sich die Alliierten über die Teilung
Deutschlands einig geworden und auch die französische Außenpolitik konzentrierte sich nun auf die Zerschlagung der deutschen Einheit. Frankreich selbst
war keine Großmacht mehr, erkennbar unter anderem daran, dass bei der Einrichtung der drei Besatzungszonen sowie der gemeinsamen Besetzung Berlins
Frankreich erst sehr spät beteiligt wurde: Es war Churchills Initiative im Rahmen der Krim-Erklärung vom 12. Februar 1945, welche schließlich dazu führte,
dass dem inzwischen befreiten Frankreich ebenfalls eine Besatzungszone zugestanden sowie ein Sitz im Alliierten Kontrollrat eingeräumt wurde.[17] Frankreich
bestand auf besonders unnachgiebiger Behandlung Deutschlands – die Lebensbedingungen der Bevölkerung in der französischen Besatzungszone bezeugen dies,
wie auch die Positionen, die Frankreich bezüglich der Zukunft des deutschen
Nachbarlandes einnahm.[18] Abschließend ist es wichtig erneut hervorzuheben,
dass sich in der deutsch-französischen Freundschaft oder Feindschaft seit jeher
auch die Lage Europas markiert. Erst die deutlich nach Beendigung des Krieges
gezeigte Bereitschaft Frankreichs zu einer Aussöhnung mit Deutschland ermöglichte die ab 1950 vorangetriebene europäische Integration, wobei ein Großteil
der Integrations-Bestrebungen dabei auf ein Rückholen Deutschlands in das neue
Europa abzielte.[19]

---

[14] Hindemith, Uterwedde und Menyesch 2014.
[15] Hindemith, Uterwedde und Menyesch 2014.
[16] Müller-Brandeck-Bocquet und Moreau 2000, S. 159.
[17] Bondy und Abelein 1973, S. 103.
[18] Müller-Brandeck-Bocquet und Moreau 2000, S. 150.
[19] Müller-Brandeck-Bocquet und Moreau 2000, S. 161.

5.2 Psychiatrie im Nationalsozialismus

Kulmination der Eugenik und der „Euthanasie"-Ideologie: Patiententötungen
Die Zeit des Nationalsozialismus stellt eine dunkle, mittlerweile gut erforschte
Epoche in der deutschen Psychiatriegeschichte dar und es gilt, zwischen den Entwicklungen der Fachrichtung als solcher sowie ihren ärztlichen Protagonisten, den
Psychiatern, zu differenzieren. Zu einer genaueren Untersuchung der letzteren sei
auf Punkt 5.5. verwiesen. Als Institution und Wissenschaft war die Psychiatrie tief
in die Verbrechen an ihren Patienten verstrickt und die Massenmorde im Dritten
Reich stellen dabei die Kulmination einer Entwicklung dar, welche ihren Verlauf zunächst über die rassenhygienischen Lehren sowie die Eugenik und später
die Zwangssterilisation Erbkranker und der „Euthanasie" chronisch psychiatrisch
Erkrankter und behinderter Kinder nahm.[20]

Aufgrund der Ausschaltung der natürlichen Auslese durch moderne zivilisato-
rische Einflüsse degeneriere die „menschliche Rasse", das humanitäre Ideal trage
zur „Entartung" bei und dieser volksbiologisch schädlichen Entwicklung müsse
durch staatliche Einflüsse Einhalt geboten werden – so die Theorien der Rassenhygieniker.[21] Hans-Ludwig Siemen und Michael von Cranach sprechen von
der „eigentümlichen Verknüpfung von Heilen der ‚Heilbaren' und Vernichtung
der ‚Unheilbaren'", welche in der Zeit des Nationalsozialismus zum ärztlichen
Leitbild der Fachrichtung wurde.[22] „Fortschrittsgläubig" ließ sich die Psychiatrie dabei auf die Rassenideologie ein, welche mit der im Jahr 1920 von Karl
Binding und Alfred Hoche erstmals veröffentlichten Schrift „Die Freigabe der
Vernichtung unwerten Lebens" eine ideologische Vorlage erhalten hatte.[23] In
ärztlichen wie auch in juristischen Kreisen wurde das Buch kontrovers diskutiert und im Herbst des Jahres 1920 führte der Anstaltsleiter Edwald Meltzer in
seiner Einrichtung zu diesbezüglichen Fragestellungen eine Umfrage durch; die
Ergebnisse veröffentlichte er im Jahr 1925 unter dem Titel: „Das Problem der
Abkürzung lebensunwerten Lebens". 73 % der Eltern – 119 Elternpaare – gaben
auf Anfrage ihre Zustimmung zur schmerzlosen Tötung ihres Kindes, wenn zuvor
durch einen Sachverständigen die „völlige Verblödung" des Kindes sichergestellt
worden wäre. Dieses überraschende Ergebnis kann als Hinweis darauf dienen,
dass bereits deutlich vor dem Beginn der tatsächlichen Tötungsaktionen Teile der

---

[20] Schott und Tölle 2006, S. 167.
[21] Burkhardt 2015, S. 57.
[22] von Cranach und Siemen 2012, S. 20.
[23] Spengler und Koller 2013, S. 73 (vgl. Abschn. 3.4.2).

Bevölkerungsschichten zur Vernichtung „lebensunwerten Lebens" eine zumindest nicht ablehnende Haltung einnahmen.[24]

Das Zwangssterilisationsgesetz
Am 1. Januar 1934 trat das „Gesetz zur Verhütung erbkranken Nachwuchses" (Zwangssterilisationsgesetz; GzVeN) in Kraft – der Niedergang der „menschlichen Rasse", der biologische Abbau der Menschheit sollte damit aufgehalten werden und die rassenhygienischen Ideen mündeten in die Zwangssterilisationsbewegung. Betont sei, dass „das Sterilisationsgesetz eben keine Erfindung der Nationalsozialisten war, [... sondern] eine Folge des damaligen ‚Zeitgeistes' nach dem Ersten Weltkrieg. Die Nazis mussten es nur aus den Schubladen der Bürokratie der Weimarer Republik hervorholen."[25] Zwei wesentliche Neuerungen beinhaltete das Gesetz: Es wurde auf einen größeren Patientenkreis ausgeweitet: Patienten mit „Schizophrenien, manisch-depressiven Psychosen, erblicher Fallsucht, erblichem Veitstanz, erblicher Blindheit, erblicher Taubheit, Schwachsinn, Epilepsie und auch Alkoholismus" fielen darunter; zudem wurde die eugenisch indizierte Zwangssterilisation vorgeschrieben.[26] Mittels operativer Verfahren oder Röntgenbestrahlung wurden die Sterilisationen vorgenommen, Ärzte unterlagen bezüglich ihrer Kranken einer gesetzlichen Meldepflicht.

Legalisierung der eugenischen Indikation
Ernst Rüdin und die Mitarbeiter der Deutschen Forschungsanstalt für Psychiatrie waren als Wissenschaftler mit Forschungen zu einer vermeintlichen Erblichkeit von Psychosen wichtige Vorreiter einer den Sterilisationen gegenüber zunehmend positiv eingestellten Ärzteschaft.[27] 300.000 bis 400.000 Zwangssterilisationen wurden in Deutschland vorgenommen und an den Folgen der Eingriffe starben ca. 5000 Frauen und 600 Männer;[28] nach Kriegsbeginn ging die Anzahl der Sterilisationen erheblich zurück. Im Jahr 1932 fand die zweite Tagung des Deutschen Verbandes für psychische Hygiene statt; diese beschäftigte sich

---

[24] Burkhardt 2015, S. 67.

[25] Mattenklotz 2017, S. 17.

[26] Von Hitler vormals als die „humanste Tat der Menschheit" beschrieben; vgl. Schott und Tölle 2006, S. 167.

[27] Siehe die Biographie von Toni Schmidt-Kraepelin; Aktion T4 (Abschn. 4.3.2).

[28] Genauer: 1934 wurden 220.000 Menschen als „erbkrank" angezeigt, davon lebte 1/5, also ca. 47.000 Menschen, in psychiatrischen Anstalten und Kliniken. Ebenfalls im Jahr 1934 wurden 84.000 Anträge auf Zwangssterilisation gestellt, 15.000 Anträge betrafen Menschen, die in psychiatrischen Anstalten lebten. 1934 wurden 62.000 Zwangssterilisationen angeordnet, 12.000 Beschlüsse betrafen Bewohner der psychiatrischen Anstalten – insgesamt wurde

vornehmlich mit Fragen einer wirksamen Eugenik, welche als „eine hervorragende Aufgabe der Offenen Geisteskrankenfürsorge" angesehen wurde.[29] Unter Kosten-Nutzen-Erwägungen wurde die Unterbringung von Patienten analysiert und man diskutierte kritisch die Diskrepanz, welche der Tatsache innewohnte, dass während des Ersten Weltkrieges zahlreiche gesunde und leistungsfähige Individuen ihr Leben verloren hatten, während psychiatrisch erkrankte Menschen ein gefahrloses und behütetes Leben in „Idioteninstituten" führten. In dem „Gesetz zur Behandlung Gemeinschaftsfremder" – glücklicherweise fand es niemals Anwendung – wurden die Gedanken des GzVeN weiterentwickelt: Es legte ein „differenzierteres Repressions- und Sanktionsinstrumentarium" fest, welches „von der Zwangssterilisierung über die ‚Umerziehung' bis hin zur Vernichtung durch Arbeit" weitere Maßnahmen der gesellschaftlichen Einflussnahme auf psychiatrisch Erkrankte erörterte. Tatsächlich in Kraft trat am 26. Juni 1936 allerdings das Änderungsgesetz zum GzVeN: Abtreibungen mit eugenischer Indikation wurden nun legalisiert; bis 1945 waren davon schätzungsweise 30.000 Frauen betroffen.[30]

Die Beziehung zwischen Sterilisationsprozessen und „Euthanasie-Aktionen"
Wie bereits erörtert sind die Sterilisationsprozesse und die „Euthanasie"-Bewegung nicht eindeutig voneinander abzugrenzen – oft wurden sie durch dieselbe Ärzteschaft vertreten, welche sich bei der Durchführung der „Euthanasie"-Aktionen allerdings nicht auf ein entsprechendes Gesetz, sondern vielmehr auf einen „Führererlass" berief. Die Situation war zugunsten der „Euthanasie"-Befürworter aufgeheizt: Zahlreiche Psychiater waren der Meinung, dass ein Überleben des Staates nur möglich sei, „wenn er nicht wie bisher durch soziale und fürsorgliche Maßnahmen die Existenz und Vermehrung der Schwachen fördert, sondern für sich auch das Recht in Anspruch nimmt, das untüchtige, wertlose und schädliche Erbgut an der Fortpflanzung zu hindern, soweit nötig ist auch mit Zwang."[31]
Die ausführliche Darstellung der T4-Aktionen erscheint an dieser Stelle sinnvoll, da sie in nicht unerheblichem Maße Einfluss nahm auf das berufliche

---

nur die Hälfte bzw. ein Drittel der sterilisierten Anstaltsbewohner entlassen und die Hoffnung, mittels der Sterilisation beträchtlich mehr Patienten aus den Anstalten zu entlassen, enttäuscht; vgl. von Cranach und Siemen 2012, S. 24.

[29] von Cranach und Siemen 2012, S. 21.

[30] von Cranach und Siemen 2012, S. 25.

[31] Mattenklotz 2017, S. 11 und 12.

Leben zahlreicher Psychiater und Psychiaterinnen dieser Zeit; Toni Schmidt-Kraepelin wurde als ein Beispiel bereits ausführlich besprochen. Mindestens 200.000 geistig behinderte bzw. psychiatrisch erkrankte Patienten wurden zwischen den Jahren 1939 und 1945 als die Volksgemeinschaft schädigend denunziert und ermordet – die Ideen der Rassenhygiene mit ihrer Unterteilung der Menschen in „wertvoll-starke" und „nutzlos-schwache" Individuen, vormals eine wissenschaftlich-ideologische Entwicklung, waren zu einer grausamen Tatsache geworden, mit welcher sich die „Zivilisation" vor ihrem „biologischen Untergang" zu schützen suchte.[32] Die Vorbereitungen und Planungen der geheim gehaltenen „Euthanasie-Maßnahmen" begannen im Frühjahr 1939 – zu unterscheiden sind dabei zwei Programme: Die Kinder-„Euthanasie" – körperlich und geistig behinderte Neugeborene und Kleinkinder bis zum dritten Lebensjahr wurden dabei erfasst und in speziell eingerichtete „Kinderfachabteilungen" eingewiesen, beobachtet, selektiert und getötet – sowie die „Aktion T4". 70.000 Menschen fielen dieser an anderer Stelle der Arbeit ausführlicher erläuterten Massentötung zum Opfer.[33] Der erwähnte Führererlass Adolf Hitlers, rückwirkend auf den 01.09.1939 ausgestellt, läutete die systematische Ermordung von Patienten der Anstalten ein.[34] Hitler schrieb: „Reichsleiter Bouhler und Dr. med. Brandt sind unter Verantwortung beauftragt, die Befugnisse namentlich zu bestimmender Ärzte so zu erweitern, dass nach menschlichem Ermessen unheilbar Kranken bei kritischster Beurteilung ihres Krankheitszustandes der Gnadentod gewährt werden kann."[35] Die Maschinerie der Massen-„Euthanasie" lief zunächst beinahe reibungslos und als Ursache hierfür ist die individuelle Motivation der Ärzte zu bedenken; dem kollektiven „Gehorsamkeitsdenken" und „Gefolgschaftsprinzip" kann dabei eine mit Sicherheit größere Rolle zugesprochen werden als der bloßen Tatsache, dass ca. 45 % der Ärzteschaft in der NSDAP organisiert waren (ein größerer Anteil als in jeder anderen Berufsgruppe).[36] Nachdem die T4-Aktion im öffentlichen Diskurs angelangt war, auch von einzelnen mutigen Stimmen aufgegriffen und als moralisch nicht tragbar eingeordnet wurde, stellte man sie ein; doch unter dem Namen „Sonderbehandlung 14f13" und „Aktion Brandt" gingen die „Euthanasie"-Aktionen weiter, oftmals mit gleichbleibenden Akteuren.[37]

---

[32] von Cranach und Siemen 2012, S. 20.

[33] Vgl. den Exkurs „Aktion T4".

[34] Spengler und Koller 2013, S. 74.

[35] Zit. n. Klee 2010, S. 114.

[36] Schott und Tölle 2006, S. 172.

[37] Schott und Tölle 2006, S. 179; vgl. die Biographie Toni Schmidt-Kraepelins, hier den „Exkurs T4".

5.3 Der dritte Blick gen Biographie

Um die Kontextualisierung der Biographien zu vervollständigen, erfolgte zu Beginn dieses Kapitels eine kurze Einführung in die deutsch-französische Geschichte mit Fokus auf die Zeit des Nationalsozialismus, zudem wurde die Entwicklung der Psychiatrie als Fachrichtung dargelegt. Die Lebensläufe und die beruflichen Ambitionen der Ärztinnen wurden durch die sich nach 1933 wandelnde politische und gesellschaftliche Situation maßgeblich beeinflusst und zwangen die hier betrachteten Protagonistinnen, aktiv Position zu beziehen: Sie mussten sich gegenüber der neuen Gesetzeslage sowie den menschenverachtenden Auffassungen der Nationalsozialisten und den daraus resultierenden Anordnungen verhalten. Dies geschah auf sehr unterschiedliche Weise. Die im Folgenden rekonstruierten Biographien von Betty Warburg und Adélaide Hautval regen daher zunächst zum Nachdenken bezüglich zweier Fragen an. Erstens: Auf welche Art und Weise und in welchem Ausmaß ist die individuelle Lebensweise der Ärztinnen durch die sich verändernden gesellschaftlichen Verhältnisse beeinflusst worden? Zweitens: Wie haben sich die Psychiaterinnen in ihrer ärztlichen Tätigkeit, vor allem in Bezug auf den Umgang mit psychisch erkrankten Patientinnen und Patienten positioniert und welchen persönlichen Standpunkt nahmen sie hinsichtlich der sich radikalisierenden gesellschaftlichen Einstellung gegenüber seelisch kranken Patienten ein?

Die Auswahl der Frauen erfolgte aufgrund von deren starker persönlicher Involvierung in die politische Situation in Deutschland und Frankreich nach 1933; beide Lebensläufe waren sowohl auf professionell-ärztlicher als auch auf persönlicher Ebene auf unterschiedliche Weise massiv von den Änderungen betroffen. Adélaide Hautval, die französische Psychiaterin aus einem elsässischem Pastorenhaushalt, bezog in so hohem Maße mutig Position, dass sie als „Ami des Juifs" nach Auschwitz deportiert wurde; sie überlebte die Zeit im Konzentrationslager und wurde später als „Gerechte unter den Völkern" in Yad Vashem geehrt. Betty Warburg hingegen überstand die Zeit des Nationalsozialismus nicht; aus ihrer Praxistätigkeit in Hamburg wurde sie aufgrund ihres jüdischen Hintergrunds mittels des Entzuges der Kassenzulassung im Jahr 1938 herausgerissen. Sie emigrierte 1939 in die Niederlande, wurde dort verraten, eingesperrt und deportiert – sie starb am 16.04.1943 im Vernichtungslager Sobibór. Bemerkt sei, dass auch die bereits bekannte Biographie Toni Schmidt-Kraepelins in Bezug auf das Verhalten von Psychiatern im Nationalsozialismus weiterführende Perspektiven ermöglicht.

5.3.1 Adélaïde Hautval (1906–1988)

Kindheit und Jugend im Elsass

Marthe Adélaïde (Martha Adelheid; „Haïdi") Haas[38] wurde am 01.01.1906 als Tochter des evangelischen Pastors Philippe Jacques Haas (1862–1935) und dessen Frau Sophie Lydie (1870–1942; geb. Kuntz) im elsässischen, 600 Einwohner fassenden Vogesendorf Le Hohwald geboren.[39] Sie war das letzte von sieben Kindern; drei ihrer Geschwister verstarben bereits im Jugend- oder jungen Erwachsenenalter. Émilie Thérèse (Emilia Theresa) im Alter von 20 Jahren, Marguerite Albertine (Margaritha Albertina) mit zwölf Jahren und Jean-Jacques (Johann Jakob) im Alter von 11 Jahren. Die drei weiteren Geschwister hießen Dorothée (Sofia Dorothea; „Dorette"), Élisabeth (Katharina Elisabeth) und Emmanuel (Philipp Emmanuel) – ihr Vater hatte in Le Hohwald die protestantische Kirche errichten lassen und wirkte dort in den Jahren von 1890 bis 1911 als Pastor. Die Familie (Abb. 5.1) war im Dorf bekannt und angesehen. Im Jahr 1911 zog die gesamte Familie von Le Hohwald in die Geburtsstadt von Philippe Jacques Haas, hier lebte dessen Mutter, Thérèse Wahl, die Großmutter von Adélaïde Hautval.[40]

Adélaïde Hautvals Vater scheint zeit seines Lebens ein spezielles Interesse gegenüber der jüdischen Kultur gehabt zu haben; das jüdische Volk bezeichnete er als „Volk der Schrift". Er fühlte sich diesem näher als seinen christlichen Nachbarn und identifizierte sich in seinem zwischen den Ländern Deutschland und Frankreich hin- und her gerissenen elsässischen Nationalitätsempfinden[41] stark

---

[38] Zu den Namen Haas/Hautval: Nach dem Ersten Weltkrieg beantragte Adélaïde Hautvals Vater Pasteur Haas, ein bekennender französischer Patriot, die Umbenennung des Namens von Haas in Hautval. Ein Artikel im Guebwiler Tagblatt vom 28.02.1920 belegt diese Anfrage: „Zum Zwecke einer Anpassung an die gesetzlichen Vorschriften beantrage ich hiermit die Umbenennung meines Familiennamens in HAUTVAL, Ph. Haas." („Pour me conformer à la préscription de la loi, je déclare vouloir changer mon nom de famille en celui de HAUTVAL, Ph. Haas"). Er berief sich dabei auf den Ort seiner protestantischen Tätigkeit (Le Hohwald; ähnlich zu Hautval); der Name enthielt Anteile der Namen seines Schwiegervaters, seiner Mutter und seines Vaters. Dem Namensantrag wurde von offizieller Seite nicht stattgegeben und inoffiziell nutzte die Familie eigenständig den Namen „Haas-Hautval". Nach dem Zweiten Weltkrieg erneuerte Adélaïde Haas die Anfrage und erhielt am 27.12.1951 mittels richterlichem Beschluss die offizielle Erlaubnis, den Namen Hautval anzunehmen. Vgl. Hauptmann und Braunschweig 2006, S. 20.

[39] Hauptmann und Braunschweig 2006, S. 19.

[40] Hauptmann und Braunschweig 2006, S. 19.

[41] Das Elsass wechselte im Zeitraum von 1870 bis 1945 mehrfach die politische Zugehörigkeit: Von 1873 bis 1918 unterlag die Region einer deutschen Führung, 1918 wurde das Elsass

mit dem hebräischen Volk „im Exil": „ (…) diese Ehrfurcht gegenüber den Juden hat mich nie verlassen. Ich kann nicht vergessen, dass sie gelitten haben, wie es kein zweites Volk in der Geschichte getan hat".[42]

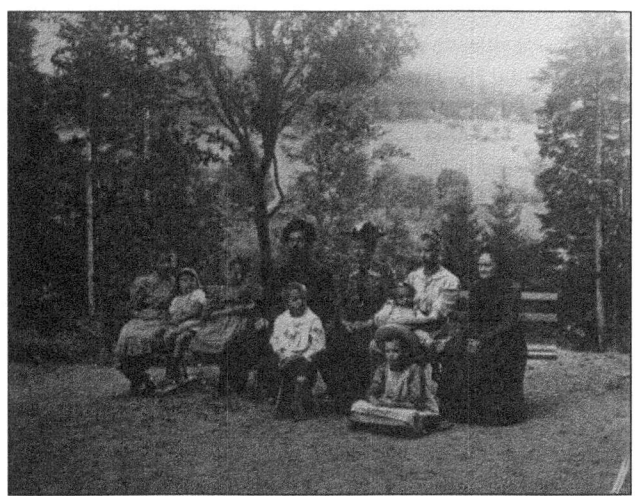

Abb. 5.1 Die Familie Haas-Hautval in Le Hohwald. (In: Hauptmann und Braunschweig 2006, S. 18; mit freundlicher Genehmigung von © famille Hautval, All Rights Reserved)

Adélaïde Haas verbrachte ihre Schulzeit auf einer deutschen Grundschule; nach dem Ersten Weltkrieg besuchte sie das Gymnasium („Collège") in Guebwiller. Bereits im Alter von fünf Jahren verkündete sie ihren Wunsch, Ärztin werden zu wollen und zeigte als „Häuptling" der „éclaireuses protestantes de Guebwiller" (Pfadfinder) bereits im frühen Jugendalter Engagement.[43]

Studium und Promotion
Nach Erlangung ihres Abiturs im Juli 1923 und einem ersten Hochschulabschluss in Physik, Chemie und den Naturwissenschaften im Juni 1925 begann Adélaïde Hautval im Oktober 1925 ein Medizinstudium an der ehemaligen

---

(im Zuge des Versailler Vertrags) erneut Frankreich zugesprochen. Ab dem Jahr 1941 unterstand die Region erneut der deutschen Regierung um ab dem Jahr 1944 schließlich erneut ein Teil Frankreichs zu werden. Clauss und Bonah 2016, S. 135.

[42] Zit. n. Hauptmann und Braunschweig 2006, S. 19.

[43] Hauptmann und Braunschweig 2006, S. 19.

Kaiser-Wilhelms-Universität in Straßburg.[44] Die Universität blickte, gleichsam
der gesamten elsässischen Region, auf eine bewegte Geschichte zurück, wobei
die politischen Wechsel jeweils mit einer neuen wissenschaftlichen Ausrichtung
der Fakultäten verbunden waren.[45] Adélaïde Hautval studierte im „französischen
Zeitraum" der Universität und spezialisierte sich im Fach Psychiatrie bei dem
bekannten Kinderpsychiater und Professor Charles Pfersdorff (1875–1953).[46]
Als dessen Assistentin promovierte sie zum Thema „Beitrag zur Lokalisierung
psychologischer, posttraumatischer Störungen (die Aphasien; die Sprachverlangsamungen)". In der 144-seitigen Arbeit untersuchte Adélaide Hautval sechs Fälle
von Patienten mit posttraumatischen Störungen; sie teilte diese in die zwei großen
Gruppen der „Aphasischen" und der „Verlangsamten" ein und fügte jeweils eine
weitere Unterteilung der Fälle in „allgemeine" sowie „spezielle" hinzu.[47] Die
ersten beiden Fälle – Charlier und Kirsch – präsentierten dabei einander diame-
tral gegenüberstehende Symptome: Charlier litt an verbaler sowie semantischer
Paraphasie, während bei Kirsch eher Wortfindungsstörungen sowie ausschließlich literarische Paraphasien zu diagnostizieren waren. Vor allem das „Wortbild"
(„l'image auditive verbale"), genauer: die spezifische Wortstruktur sei bei Kirsch
geschädigt; bei Charlier hingegen fehle es eher an der inneren Sprache („lan-
guage intérieur"). Die deutlich bessere Lokalisierbarkeit der Störung Kirsch's
führte Adélaide Hautval auf eine leichte Kortexläsion („une lésion légère du cortex") zurück, wobei Charlier vermutlich an einer ausgeprägten transkortikalen
Schädigung litt. Trotz eines Mangels an klaren anatomischen Lokalisationsbewei-
sen erschien ihr dabei die linke Temporo-Okzipital-Region als wahrscheinlichster
Schädigungsort.[48] Weitere Fälle überspringend sei an dieser Stelle noch die fünfte

---

[44] Hauptmann und Braunschweig 2006, S. 20.

[45] Clauss und Bonah 2016, S. 135.

[46] Charles Pfersdorff wurde im Jahr 1875 im Elsass unter deutscher Herrschaft geboren.
Nach einem Medizinstudium an der Kaiser-Wilhelms-Universität in Straßburg und zahlrei-
chen Studienaufenthalten bei Richard von Krafft-Ebing (1840–1902) in Wien, als Assistent
Emil Kraepelins (1856–1926) in Heidelberg (er bezeichnete sich als dessen Schüler) und bei
Robert Gaupp (1870–1953) an dessen Tübinger Klinik. 1919 wurde er auf den Lehrstuhl
für Psychiatrie an die Universität in Straßburg berufen und war von 1919 bis 1945 der erste
Direktor der „universitären Psychiatrischen Klinik" unter der wiederhergestellten französischen Verwaltung. Er publizierte vornehmlich zur Thematik der „Dementia praecox", zwischen 1922 und 1936 widmete er sich diesem Krankheitsbild in zwölf öffentlichen Vorträgen
und Veröffentlichungen und spielte eine maßgebliche Rolle für die schrittweise Etablierung
des neuen Krankheits-Terminus „Schizophrenie" anstelle des Begriffs „Dementia praecox".
Clauss und Bonah 2016, S. 135, 147, 156, 173.

[47] Haas-Hautval 1933, S. 142.

[48] Haas-Hautval 1933, S. 143.

Kasuistik erwähnt („Cas V: Adam"), dieser Patient präsentierte alle Charakteristika eines Parkinson-Syndroms (psychische Verlangsamung, Zittern, eine erstarrte Mimik sowie eine vermeintliche Gleichgültigkeit [„pseudo-indifférence"]) – als bemerkenswert wird in der Arbeit Adélaide Hautvals die generalisierte („générale") Bradypsychie, die im Unterschied zu den wechselnden („périodique") Symptomen eines weiteren klinischen Falles stand, herausgestellt. Nennenswerte neue Erkenntnisse brachte die Arbeit keine hervor; am 26.02.1934 verteidigte Adélaide Hautval ihre Promotion unter dem Namen H. Haas-Hautval vor einem Gremium der Medizinischen Fakultät der Universität Straßbourg.

Beginn der ärztlichen Tätigkeit
Nach Beendigung ihres Studiums gründete Adélaïde Hautval in Le Hohwald gemeinsam mit ihrem Bruder Philippe Emmanuel (Abb. 5.2) das private Kinderheim und -hospital („Institut médical privé pour enfants nerveux") „Les Hirondelles"" für verhaltensauffällige Kinder in schwierigen Lebenssituationen. Inmitten von Grünanlagen gelegen, bot das Haus Platz für Jungen und Mädchen im Alter von bis zu zwölf Jahren; es bestand bis zum Jahr 1937.[49] Zum Zwecke der Vertiefung ihrer Kenntnisse zur Demenz im Kindes- und Jugendalter reiste Adélaïde Hautval anschließend in die Schweiz und setzte in Küsnacht bei Zürich (Carl Gustav Jung[50] residierte damals an diesem Ort) ihre Ausbildung fort.[51] Nach ihrer Rückkehr nach Le Hohwald verließ Adélaïde Hautval das Elsass bereits im September des Jahres 1939 erneut und kam somit als freiwilliger Flüchtling der groß angelegten Evakuierungsaktion zuvor: Im Zuge ebendieser wurden 3.000 Bewohner der elsässischen Niederrhein-Region (Bas-Rhin) in das Département Monton-Ménéstérol (Dordogne) verlegt.

---

[49] Hauptmann und Braunschweig 2006, S. 21.

[50] Carl Gustav Jung (1875–1961) war ein Schweizer Psychiater und Neurologe. Zunächst studierte er in Basel Naturwissenschaften, später Medizin. Nach Assistentenjahren bei Eugen Bleuler an der psychiatrischen Universitätsklinik („Burghölzli") in Zürich wurde er dort Oberarzt. Seit 1913 praktizierte er als Psychiater in Küsnacht und war von 1944 bis zu seinem Lebensende Professor in der Abteilung für allgemeine Wissenschaften der ETH Zürich sowie Dozent für Psychologie. Nach einem Bruch mit Freud begründete er eine eigene psychologische Richtung, welche er analytische Psychologie nannte. Er kann als einer der Pioniere der modernen Psychologie bezeichnet werden. Vgl. Fierz 1974.

[51] Hauptmann und Braunschweig 2006, S. 21. Philippe Emmanuel, Adélaïde Hautvals Bruder, folgte ihr in die Schweiz und bildete sich im Bereich der Kinder- und Jugendpsychiatrie und Pädagogik am Institut Jean-Jacques Rousseau in Genf weiter.

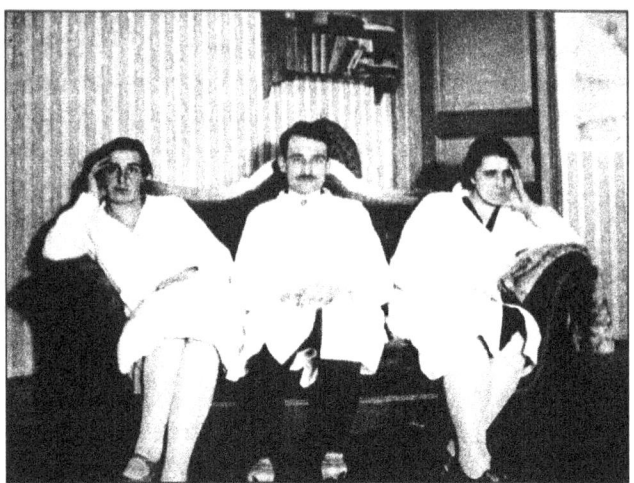

Abb. 5.2 Adélaïde Hautval mit ihrem Bruder Philippe Emmanuel und ihrer Schwester Dorette (v.l.n.r.) im Kinderheim „Les Hirondelles". (In: Hauptmann und Braunschweig 2006, S. 21; mit freundlicher Genehmigung von © famille Hautval, All Rights Reserved)

Adélaïde Hautval wohnte zunächst in Limoges; hier wurde sie von Frau Marie-Louise Decourteix beherbergt; der Kontakt zu der „warmherzigen Frau" bestand noch aus Zeiten der Pfadfinder-Ausbildungslager.[52] Von dort aus bewarb sie sich um eine erste Anstellung als Ärztin in einem Krankenhaus: Vom 01.02.1940 bis zum einschließlich 15.12.1941 war sie im psychiatrischen Krankenhaus von Vauclaire (nahe der Stadt Monton-Ménestérol) als Assistenzärztin („Interne")[53] tätig; in einer Einrichtung, die aus einer im Jahr 1919 gegründeten Alten- und Nervenheilanstalt hervorgegangen war. Die Anzahl der Patienten war seit dem Bestehen der Anstalt stetig gestiegen: 1.450 Menschen wurden dort behandelt und am 08.04.1940, kurz nach der Ankunft von Adélaïde Hautval, wurden weitere 300 psychisch erkrankte Patienten aus der psychiatrischen Heilanstalt von Stephansfeld (Niederrhein; Bas-Rhin) nach Vauclaire überstellt.

Die Arbeits- und Lebensbedingungen des Personals sowie der Patienten waren sehr beschwerlich und das Problem der Überbelegung, der Mangel an Arbeitskräften, die Rationierung der Essensportionen und die Abgelegenheit der Einrichtung wurden durch die im Abstand von 200 Metern zum Krankenhaus

---

[52] Hauptmann und Braunschweig 2006, S. 21.
[53] Hauptmann und Braunschweig 2006, S. 22.

festgelegte Demarkationslinie zwischen der besetzten und der freien Zone Frankreichs[54] noch verstärkt. Adélaïde Hautval verließ, wie zahlreiche Kolleginnen
und Kollegen, die Einrichtung. Am 21.11.1941 beantragte sie beim Direktor
des Krankenhauses ihren Jahresurlaub (14.11.1941–15.12.1941)[55], um sich kurz
darauf, am 18.12.1941 auf einen Posten als Assistenzärztin im psychiatrischen
Krankenhaus von Lannemezan (eine in den Pyrenäen gelegene Kleinstadt; Teil
der sogenannten freien Zone) zu bewerben. Ihre Bewerbung war erfolgreich:
Am 10.11.1941[56] erhielt sie von dem „Médecin-Directeur de l'Hôpital Psychiatrique de Lannemezan" ein Schreiben, welches ihre Anstellung – unter der
Voraussetzung, dass sie französischer Herkunft sei und keine jüdischen Wurzeln
habe[57] – begrüßte. Der Präfekt des Départements Hautes-Pyrénées bestätigte am
09.01.1942 rückwirkend zum 12.12.1941 endgültig ihre Anstellung in Vauclaire[58]
– sie war nun Assistenzärztin einer erst seit dem Jahr 1938 bestehenden und
somit sehr modernen Einrichtung. Geleitet wurde die Institution von Dr. André
Boudard, welcher, selbst erst 29 Jahre alt, neben seiner tiefen humanistischen
Überzeugung durch brillante medizinische Kenntnisse überzeugte. Dennoch starben im Kriegsjahr 1941 309 der 732 Patienten; für diese erschreckende Bilanz
war die starke Nahrungsknappheit verantwortlich. Nicht zuletzt der Persönlichkeit André Boudards war es zu verdanken, dass die Klinik die schweren Zeiten
überstand.[59]

Erste Grenzübertritte und Internierungserfahrungen

Am 01.04.1942 ließ sich Adélaïde Hautval mit einer offiziellen Erlaubnis, als
Antwort auf ihre Anfrage beim Präfekten des Départements Hautes-Pyrénées vom
27.03.1942, für einen Monat freistellen.[60] Diesen Zeitraum benötigte sie für die

---

[54] Homepage Lebendiges Museum Online: Nach dem Einfall der deutschen Truppen in
Frankreich wurde ein Waffenstillstands-Abkommen beschlossen: Ab dem 22.06.1940 wurde
Frankreich in eine von den Nationalsozialisten besetzte Zone („zone occupée") und eine
freie Zone („zone libre") unterteilt und es entstand eine Demarkationslinie, welche durch
13 Départements in westöstlicher Ausrichtung hindurchziehend, Frankreich in eine „besetzte" Nordhälfte und ein „freie" Südhälfte unterteilte. Die Demarkationslinie durfte nur mit
Erlaubnis eines Ausweises („laissez-passer") überschritten werden; vgl. auch Abschn. 4.1.

[55] Hauptmann und Braunschweig 2006, S. 22.

[56] Hauptmann und Braunschweig 2006, S. 22.

[57] Hauptmann und Braunschweig 2006, S. 22. „(…) que vous êtes née de père français et que
vous n'êtes pas israélite."

[58] Hauptmann und Braunschweig 2006, S. 23.

[59] Hauptmann und Braunschweig 2006, S. 24.

[60] Hauptmann und Braunschweig 2006, S. 25.

Regelung eines familiären Trauerfalls („deuil de famille"): Am 21.02.1941 war ihre Mutter im elsässischen Guebwiller verstorben – um dieser die letzte Ehre zu erweisen, reiste Adélaïde Hautval Anfang April von Lannemezan ins Elsass und übertrat dabei die Demarkationslinie zwischen der freien und der besetzten Zone Frankreichs. Ihr Vorhaben gelang komplikationslos und erst der Verlust ihres Koffers am Bahnhof von Vierzon (eines in der besetzten Zone gelegen Ortes) bei ihrer Rückkehr am 08.05.1942 führte bei ihrem erneuten Grenzübertritt zum Zwecke der Koffersuche zur Verhaftung Adélaïde Hautvals durch die Feldgendarmerie; man verbrachte sie in das Gefängnis von Bourges. Von dort schilderte sie am 14.06.1942[61] in einem Brief an ihre Schwester die Entwicklungen, welche zu ihrer misslichen Lage geführt hatten: „Ich bin seit mehr als 15 Tagen hier, durch eine Verkettung seltsamer Umstände und ich glaube immer weniger an Zufälle. Ich bin zum Zwecke der Suche nach meinem Koffer, welcher Dinge enthielt, die ich absolut benötige, vor allem Bücher (…), nach Vierzon zurückgekehrt. Vorher hatte ich dem Leiter des Bahnhofs von Vierzon geschrieben, allerdings keine Antwort erhalten."[62]

Wahrscheinlich am Abend des 20.05.1941 wurde Adélaïde Hautval im besagten Gefängnis von einem deutschen und einem französischen Zollbeamten befragt und geriet, weil sie sich den ihr Heimatland Frankreich beleidigenden Worten zweier deutscher Zollbeamter entgegensetzte, in eine Konfrontation mit dem Wachpersonal. Ihre Weigerung, die am Bahnhof von Vierzon von ihr getätigten „pro-jüdischen" Aussagen – zum Schutze einer jüdischen Familie vor den Misshandlungen durch deutsche Grenzbeamte – zurückzunehmen, führte zu dem schwerwiegenden Vorwurf des Delikts „Juden-Freundin".[63] Ein fünfwöchiger Gefängnisaufenthalt in „Schutzhaft"[64] war die Folge; das Gefängnisregister

---

[61] Hauptmann und Braunschweig 2006, S. 26.

[62] Hauptmann und Braunschweig 2006, S. 26: „Je suis ici depuis plus de 15 jours, par une succession de circonstances plutôt curieuses: je crois de moins en moins au hasard. Je suis retournée à Vierzon pour aller à la recherche de ma valise qui contenait des affaires dont j'avais besoin absolument, en particulier des livres, sans compter tout le reste; j'avais écrit au chef de gare de Vierzon, sans obtenir de réponse."

[63] Postel-Vinay 2008, S. 15.

[64] Zit. n. Hauptmann und Braunschweig 2006, S. 27. Ab dem 04.02.1933 war es durch die Verordnung zum Schutze des deutschen Volkes erlaubt, einen Verdächtigen bis zu drei Monate in Haft zu nehmen, ab dem 28.02.1933 entfiel die zeitliche Frist. Seit dem Jahr 1938 wurde die Schutzhaft zu einem Instrument, welches der Gestapo zur Verfügung stand, um missliebige Personen ohne Rechtsgrundlage in Konzentrationslager einzusperren. Während der Kriegsjahre war die Schutzhaft eine häufig gewählte Möglichkeit, Juden in die großen Lager einzuweisen: Aus der örtlichen Schutzhaft in lokalen Gefängnissen wurden sie auf Antrag des „Stabpoststellenleiters" in überregionale Konzentrationslager überwiesen.

(„Registre d'écrou")[65] der Haftanstalt Bordiot in Bourges bezeugt ihren Eintritt am 02.06.1942 um 14 Uhr. Dort wurde Adélaïde Hautval erstmals zur direkten Zeugin der öffentlichen Diffamierungen sowie der diskret durchgeführten anti-jüdischen Unternehmungen der Nazis: „In der Nacht von Mittwoch auf Donnerstag, vor etwa fünfzehn Tagen (in der Nacht vom 24. auf den 25. Juni 1942), wurden alle Juden der Stadt zusammengetrieben und hierhergebracht. Diejenigen, welche sich bereits hier befanden, wurden am folgenden Morgen um fünf Uhr verschickt; Ziel: unbekannt. Alle Zelleninsassen saßen an den Fenstern und sahen der Abreise stillschweigend zu. Es war tragisch."[66], formulierte sie in einem Brief vom 07.07.1942 an ihre Schwester Dorette. Demselben Brief entnimmt man folgende heroisch anmutende Tat Adélaïde Hautvals – für welche sie, anstelle der erhofften Entlassung aus dem Gefängnis, am 05.07.1942 in ein Internierungslager für jüdische Familien in Pithiviers verbracht wurde: Eine jüdische Mitinsassin Adélaïde Hautvals war verpflichtet worden, einen gelben Judenstern zu tragen, woraufhin sich letztere aus Loyalitätsgründen ebenfalls einen Judenstern (aus Papier) anfertigte und diesen, für alle sichtbar, an ihre Weste heftete.[67] Dieser öffentliche Ausdruck ihrer Empörung („j'ai manifesté mon indignation")[68] hatte weitreichende Konsequenzen: Adélaïde Hautval wurde verpflichtet, eine Armbinde mit der Aufschrift „Freund der Juden" („Amie des Juifs"; Abb. 5.3) zu tragen; in einem Brief vom 11.07.1942 schrieb SS-Obersturmführer Eric Hasse an den Präfekten von Cher[69]: „Die einsitzende Marthe Hautval, die den Judenstern als Sympathiebezeichnung trägt, ist am gleichen Tage (14.07.1942) ebenfalls in das genannte Lager einzuweisen."[70]

Im November 1942 verfügte ein Erlass, dass die KZ's im Deutschen Reich „judenfrei" zu machen seien: Die Insassen der französischen Lager wurden nach Auschwitz deportiert. Vgl. Meyer 2006, S. 192.

[65] Hauptmann und Braunschweig 2006, S. 27.

[66] Zit. n. Hauptmann und Braunschweig 2006, S. 27: „(…) dans la nuit du mercredi au jeudi, il y a quinze jours (nuit du 24 au 25 juin 1942), tous les Israélites de la ville ont été ramassés et amenés ici. Ceux qui étaient déjà ici ont été expédiés le lendemain matin 5 H: destination inconnue. Toutes les cellules s'étaient postées aux fenêtres et ont assisté silencieusement à ce départ. C'était tragique."

[67] Hauptmann und Braunschweig 2006, S. 28.

[68] Hauptmann und Braunschweig 2006, S. 203.

[69] Ein französisches Département im Zentrum des Landes.

[70] Hauptmann und Braunschweig 2006, S. 185.

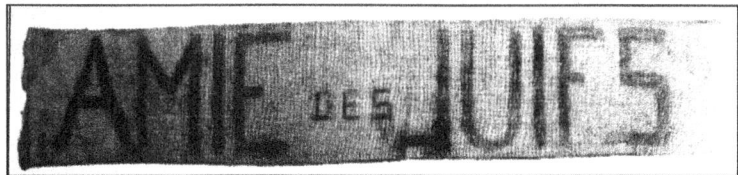

Abb. 5.3 Die Armbinde „Freund der Juden", welche sich Adélaïde Hautval auf Geheiß der
Gestapo im Gefängnis von Bourges auf ihre Kleidung nähen musste. (In: Hauptmann und
Braunschweig 2006, S. 26; mit freundlicher Genehmigung von © Le Mémorial de la Shoah,
All Rights Reserved)

Es folgte eine Odyssee Adélaïde Hautvals durch die jüdischen Internierungslager von Pithiviers bei Orléans (15.07.1942–24.09.1942) und Beaune-la-Rolande
(24.09:1942–05.11.1942) über Orléans (ab dem 05.11.1042) nach Romainville
(ab dem 17.11.1942), wo Adélaïde Hautval gemeinsam mit einer Gruppe weiblicher Anhängerinnen der Widerstandsbewegung festgehalten wurde.[71] Bei ihrer
Ankunft in Pithiviers wurde Adélaïde Hautval zunächst Zeugin des Abtranspor-
tes von 928 Juden (785 Männer, 119 Frauen und 24 Kinder), welche mit dem
Konvoi Nr. 6 am 17.07.1942 gegen sechs Uhr nach Auschwitz abtransportiert
wurden. Zudem assistierte sie gezwungenermaßen bei der Ankunft zahlreicher
Transporte vornehmlich jüdischer Familien, darunter auch Opfer der großen Razzia auf Vel d'Hiv (la grande Rafle du Vel d'Hiv) am 16.07.1942:[72] „Nach zwei
oder drei Tagen der Eingewöhnung wurde uns am 21.07.1942 die Ankunft von
5.000 Personen angekündigt. Gemeinsam mit mehreren Ärzten isolierten wir all
diejenigen, welche ansteckende Krankheiten hatten. Männer, Frauen, Kinder und
Babys wurden in einem Hangar außerhalb des Lagers eingepfercht. (…) Neue
Transporte kamen im Lager an, es gab allerdings auch Abgänge, welche zunehmend zu Tragödien wurden. Am schlimmsten war derjenige des 02.08.1942, bei
welchem man die Eltern von ihren Kindern trennte. Letztere mussten im Lager
bleiben."[73] Adélaïde Hautvals medizinische Kenntnisse wurden somit nützlich

---

[71] Zit. n. Hauptmann und Braunschweig 2006, S. 28.

[72] Dobra 2016, S. 7: Dieser großen Razzia, welche sich vornehmlich gegen die in Paris
lebenden Juden richtete, fielen am 21.07.1941 30.000 Pariser Juden zum Opfer, darunter
4.000 Kinder (die meisten hatte die französische Polizei von ihren Müttern getrennt). Die
Abtransporte nach Auschwitz begannen ab dem 27.03.1942.

[73] Zit. n. Hauptmann und Braunschweig 2006, S. 29: „Deux ou trois jours d'adaptation,
puis on nous annonce pour mardi (21.07.1942) l'arrivée de cinq mille personnes. À plusiers
médecins, nous faisons le tri pour isoler tout de suite celles qui sont atteintes de maladies

und sie war als Lagerärztin stark in Anspruch genommen; ihre menschlichen und ärztlichen Qualitäten stachen dabei hervor. Dies bezeugt unter anderem der Brief einer Mitinsassin, in welchem Adélaïde Hautval als Frau „großer Intelligenz"[74] bezeichnet wird.

Interventionsversuche
Zahlreiche Kollegen setzten sich für die Befreiung Adélaïde Hautvals ein und auch vonseiten des Ortes ihrer vorherigen Tätigkeit, dem psychiatrischen Krankenhaus in Lannemezan, wurden diesbezüglich Anstrengungen unternommen. Doktor Jeans Mans, der neue Direktor der Einrichtung, schrieb am 31.08.1942 mit einer Bitte hinsichtlich einer Freilassung seiner Assistenzärztin Adélaïde Hautval an den Präfekten des Départements Hautes-Pyrénées in Tarbes – sein Ersuchen wurde zwar an die Generaldelegation der französischen Regierung der besetzten Zonen Frankreichs („la Délégation générale du gouvernement français dans les territoires occupées") weitergeleitet, diesem aber nicht stattgegeben.[75] Weitere Versuche zur Freilassung Adélaïde Hautvals aus dem Lager in Pithiviers durch ihre Schwester Dorette (welche sich am 09.09.1942 gar persönlich an den französischen Staatschef Maréchal Pétain wandte) sowie durch Mitglieder des Roten Kreuzes blieben ohne Erfolg. Erschwert wurden die Versuche durch die von Adélaïde Hautval mehrfach formulierte, vollständige Weigerung, ihre Aussagen zurückzunehmen: „Sie haben mich gefragt, ob ich meine Haltung ändern würde, und ich habe geantwortet, dass ich meine Meinung nicht ändern könne. Deren Schlussfolgerung lautete: Also bleiben Sie im Lager. Es ist klar ersichtlich, dass es mir sehr schwerfiel, die Möglichkeit einer baldigen Befreiung auszuschlagen, aber es war mir unmöglich, meine Überzeugungen zu verleugnen." (Brief an ihre Schwester vom 29.09.1942).[76]

Nach einer überstandenen Diphtherie-Erkrankung wurde Adélaïde Hautval am 05.11.1942 in das Gefängnis von Orléans überstellt; in einem sehr berührenden, abschiedsartigen Brief an ihre Schwester vom 08.11.1942[77] schildert sie wehmütig die schicksalhaften Vorkommnisse, welche sie an diesen Ort gebracht hatten und vergleicht ihre Position mit derjenigen eines weißen Lammes, welches

---

contagieuses. Hommes, femmes, enfants, bébés sont entassés dans un immense hangar à l'extérieur du camp. (...) De nouveaux convois entrent au camp, mais il y a également des départs. (...) Le plus terrible est celui du 02.08.1942: on sépare les parents des enfants. Ces derniers doivent rester au camp."

[74] Hauptmann und Braunschweig 2006, S. 29.

[75] Hauptmann und Braunschweig 2006, S. 30.

[76] Zit. n. Hauptmann und Braunschweig 2006, S. 32.

[77] Hauptmann und Braunschweig 2006, S. 33.

„schutzlos dem Wolf" gegenübersteht („l'histoire du loup et de l'agneau"). Ihre Vorahnungen bezüglich einer weiteren Verlegung bestätigten sich: Am 17.11.1942 wurde sie in das Fort von Romainville gebracht und blieb dort, im Kreise zahlreicher „krimineller" Frauen, bis zum 23.01.1943 interniert. Eine erneute Weiterverlegung erfolgte in das Sammellager in Compiègne.[78]

Der Konvoi des 24. Januar 1943
Dort angekommen, wurde Adélaïde Hautval am 23.01.1943 gemeinsam mit den weiteren Lagerinsassen neu gruppiert, um am Morgen des 24.01.1943 mit dem schicksalhaften „Konvoi des 24. Januar 1943"[79] („convoi des 31.000")[80] das Lager in Richtung Auschwitz zu verlassen. 1.466 Männer wurden mit dem gleichen Transport in das KZ Sachsenhausen verschleppt, zudem 230 weibliche politische Gefangene (bis auf neun waren alle französischer Herkunft) nach Auschwitz gebracht. Mit Charlotte Delbo[81], Maï Politzer[82] und Hélène Salomon[83] seien an dieser Stelle drei weitere bekannte Frauen als Mitgefangene in diesem Konvoi genannt – dem einzigen, welchem auch Frauen nicht-jüdischer Herkunft zugeteilt waren (darunter 119 Kommunistinnen).[84] Ein Brief Adélaïde

---

[78] Hauptmann und Braunschweig 2006, S. 34.

[79] Postel-Vinay 2008, S. 15. Adélaïde Hautval wurde nicht mit den Transporten aus dem Lager Drancy transportiert. Aus diesem Lager in Paris, auch „Vorhof des Todes" genannt, wurden die jüdischen Einwohner Frankreichs zusammengetrieben und deportiert.

[80] Halioua und Hauptmann 2015, S. 1290 und 1292: „Ce groupe de femmes françaises a été dénommé ‚convoi des 31.000' parce qu'il leur a été attribué un numéro entre les numéros 31.625 et 31.854." „Diese Gruppe von Frauen wurde als ‚Konvoi der 31.000' bezeichnet, da ihnen Nummern zwischen 31.625 und 31.854 zugewiesen worden waren." Von den 230 Frauen, welche am 27.01.1943 mit besagtem Konvoi in Birkenau ankamen, waren zwei Monate darauf 160 nicht mehr am Leben.

[81] Hauptmann und Braunschweig 2006, S. 34. Charlotte Delbo war die Sekretärin von Louis Jouvet (einem bekannten französischen Theaterdirektor, Regisseur und Schauspieler in der ersten Hälfte des 20. Jahrhunderts); sie trat gemeinsam mit ihrem Mann Georges Dudach der französischen Widerstandsbewegung bei. In ihrem Buch „Le convoi du 24. janvier" (Paris 1995) nennt sie Namen und gibt Lebensbeschreibungen zahlreicher Häftlinge des Transports.

[82] Hauptmann und Braunschweig 2006, S. 34. Maï Politzer war die Witwe des Philosophen und marxistischen Theoretikers Georges Politzer (1903–1942), welcher als Redakteur der Zeitschriften „l'Université libre" („Die freie Universität") sowie „la Pensée libre" („Der freie Gedanke") tätig gewesen war.

[83] Hauptmann und Braunschweig 2006, S. 34. Hélène Salomon war die Tochter des Professors Paul Langevin (ein französischer Physiker; 1872–1946) und die Witwe von Jaques Salomon (ein französischer Physiker und Marxist; 1908–1942).

[84] Hauptmann und Braunschweig 2006, S. 34.

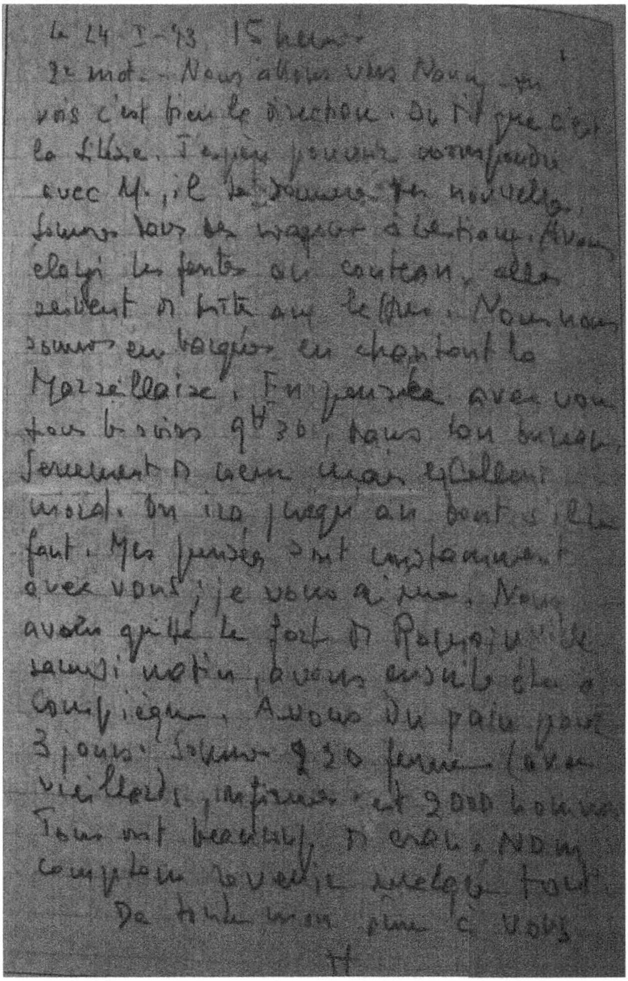

Abb. 5.4 Brief Adélaïde Hautvals an ihre Schwester Dorette; sie warf diesen aus dem fahrenden „Konvoi des 24. Januar" und fand ihn nach ihrer Rückkehr aus Auschwitz an der Bahnlinie wieder. (In: Hauptmann und Braunschweig 2006, S. 36; mit freundlicher Genehmigung von © famille Hautval, All Rights Reserved)

Hautvals (Abb. 5.4) an ihre Schwester schildert die Stimmung in den Transportwagen auf der dreitägigen Fahrt ins Ungewisse: „Viele von uns sind guter Dinge:
Wir rechnen trotz allem damit, zurückzukommen."[85]

In den Lagern Auschwitz und Ravensbrück
Am Morgen des 27.01.1943 öffneten sich die Türen der Transportwagen: „(...)
wir hatten uns positives Handeln vorgenommen. (...) Oh, süße Naivität! (...)
Oh! Gefangene, die ihre Mitgefangene schlagen? Erster Kontakt mit einer unbekannten Welt, in der die Umkehrung der Werte Gesetz ist"[86], schilderte Adélaïde
Hautval das Zerplatzen jeglicher Illusionen bei der Ankunft in Auschwitz. Täto-
wiert als Insassin Nr. 31.802, wurde sie als Ärztin der Sanitätsstation in Block
22 eingeteilt; in diesem Bereich der deutschsprachigen Internierten waren ihre
exzellenten Deutschkenntnisse zwar von Vorteil, allerdings behinderten die starken Vorbehalte gegenüber den Franzosen (diese wurden als verkommenes Volk,
„peuple dégénéré")[87] beschimpft, ihre Arbeit. „Gefangene mit dem schwarzen
(‚Asoziale', Prostituierte) und grünen (‚Berufsverbrecher') Winkel, teilten das
Geplünderte der anderen wehrlosen Gefangenen unter sich auf"[88] – dieser „Ab-
schaum des deutschen Volkes"[89] wurde in Block 22 medizinisch betreut und erst
nach einiger Zeit änderte sich der Umgang der unterschiedlichen Häftlingsgrup-
pen miteinander: „Manchmal empfinden wir füreinander wirkliche Achtung."[90]
Adélaïde Hautval befreundete sich mit der „Blockältesten", einer Prostituierten
und stach durch ihr Auftreten offensichtlich heraus: Bezeichnungen ihrer Person als „Heilige" („sainte")[91] oder „weißer Engel von Auschwitz"[92] machen dies
deutlich. Auch die SS-Ärzte zollten ihr offensichtlich großen Respekt.[93]

---

[85] Zit. n. Hauptmann und Braunschweig 2006, S. 36: „Tous ont beaucoup de moral. Nous
comptons revenir malgré tout."

[86] Hautval 2008, S. 31.

[87] Hauptmann und Braunschweig 2006, S. 37.

[88] Hautval 2008 nach der Ausgabe von 1991, S. 31.

[89] Ein von Adélaïde Hautval selbst kritisch in Anführungszeichen gesetzter Terminus, welcher im Lager für die mit „schwarzen und grünen Winkel" gekennzeichneten Insassen verwendet wurde. Hautval 2008, S. 33.

[90] Hautval 2008 nach der Ausgabe von 1991, S. 34.

[91] Hauptmann und Braunschweig 2006, S. 37.

[92] Hervé und Unterhinninghofen 2008, S. 12

[93] Bericht von Erna Lugebiel: „Sie hat mich gerettet." Zit. n. Szepansky 1991, S. 172.

Versuche in Block 10: eine mutige Weigerung
Adélaïde Hautvals Haltung gegenüber einem Angebot des KZ-Arztes Dr. Wirth beeindruckt: Dieser befragte sie bezüglich ihres Interesses an der „Gynäkologie" und brachte sie in Block 10, den – aufgrund seiner Lage inmitten des Männerlagers in Auschwitz, sowie den dortig vorgenommenen Experimenten – berühmt-berüchtigten Frauenblock. In diesem waren bis zu 500 „Versuchskaninchen" („cobayes"), junge jüdische Frauen unterschiedlicher Nationalitäten eingesperrt[94] und Adélaïde Hautval wurde dort zur Zeugin von grausamen (Sterilisations-) Versuchen: „Eine ätzende Flüssigkeit wurde in die Gebärmutter injiziert, die die Verstopfung der Eileiter hervorrufen sollte. Sie wurde vorgenommen von Professor Clauberg[95], ein Zivilist, ein kleiner Mann mit Glatze."[96] Auch die Wirkung starker Bestrahlung zu Sterilisationszwecken war Gegenstand zahlreicher Untersuchungen – Versuche, nach dessen Ende „(…) die Mädchen abends in einem erschreckenden Zustand mit Symptomen von Bauchfellentzündung zurück[kommen]."[97] Wenige Wochen nach der Bestrahlung wurden den Frauen zu Kontrollzwecken mittels Ovarektomie die Eierstöcke entnommen (die wenigen Männer, die man mit einem entsprechenden Verfahren behandelt hatte, wurden kastriert); der nach Auschwitz deportierte polnische Arzt Dr. Wladyslaw Dering („der gelehrige und aktive Mitarbeiter der NS-Ärzte")[98] sowie

---

[94] Hautval 2008 nach der Ausgabe von 1991, S. 66 und 67.

[95] Hervé und Unterhinninghofen 2008, S. 12. Adélaïde Hautval wird später im Prozess gegen die NS-Ärzte Carl Clauberg und Horst Schumann in Trier aussagen.

[96] Hautval 2008 nach der Ausgabe von 1991, S. 66 und 67.

[97] Hautval 2008 nach der Ausgabe von 1991, S. 70.

[98] Fernier 1991, S. 1 ff. Gegen Dr. Dering sagte Adélaïde Hautval 1964 im „Dering-Prozess" in London aus; ein dreizehntägiger Prozess, welcher dank der englischen Presse großes Aufsehen erregte. Am 30.04.1964 druckte die Zeitung Daily Mirror eine Zeugenaussage Adélaïde Hautvals: „(…) kündigte sie Dr. Samuel an, dass sie jede weitere Beteiligung ablehnen werde. Lord Gardiner (Anwalt der Verteidigung): Und was passierte dann? Dr. Hautval: Er denunzierte mich bei Dr. Wirth, der mich einbestellte und mich fragte, ob es wahr sei, dass ich mich geweigert habe. Das ist wahr, sagte ich ihm. Er wollte wissen weshalb und ich antwortete ihm, dass das meiner Auffassung von Medizin widerspreche. Lord Gardiner: Was hat er dazu gesagt? Dr. Hautval: Er hat mich gefragt: Sehen Sie denn nicht, dass diese Leute anders sind als Sie? Ich habe ihm geantwortet, dass es sehr viele sich von mir unterscheidende Menschen gebe, angefangen bei ihm!" Der Richter bewertete diese Aussage später als überwältigend und meinte, dass die Erinnerung daran wahrscheinlich für lange Jahre im Gedächtnis der Geschworenen bleiben werde. Der Prozess war angeregt durch eine Anklage Dr. Derings gegen Leon Uris, den Autor des Buches „Exodus". Ersterer protestierte damit gegen die Nennung seines Namens in einigen Buchpassagen. Dem Vorwurf der Verleumdung wurde stattgegeben; einen halben Penny Entschädigung erhielt Dr. Dering, welcher im

der deutsch-jüdische Gynäkologe Maximilian Samuel beteiligten sich an diesen Versuchen.[99]

Nach einer denunzierenden Weiterleitung der von Adélaïde Hautval mit Überzeugung formulierten Zurückweisung ihrer Mitarbeit („Meine Überzeugung steht jetzt fest: Ich kann bei der Ausführung ihrer Befehle nicht mehr mitmachen")[100] hatte sie sich gegenüber Dr. Wirth zu verantworten – „verblüfft und sprachlos"[101] war dieser und schickte sie, Mitte August 1943, zurück ins Lager Birkenau. Nun „eingeweiht" in die experimentellen Handlungen in Block 10, war ihre Position eine sehr gefährdete und sie erwartete nicht, das Lager Auschwitz-Birkenau lebendig verlassen zu können.[102] Einzig einem versteckten Hinweis von Aurélia Torgau, alias „Orli" (1914–1962)[103], einer internierten Kommunistin und gleichzeitig der Lagerältesten, war es zu verdanken, dass Adélaïde Hautval am 16.08.1943 im Lager Birkenau ein Versteck aufsuchte und somit der für sie vorgesehenen Rücküberstellung in Block 10 – gleichbedeutend einem Todesurteil – entkam.[104]

Laufe des Prozesses selbst vom Ankläger zum Angeklagten geworden war. Dr. Dering hatte die Prozesskosten zu tragen.

[99] Halioua und Hauptmann 2015, S. 1293. Mit den „wissenschaftlichen Experimenten" sollten sowohl sogenannte „negativ-demographische Untersuchungen" vorgenommen werden (die Sterilisation all derjenigen Frauen, welche als „minderwertig" angesehen wurden), als auch „positiv-demographische Untersuchungen" (die Heilung all derjenigen „arischen" Frauen, welche ungewollt unfruchtbar blieben); ein Projekt, für welches sich besonders Heinrich Himmler interessierte.

[100] Hautval 2008 nach der Ausgabe von 1991, S. 74.

[101] Fernier 1991, S. 1 ff.

[102] Dies war die Erinnerung der gemeinsam mit Adélaïde Hautval internierten Dr. Dorota Lorska; vgl. Hauptmann und Braunschweig 2006, S. 41. Diese schreibt: „Elle m'expliqua, en médecin, ce qui se passait dans le bloc 10. À la fin de l'entretien, elle me dit qu'il était impossible que nous sortions vivantes du camp. Les Allemands ne permettront pas aux gens qui savent ce qui se passe ici de reprendre contact avec le monde extérieur (…)." „Sie erklärte mir mit ihren medizinischen Fachkenntnissen, was in Block 10 passierte. Am Ende unseres Gesprächs sagte sie mir, dass es unmöglich sei, dass wir lebendig aus dem Camp herauskommen könnten. Die Deutschen würden keinen Menschen, der wisse was hier geschehe, wieder in Kontakt mit der Außenwelt kommen lassen."

[103] Halioua und Hauptmann 2015, S. 1293. „Orli", Aurélia Torgau, war eine in Auschwitz internierte deutsche Widerstandskämpferin; sie wurde als „Engel von Auschwitz" („l'ange d'Auschwitz") bezeichnet, da sie durch kluges Verhalten im Lager zahlreichen deportierten Frauen das Leben retten konnte. Ihr Nachname wird in der Literatur uneinheitlich wiedergegeben. An anderer Stelle wird sie „Orli Wald" genannt; vgl. Hauptmann und Braunschweig 2006, S. 41.

[104] Hauptmann und Braunschweig 2006, S. 42.

Nach einer überstandenen Typhuserkrankung, unter der sie von November 1943 bis März 1944 gelitten hatte[105], deportierte man Adélaïde Hautval vom 02. bis 04.08.1944 gemeinsam mit einer Gruppe von 34 Überlebenden des „Konvois des 24. Januar", der ursprünglich aus 230 Französinnen bestanden hatte, von Birkenau in das KZ Ravensbrück. Dort wurde sie erneut Zeugin schrecklicher Experimente: Als Training für den „Ernstfall" fügten die SS-Ärzte jungen Mädchen im Lager Kriegsverletzungen an den Beinen zu.[106] Kurz darauf nach Watenstedt, ein Lager in der Nähe von Salzgitter (300 km südöstlich von Ravensbrück gelegen), weiterverlegt, betraute man Adélaïde Hautval mit der medizinischen Versorgung der 800 dort arbeitenden Fabrikarbeiterinnen. Sie richtete im Krankenhaus des Lagers ein riskantes „Umlege-Verfahren" ein: Die Zahl der „Betten" wurde auf 200 aufgestockt und Adélaïde Hautval meldete alle Arbeiterinnen, im Turnus von zwei Tagen krank, um diesen eine wenigstens kurze Verschnaufpause von der erschöpfenden Arbeit zu ermöglichen. Der auffällige Anstieg von Krankheitsfällen fiel bald dem Lagerkommandanten auf; voller Zorn beorderte er Hautval zurück ins Lager Ravensbrück. Sie erreichte dieses am 02.09.1944 und wurde in Block 11 eingeteilt.[107]

Im Lager Ravensbrück fanden die Selektionen nun in schneller Abfolge statt: Viele Transporte völlig entkräfteter Insassinnen, die sogenannten „schwarzen Transporte", verließen das Lager in Richtung der Tötungsanstalten Bernburg, Pirna-Sonnenstein („Sonnenstein-en-Saxe") und Hartheim (der letzte Ende Januar 1945)[108] – die Vergasung der arbeitsunfähigen Gefangenen war ein Teil des „Euthanasie"-Programms „Sonderbehandlung 14f13".[109] In dieser angstbesetzten Atmosphäre sah sich Adélaïde Hautval mit der Aufgabe konfrontiert, möglichst viele ihrer Patientinnen zu schützen – sie bewerkstelligte dies unter anderem durch die konsequente und klug durchgeführte Fälschung von Anamneseergebnissen: „Es gilt, die Temperatureinheiten anzupassen, hinzuzufügen, sie bei denen anzuheben, die keine [Temperatur] haben, sie herabsetzen bei Patienten, bei welchen sie erhöht ist. Die Resultate der Laboranalysen müssen übertrieben, unterdrückt oder gar erfunden werden – je nach Fall. Jedes gefährliche Untersuchungsergebnis wird versteckt. Man erkennt sich beinahe nicht wieder."[110]

---

[105] Hauptmann und Braunschweig 2006, S. 43.

[106] Ebd.

[107] Hauptmann und Braunschweig 2006, S. 44.

[108] Ebd.

[109] Siehe die Biographie von Toni Schmidt-Kraepelin; vgl. Abschn. 3.2.2.

[110] Hauptmann und Braunschweig 2006, S. 45: „Il faut doser les degrés de température, en inscrire à celles qui n'en ont pas, la supprimer à celles qui en ont. Les résultats des analyses

Das Lager Ravensbrück erhielt bald eine eigene Gaskammer: Heinrich Himmler (1900–1945)[111] hatte den SS-Hauptsturmführer und Kommandanten des Lagers, Johann Schwarzhuber, beauftragt, alle erkrankten Insassinnen zu töten – 2.300 bis 2.400 Personen wurden in Ravensbrück ermordet.[112] Ab März 1945 wurden das Tempo der Selektionen nochmals gesteigert – durch das bevorstehende Vordringen der Roten Armee sowie die absehbare Evakuierung des Lagers war die Lagerleitung zur Eile gedrängt. „Sie können den Vormarsch der Russen nicht weiter verheimlichen. Alle Kranken werden vernichtet. Wir wissen nicht, was wir noch tun können. Wir sind absolut unfähig, diesen Schrecken aufzuhalten"[113], notierte Adélaïde Hautval verzweifelt. Weiterhin bemüht, Kranke vor den Transporten zu schützen, versteckte sie diese auf der Tuberkulose-Station. Aat Breuer (1913–2002)[114], eine niederländische Internierte, wurde auf diese Weise von Adélaïde Hautval gerettet und erhielt von dieser den Auftrag, Zeichnungen[115] der Insassinnen zu fertigen. Die beiden Frauen unterhielten nach ihrer Befreiung aus dem Lager eine lebenslang während Freundschaft.[116] Eine Zeichnung der Tuberkulosestation fertigte auch Violette Rougier-Lecoq (Abb. 5.5).

---

de laboratoire doivent être exagérés, supprimés ou inventés selon le cas. Un diagnostic dangereux est camouflé. Bientôt on finit par ne plus s'y reconnaitre soi-même". Adélaïde Hautval gab zudem die Anweisung, kränklich aussehende Patientinnen zu schminken und diese somit vor Selektionen zu schützen. Vgl. Hauptmann und Braunschweig 2006, S. 47.

[111] Heinrich Himmler wurde in München geboren und wuchs in einem streng katholisch gesinnten Elternhaus auf. Nach einer Grundausbildung beim Heer sowie einem Landwirtschafts-Studium trat er 1923 der NSDAP bei und nahm am Novemberputsch von Adolf Hitler teil. 1925 wurde er Gauleiter in Niederbayern, 1926 in Oberbayern und nach Postitionen als stellvertretender Propagandaleiter und stellvertretender Reichsführer-SS wurde er am 06.01.1929 zum Reichsführer-SS ernannt. Damit wurde er zu einem der mächtigsten Männer des nationalsozialistischen Staates. Vgl. Scheffler 1972, S. 172–175.

[112] Hauptmann und Braunschweig 2006, S. 47.

[113] Zit. n. Hauptmann und Braunschweig 2006, S. 47: „(...) Ils ne peuvent plus cacher l'avance des Russes. Toutes les maladies seront donc exterminées. Nous ne savons plus que faire. (...) Et nous sommes absolument impuissantes à arrêter cette marche d'horreur."

[114] Hervé und Unterhinninghofen 2008, S. 135. Aat Breuer, eine holländische Malerin und Widerstandskämpferin, wurde 1942 inhaftiert, gefoltert und 1943 als „Nacht- und Nebelgefangene" (NN-Gefangene) nach Ravensbrück deportiert. Sie zeichnete dort neben Szenen aus dem Lageralltag auch ihre Kameradinnen und war nach ihrer Befreiung weiterhin künstlerisch tätig.

[115] Hauptmann und Braunschweig 2006, S. 48. Diese Zeichnungen sind heute im Amsterdamer Rijksmuseum zu sehen.

[116] Hauptmann und Braunschweig 2006, S. 48.

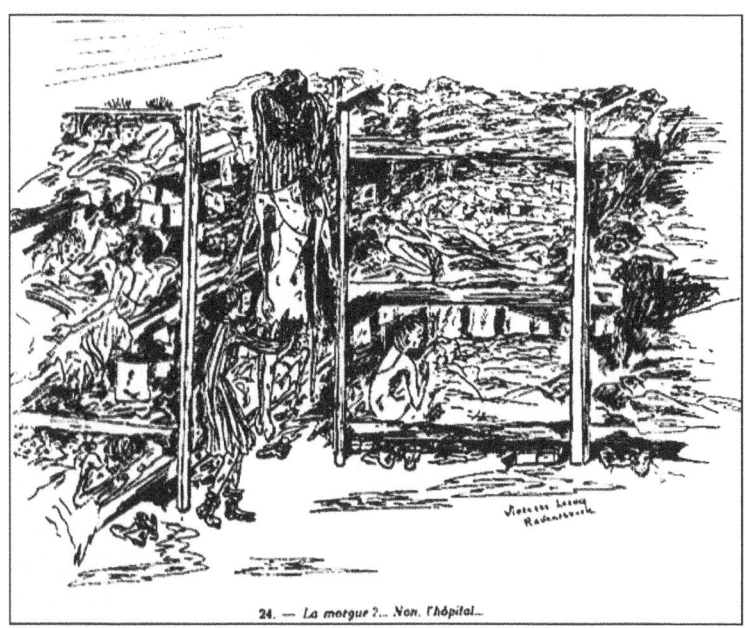

24. — La morgue ?... Non, l'hôpital...

Abb. 5.5 Krankenstation im Lager Ravensbrück: „– 24. Die Leichenhalle?... Nein, das Krankenhaus..." („– 24. La morge?... Non l'hôpital..."); Bleistiftzeichnung von Violette Rougier-Lecoq. (In: Hauptmann und Braunschweig 2006, S. 45; mit freundlicher Genehmigung von © Archives famille Hautval, All Rights Reserved)

Ein Ende wird absehbar

Ende April 1945 wurde die Situation im Lager Ravensbrück immer unübersichtlicher: Das schwedische Rote Kreuz hatte unter der Leitung des Grafen Bernadotte mit dem schwedischen Repräsentanten des „Jüdischen Weltkongress" (Norbert Masur) und Heinrich Himmler ein Abkommen getroffen, demzufolge Busse des schwedischen Roten Kreuzes einige der Lagerinsassen mittels Transporten nach Dänemark retten durften. Diese „Rettungs-Transporte" wechselten sich nun mit den Vergasungs-Aktionen im Lager ab[117], stießen dort allerdings auf große Verwirrung und Ablehnung: Wie konnte man sicher sein, wohin die Transporte gingen?[118]

Ab dem 23.04.1945 erfolgte die schrittweise Befreiung des Lagers: 488 Französinnen[119], 231 Belgierinnen und 34 Niederländerinnen hatten sich vor dem Lagerkommandanten aufzustellen und wurden von bewaffneten SS-Soldaten zu den aufgestellten Bussen des schwedischen Roten Kreuzes geleitet. Ab dem 27.04.1945[120] war die SS schließlich aus dem Lager verschwunden; am 30.04.1945[121] übernahmen russische Soldaten die Leitung des Lagers. Adélaïde Hautval konnte nicht ohne Weiteres gehen: „Was ist wirklich unsere Pflicht? Kann man im Namen einer Aufgabe, die man für nützlicher, unmittelbarer hält, sich der Pflichten entledigen, die einem die traditionelle Berufsehre auferlegt? Sind sie ein eitler Vorwand, oder beruhen sie wirklich auf einer Moral, die zwar brauchbar, aber auch nutzbringender ist? Darf man mit Blick auf ein fernes Ziel, das man anstrebt, schlicht menschliche Handlungen unterlaufen?"[122] Sie entschied sich, bei den schwerkranken Patienten im Lager Ravensbrück zu bleiben und pflegte diese gemeinsam mit (unter anderen) Marie-Claude Vailant-Couturier (1912–1996)[123], Aat Breur und Geneviève Leider (1914–2004)[124] von März bis

---

[117] Hauptmann und Braunschweig 2006, S. 48

[118] Hauptmann und Braunschweig 2006, S. 48: „S'agit-il vraiment d'une évacuation par la Croix-Rouge, ou n'est-ce pas, une fois de plus, qu'un prétexte?" „Handelt es sich wirklich um eine Evakuierung des Roten Kreuzes, oder ist dies nicht wieder nur ein Vorwand?"

[119] Hauptmann und Braunschweig 2006, S. 49. Nur 49 der Deportierten des „Konvois des 24. Januar" überlebten die Zeit in den Lagern Auschwitz und Ravensbrück.

[120] Hauptmann und Braunschweig 2006, S. 50.

[121] Hauptmann und Braunschweig 2006, S. 50.

[122] Übersetzung von Hervé und Unterhinninghofen 2008, S. 9.

[123] Hervé und Unterhinninghofen 2008, S. 139. Marie-Claude Vaillant-Couturier (geb. Vogel), war eine französische Widerstandskämpferin und Fotoreporterin. Ab 1934 engagierte sie sich in der Kommunistischen Jugendbewegung, 1936 in der Union junger Französinnen. Sie war die Ehefrau des Chefredakteurs der Zeitschrift „L'Humanité" und berichtete darin über die KZs Oranienburg und Dachau. 1942 wurde sie verhaftet, 1943 nach Auschwitz und später nach Ravensbrück deportiert. Gemeinsam mit Adélaïde Hautval kümmerte sie sich von April bis Juli 1945 um die zurückgebliebenen Kranken.

[124] Hervé und Unterhinninghofen 2008, S. 137. Geneviève Leider war eine französische Widerstandskämpferin, Lehrerin und Kommunistin. 1941 wurde sie verhaftet und gefoltert, 1944 nach Ravensbrück deportiert. Auch sie blieb dort nach der Befreiung, um zu helfen. Im Jahr 1951 folgte sie ihrem Mann nach Polen und engagierte sich dort gegen Stalinismus und Antisemitismus.

Juli 1945.[125] Die Angaben bezüglich des endgültigen Wegganges von Adélaide Hautval aus Ravensbrück widersprechen sich mit den Daten (02.05.1945[126] sowie 25.06.1945);[127] nach insgesamt zwei Jahren und fünf Monaten Lageraufenthalt verließ sie diesen Schreckensort mit einem Rettungsflugzeug.[128]

Nach dem Krieg: Aufarbeitung, weiteres Engagement und eine späte Anerkennung

„Meine Lieben, ich würde so gerne von euch hören – nichts ist mir gegenwärtiger. Beeilt euch und schickt mir Neuigkeiten, auf dem Luft-, See- oder Himmelsweg. Von meiner Seite aus kann ich sagen, dass ich den größten Traum lebe. Wir leben ein sehr intensives Leben, äußerst arbeitsam, aber sehr reich in jeder Hinsicht. Die Uhr ruft, ich muss mich beeilen fertig zu werden. Ich liebe euch von ganzem Herzen."[129] Dieser erste Brief an ihre Familie macht die bald greifbare Zusammenkunft deutlich – Adélaïde Hautval kehrte nach Guebwiller zurück und widmete sich dort der Niederschrift ihrer Erlebnisse.[130] Kurz darauf erschien ihr Bericht „Einblick in die Experimente, welche in den Frauenlagern von Auschwitz und Ravensbrück stattfanden" – im Rahmen der Dissertation von André Abraham David Lettichs[131], eines rumänischen Medizinstudenten, welcher ebenfalls in Auschwitz interniert gewesen war, wurde dieser Zeitzeugenbericht 1946 veröffentlicht. Adélaïde Hautval war nie offiziell in einer Gruppe von Widerstandskämpfern organisiert; eine Tatsache, welche ihr nach dem Krieg den Erhalt des Ausweises „Deportierte im Widerstand" als offiziell anerkanntes Dokument zum Nachweis ihrer Leistungen und Erlebnisse schwermachte.[132] Bereits im Dezember 1945 erhielt sie für ihren aufopferungsvollen Einsatz in den Lagern Auschwitz und Ravensbrück den Orden der Ehrenlegion („Légion d'Honneur")

---

[125] Hauptmann und Braunschweig 2006, S. 52.

[126] Hauptmann und Braunschweig 2006, S. 50.

[127] Hauptmann und Braunschweig 2006, S. 53.

[128] Halioua und Hauptmann 2015, S. 1295.

[129] Zit. n. Hauptmann und Braunschweig 2006, S. 53.

[130] Hauptmann und Braunschweig 2006, S. 54.

[131] Lettich 1946. Vgl. Hauptmann und Braunschweig 2006, S. 54. Diese Dissertation mit dem Titel „34 Monate in den Konzentrationslagern – Zeugenbericht über die ‚wissenschaftlichen' Verbrechen der deutschen Ärzte" war der erste in Frankreich veröffentlichte Bericht über die medizinischen Experimente in Auschwitz. Der Doktorvater war Prof. Charles Richet, welcher selbst eine Deportation in das KZ Buchenwald überlebt hatte. Weitere Veröffentlichungen Adélaïde Hautvals erfolgten in der Zeitschrift „Zeugen, welche man zum Schweigen brachte" („Les témoins qui se firent égorger").

[132] Halioua und Hauptmann 2015, S. 1295. Sie erhielt diesen Ausweis erst im Jahr 1963.

und wurde am 22.03.1946 mit der französischen „Medaille der Anerkennung" („Médaille de Vermeil"; „Médaille de la Reconnaissance")[133] geehrt. Ebenfalls in das Jahr 1946 fiel ihre persönliche rekonstruierende Niederschrift der Ereignisse, welche sie zu ihren Lebzeiten nicht publizierte.

Adélaïde Hautval nahm nach dem Krieg erneut eine ärztliche Tätigkeit an, zunächst im schulhygienischen Dienst der Akademie in Besançon; später in gleicher Position in Seine-et-Oise im Norden von Paris.[134] Gemeinsam mit einer Freundin aus Studienzeiten zog sie in ein kleines Häuschen in Groslay, eine 15 km nördlich von Paris gelegene Gemeinde, und fand im „Foyer de Grenelle", einem protestantischen Heim im 15. Arrondissement von Paris, eine Wirkstätte. Dieser blieb sie bis an ihr Lebensende treu. Jean-Daniel Spaak, ein Mitarbeiter des Kinderheimes berichtete: „In Grenelle hatten wir nach dem Krieg die Ehre, eine „Gerechte" kennenzulernen, Madame Haïdi Hautval. Es sei hier die Gelegenheit ergriffen, an diese sehr starke Persönlichkeit zu erinnern, welche [das Leben] unserer Gemeinde für weitere 30 Jahre prägte (...)."[135] Adélaïde Hautval zeigte weiterhin öffentliches Engagement. So ergriff sie beispielsweise 1961 das Wort gegen die Rolle Frankreichs im Algerienkrieg[136] und wurde am 07.01.1964 vom Minister der ehemaligen Widerstandskämpfer und Kriegsopfer („Ministre des Anciens Combattants et Victimes de guerre") in die Kommission berufen, welche sich die Untersuchung der pseudo-medizinischen Experimente in Auschwitz zur Aufgabe gemacht hatte.[137] Nach deren Zusammenkunft vom 11.06.1965 bis 08.07.1967 berichtete sie den Mitgliedern des Nationalen Vereines der ehemaligen Deportierten und internierten Widerstandskämpfer („l'Association nationale des anciennes Déportées et Internées de la Résistance"; ADIR) über die Ergebnisse. Bei dem vom 13.04.1964 bis 06.05.1964 in London stattfindenden Prozess gegen Dr. Dering wirkte sie als wichtige Zeugin.[138]

---

[133] Hauptmann und Braunschweig 2006, S. 55.

[134] Hauptmann und Braunschweig 2006, S. 56.

[135] Zit. n. Hauptmann und Braunschweig 2006, S. 56: „À Grenelle après la guerre nous avons eu le privilège de connaître une Juste, Madame Haïdi Hautval, et nous tenons à évoquer ici cette personnalité très forte qui a marqué notre communauté pendant près de 30 ans."

[136] Hauptmann und Braunschweig 2006, S. 56.

[137] Hauptmann und Braunschweig 2006, S. 56.

[138] Hervé und Unterhinninghofen 2008, S. 12. In einem Interview mit dem amerikanischen Schriftsteller Hallam Tennyson, publiziert im Jahr 1972, erinnert sie sich an den Prozess sowie an das Lager Auschwitz: „Ich bin überzeugt, dass alle schrecklichen Ereignisse dieser Welt durch simple Handlungen der Feigheit beginnen. Speziell in Auschwitz waren wir Gefangenenärzte mit der grausamen Frage der Selektionen konfrontiert: Die SS-Mitglieder befragten uns, welche der Deportierten zu krank oder zu schwach zum Arbeiten seien und

Gerechte unter den Völkern: „Juste parmi les nations"

Am 18.05.1965 wurde Adélaïde Hautval vom Staat Israel als „Gerechte unter den Völkern" („Juste parmi les Nations")[139] geehrt – diese höchste zivile Auszeichnung des Landes war im Jahre 1963 durch interne Anregungen aus Yad Vashem (der „Gedenkstätte der Märtyrer und Helden des Staates Israel im Holocaust"; gegründet im Jahr 1953) ins Leben gerufen worden. Sie war die vierte französische Staatsbürgerin, welcher diese Ehre zuteilwurde und es ist Léon Uris (1924–2003)[140] zu verdanken, dass Adélaïde Hautval diese öffentliche Anerkennung erhielt. In einem Brief vom 09.05.1964 wandte sich Uris an Yohanan Beham, den Direktor der israelischen Tourismus-Behörde sowie des Israelischen Museums: „Mit all der mir möglichen Überzeugung bitte ich sie, auf ihre Regierung einzuwirken, damit diese Frau nicht länger ohne Anerkennung bleibt."[141] Mitte April 1966 nahm Adélaïde Hautval die Ehrung persönlich in Yad Vashem in Jerusalem entgegen; am 11.04.1966 wurde in der „Allee der Gerechten" ein Baum für sie gepflanzt.[142]

Bis ans Lebensende: Aktiv im Kampf für die Menschenrechte

Bis zu ihrem Tod blieb Adélaïde Hautval engagiert im Kampf gegen Missstände, erhob ihre Stimme gegen die „Arroganz der Mediziner", konstatierte die gesellschaftlichen Ungerechtigkeiten gegenüber älteren Mitgliedern der Bevölkerung (Frankreichs und weltweit) und publizierte auch im fortgeschrittenen Alter als aktives Mitglied des „Nationalen Vereines der ehemaligen Deportierten und internierten Widerstandskämpfer" (ADIR) einige Beiträge in deren Vereinszeitschrift „Stimmen und Gesichter" („Voix et Visages").

---

wir wussten genau, dass, wenn wir diese Personen auswählen würden, sie unverzüglich in die Gaskammern gesandt worden wären (…). Ich habe es verweigert, ‚arbeitsunfähig' in irgendeinen Krankenbericht zu schreiben. Aber dann kam eben ein anderer Arzt an meiner Stelle, so dass ich die Bürde nicht zu tragen hatte…" Vgl. Halioua und Hauptmann 2015, S. 1295.

[139] Hauptmann und Braunschweig 2006, S. 57.

[140] Leon Uris ist ein US-amerikanischer Schriftsteller. Er wurde 1924 in Baltimore als Sohn von Wolf Uris, einem Mitglied der kommunistischen Partei und Anna Blumberg Uris geboren. Vor allem sein Roman „Exodus" sowie die daraus resultierende Dering-Affäre machten ihn weltberühmt; zudem wurde einer seiner Romane 1969 durch Alfred Hitchcock verfilmt. Zum Leben von Leon Uris vgl. Cane 1998, S. 1–11 sowie 12 ff.

[141] Hauptmann und Braunschweig 2006, S. 57: „I urge you with all my conviction to impress upon your Government that this woman should not remain unrewarded any longer."

[142] Hauptmann und Braunschweig 2006, S. 57 und 58.

Am 12.10.1988 nahm sich Adélaïde Hautval (Abb. 5.6) nach dem Tod einer langjährigen Freundin sowie nach ersten Anzeichen der Entwicklung einer neurologischen Störung (essentieller Tremor)[143] im Alter von 82 Jahren in Groslay das Leben. Sie sagte: „Wir alle müssen sterben. Verhalten wir uns also wie menschliche Wesen, solange wir leben."[144] Über Adélaïde Hautvals letzte Wochen berichtete eine Freundin: „Sie bereitete sich lange und gründlich darauf vor. Und als sie alles in Ordnung gebracht hatte, überschritt sie ruhig und aus freien Stücken die letzte Schwelle."[145]

Abb. 5.6 Portrait von
Adélaïde Hautval; nach
dem Krieg entstandenes
Aquarell von Aat Breur. (In:
Hauptmann und
Braunschweig 2006,
Buchrücken; mit
freundlicher Genehmigung
von © famille Hautval, All
Rights Reserved))

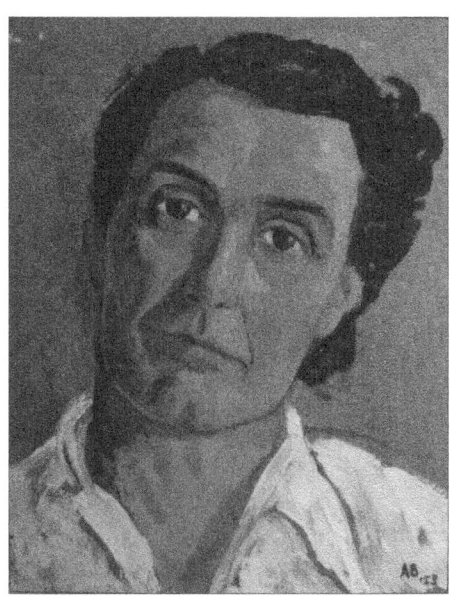

---

[143] Halioua und Hauptmann 2015, S. 1295. Vermutlich handelte es sich um erste Anzeichen eines Morbus Parkinson.

[144] Zit. n. Halioua und Hauptmann 2015, S. 1296:„Nous sommes tous condamnés à mourir. Comportons-nous en êtres humains tant que nous vivons."

[145] Zit. n. Postel-Vinay 2008, S. 17.

Zeittafel Adélaïde Hautval[146]

1906	01.01.: Geburt von Marthe Adélaïde Haas in Le Hohwald im französischen Département Nieder-Rhein (Bas-Rhin) in der seit 1871 zum Deutschen Reich gehörenden Region Elsass als Tochter des Pastors Philippe Haas und der Sophie Lydie Kuntz
1911	Mai: Umzug der Familie nach Guebwiller (Elsass)
1920	Februar: Das Elsass wird erneut französischsprachig, die Familie „Haas" ändert ihren Namen in „Hautval"
1923	10.07.:Abitur in Latein, Philosophie und zeitgenössischen Sprachen
1925	31.12.: Beginn des Studiums an der Medizinischen Fakultät der Universität in Strasbourg (Matrikel-Nr. 876)
1933	Juni-Juli: Klinische Examina
1934	Januar: Klinische Examina
	26.02.: Verteidigung ihrer Dissertation zum Thema „Beitrag zur Lokalisierung psychologischer, posttraumatischer Störungen (die Aphasien; die Sprachverlangsamungen" // („Contribution à la localisation des troubles psychiques post-commotionnels [les aphasies; les bradypsychies]); Doktorvater ist Prof. Charles Pfersdorff
1933–1936	Errichtung eines privaten Hospitals für psychisch erkrankte Kinder „Maison pour enfants nerveux" („Les Hirondelles") in Le Hohwald
1937–1939	Aufenthalt in Küsnacht (Schweiz) zur Fortbildung im Bereich der Kinderpsychiatrie
1940	01.02.: Beginn einer Anstellung als Assistenzärztin („Interne") im Hôpital psychiatrique in Vauclaire (Département Dordogne)
1941	21.11.: Kündigung der Anstellung
	01.12.: Beginn als Assistenzärztin („Interne") im Hôpital psychiatrique in Lannemezan (Département Hautes-Pyrénées)
1942	März: einmonatige Beurlaubung aufgrund des Todes ihrer Mutter (21.02.1942 in Guebwiller)

[146] Übersetzung der Zeittafel bei Hauptmann und Braunschweig 2006, S. 83–88

29.05.: Aufgriff am Bahnhof von Vierzon durch die deutsche Polizei (Feldgendarmerie) aufgrund ihres illegalen Übertritts über die Demarkationslinie; Verurteilung zu sechs Wochen Haft

02.06.: Interniert im Gefängnis von Bordiot in Bourges

15.07.: Überweisung in das Internierungslager von Pithiviers

25.09.-04.11.: Internierung im Lager Beaune-la-Rolande

05.11.-16.11.: Verhaftung im Gefängnis von Orléans durch den deutschen Sicherheitsdienst

1943   23.01.: Internierung im Fort von Romainville

24.01.: Abfahrt eines Konvois von 230 weiblichen Mitgliedern der Resistance-Bewegung („convoi des 31.000") aus Compiègne

26.01.-27.01.: Ankunft des Konvois im Lager Auschwitz

27.01.-15.03.: Internierung im Lager Birkenau. Einsatz als Krankenschwester bzw. Ärztin

März-August: Weigerung einer Teilnahme an den medizinischen Experimenten der Ärzte Carl Clauberg und Horst Schumann

Mitte August: Rückverlegung nach Auschwitz-Birkenau

November: mehrmonatige Typhus-Erkrankung

1944   02.08.-04.08.: Transfer von 34 Überlebenden des Transports „31.000" ins Lager Ravensbrück

August-02.09.: Überstellung ins Lager Watenstedt

1945   27.04.: Abfahrt der SS

30.04.: Befreiung des Camps durch die sowjetischen Truppen

Sommer: Erholungsaufenthalt in Guebwiller (Niederschrift ihrer Erinnerungen)

Dezember: Erhalt des Ehrenkreuzes für hingebungsvolle Tätigkeit gegenüber Mithäftlingen in den Lagern Auschwitz und Ravensbrück

1946   Publikation der „Zeugen-Texte" unter dem Pseudonym „Eine weibliche Ärztin, Deportierte, Olivier im Widerstand" („Une femme médecin, déportée, Olivier dans la Résistance")

März: Erhalt der „Médaille de la Reconnaissance française"

	10.06.: Publikation des Textes „Einblick in die medizinischen Experimente, welche im Frauen-Camp von Auschwitz und Ravensbrück unternommen wurden" („Aperçu sur les expériences faites dans les camps de femmes d'Auschwitz et de Ravensbrück")
1949	23.12.: Abänderung des Namens „Haas" in „Hautval"
1947 bis zur Rente	Ärztin im schulhygienischen Dienst der Akademie in Besançon (ein Jahr); später in Val d'Oise. Aufenthalt in Groslay
	Tätigkeit im „Foyer de Grenelle" (ein christliches Wohnheim im 15. Arrondissement von Paris)
1963	23.12.: späte Anerkennung ihres Status als „Deportierte im Widerstand"
1964	07.01.: Aufnahme in die Kommission zur Aufbereitung der Unterlagen zu den Opfern der pseudo-medizinischen Experimente
	13.04.-06.05.: Zeugin beim Prozess gegen Leon Uris in London („Dering-Affäre")
1965	15.05.: Ehrung durch den Staat Israel als „Gerechte unter den Völkern" („Juste parmi les Nations")
1969	Einladung nach New York durch die Organisation „United Jewish Appeal"
1988	12.10.: Suizid durch eine Überdosis Barbital. Bestattung auf dem Friedhof von Groslay

5.3.2 Betty Warburg (1881–1943)

Die Familie Warburg

Betty Warburg wurde am 27.09.1881 als Tochter des Kommerzienrats[147] Albert Warburg (1843–1919) und dessen holländischer Gemahlin Gertrude Margarethe Warburg (1856–1943; geborene Rindskopf)[148] als zweites von vier Kindern in Hamburg geboren. Als Spross einer alteingesessenen und sehr bekannten assimilierten jüdischen Bankiersfamilie aus Hamburg ließe sich ihre Ahnenreihe über 300 Jahre zurückverfolgen, eine Unternehmung, welche an dieser Stelle

---

[147] Kommerzienrat: Ehrentitel für einen Wirtschaftsfachmann. In der Geburtsurkunde seiner Kinder wird Albert Warburg auch als Bauingenieur bezeichnet.

[148] Homepage des Kalliope-Verbunds für Betty Warburg.

explizit nicht unternommen werden soll.[149] Neben Betty gehörten bereits die
älteren Schwestern Helene Julie (10.09.1877; „Ellen") und Ada Sophie Warburg
(11.09.1878; siehe Abb. 5.8) zur Familie; später folgte der Bruder Wilhelm Siegfried (07.04.1884). Laut dem Vermerk auf seiner Geburtsurkunde erlag er am
21.05.1884, kaum zwei Monate alt, einer diphtherischen Erkrankung.[150] Nach
der Inschrift auf seinem Grabmal (siehe Ende der Biographie; Abb. 5.17) starb
er erst am 24.04.1891 im Alter von sieben Jahren.[151]

Der Geburtenregistereintrag Betty Warburgs (Abb. 5.7) stellt durch eine mehr
als 60 Jahre später erfolgte Hinzufügung ein tragisches Dokument dar, da sich
an diesem – im Wissen um ihre mosaische Herkunft und erkennbar an blauem
Randvermerk – ein Lebenslauf antizipieren lässt. Hingewiesen sei zunächst auf
den schwarzen Vermerk (rechts oben im Dokument): „Am 05. Januar 1939 (…)
genannte Betty Warburg hat die Annahme des jetzigen Vornamens Sara angezeigt
(…)."[152]

Dieser Eintrag wurde später revidiert, der violette Stempel (rechts mittig)
bemerkt: „Gemäß Verordnung des Zentral-Justizrats in Hamburg vom 16.02.1948
ist der vorkommende Randvermerk vom 05. Januar 1939 ungültig. Hamburg am
14.05.1948 Altona. Der Standesbeamte." Die Betrachtung des bereits erwähnten
blauen Vermerks (rechts unten im Dokument) schließlich greift dem Ende dieser Biographie vor: „Frl. Dr. Betty Warburg ist durch rechtskräftigen Beschluss
des Amtsgerichtes in Hamburg vom 18.07.1949 Aktenzeichen 54 II. 402/49 vom
31.05.49 für tot erklärt. Als Zeitpunkt des Todes der genannten Verschollenen
wird der 16.04.1943 – 24 Uhr festgestellt. 11/8.49."[153]

---

[149] Die Familie Warburg war eine deutsch-jüdische Bankiersfamilie, deren Familienstamm-
baum sich weitläufig in Alsterufer-, Mittelweg- und Amerikanische Warburgs auftrennte.
Betty Warburg ist dem „Altonaer" Zweig zuzuordnen und gehörte der 13. Generation an.
Die Kurzbiographien der Familienangehörigen, deren Namen neben demjenigen Betty Warburgs auf dem Grabmal der Familie auf dem Ohlsdorfer Friedhof eingraviert sind, befinden
sich im Anhang dieser Biographie. Bei weiterführendem Interesse bezüglich des Stamm-
baumes der Familie Warburg sei auf die folgenden Bücher verwiesen: Chernow 1994 und
Wenzel-Burchard 1970 sowie auf die Homepage Stolpersteine-hamburg.de.

[150] Hamburg-Altona, Standesamt, Geburtenregister 1874 bis 1901, Urkundennummer 1020.

[151] Eine zweite Quelle bestätigt das Ableben Wilhelm Siegfried Warburgs im Alter von
sieben Jahren: Wenzel-Burchard 1970, S. 30.

[152] Kraft der „Zweiten Verordnung zur Durchführung des Gesetzes über die Änderung von
Familiennamen und Vornamen" vom 17.08.1938 wurden Juden gezwungen, ihre Herkunft
mittels Annahme eines „typisch jüdischen" Vornamens kenntlich zu machen: Spätestens ab
dem 01.01.1939 hatten jüdische Frauen daher den Namen „Sara" zu tragen, jüdische Männer
den Namen „Israel". Von Villiez 2009, S. 138.

[153] Hamburg-Altona, Standesamt, Geburtenregister 1874 bis 1901, Urkundennummer 2656.

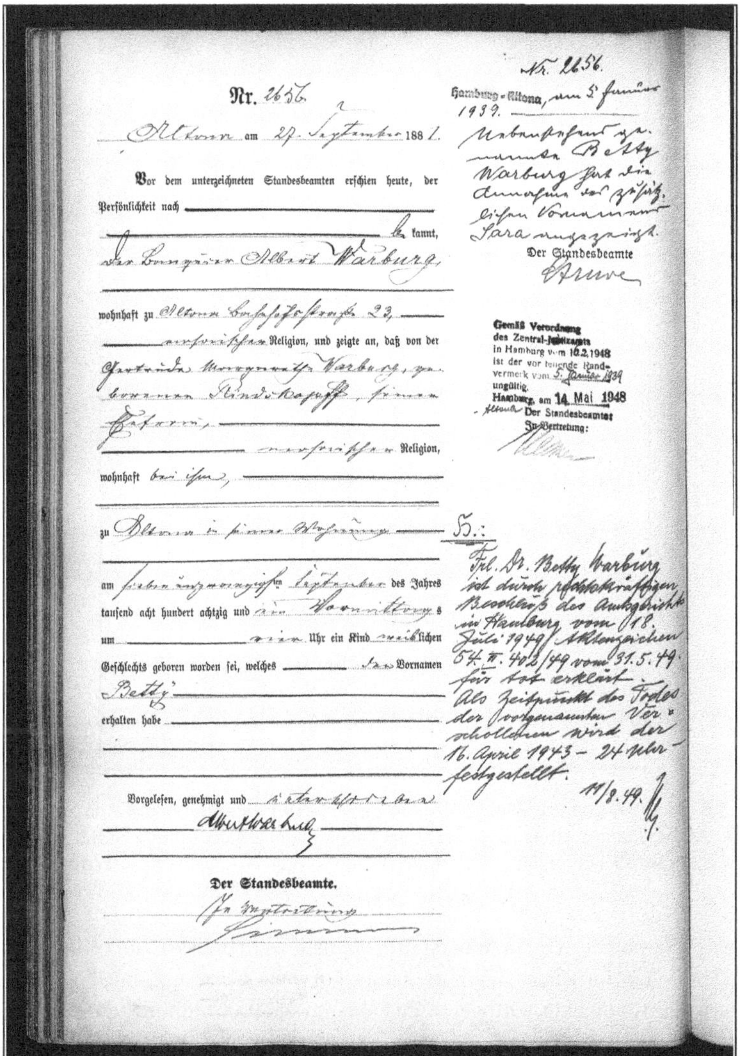
Nr. 2656

Altona am 27. September 1881.

Vor dem unterzeichneten Standesbeamten erschien heute, der Persönlichkeit nach ——— bekannt,

der Bankier Albert Warburg,

wohnhaft zu Altona [illegible] 23,

mosaischer Religion, und zeigte an, daß von der

Gertrude Margarethe Warburg, geborene Rindskopf, seiner Ehefrau,

mosaischer Religion,

wohnhaft bei ihm,

zu Altona in seiner Wohnung

am siebenundzwanzigsten September des Jahres tausend acht hundert achtzig und ein Vormittags um vier Uhr ein Kind weiblichen Geschlechts geboren worden sei, welches den Vornamen

Betty

erhalten habe.

Vorgelesen, genehmigt und unterschrieben

Albert Warburg

Der Standesbeamte.

In Vertretung

[illegible]

Nr. 2656.

Hamburg-Altona, am 5. Januar 1939.

Unbenannte? zu nennende Betty Warburg hat die Annahme des zusätzlichen Vornamens Sara angezeigt.

Der Standesbeamte

[illegible]

Gemäß Verordnung des Zentral-Justizamts in Hamburg vom 10.2.1948 ist der vorstehende Randvermerk vom 5. Januar 1939 ungültig.

Hamburg, am 14. Mai 1948

Der Standesbeamte

In Vertretung:

[illegible]

5.:

Frl. Dr. Betty Warburg ist durch rechtskräftigen Beschluß des Amtsgerichts in Hamburg vom 18. Juli 1949 / Aktenzeichen 54 II. 402/49 vom 31.5.49 für tot erklärt. Als Zeitpunkt des Todes der vorgenannten Verschollenen wird der 16. April 1943 – 24 Uhr – festgestellt.

11/8.49.

Abb. 5.7 Geburtsurkunde von Betty Warburg. (Aus: Hamburg-Altona, Standesamt, Geburten- und Sterberegister; mit freundlicher Genehmigung von © Staatsarchiv Hamburg [2022]. All Rights Reserved)

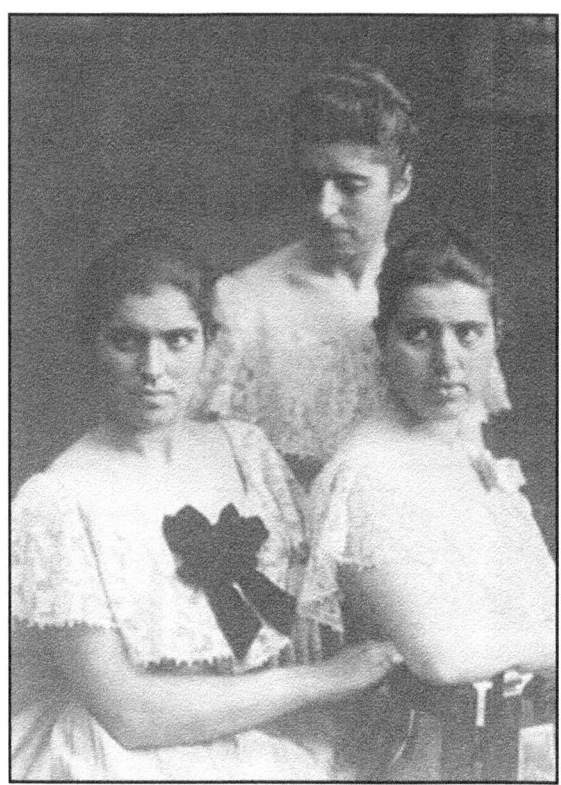

Abb. 5.8 Betty Warburg (rechts) mit ihren Schwestern Helene Julie und Ada Sophie (von links). (Aus: Hamburg, Homepage von Stolpersteine-hamburg.de, Eintrag zu Betty Warburg; mit freundlicher Genehmigung von ©John Broido [2022]. All Rights Reserved))

    Betty Warburg wuchs in äußerst großzügigen Verhältnissen auf: Künstler und Literaten waren im Hause Warburg häufig geladene Gäste und mit höhergestellten Juristen, Kaufleuten, Offizieren und Wissenschaftlern tummelten sich diverse Vertreter der Altonaer Oberschicht im Warburg'schen Salon. Die Villa in der

Palmaille[154] 33, Wohnsitz der Familie seit dem Jahre 1891[155], war Ort eines wöchentlich stattfindenden gesellschaftlichen „Stelldicheins": Am heimischen Steinway-Flügel im Musiksaal wurde musiziert, später im Esszimmer – unter den dort hängenden Portraits der Familie Rindskopf – „diniert". Die Kultivierung eines französisch-eleganten Stils wirkte als Magnet auch für die gesellschaftlichen Größen der damaligen Zeit: Johannes Brahms und Anton Rubinstein sollen hier konzertiert haben, mit Hans Christian Andersen war ein anerkannter Schriftsteller ein häufig gesehener Gast des Hauses[156] und Edward Munch porträtierte (damals als noch recht unbekannter Maler) etwa im Jahr 1905 die Schwester Betty Warburgs, Ellen Warburg.

Albert Warburg, Betty Warburgs Vater, amtierte ab 1898 als erster Präses der Industrie- und Handelskammer und leitete das Bankhaus W.S. Warburg, bevor dieses im Jahre 1905 an die Norddeutsche Bank verkauft wurde.[157] Betty Warburg erlernte in ihrer Jugend sowohl die französische als auch die englische Sprache, wobei Gouvernanten entsprechender Herkunftsländer die Töchter im häuslichen Umfeld unterrichteten. Im Nachbarhaus in der Palmaille 19 besuchte Betty Warburg ab 1886 die „Höhere Privat-Töchterschule", in Räumlichkeiten, welche Fräulein van der Smissen angemietet hatte. Nach ihrem Privatunterricht ab dem Jahre 1904 wurde Betty mit besonderer Erlaubnis des „Königlichen Provinzial-Kollegium[s] in Schleswig" im Jahre 1908 als „Externe" zur Ablegung der Reifeprüfung am Realgymnasium in Flensburg zugelassen und ging mit erfolgreich bestandenen Prüfungen vom 24. bis 29.02.1908 in den Fächern Deutsch, Französisch, Latein, Englisch, Geschichte, Erdkunde, Mathematik, Physik, Chemie und Naturbeschreibung als erste weibliche Abiturientin von der Schule ab.[158]

---

[154] Der Name der Straße entstammt nicht etwa dem Wort „Allee", sondern bezieht sich wohl ursprünglich auf ein italienisches Ballspiel („Palla a maglio" oder „Pallomaglio"), welches zu Zeiten der Namensgebung der Straße in Hamburg gerade in Mode gekommen war. Wenzel-Burchard 1970, S. 15 und S. 16.

[155] Geboren wurden alle Kinder in der Bahnhofstraße 23, einer etwas kleineren Wohnung, die Albert und Gertrude Warburg zu Anfang der 1880er Jahre bewohnten, bevor sie in die Palmaille 33 umzogen. Wenzel-Burchard 1970, S. 15 ff.

[156] Wenzel-Burchard 1970, S. 15 ff. Die Familie unterhielt zudem ein weiteres Anwesen: Als Sommerhaus war im Jahre 1890 eine Villa in Großflottbek erstanden worden, das dortige Atelier diente vor allem Mutter Gertrude als Ort ungestörten Rückzuges. Vgl. Wenzel-Burchard 1970, S. 34 ff.

[157] Wenzel-Burchard 1970, S. 10.

[158] Bezüglich ihres schulischen Werdegangs ließen sich die Angaben auf der Homepage Stolpersteine-hamburg.de bestätigen; vgl. Homepage Stolpersteine-hamburg.de.

Betty Warburgs Verlobter starb im Ersten Weltkrieg; sie blieb Zeit ihres
Lebens unverheiratet und ist somit als einziges der Geschwister kinderlos geblieben – ein sicher nicht ganz einfacher Stand im Familiengefüge der Warburgs, wie
auch die häufige Betonung ihrer Einsamkeit deutlich macht. Ihr Vater war gegenüber ihrem Studienwunsch höchst kritisch eingestellt: „(…) Sehr zum Leidwesen
meines Großvaters, welcher, der Einstellung seiner Generation entsprechend, studierte Frauen nicht leiden konnte, hatte Tante Betty doch Medizin studiert und
alle Examina mit Auszeichnungen absolviert. Dem alten Herrn war es unschick-
lich erschienen, daß ein hübsches Mädchen aus gutem Hause, das sein Leben
mit hochgeschlossenen Kleidern und seinen Urlaub in langbeinigen Badeanzü-
gen verbrachte, als Vorbereitung auf ihren Beruf an Leichen herumschnitt (…)'",
bemerkte Betty Warburgs Nichte Gertrude Wenzel-Burchard.[159]

Studium und Promotion

Trotz familiärer Vorbehalte begann Betty Warburg ihr Studium der Medizin
1910 in Berlin; die Gründung der Universität in der Hansestadt Hamburg im
Jahre 1919[160] lag zu diesem Zeitpunkt noch in weiter Ferne. In dem ihrer
Promotion beigefügten Lebenslauf schildert sie ihren Werdegang: „Ich, Betty
Warburg, mosaischer Konfession, wurde am 27.09.1881 als Tochter des Geh.
Kommerzienrats Albert Warburg in Altona geboren. Ich besuchte dort die höhere

---

[159] Wenzel-Burchard 1970, S. 50. Diese Haltung von Albert Warburg ist äußerst aufschluss-
reich, beweist sie doch eine völlig andere Einstellung gegenüber der Bildung und Tätigkeit
von Frauen in (wissenschaftlichen) Berufen als sie etwa im Hause Kraepelin vorgeherrscht
hatte. Toni Schmidt-Kraepelin begann ihr Studium im Jahr 1907, unterstützt und stark geför-
dert durch ihren Vater Emil Kraepelin. Die von Wenzel-Burchard als „Einstellung der Generation" bezeichnete Haltung war also nicht unbedingt eine solche, sondern offensichtlich
stark individuell und geprägt durch den Familienhintergrund. Vgl. die Biographie von Toni
Schmidt-Kraepelins (Abschn. 3.3.2).
[160] Die Hamburger Universität wurde erst nach dem Ersten Weltkrieg, am 10.05.1919
gegründet, da Hamburg als Hansestadt zuerst vornehmlich in Richtung einer führenden Position in der internationalen Handelspolitik gestrebt hatte und die Kosten für den Ausbau
einer Universität scheute. Bereits in den Jahren 1907 und 1908 waren als wichtige Meilensteine der Hochschulentwicklung die „Hamburgische Wissenschaftliche Stiftung" sowie
das „Kolonialinstitut" gegründet worden, doch erst die demokratisch gewählte Bürgerschaft
beschloss letztendlich die Einrichtung der „Hamburgischen Universität". Bezüglich der Frau-
enfrage sei hinzugefügt, dass im Jahre 1911 am Kolonialinstitut die erste Frau als Hörerin
bzw. Hospitantin immatrikuliert wurde – auf Beschluss des Professorenrats des Kolonial-
instituts galt, „daß Damen als Hörerinnen und Hospitanten unter denselben Bedingungen
und Voraussetzungen zuzulassen sind wie die Herren". Vgl. die Homepage der Universität
Hamburg.

Töchterschule und bereitete mich später durch Privatunterricht auf die Reifeprüfung vor, die ich Ostern 1908 am Realgymnasium in Flensburg bestand. 1910 begann ich das medizinische Studium in Berlin, wo ich zwei Semester blieb. Nach weiteren drei Semestern in Kiel machte ich dort das Physikum. Von den fünf klinischen Semestern studierte ich eins in München, zwei in Freiburg und zwei in Kiel, wo ich im Mai 1915 das medizinische Staatsexamen bestand."[161] Eine Durchsicht des „Amtliche(n) Verzeichnis(ses) des Personals und der Studierenden der Königlichen Friedrich-Wilhelms-Universität zu Berlin"[162] bestätigt Betty Warburgs Angaben; erstmals war sie hier im Winterhalbjahr 1910/1911 zum Einschreibezeitpunkt Ostern'10 als Studentin der Medizin unter der Matrikelnummer 4516 verzeichnet (wohnhaft in der Nürnberger Str. 65, Postamt W 50, als Herkunftsort wurde Schleswig-Holstein[163] angegeben). Diese Tatsache ist insofern merkwürdig, als sie im gleichen Verzeichnis für das Sommerhalbjahr 1910 nicht auffindbar war, ebenso wenig im Sommersemester 1911.[164] Es darf dennoch von einer korrekten Angabe der „zwei Semester in Berlin"[165] vonseiten Betty Warburgs ausgegangen werden, höchst wahrscheinlich studierte sie dort ab dem Einschreibezeitpunkt Ostern 1910. Die weiteren vorklinischen Semester absolvierte sie in Kiel, wobei sie wohl jeweils semesterweise von Altona nach Kiel zog (von April bis Juli 1911 wohnte sie in Kiel in der Hospitalstraße 21, von November 1911 bis Februar 1912 und dann erneut von April bis Juni 1912 im Düsternbrooker Weg 18).[166] Ein genauerer Nachweis ihrer dortigen Leistungen konnte nicht erbracht werden, da die meisten Unterlagen der Universität Kiel im Zweiten Weltkrieg verbrannten (einschließlich der Belege zu ihrer ebenfalls an der Universität Kiel absolvierten medizinischen Vorprüfung sowie dem medizinischen Staatsexamen).[167]

---

[161] Warburg 1915, S. 37.

[162] Berlin, Universitätsarchiv, Amtliches Verzeichnis des Personals und der Studierenden der Königlichen Friedrich-Wilhelms-Universität zu Berlin 1910/1911.

[163] Altona war damals noch kein Stadtteil Hamburgs, sondern Teil Schleswig-Holsteins.

[164] Berlin, Universitätsarchiv, Amtliches Verzeichnis des Personals und der Studierenden der Königlichen Friedrich-Wilhelms-Universität zu Berlin 1910/1911.

[165] Warburg 1915, S. 37.

[166] Kiel, Amtliches Verzeichnis des Personals und der Studierenden der Königlichen Christian-Albrechts-Universität zu Kiel, Sommersemester 1914 und Wintersemester 1914/1915 Promotionsalbum, Abt. 47.6 Nr. 273.
Vgl. die Homepage Stolpersteine-hamburg.de.

[167] Kiel, Landesarchivs Schleswig-Holstein.

Nach erfolgreich absolviertem Physikum wechselte Betty Warburg an die
Ludwig-Maximilians-Universität (LMU) nach München, hier war sie für das
Wintersemester 1912/1913 eingeschrieben (wohnhaft in der Barerstraße 38/1).[168]
Auch die Nachforschungen im Freiburger Universitätsarchiv bezüglich der
folgenden klinischen Semester bestätigen die Angaben Betty Warburgs; ihre
Immatrikulation an der dortigen Albert-Ludwigs-Universität erfolgte im Sommer
1913 als Studentin Nr. 1102 (als Wohnort der Eltern war weiterhin die Pal-
maille 33 angegeben, zudem korrekterweise München als vorheriger Studienort
benannt).[169] Das Studien- und Sittenzeugnis (Abb. 5.9)[170] – gleichbedeutend dem
heutigen Exmatrikulationsbescheid – bezeugt ihren Abgang zum ausgehenden
Wintersemester. Es datiert auf den 26.02.1914 und belegt, dass Betty Warburg die
Universität Freiburg nach vorschriftsgemäßer Ableistung aller Vorlesungen und
Übungen verließ, zudem ohne dass ein „Nachteiliges des Betragens" ihrerseits zu
Ohren gekommen wäre:

„Fräulein Betty Warburg von Altona wird hiermit bezeugt, daß es sich,
nachdem es in die Matrikel der Universität dafür eingeschrieben war, in den
umstehend verzeichneten Semester dem Studium der MEDIZIN gewidmet und
nach seinen Zugriffen die dabei ausgeführten Vorlesungen und Übungen belegt
und vorschriftsmäßig abgemeldet hat. Hinsichtlich des Betragens ist Nachteiliges
nicht zur Anzeige gekommen. Freiburg, den 26. Februar 1914."[171]

Nach ihrem Umzug nach Kiel war sie an der dortigen Universität erneut für
das Sommersemester 1914 und das Wintersemester 1914/1915[172] eingeschrieben;
im Mai 1915[173] absolvierte Betty Warburg dort ihr medizinisches Staatsexamen.

---

[168] München, Universitätsbibliothek der Ludovico-Maximilianea-Universität, Personalstand.

[169] Freiburg, Universitätsarchiv, Matrikelbücher für das Jahr, Sign. A 66/13 und A 66/9 und
A 66/12.

[170] Freiburg, Universitätsarchiv, Studien- und Sittenzeugnis.

[171] Freiburg, Universitätsarchiv, Studien- und Sittenzeugnis.

[172] Kiel, Landesarchiv Schleswig-Holstein, Amtliches Verzeichnis des Personals und der
Studierenden der Königlichen Christian-Albrechts-Universität zu Kiel, Sommersemester
1914 und Wintersemester 1914/1915.

[173] Warburg 1915, S. 37.

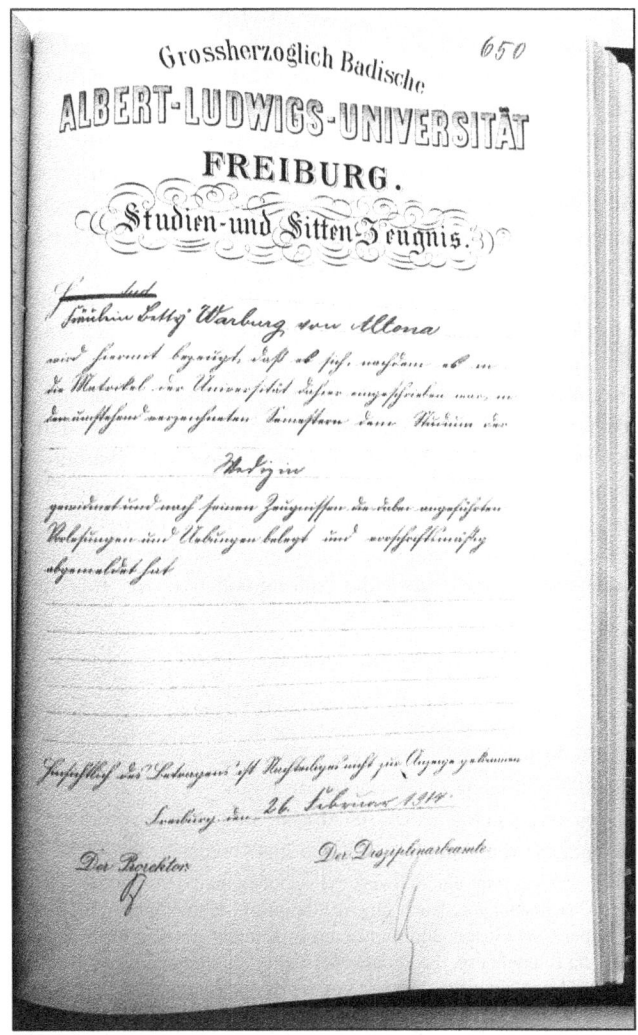

Abb. 5.9 Studien- und Sittenzeugnis von Betty Warburg. (Aus: Freiburg, Universitätsarchiv; mit freundlicher Genehmigung von © Albert-Ludwigs-Universität Freiburg, Universitätsarchiv [2022]. All Rights Reserved)

Promoviert wurde sie ebenfalls an der „Hohen Medizinischen Fakultät der
Königl. Christian-Albrechts-Universität zu Kiel"; das Promotionsalbum der Dok-
torexamina der Jahre 1914 bis 1919 (Abb. 5.10)[174] gibt Aufschluss über ihre
Dissertation („Nr. 9 im Rektoratsjahr 1915/1916")[175] zum Thema „Über die im
Jahre 1909 in der Kieler psychiatrischen und Nervenklinik beobachteten Fälle
von Generationspsychosen".[176] Der Terminus der Generationspsychose bezeich-
nete zu Zeiten Betty Warburgs zusammenfassend die Graviditätspsychosen (die in
der Schwangerschaft beginnenden und als „Alienation" bezeichneten psychischen
Auffälligkeiten), die Laktationspsychosen (psychische Störungen zu Beginn der
Stillzeit) und die Puerperalpsychosen (psychische Störungen innerhalb der ersten
sechs Wochen nach der Entbindung)[177] – in der heute üblichen Internationalen
Klassifikation der Krankheiten (ICD-10) wird die Begrifflichkeit in der Kategorie
„Sonstige Krankheiten der Mutter, die anderenorts klassifizierbar sind, die jedoch
Schwangerschaft, Geburt und Wochenbett komplizieren"[178] rubriziert.

In der äußerst kompakten, 34-seitigen Arbeit führte Betty Warburg zunächst in
den Forschungsgegenstand ein. Alfred Hoche[179], Emil Kraepelin[180] sowie Ludwig Binswanger (1881–1966)[181] und Ernst Siemerling (1857–1931)[182] zitierend,
resümierte sie Informationen zur Epidemiologie und den vermuteten Ursachen
der Generationspsychosen – etwa die Autointoxikation, die Infektion oder die

---

[174] Kiel, Landesarchiv Schleswig-Holstein, Promotionsalbum.

[175] Warburg 1915, S. 1.

[176] Warburg 1915.

[177] Warburg 1915, S. 3.

[178] Homepage ICD-10, Eintrag zu Generationspsychosen.

[179] Vgl. die Biographie von Martha Ulrich (Abschn. 2.4.2).

[180] Vgl. die Biographie von Toni Schmidt-Kraepelin (Abschn. 3.3.2).

[181] Ludwig Binswanger war ein Schweizer Psychiater und Psychoanalytiker. Er gilt als
Begründer der Daseinsanalyse. Nach einem Studium in Heidelberg, Zürich und Lausanne
promovierte er bei Carl Gustav Jung und kam in Kontakt mit der Psychoanalyse. In Jena
heiratete er Hertha Buchenberg, die Tochter des badischen Finanzministers, die beiden bekamen sechs Kinder. Nach einer Studienreise nach Paris und England kam er 1908 als Assistent
an die väterliche Anstalt „Bellevue" in Kreuzlingen und übernahm nach dem überraschen-
den Tod seines Vaters die Leitung der Anstalt; 50 Jahre war er der Direktor der international
bekannten „Privatanstalt für heilfähige Kranke und Pfleglinge aus den besseren Ständen
der Schweiz und des Auslandes". Auch Aby Warburg (ein berühmter Hamburger Kunst-
und Kulturwissenschaftler aus der Familienlinie der Mittelweg-Warburgs), Bertha Pappen-
heim (Frauenrechtlerin, bekannt als Sigmund Freuds Patientin Anna. O) und Ernst Ludwig
Kirchner (Maler) wurde dort zeitweise gepflegt. Schwarz 2015.

[182] Ernst Paul Bruno Siemerling war ein deutscher Psychiater und Neurologe. Er gilt als
herausragender Vertreter der Berliner Schule des frühen 20. Jahrhunderts. Vgl. Stertz 1931.

erbliche Belastung. Zudem beschrieb sie die allgemeinen Symptome: „halluzinatorisches Irresein", Erschöpfung, Delirien und die Amentia[183], welche mit „Verbigeration[184], Mutazismus (sic) und starrem Negativismus" einherginge.[185] 18 Krankheitsfälle, jeweils mit Anamnese und „Status" (dem aktuellen Befund), beschrieb Betty Warburg; ausführlich, störungsorientiert und im Tonfall zurückhaltend[186], doch ohne nennenswerte eigene Schlussfolgerungen. Beispielhaft sei an dieser Stelle eine Falldarstellung zitiert: „Fall XII. Frau Amanda R., 25 Jahre alt. Anamnese, abgegeben vom Mann am 15.2.1909. Die Schwester war nervenkrank, sonst keine Heredität. Pat. war früher nie krank, ist seit 12.4.1908 verheiratet und am 2.2. war die Entbindung normal, rasch, ohne großen Blutverlust. Sie stillte das Kind, war drei Tage nach der Entbindung traurig, daß die Nachbarin das Kind nicht weiterpflegen wollte, meinte, es müsse zugrunde gehen, und schlug am 12.2. abends plötzlich vor, es sei am besten, wenn sie, der Mann und das Kind in den Tod gingen. Nachher machte sie sich darüber Vorwürfe. Kein Conamen suicidii. Sie bat den Referenten um sein Taschenmesser, um sich zu töten. Später wurde sie ängstlich und meinte, sie habe die ganze Welt belogen; alle müßten ihretwegen sterben, sie allein bliebe leben und käme in die Hölle. Während der Schwangerschaft war sie normal, fürchtete sich nur vor der Entbindung."[187]

Als Note ihrer Dissertation erhielt sie ein „gut"; ebenfalls im mündlichen Kolloquium, dem Rigorosum, erbrachte Betty Warburg durchweg „gute" Leistungen, so beispielsweise auf Fragen zu den Themen Atmung, Fleckfieber und Typhus abdominalis. Das entsprechende Zeugnis wurde am 21.05.1915 nach Begutachtung durch den Referent Prof. Siemerling[188] ausgestellt.[189]

---

[183] Ein amentielles Syndrom ist eine akute illusionäre Verkennung der Wirklichkeit in halluzinatorischer Verwirrtheit, einhergehend mit zusammenhangslosem Denken. Homepage ICD-10, Eintrag zu Amentia: „Psychische und Verhaltensstörungen durch Alkohol"; klassifiziert neben der Korsakow-Alkoholpsychose.
[184] Eine Form der Sprachstereotypie.
[185] Warburg 1915, S. 3 und 5.
[186] Im Vergleich z. B. zu Toni Schmidt-Kraepelin.
[187] Warburg 1915, S. 15.
[188] Warburg 1915, S. 1.
[189] Kiel, Landesarchiv Schleswig-Holstein, Promotionsalbum, Abt. 47.6 Nr. 273.

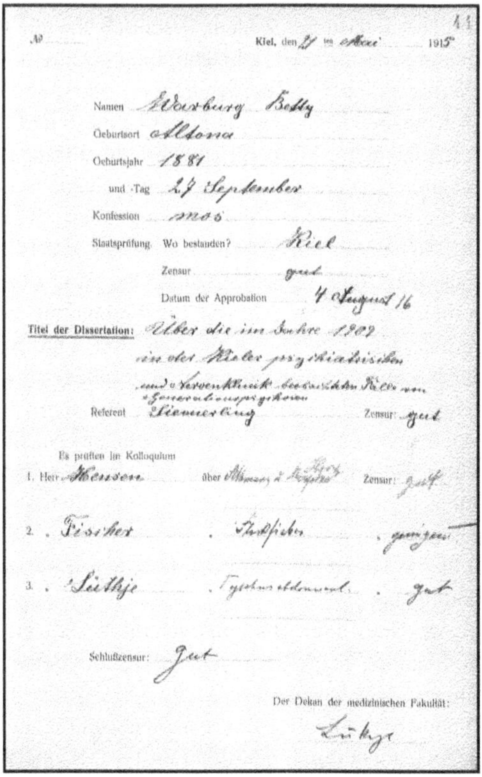
№ Kiel, den 27 ten Mai 1915

Namen Warburg Betty
Geburtsort Altona
Geburtsjahr 1881
und -Tag 27 September
Konfession mos.
Staatsprüfung Wo bestanden? Kiel
Zensur gut
Datum der Approbation 4 August 16

Titel der Dissertation: Über die im Jahre 1909 in der Kieler psychiatrischen und Nervenklinik beobachteten Fälle von Generationspsychosen

Referent Siemerling Zensur: gut

Es prüften im Kolloquium
1. Herr Hensen über Zensur: gut
2. „ Fischer „
3. „ Lüthje „ „ gut

Schlußzensur: gut

Der Dekan der medizinischen Fakultät:
Lüthje

Abb. 5.10 Zeugnis zur Dissertation Betty Warburgs. (Aus: Kiel, Landesarchiv Schleswig-Holstein, Promotionsalbum; mit freundlicher Genehmigung von © Landesarchiv Schleswig-Holstein, Archiv der Christian-Albrechts-Universität Kiel [2022]. All Rights Reserved)

Eine weitere Publikation

Bezüglich weiterer publizistischer Tätigkeit Betty Warburgs ließ sich ermitteln, dass sie im Jahre 1923 zusammen mit Otto Kestner (1873–1953)[190] in der Klinischen Wochenschrift den Beitrag „Die Wirkung der Frühstücksgetränke auf die Verdauungsorgane“[191] veröffentlichte. Otto Kestner war ein deutscher Arzt polnischer Herkunft und Professor für Physiologe; von 1919 bis 1934 leitete er das Physiologische Institut der Universität Hamburg und war von 1925 bis 1926 der Dekan. Er war jüdischer Konfession, konvertierte später zum evangelischen Glauben und nannte sich wohl erst ab 1916 Kestner (geb. Conheim). Dennoch

[190] Homepage des Hamburger Professorinnen- und Professorenkatalog, Eintrag von Prof. Otto Kestner.

[191] Kestner und Warburg 1923.

erfolgte am 20.06.1934 aufgrund der NS-Gesetzgebung seine Zwangsemeritie-
rung; nach seiner Rückkehr aus der Emigration nach Kent und einer Isolationshaft
auf der Isle of Man arbeitete er im Folgenden erneut in Hamburg. Der gemeinsam verfasste Aufsatz erbrachte die Erkenntnis, dass Frühstücksgetränke eine
starke Magensaftsekretion bewirkten, zudem Kakao im Vergleich zu Kaffee und
Tee den höchsten Sättigungswert habe.[192] Weiterführende Recherchen im Staatsarchiv Hamburg ergaben allerdings keine Hinweise auf eine wissenschaftliche
Tätigkeit Betty Warburgs am Physiologischen Institut[193]; bezüglich der Motivation Betty Warburgs zu dieser Veröffentlichung kann spekuliert werden, dass sie
wohl eher einer persönlichen bzw. kulturell bedingten Verbindung zu Otto Kestner
entsprang, denn eigenem akademischen Ehrgeiz.

Der berufliche Werdegang
Bevor Betty Warburg eine Assistenten-Stelle antreten konnte, leistete sie zunächst
als unbezahlte Medizinal-Praktikantin ihr Praktisches Jahr ab – anders als heute
absolvierte sie dabei allerdings nicht drei Tertiale in unterschiedlichen Fachrichtungen (Innere, Chirurgie und Wahlfach), sondern „das ganze praktische
Jahr innere Medizin"[194] im Kaiserin-Auguste-Victoria Haus (KAVH) in Berlin;
bestätigt „am Ministerium".[195] Dies wird aus ihrem Schreiben an den „Herr[n]
Professor" (Abb. 5.11)[196] ersichtlich.
[197]

---

[192] Kestner und Warburg 1923.

[193] Bei ausführlicher Untersuchung der Personalakten Otto Kestners aus dem Jahre 1923
findet sich keine namentliche Erwähnung Betty Warburgs. Vgl. Hamburg, Staatsarchiv, Personalakten zu Otto Kestner.

[194] Berlin, Universitätsarchiv, Einstellungsschreiben Betty Warburg vom 22.04.1911, Sign.:
HUB, UA, Charité Direktion 247, Bl.30, 152.

[195] Berlin, Universitätsarchiv, Einstellungsschreiben Betty Warburg vom 22.04.1911, Sign.:
HUB, UA, Charité Direktion 247, Bl.30, 152.

[196] Das einzige handschriftliche Dokument Betty Warburgs in dieser Biographie.

[197] Berlin, Universitätsarchiv, darin das Archiv des KAVH: Anstellungsbestätigung von
Betty Warburg (handschriftlicher Brief); Sign. HUB, UA, KAVH, P 0010.

Abb. 5.11 Bestätigung
Betty Warburgs zum Antritt
des Praktischen Jahres.
(Aus: Berlin,
Universitätsarchiv,
handschriftlicher Brief; mit
freundlicher Genehmigung
von ©
Humboldt-Universität zu
Berlin, Universitätsarchiv
[2022]. All Rights
Reserved)

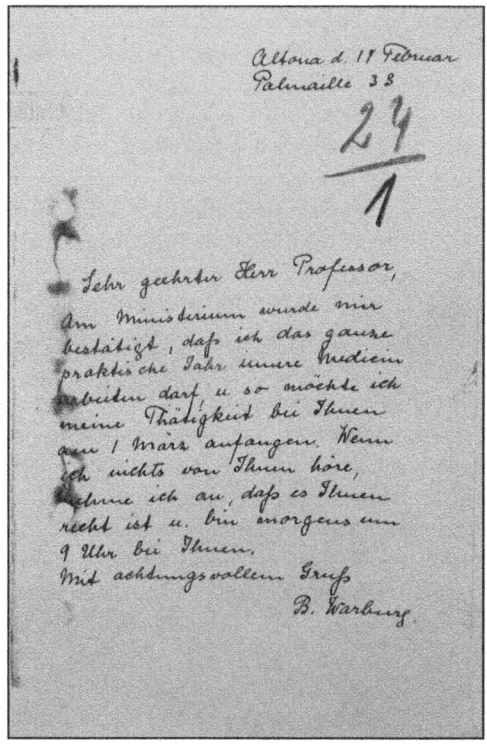

Gemeint ist hiermit der bekannte Prof. Langstein (1876–1933).[198] Am
01.03.1916 trat Betty Warburg ihre Stellung am KAVH an und blieb auch nach
erfolgreichem Erhalt der Approbation am 04.08.1916, dann bereits 35-jährig,
ihrer Ausbildungs-Einrichtung treu: Als zweite Ärztin nach Dr. Emmy Berg-
mann[199] wurde sie zur „selbstständigen Assistentin" ernannt.[200] Bis mindestens
März 1917 war sie als solche am KAVH tätig; sie erhielt in diesem Zeitraum von
Professor Leopold Langstein zwei längere Zeugnisse. Er erwähnt darin, dass sich
„Fräulein Warburg (…) auf den klinischen Abteilungen mit der Erkennung und

---

[198] Leopold Langstein war Schüler von Otto Heubner, dem Inhaber des ersten deutschen
Ordinariats für Kinderheilkunde an der Charité in Berlin, später wechselte Langstein ans
Kaiserin-Auguste-Victoria Haus (KAVH) und wurde dort 1909 zunächst Oberarzt, von 1911
bis 1933 dessen ärztlicher Direktor. Langstein und Rott 1918/1989, Beiheft zur Neuauflage.

[199] Ballowitz 1991, S. 52.

[200] Ballowitz 1991, S. 59.

Behandlung der Säuglingskrankheiten beschäftigt, [und] dabei ihre praktischen Kenntnisse und Fähigkeiten vertieft und fortgebildet (…)" hat; zudem drückt er seine „vollste Zufriedenheit" über die von ihr geleistete klinische Arbeit (sowohl auf der Station für ältere Kinder, für Frühgeborene, in der Poliklinik und der Fürsorgestelle IV)[201] aus: „Bei ihrem Fortgang begleiten sie meine besten Wünsche für ihren fernen Lebensweg."[202] Betty Warburgs dortige Tätigkeit sei zum Anlass genommen, die geschichtsträchtige Einrichtung kurz vorzustellen.

Exkurs: Das Kaiserin-Auguste-Victoria-Haus (KAVH) und die Bekämpfung der Säuglingssterblichkeit

Das KAVH wurde im Jahr 1909 als deutschlandweit erste Einrichtung zur Bekämpfung der Säuglingssterblichkeit in Berlin-Charlottenburg gegründet und damit zu einer Zeit, in welcher die Mortalität in dieser Bevölkerungsgruppe noch erschreckend hoch war. Kaiserin Luise Feodora Jenny Auguste (1858–1921), die Namensgeberin der Einrichtung, war die letzte deutsche Kaiserin und Königin von Preußen gewesen. Streng kirchlich gesinnt, widmete sie sich zeit ihres Lebens als Landesmutter mit Hingabe karitativen Tätigkeiten vor allem im Bereich der Säuglingspflege.[203] „Wenn nicht Säuglingsheilkunde, so hat es jedenfalls Säuglingsfürsorge gegeben, solange das menschliche Geschlecht existiert. Denn darin ist der neugeborene Mensch vielen weit tieferstehenden Geschöpfen gegenüber im Nachteil, daß er schutzlos ins Leben eintritt und monatelang, in vieler Beziehung jahrelang der Hilfe und Pflege bedarf"[204] – so hatte es Otto Heubner (1843–1926), der erste deutsche Ordinarius für Kinderheilkunde, welcher langjährig am KAVH tätig war, in seiner Festschrift zur Eröffnung der Einrichtung formuliert[205] und damit die wissenschaftliche Ausrichtung der Institution hin zu Fragen der Säuglingsernährung und -fürsorge erläutert.[206] In der

---

[201] Berlin, Universitätsarchiv, darin das Archiv des KAVH: Zeugnis für Betty Warburg; Sign. HUB, UA, KAVH, P 0010.

[202] Ballowitz 1991, S. 59.

[203] Sie stiftete unter anderem den evangelisch-kirchlichen Hilfsverein, ihre Beliebtheit im Volke war groß: Ihrer Beisetzung im antiken Tempel in Potsdam wohnten etwa 100.000 deutsche Männer und Frauen bei. Traub 1953, S. 452.

[204] Langstein und Rott 1918/1989, Beiheft zur Neuauflage.

[205] Langstein und Rott 1918/1989, Beiheft zur Neuauflage.

[206] In der Einrichtung wurden Fürsorgerinnen und Säuglingsschwestern ausgebildet – zudem waren dem KAVH ein „Musterstall zur Milchgewinnung", eine Milchküche und eine Entbindungsstation angegliedert. Vgl. Lennert 2008. Viele Ärztinnen arbeiteten in Fürsorgestellen, denn „nach dem Ersten Weltkrieg [hatten sich diese] durch den Zuwachs an kommunalen Fürsorgeaufgaben rasch ausgebreitet. Viele [Ärztinnen] verstanden unter dieser sozialen

„Aera Langstein" (1911 bis 1934) waren mindestens 20 der 89 dort arbeitenden Ärzte weiblichen Geschlechts (> 20 %), und wie für alle seine Mitarbeiter schrieb er auch für die Ärztinnen Zeugnisse, in welchen er speziell auf deren Eignung für den ärztlichen Beruf hinwies.[207] Ein Gehalt erhielt allerdings nur ein geringer Teil der Mitarbeiterinnen und Mitarbeiter, und eine Aufstiegsmöglichkeit zur besoldeten Assistentin wurde nicht selten erst durch einflussreiche Fürsprecher möglich, weswegen einige Volontärärztinnen ihre Stelle aus „pekuniären Gründen" gar nicht erst antreten konnten.[208] Die Arbeitsanforderungen waren hoch, doch es gab, sofern denn ein Gehalt gezahlt wurde gleiche „Besoldungs- bzw. Vergütungsverhältnisse" für die Mitarbeiterinnen und Mitarbeiter – nicht selbstverständlich zu damaliger Zeit. Somit wurde anerkannt, dass die meisten Frauen „ihren Mann gestanden" hätten und „viele sich an den Publikationen des Hauses beteiligten".[209] Das KAVH ist in Bezug auf den internen Umgang mit Frauen dementsprechend als eine durchaus fortschrittliche Klinik zu bezeichnen; neun Frauen beteiligten sich aktiv an den wissenschaftlichen Veröffentlichungen (Betty Warburg ist nicht darunter), vier wurden im KAVH promoviert.[210]

Betty Warburg musste sich dank ihres Familienhintergrundes um Fürsprecher wohl keine Gedanken machen und wählte, durch ihr Dissertationsthema bereits für psychiatrische Thematiken sensibilisiert, den Ort ihrer ersten Tätigkeit vermutlich bewusst nach sozialpädiatrischen-pädagogischen Gesichtspunkten. Im Jahr 1918 erschien der „Atlas der Hygiene des Säuglings und Kleinkindes" (Abb. 5.12)[211], welcher als ein wertvolles historisches Dokument an dieser Stelle erwähnt sei. Als Produkt der im KAVH erwachsenden Bemühungen um die Vermittlung der „sozialfürsorglichen" Forschungsergebnisse an die Bevölkerung entstand der 100 Seiten starke Bildatlas; in der katalogbegleitenden „Liste von

---

Berufsarbeit die Erfüllung ihrer Rolle der „sozialen Mütterlichkeit." Vgl. Usborne 2002, S. 77.

[207] Keine Selbstverständlichkeit in den Jahren vor 1920: „Tritt sie [die Frau], sich der ihr ritterlich eingeräumten Vorrechte entkleidend, mit gleichen Pflichten mit dem Mann in den Kampf ums Dasein, so ist ihre Niederlage, wie die Geschichte lehrt, besiegelt." Zit. n. Ballowitz 1991, S. 50.

[208] 12 Ärztinnen erhielten diese Möglichkeit; nach meist einjähriger Probezeit konnten sie zu besoldeten Assistenzärztinnen aufsteigen. Ballowitz 1991, S. 51 und S. 52.

[209] Ballowitz 1991, S. 67.

[210] Ballowitz 1991, S. 68 und 69.

[211] Langstein und Rott 1918/1989.

Schriften und Anschauungsmaterial – (...) im KAVH angeboten"[212] tritt Betty Warburg nicht namentlich in Erscheinung.[213]

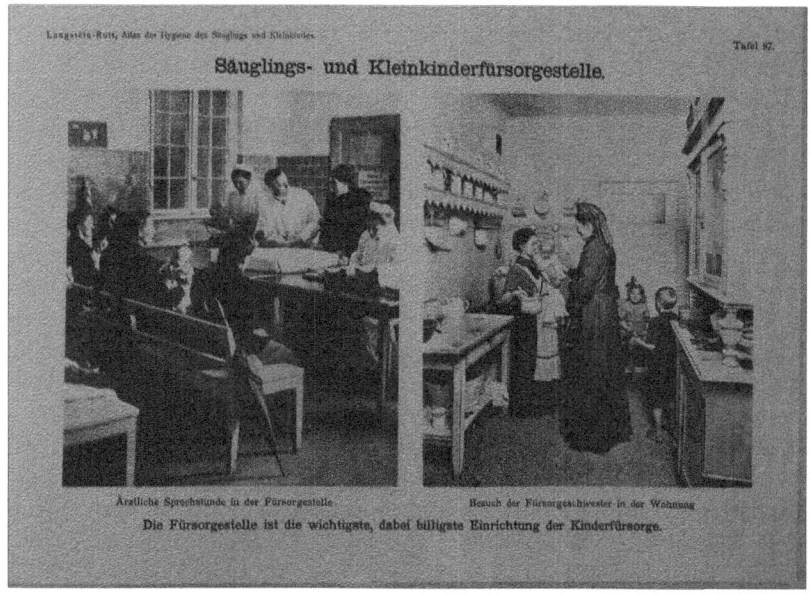

Abb. 5.12 Atlas der Hygiene des Säuglings und des Kleinkinds, Tafel 97. „Die Fürsorgestelle ist die wichtigste, dabei billigste Einrichtung der Kinderfürsorge" (In: Langstein und Rott 1918/1989, Tafel 97; mit freundlicher Genehmigung von © Verlag Schmidt-Römhild [2022]. All Rights Reserved)

---

[212] Langstein und Rott 1918/1989.

[213] Dies verwundert, gehörte Betty Warburg doch zu den „selbstständigen Assistenten" und für diese hatte Prof. Langstein in einem Rundschreiben verfügt: „Von den Assistenzärzten wird erwartet, dass sie sich auch an der wissenschaftlichen Arbeit des Hauses beteiligen. Dabei ist darauf zu achten, dass Versuche an den Patienten auf der eigenen ebenso wie auf der fremden Station nur nach Rücksprache mit dem Oberarzt vorgenommen werden dürfen." Zit. n. Ballowitz 1991, S. 42.

In eigener Praxis

Von Herbst 1919[214] bis zum Beginn des Jahres 1920[215] arbeitete Betty Warburg in „einer Klinik"[216]; mangels näherer Information können keine weiteren Aussagen über diese Einrichtung gemacht werden. Eigenen Angaben zufolge zog Betty Warburg allerdings Mitte November 1919 in die Königsstraße 119 in Altona (bemerkenswerterweise ist sie als eigenständige Einwohnerin Hamburgs in den Adressbüchern des Jahres 1920 nicht verzeichnet)[217]; Spekulationen über eine fortgesetzte Tätigkeit Betty Warburgs in Berlin erscheinen somit hinfällig. Es ist von einem Arbeitsverhältnis in einer klinischen Einrichtung in Hamburg auszugehen. Am 24.01.1920 schrieb sie aus Altona an Helene Leser: „Ich gehe nur vormittags ins Krankenhaus, hatte vertretungsweise eine Station und dadurch zu tun; jetzt bin ich wieder das 5. Rad am Wagen, lerne aber dabei und das muss mir genügen. (…) Ich finde, ich muß jetzt Erfahrungen sammeln und muß mich dann niederlassen, denn wenn ich je die Praxis bekommen werde, dann doch sicher erst nach einigen Jahren. Hier gibt es unglaublich viele Ärzte."[218] Erstmals kommt im gleichen Jahr 1920 Betty Warburgs schwankende Gemütslage („da es mir nicht so gut geht")[219] zum Ausdruck; ein sechswöchiger Kuraufenthalt bis Mitte März – die bezeichnenden Iden des März („Idus Martii")[220] umfassend – zeugte von ihrer Labilität. Ihrer dortigen Erholung folgte ein dreimonatiges „Krankenhaus-Arbeitsverbot", ausgesprochen durch ihren behandelnden Arzt[221]; nach Ablauf dieser Auszeit kehrte Betty Warburg nicht zu ihrer Anstellung an „die Klinik" zurück.

---

[214] Frankfurt am Main, Deutsches Exilarchiv 1933 bis 1945, Brief von Betty Warburg an Paul Leser (4a).

[215] Frankfurt am Main, Deutsches Exilarchiv 1933 bis 1945, Brief von Betty Warburg an Helene Leser (4b).

[216] Frankfurt am Main, Deutsches Exilarchiv 1933 bis 1945, Brief von Betty Warburg an Helene Leser (4b).

[217] Hamburger Adressbuch für das Jahr 1920, S. 163.

[218] Frankfurt am Main, Deutsches Exilarchiv 1933 bis 1945, Brief von Betty Warburg an Paul Leser (4c).

[219] Frankfurt am Main, Deutsches Exilarchiv 1933 bis 1945, Brief von Betty Warburg an Paul Leser (6).

[220] Die Iden des März – von lateinisch Idus Martii – ist eine in vielen Sprachen geläufige Metapher für ein bevorstehendes Unheil; angespielt wird hierbei auf die Ermordung Gaius Julius Caesars am 15. März des Jahres 44 vor Christus.

[221] Frankfurt am Main, Deutsches Exilarchiv 1933 bis 1945, Brief von Betty Warburg an Paul Leser (6).

Stattdessen eröffnete sie eine eigene Praxis: Ab dem Jahr 1921 war Betty Warburg erstmals als Ärztin – ohne spezielle Facharztbezeichnung[222] – im Hamburger Adressbuch (nicht im Reichs-Medizinal-Kalender)[223] verzeichnet (Abb. 5.13 und 5.14); sie praktizierte im Stadtteil Harvestehude in der Hochallee 5 im Parterre des Wohnhauses, welches sie Ende des Jahres 1920 gemeinsam mit ihrer inzwischen verwitweten Mutter bezogen hatte,[224] und bot ihre Dienste werktags täglich zwei Stunden (morgens von 8 bis 9 Uhr sowie nachmittags von 17 bis 18 Uhr; sonnabends nur vormittags) an. Ihre Tätigkeit lässt sich für die Jahre 1921 bis 1929[225] (jeweils als Betty, Dr. med., Ärztin, W. 8 bis 9, 5 bis 6.)[226] in den Hamburger Adressbüchern nachvollziehen; für die Jahre 1931[227] und 1933[228] verweist wiederum der Reichs-Medizinal-Kalender auf ihr berufliches Engagement. Sogar noch in den Jahren 1938[229] und 1939[230] arbeitete sie (inzwischen im Speicher des aus finanziellen Gründen deutlich verkleinerten Hausstandes in der Hochallee 5) – allen Widerständen zum Trotz – als praktizierende Ärztin (zu ihrer späteren Tätigkeit siehe unten).

---

[222] Zur Facharztfrage vgl. die Biographie Martha Ulrichs (Abschn. 2.4.2). Auch nach 1924 spezialisierte sich Betty Warburg nicht, ein Umstand, welcher für viele der damaligen Ärztinnen zutraf und als direkte Folge der schwierigen Stellensituation für Frauen an Kliniken gewertet werden kann: „Frauen konnten aufgrund ihrer absolvierten Klinikjahre meist nur bestimmte Fachgebiete abdecken" – auffällig häufig ließen sich Frauen dabei im Bereich der „praktischen Medizin" (Allgemeinmedizin), Kinderheilkunde oder Gynäkologie nieder. Vgl. Häntzschel und Bußmann 1997, S. 149.

[223] Der Reichs-Medizinal-Kalender (RMK) erschien nicht in den Jahren 1914 bis 1926, daher lässt sich mit diesem Findmittel über Betty Warburgs Tätigkeit in der entsprechenden Zeit keine Aussage treffen. Anders als im RMK werden in den Adressbüchern keine medizinischen Spezialisierungen der Ärzte angegeben. Ab dem Jahr 1926 ist Betty Warburg im RMK verzeichnet; jeweils ohne Spezialisierung. Börner und Schwalbe 1926, S. 679.

[224] Bettys Vater Albert Warburg starb im Alter von 76 Jahren am 19.02.1919 in einem Appartement des Hotels Esplanade in Hamburg (dorthin waren er und Gertrude im Jahr 1918 gezogen). Nach dessen Ableben übersiedelten Mutter und Tochter in die Hochallee 5 – in eine im Vergleich zu vorherigen Wohnhäusern sehr schlicht anmutende Wohnung. Die finanzielle Situation der beiden war limitiert; nicht zuletzt zum Zwecke des Gelderwerbs wurde später die Praxis gegründet. Siehe dazu die Kurzbiographien am Ende des Textes. Wenzel-Burchard 1970, S. 48.

[225] Börner und Schwalbe 1928, S. 466 und Börner und Schwalbe 1929, S. 1329.

[226] Hamburger Adressbücher.

[227] Börner und Schwalbe 1931, S. 416.

[228] Börner und Schwalbe 1933, S. 437.

[229] Hamburger Adressbuch für das Jahr 1938, S. 1112.

[230] Hamburger Adressbuch für das Jahr 1939, S. 1939.

Schilderungen der Anfänge von Betty Warburgs ärztlicher Tätigkeit in eigener
Praxis von Dritten zeugen von ihren Schwierigkeiten und seelischen Nöten, sich
als Frau Gehör zu verschaffen; einmal mehr als „Frau aus gutem Hause":
„Nun aber begann die Tragik. Ein guter alter und bekannter Name wurde zum
Verhängnis. Vermögende Leute lachten darüber, dass eine Dame des Namens
Warburg arbeiten und Geld verdienen wollte oder gar musste. Einfache Menschen stießen sich an dem Gedanken, dass dieser Name gewiss mit einer feinen
Dame im Zusammenhang stand und waren zu scheu, Hilfe suchend bei ihr zu
klingeln und einzutreten. (…) Wie gut, ach wie gut erinnere ich Tante Betty
während ihrer Sprechstundenzeit im weißen Kittel auf Patienten wartend! Oft
habe ich nachmittags bei ihr gesessen und ihren Verzweiflungsausbrüchen und
Selbstanklagen zugehört, denn sie brauchte einen Menschen, um sich auszuspre-
chen. Sie hielt sich zu allem unfähig und wollte doch so gern arbeiten und helfen.
Am Ende solcher Selbstzerfleischung übte sie wohl an mir ihr Wissen, beklopfte
mich und hörte meine Lunge ab. (…) und ich erlebte an Betty Warburg, die es
damals lernen musste, wie schwer es ist, Geld zu verdienen."[231]

Betty Warburgs eigene Perspektive liest sich anders, doch werden in ihren
Schilderungen die Schwierigkeiten nicht weniger deutlich: „Ich habe immer noch
medicinisch sehr wenig zu tun, das geht aber ohne Kassen immer nur sehr lang-
sam und diese Gegend ist wohl ungünstig, um schnell zu tun zu kommen. (…)
Ich werde eben noch einige Jahre warten (…)"[232] schrieb sie am 22.01.1922 an
Paul Leser – womit ersichtlich wird, dass Betty Warburg anfänglich noch ohne
Kassenarztsitz arbeitete und in ihrer Praxis folglich nur wenige Privatpatienten
behandeln konnte – eine mühsame, doch letztendlich von zunehmendem Erfolg
beschiedene Entwicklung: „(…) [Ich] hoffe, dass meine Praxis zunimmt. Ich hatte
in den letzten Monaten mehr zu tun und habe sehr viel Freude daran. Ob aber
dies nun der Anfang einer dauernden Zunahme ist, kann ich nicht bestätigen, ich
hoffe es nur" (Brief an Paul Leser vom 30.08.1924).[233]

Ab Februar 1925 erwähnt Betty Warburg erstmals eine Kassenzulassung (Brief
an Paul Leser vom 21.02.1925)[234]; ab wann genau und für welchen Zeitraum sie
diese erlangen konnte, ließ sich nicht ermitteln. Ein Wandel vollzog sich damit,
es „(…) wuchs die Zahl der Patienten und die zunächst kleine Kartothek gewann

---

[231] Wenzel-Burchard 1970, S. 67 und 68.

[232] Frankfurt, Deutsches Exilarchiv 1933 bis 1945, Brief von Betty Warburg an Paul Leser
(8).

[233] Frankfurt am Main, Deutsches Exilarchiv 1933 bis 1945, Brief von Betty Warburg an Paul
Leser (13).

[234] Frankfurt am Main, Deutsches Exilarchiv 1933 bis 1945, Brief von Betty Warburg an Paul
Leser (13).

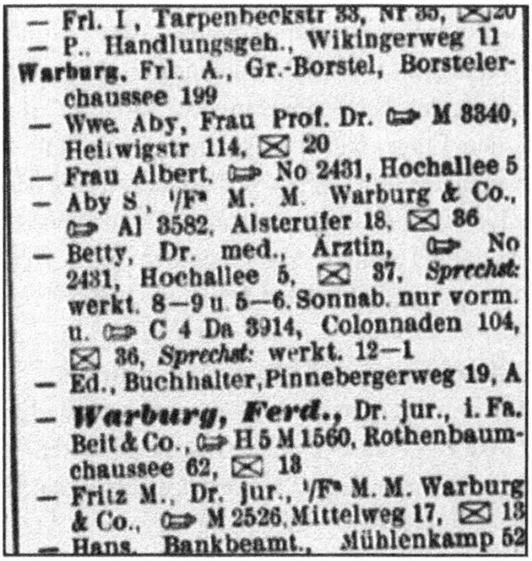

Abb. 5.13 Betty Warburg
im „Hamburger
Adressbuch" von 1930
sowie im „Amtlichen
Fernsprechbuch" für den
Reichspostdirektionsbezirk
Hamburg 1934.

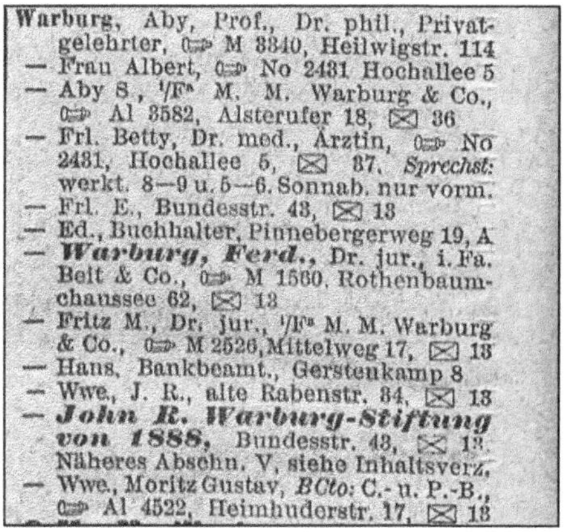

— Frl. I , Tarpenbeckstr 83, Nr 85, ⊠20
— P., Handlungsgeh., Wikingerweg 11
Warburg. Frl. A., Gr.-Borstel, Borsteler-
chaussee 199
— Wwe. Aby, Frau Prof. Dr. ☞ M 8840,
Heilwigstr 114, ⊠ 20
— Frau Albert. ☞ No 2431, Hochallee 5
— Aby S, ¹/F² M. M. Warburg & Co.,
☞ Al 8582, Alsterufer 18. ⊠ 86
— Betty, Dr. med., Ärztin, ☞ No
2431, Hochallee 5, ⊠ 37, *Sprechst:*
werkt. 8—9 u. 5—6. Sonnab. nur vorm.
u. ☞ C 4 Da 3914, Colonnaden 104,
⊠ 36, *Sprechst:* werkt. 12—1
— Ed., Buchhalter, Pinnebergerweg 19, A
— *Warburg, Ferd.,* Dr. jur., i. Fa.
Beit & Co., ☞ H 5 M 1560, Rothenbaum-
chaussee 62, ⊠ 13
— Fritz M., Dr. jur., ¹/F² M. M. Warburg
& Co., ☞ M 2526, Mittelweg 17, ⊠ 13
— Hans, Bankbeamt., Mühlenkamp 52

Abb. 5.14 „Frl. Betty, Dr.
med., Ärztin, Hochallee 5.
Sprechst. Werkt. 8–9 u. 5–6.
Sonnab. nur vorm." (Aus:
Hamburg, 1930, Amtliches
Fernsprechbuch und
Hamburger Adressbuch; mit
freundlicher Genehmigung
von © Staats- und
Universitätsbibliothek Carl
von Ossietzky Hamburg,
Digitalsat [2022]. All
Rights Reserved)

Warburg, Aby, Prof., Dr. phil., Privat-
gelehrter, ☞ M 8840, Heilwigstr. 114
— Frau Albert, ☞ No 2431 Hochallee 5
— Aby S, ¹/F² M. M. Warburg & Co.,
☞ Al 8582, Alsterufer 18, ⊠ 86
— Frl. Betty, Dr. med., Ärztin, ☞ No
2431, Hochallee 5, ⊠ 87. *Sprechst:*
werkt. 8—9 u. 5—6. Sonnab. nur vorm.
— Frl. E., Bundesstr. 43, ⊠ 13
— Ed., Buchhalter, Pinnebergerweg 19, A
— *Warburg, Ferd.,* Dr. jur., i.Fa.
Beit & Co., ☞ M 1560, Rothenbaum-
chaussee 62, ☞ M 1560. Rothenbaum-
— Fritz M., Dr. jur., ¹/F² M. M. Warburg
& Co., ☞ M 2526, Mittelweg 17, ⊠ 13
— Hans, Bankbeamt., Gerstenkamp 8
— Wwe., J. R., alte Rabenstr. 84, ⊠ 13
— *John R. Warburg-Stiftung
von 1888,* Bundesstr. 43, ⊠ 13.
Näheres Abschn. V, siehe Inhaltsverz.
— Wwe., Moritz Gustav, BCto: C.- u. P.-B.,
☞ Al 4522, Heimhuderstr. 17, ⊠ 13

an Umfang. Jeder Erfolg zeichnete ein neues, reizvolles Lächeln um den sonst so
ernsthaften Mund dieser einsamen Frau. Ihre Praxis wurde Erfüllung und Glück
für diese gemütswarme Frau, die nicht geheiratet hatte, da der, den sie liebte,
im Ersten Weltkrieg gefallen war. Da Dr. med. Betty Warburg auch zur Kranken-
kasse zugelassen war, standen ihr alle Wege zu helfen offen. Tag und Nacht folgte
sie telephonischen Anrufen zu kranken Kindern, einer schwangeren Frau, einem

im Betrieb verletzten Arbeiter in ihre Wohnung."[235] Im Jahr 1930 scheint Betty
Warburg ihre ärztlichen Dienste zudem in den Colonnaden 104[236] angeboten zu
haben; der Telefonbucheintrag weist auf ihre Sprechstundenzeit im gründerzeit-
lichen Etagenbau des Hamburger Prachtboulevards zwischen Jungfernstieg und
Esplanade hin: „Betty, Dr. med., Ärztin, Hochalle 5, Sprechst. werk: 8 bis 9 u.
5 bis 6, Sonnab. nur vorm. Colonnaden 104, Sprechst. Werk. 12 bis 1". Diese
Tätigkeit beendete sie bereits im Jahr 1931 wieder und war für die Jahre bis
1939 ausschließlich in der Hochallee 5 gemeldet.[237]

Das erzwungene Ende einer Laufbahn
Als Ärztin jüdischen Glaubens war Betty Warburg von der Verordnung vom
22.04.1933 direkt betroffen: Durch das „Gesetz zur Wiederherstellung des
Berufsbeamtentums"[238] drohte, neben den Direktiven des Vertretungs- und Über-
weisungsverbots für „nicht arische" Ärzte und dem möglichen Entzug der
Kassenzulassung, ein Verlust ihrer wirtschaftlichen Existenzgrundlage. Betty
Warburg gehörte nicht zu der ersten Welle der „Berufsenteigneten"[239] und sogar
noch in den Jahren 1938[240] und 1939[241] arbeitete sie als praktizierende Ärztin. Das genannte Gesetz wurde überraschend eilfertig durch die Vertreter des
eigenen Standes, den Mitgliedern der Kassenärztlichen Vereinigungen (KVen)

---

[235] Wenzel-Burchard 1970, S. 68.

[236] Hamburger Adressbuch für das Jahr 1930, S. 1189.

[237] Hamburger Adressbuch für das Jahr 1930, S. 1189. Zudem für die Jahre 1927 bis 1939
das Amtliche Fernsprechbuch für den Oberpostdirektionsbezirk Hamburg; vgl. Homepage
Ancestry, Deutsche Telefonbücher von 1915 bis 1981.

[238] Genauer gesagt bezog sich das Gesetz auf „nicht arische" Ärzte, wobei selbige Verordnung auch Ärzte im Verdacht „kommunistischer Betätigung" betraf. Es lässt sich nicht genau
bestimmen, wie viele dieser „verdächtigen Ärzte" letztendlich verdrängt wurden. Ausgenommen waren Ärzte, welche sich vor 1914 niedergelassen hatten oder im Ersten Weltkrieg
in einem Seuchenlazarett oder an der Front gearbeitet hatten. „Die Verordnung vom 22.
April stand am Anfang einer rasch eskalierenden Verdrängung und Verfolgung jüdischer
Ärzte. Bereits im September 1933 gab es ein Abkommen zwischen dem Hartmannbund und
privaten Krankenversicherern, der jüdische Ärzte auch aus diesem Versorgungsbereich aus-
schloss. Im folgenden Jahr wurde auch denjenigen Ärzten, die mit einem „nicht arischen"
Partner verheiratet waren, die Kassenzulassung entzogen. Mit der Reichsärzteordnung von
1935 wurde Juden die Approbation verwehrt, zum 30. September 1938 wurden den noch
in Deutschland verbliebenen 3512 jüdischen Ärzten die Approbation entzogen." Vgl. Gerst
2013.

[239] Anfang 1933 bis Frühjahr 1934 sank die Zahl „nicht arischer" Kassenärzte im deutschen
Reichsgebiet von 5308 auf 3641. Vgl. Gerst 2013.

[240] Hamburger Adressbuch für das Jahr 1938, S. 1112.

[241] Hamburger Adressbuch für das Jahr 1939, S. 1939.

sowie des Verbandes der Ärzte Deutschlands (Hartmannbund), exekutiert.[242] Mit
der vierten Verordnung zum Reichsbürgergesetz folgte vom 25.07.1938 an dann
der vollständige Entzug der Approbation. Im Fall Betty Warburgs bleibt das
genaue Datum ungewiss; spätestens zu diesem Zeitpunkt wurden die jüdischen
Kollegen vollständig aus der medizinischen Versorgung verdrängt. Zum Zwecke
„einer kassenärztlichen Versorgung jüdischer Versicherter und deren jüdischer
Familienangehöriger" zu „jüdischen Krankenbehandlern" degradiert[243], hatten
nur äußerst wenige „nicht arische" Ärztinnen und Ärzte in der Folge weiterhin
die Möglichkeit, in ihrem Beruf zu arbeiten.[244]

Es gab jüdische Ärzte, die ihrer Tätigkeit auch nach 1939 mit einer Sonder-
erlaubnis weiter nachgingen, diesen erschloss sich gezwungenermaßen ein neues
„Arbeitsfeld". Luzie Adelsberger, eine später in Auschwitz internierte Ärztin,
schildert die bedrückende Situation wie folgt: „Auf mein Drängen holte man den
jüdischen Arzt, der über die Eignung zur Abwanderung zu befinden hatte (...).
Er untersuchte gründlich, hörte sich Herz und Lungen ab, fühlte den Bauch, ging
ein paar Mal mit kräftigen Schritten im Zimmer auf und ab, druckste hin und
her, rückte endlich mit der Sprache heraus und ließ den Mann [Richtung der
Sammelstation jüdischer Bewohner] mitgehen. (...) Er schaute mich bedrückt
an, gar nicht mehr großtuerisch, und nach einer Weile stieß er heraus: ‚Er oder
ich. Einer muss daran glauben'. (...) Der Kollege ging zur Belohnung für seine
Dienste erst später nach dem Osten, um schließlich das Schicksal seiner Patienten
zu teilen."[245]

Als letzte Anlaufstelle und Vertrauensperson der Verfolgten oblag Betty Warburg eine schwere und verantwortungsvolle Aufgabe, der sie sich durchaus
stellte – umso härter traf sie das Arbeitsverbot. Ihre Nichte Gertrude Wenzel-
Burchard erinnert sich: „Ihr durch Tränen verschleierter Blick schaute hinaus. Vor
ihr auf dem Nähtischchen lag ein offener Brief, auf welchen sie mit einer Kopf-
bewegung deutete. (...) Dort saß nun diese liebenswerte, aufopferungsbereite und
alternde Frau wie ein gequältes Tier, dem eine zynische Hand den Lebensnerv

---

[242] 1934: In den Geschäftsräumen von Krankenkassen warnen Plakate vor dem Besuch bei
jüdischen Ärzten. 1935: Krankenkassen geben Verzeichnisse heraus, in denen „nicht arische" Ärzte gekennzeichnet sind. 1937: Arbeitsunfähigkeitsbescheinigungen jüdischer Ärzte
gelten nicht für öffentliche Verwaltungen und Betriebe. Vgl. Gerst 2013.

[243] Gerst 2013.

[244] 1938 waren 709 „nicht arische" Ärztinnen und Ärzte als Krankenbehandler zugelassen,
1939 nur noch 285. Bleker und Schleiermacher 2005, S. 154.

[245] Zit. n. Adelsberger 1956, S. 23. In Hamburg war das Israelitische Krankenhaus eine der
letzten jüdischen Institutionen; das Personal musste für die zur Deportation ausgewählten
Personen Gutachten erstellen. Von Viliez 2009, S. 139.

durchschnitten hatte. So war sie zum Krüppel geworden, unfähig, etwas zu unternehmen. (...) Die harten Rassen-Gesetze, welche ihr die Kassen-Praxis geraubt
hatten, gruben ihr scharfe Linien von der Nase bis zum Mundwinkel hinab."[246]
Langjährige Patienten kamen auch nach dem vollzogenen Entzug ihrer Zulassung
noch eine Zeitlang heimlich zu Betty Warburg in die Praxis, bevor sie später nur
noch Familienangehörige behandelte.[247] In der Nacht des Novemberprogroms
vom 09. auf den 10.11.1938, die sogenannte „Reichskristallnacht", wurde dann
die Emaille vom Namensschild „Dr. med. Betty Warburg" abgeschlagen – ein
beinahe glimpflich anmutender Vorgeschmack auf den tätlichen Überfall, in welchen sie wenige Wochen später verwickelt wurde. Dabei wurde ihr das Gesicht
verletzt; schwer verunsichert harrte sie daraufhin tagsüber in der Wohnung aus
und verließen sich selbst als Paria wahrnehmend[248], nur noch bei Dunkelheit das
Haus.

Die Emigration in die Niederlande

Am 05.05.1940, fünf Tage vor Einmarsch der deutschen Truppen in Belgien
und Frankreich und über ein Jahr vor dem endgültigen Auswanderungsverbot für
Juden am 23.10.1943,[249] gelang Betty Warburg und ihrer inzwischen fast blinden Mutter Gertrude Warburg die Auswanderung in die Niederlande. Warum die
beiden sich auch unter den zunehmenden Repressalien erst so spät zu einer Emigration entschlossen hatten, kann nur vermutet werden; eine tiefe Verwurzelung
in Deutschland und Betty Warburgs Selbstverständnis als scheinbar gefestig-
tes Mitglied eines sicheren Berufsstandes mögen zusätzliche Faktoren gewesen
sein.[250]

Für die Emigration waren eine Reichsfluchtsteuer, die Auswanderer-Abgabe
und die Juden-Abgaben zu zahlen – Luzie Adelsberger beschreibt: „(...) fast ein
Jahr später im Juni 1939. Dort thronte in einem früheren Logenhaus die Gestapo
und stellte Papiere aus, die für Pass und Auswanderung unerlässlich waren. (...)

---

[246] Wenzel-Burchard 1970, S. 93.

[247] Wenzel-Burchard 1970, S. 101.

[248] Der Begriff „Paria" steht für eine Aussätzige oder außenstehende Person. Vgl. Wenzel-
Burchard 1970, S. 102.

[249] Zwei Tage nach dem Auswanderungsverbot begann die Deportationen der „nicht arischen" Hamburger Bevölkerung; insgesamt wurden bis Ende 1941 3.198 Juden aus Hamburg
deportiert, darunter 38 Ärzte und 6 Ärztinnen. Vier davon überlebten. Vgl. von Viliez 2009,
S. 140.

[250] Bleker und Schleiermacher 2005, S. 153. 15 Ärzte aus Hamburg begingen Selbstmord,
einige unmittelbar nachdem sie den Deportationsbefehl erhalten hatten. Vgl. von Viliez 2009,
S. 143.

und endlich waren Pass und Vorvisum in meinen Händen. Mit geschwellter Brust und dem Vollgefühl dessen, der es geschafft hat, eilte ich zu dem Konsul und raste die Treppe hinauf. Nach einer halben Stunde, wieder auf der Treppe, begriff ich den Ausdruck, dass einem die Knie zittern und die Beine versagen. Es hatte nicht geklappt, der Konsul hatte das Visum verweigert. Eine Kleinigkeit, eine nebensächliche Klausel, die den Vorschriften nicht genügte, war die Ursache. Als Einzelfall wäre es ganz uninteressant und nur für uns von Bedeutung gewesen. Aber es ist ein Beispiel, eines von den vielen. Tausende haben gehofft, gezittert, gebebt, gewartet, sich auf den Kopf gestellt und um alle Kreise gedreht und blieben mit leeren Händen, weil – auch das musste man lernen – die Welt draußen nicht helfen wollte.“[251]

Eine Niederlassung in Den Haag wurde Betty Warburg und ihrer Mutter verwehrt; stattdessen fanden die beiden Frauen im 180 Kilometer entfernten Arnheim in einer möblierten Zwei-Zimmer-Wohnung ein neues Zuhause und in den Mitgliedern der Église Wallonne d'Arnheim für sie sorgende Mitmenschen.[252] Über die Gemütsverfassung Betty Warburgs im Arnheimer Exil berichtete der holländische Pasteor J. F. Hayet eindrücklich in einem Brief an eine Tante von Gertrude Wenzel-Burchard in London[253]: „Ihre Tante (Granny) war sehr liebenswürdig und geneigt, unseren Ratschlägen zu folgen, nachdem sie ihren Wert verstanden hatte. Ihre Cousine (Betty Warburg), welche sehr abgemagert war, war sehr nervös, sehr erregbar, wechselte von Augenblick zu Augenblick ihre Entscheidungen und machte so unsere Bemühungen oft vergeblich. Dies war die Folge ihrer Angst

---

[251] Adelsberger 1956, S. 10 und 11.

[252] Der Möbelwagen mitsamt den letzten Wert- und Einrichtungsgegenständen von Gertrude Warburg wurde in Den-Haag in ein Möbellager gestellt; er „verschwand in unbekannte Kanäle“. Wenzel-Burchard 1970, S. 108.

[253] Gertrud Wenzel-Burchard erhielt diesen Brief nach dem Krieg als Abschrift von ihrer Verwandten aus London zugesandt und damit selbst einen ersten Tatsachenbericht der letzten Lebensumstände ihrer Großmutter Gertrude Warburg sowie ihrer Tante Betty Warburg in Arnheim. Der Brief ist in französischer Sprache verfasst; am 22.06.1945 schrieb Pasteur J. F. Hayet: „Votre tante (Granny) était très aimable et disposée à suivre nos conseils une fois qu'elle avait compris la valeur. Votre cousine (Betty Warburg), qui avait beacoup maigri, était très nerveuse, très agitée, changeant à chaque moment de décision et a rendu nos efforts bien difficiles et souvent inutiles. C'était la conséquence de son inquiétude et de sa souffrance. (…) Puis au printemps 43 la menace d'être déportées est devenue très grande. Bien des juifs ont réussi d'aller en Suisse, en achetant la complicité des policiers allemands. (…) Je leur ai conseillé vivement, mais sans aucun succès, à cause de la résistance peu sage de votre cousine (Betty Warburg), car votre tante (Granny) acceptait mes conseils, de vendre aux enchères tous leurs tableaux, tout leur argentrie (…). Si votre tante (Granny) avait été seule ici, nous aurions pu la sauver en la cachant, elle l'aurait accepté.“ Wenzel-Burchard 1970, S. 202–206.

und ihres Leidens. (...) Dann wurde im Frühling 43 die Drohung, deportiert zu werden, sehr ernst. Viele Juden hatten es geschafft, in die Schweiz zu gehen, indem sie die Mithilfe der deutschen Polizisten erkauften. Auch dazu habe ich ihnen dringend geraten, aber ohne jeglichen Erfolg infolge des unklugen Widerstandes Ihrer Cousine (Betty), denn Ihre Tante (Granny) nahm meine Ratschläge an, all ihre Bilder, ihre Silbersachen (...) zu verkaufen. (...) Wenn Ihre Tante (Granny) alleine hier gewesen wäre, hätten wir sie retten können, indem wir sie versteckten, sie hätte angenommen."[254]

Zu einer Rettung kam es nicht; vermutlich im März 1943 wurden Betty Warburg und ihre Mutter schließlich verhaftet und in ein Arnheimer Schulgebäude eingesperrt. Am 07. oder 08.04.1943 erfolgte von dort die Verbringung in das Durchgangslager Westerbork; interniert in der Baracke 84 warteten sie im Ungewissen – um fünf Tage später, am 13.04.1943 gezwungenermaßen den Zug ins Vernichtungslager Sobibór zu besteigen.[255] Es ließ sich nicht rekonstruieren, welchem der insgesamt 19 Transporte aus den Lagern Herzogenbusch (Vught) und Westerbork Richtung Auschwitz und Sobibór Betty Warburg und ihre Mutter Gertrud zugeteilt waren.[256]

Exkurs: Das Vernichtungslager Sobibór

An dieser Stelle sei die Gelegenheit ergriffen, das Lager Sobibór vorzustellen – welches sich, als reines Vernichtungslager, von Auschwitz stark unterschied. Es wurde, gemeinsam mit den Lagern Belzec und Treblinka, im Rahmen der sogenannten „Aktion Reinhardt" unter der Leitung der SS-Funktionäre Odilo Globocnik und Christian Wirth geplant und im Frühjahr 1942 errichtet.[257] Der kleine polnische Ort nahe der russisch-deutschen Demarkationslinie wurde zum Schauplatz grausiger Verbrechen: In einem Zeitraum von 21 Monaten wurden

---

[254] Wenzel-Burchard 1970, S. 205 und 206.

[255] Wenzel-Burchard 1970, S. 137.

[256] Insgesamt kamen 34.131 Menschen in 19 Transportzügen holländischer Herkunft nach Sobibór; diese Züge starteten aus den Lagern in Herzogenbusch und Westerbork im Zeitraum von Juli 1942 bis September 1944. Distel 2008, S. 375–404.

[257] Der Mordapparat war ungeheuer effizient: Etwa 30 SS-Leute und 120 osteuropäische ‚Hilfswillige' (...) genügten, um in Sobibór zwischen 170.000 und 250.000 Menschen umzubringen. Vgl. Hecking 2014.

in dem Lager systematisch 150.000 bis 250.000 Menschen ermordet[258], vermutlich ausschließlich Juden und in der Mehrzahl polnische Staatsbürger (aber auch Holländer, Deutsche, Franzosen und Slowaken). Die Tötungen durch Gas hatten in Auschwitz bereits im Oktober 1941 begonnen; in Sobibór sollte deren Effizienz gesteigert werden. So wurden die Menschen dort, abgesehen von wenigen Ausnahmen, bei ihrer Ankunft sofort in die Gaskammern geleitet, ermordet und anschließend verscharrt.[259]

Die Rekonstruktion der Geschehnisse in Sobibór ist nicht leicht, zudem erschwert die später erfolgte Vernichtung sämtlicher schriftlicher Unterlagen die wahrheitsgetreue Nachverfolgung. Doch lassen sich, dank der mündlichen Tatsachenberichte von polnischen Eisenbahnarbeitern sowie durch eine Durchsicht vorhandener Transportdokumente, orientierend Phasen unterscheiden: (1) Mitte April 1942 wurden ca. 250 Juden von Krychow nach Sobibór gebracht und bei einer „Probevergasung" ermordet, (2) Anfang Mai 1942 bis Ende Juli 1942 wurden im Rahmen der ersten Phase der fabrikmäßigen Tötungen 90.000 bis 100.000 Menschen ermordet[260]; (3) Anfang Oktober 1942 bis Juni 1943 erfolgte die Ermordung von 32.000 Menschen aus Lublin und Umgebung; (4) zwischen Juli 1942 bis September 1944 schließlich begannen die Deportationen von ca. 105.000 holländischen Juden nach Sobibór; (5) in den Wintermonaten 1942 die Deportation von 20.000 Juden aus Südgalizien und (6) im Oktober 1942 bis Juni 1943 die Deportation von 70.000 bis 80.000 Juden aus dem polnischen Generalgouvernement.[261] Ab dem Ende des Jahres 1942 wurde mit der Beseitigung sämtlicher Spuren begonnen – alle zu diesem Zeitpunkt bereits verscharrten 100.000 Menschen wurden exhumiert und anschließend verbrannt, die verbliebenen Häftlinge getötet.[262]

---

[258] In Belzec, Sobibór und Treblinka wurden insgesamt 1,75 bis 2 Millionen Menschen getötet. Distel 2008, S. 375–404. Ein Zeitungsartikel der holländischen Presse vom 09.07.1947 bezifferte die Zahl der im Lager Sobibór getöteten Insassen sogar auf 500.000 bis 600.000. Wenzel-Burchard 1970, S. 232.

[259] In anderen Lagern, beispielsweise Chelmno (Kulmhof), wurde zuerst das „Konzept der Gaswagen" versucht (dichtverschlossene Transportfahrzeuge), in welche das Gas geleitet wurde – diese Methode erwies sich allerdings als zu kompliziert.

[260] Genauer: Mindestens 10.000 deutsche und österreichische Juden wurden ermordet, 24.500 slowakische Juden und von den 13.000 deutschen, tschechischen und österreichischen Juden aus Theresienstadt wurden mindestens 6000 in Sobibór ermordet. Vgl. Distel 2008, S. 375–404.

[261] Distel 2008, S. 383.

[262] Sobibór ist das einzige der drei Lager, welche im Zuge der Aktion Reinhard errichtet wurden, dessen Spuren durch die Ausgrabung der Gaskammern im Jahr 2014 auch „begehbar" nachvollziehbar wurden. Die historische Entdeckung gelang einem internationalen Team von

Exkurs im Exkurs: Lagerärzte – Terror und Privileg

Es kann zwar, dank heutiger Kenntnisse über das Lager Sobibór, mit relativer Sicherheit gesagt werden, dass Betty Warburg dort keine ungewollte Verantwortung im Zusammenhang mit ihren ärztlichen Fähigkeiten übernehmen musste[263]; doch ihre besondere Stellung als internierte Ärztin in einem Lager sei zum Anlass genommen, deren so „heroisch wie paradox"[264] anmutende Rolle in einem kurzen, würdigenden Exkurs darzulegen. „Von dem, was mich die ganze Zeit verfolgt – worüber ich nie gesprochen habe (...) das Selektieren von (...) Häftlingen (...) die nicht mehr arbeiten konnten. (...) Früher oder später würden sie [als] arbeitsunfähig [eingestuft werden] – und wir konnten nicht helfen. So sind sie also in die Gaskammer gegangen – kontrolliert [selektiert] von SS-Ärzten. Aber wir tragen die Entscheidung, wen wir ihm [dem SS-Arzt] vorführten."[265] So beschrieb ein Dr. Jacob J.[266] das Dilemma, gezwungenermaßen in die Entscheidungen der „Selektionspolitik" eingebunden zu werden – zum Zwecke der Lebensrettung einiger Patienten also eine kooperierende Haltung gegenüber den SS-Ärzten einnehmen zu müssen. Denn in der Wahl des alternativen Weges, der Verweigerung gegenüber den Entscheidungen, lag gleichbedeutend auch der Verlust der Möglichkeit einer positiven Einflussnahme. Es gab zwei Sorten von Ärzten in Lagern: Die Häftlingsärzte und die SS-Ärzte, wobei erstere von letzteren hauptsächlich angefordert wurden, um den Lageralltag am Laufen zu halten. Um eine Auseinandersetzung mit der eigenen Schuld zu vermeiden, wiesen die SS-Ärzte den Häftlingsärzten die unbeliebtesten und schändlichsten aller medizinischen Handlungen zu – die Selektionen.[267] Die Häftlingsärzte gerieten in einen inneren Zwist, da sie zwecks des Versuchs einer Rettung möglichst vieler Menschen kooperierten, dadurch jedoch gleichzeitig in eine privilegierte Position

---

Archäologen, die im Zuge ihrer Suche auch zahlreichen persönliche Gegenstände ehemaliger Lagerinsassen gefunden haben. Vgl. Hecking 2014.

[263] Etwa Tätigkeiten zur Verhinderung des Ausbruchs von Epidemien, die Überprüfung von Hygiene-Maßnahme oder Mithilfe bei den „Selektionen"; vgl. Lifton 1988, S. 252. Diese Aufgaben mussten vor allem in Auschwitz und Lagern „längerer Aufenthaltsdauer" übernommen werden; auf Sobibór trifft dies nicht zu, da dieses wie bereits erläutert ein reines Vernichtungslager war. von Viliiez 2009, S. 143 ff.

[264] Lifton 1988, S. 249 ff. „Heroisch, indem sie den reißenden Strom des Mordens (...) bekämpften, und paradox, weil sie hierin von denen abhängig waren, die das Heilen mit dem Töten vertauscht hatten – den Nazi-Ärzten."

[265] Zit. n. Lifton 1988, S. 254.

[266] Dieser war in Auschwitz interniert. Lifton 1988, S. 254. Vergleiche auch die Biographie von Adélaide Hautval, Abschnitt „Versuche in Block 10: Eine mutige Weigerung".

[267] Lifton 1988, S. 252.

ihren eigenen Leidensgenossen gegenüber kamen. In den Worten eines Häftlingsarztes: „Wäre ich nicht im Krankenbau (als Arzt) gewesen, ich wäre auch tot."[268]

Künstlerische und literarische Zeugnisse
Betty Warburg starb am 16.04.1943 in den Gaskammern von Sobibór. Ihre Mutter Gertrude Warburg wurde ebenfalls am 16.04.1943 in Sobibór ermordet.[269] Folgendes Foto (Abb. 5.15) zeigt den Stolperstein zu Betty Warburg, der im November 2014 vor ihrem ehemaligen Wohnhaus in der Hochallee 5 in Hamburg verlegt worden ist.

Abb. 5.15 Hier wohnte Dr. Betty Warburg. JG 1881 Flucht/Holland Deportiert 1943 nach Sobibór. (Aus: Homepage Stolpertsteine-hamburg.de, mit freundlicher Genehmigung von © John Broido, [2022]. All Rights Reserved)

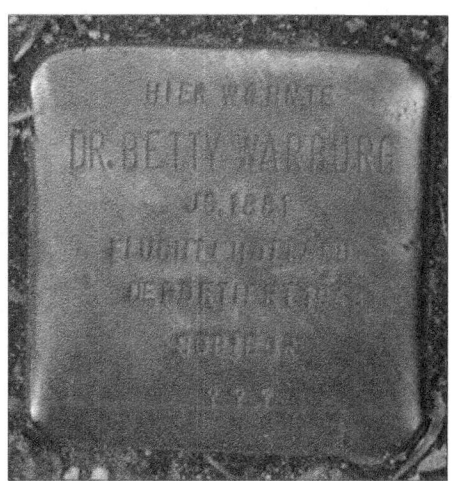

---

[268] Zit. n. Lifton 1988, S. 252.
[269] Wenzel-Burchard 1970, S. 217. Beide wurden somit nicht mehr Zeugen des Aufstandes, der sich im Lager am 13.10.1943 ereignete. Aus Sobibór, Belzec und Treblinka verblieb wenig Informationsmaterial, weil sowohl Zeugen als auch Beweismaterial sehr effizient vernichtet wurden. In Sobibór überlebten nur ca. 50 Menschen (sie entkamen bei besagtem Aufstand), in Treblinka kamen auf fast 800.000 Tote etwa 60 Überlebende und in Belzec auf 430.000 Tote acht gerettete Menschen; vgl. Hecking, 2014.

Das Grabmal der Warburgs (Abb. 5.16 und 5.17)[270] wird seit 1945 durch die
Familie erhalten und steht noch heute auf dem christlichen Ohlsdorfer Friedhof
im Hamburger Westen; die vierte Seite des Grabsteines ist leer. Der Vollständigkeit halber folgen dieser Biographie die Kurzbiographien der Familienmitglieder,
die auf dem Grabstein benannt sind.

Abb. 5.16 Grabmal der
Warburgs auf dem
Ohlsdorfer Friedhof. (Aus:
Hamburg, Foto Privatbesitz
von Petra Schmolinske;
Freundeskreis des
Ohlsdorfer Friedhofs; mit
freundlicher Genehmigung
von © Petra Schmolinske
[2022]. All Rights
Reserved)

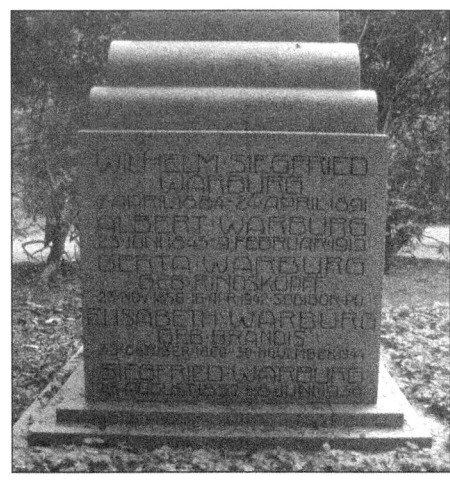

Schwester Helene „Ellen" Warburg
wurde am 10.09.1877 in Altona geboren. Dort wurde sie im Jahr 1905 von dem
norwegischen Künstler Edvard Munch gemalt, das Bild hängt heute im Kunsthaus
Zürich. Nachdem sie zum evangelischen Glauben konvertiert war, heiratete sie
den promovierten Juristen Edgar Burchard. Ellen Warburg wurde in der kleinen
Papagoyenstraße 2 (Altona) interniert; am 11.07.1942 in das Vernichtungslager
Auschwitz deportiert und anschließend im Gas ermordet. Ihr genaues Todesdatum
ist nicht bekannt.[271]

---

[270] Betty Warburgs Mutter Gertrude Warburg war ebenfalls eine große Verehrerin des Künst-
lers Ernst Barlach – die beiden Frauen pflegten einen regen Austausch und der Künstler
wurde beauftragt, den Familiengrabstein anzufertigen. „Nur der große, schlichte Stein den
Barlach für das Warburgsche Grab auf dem Ohlsdorfer Friedhof in Hamburg schuf, erinnert
noch heute an die geistige Gemeinschaft zwischen meiner Großmutter und diesem Künstler."
Wenzel-Burchard 1977, S. 17.

[271] Vgl. Homepage Stolpersteine-hamburg.de.

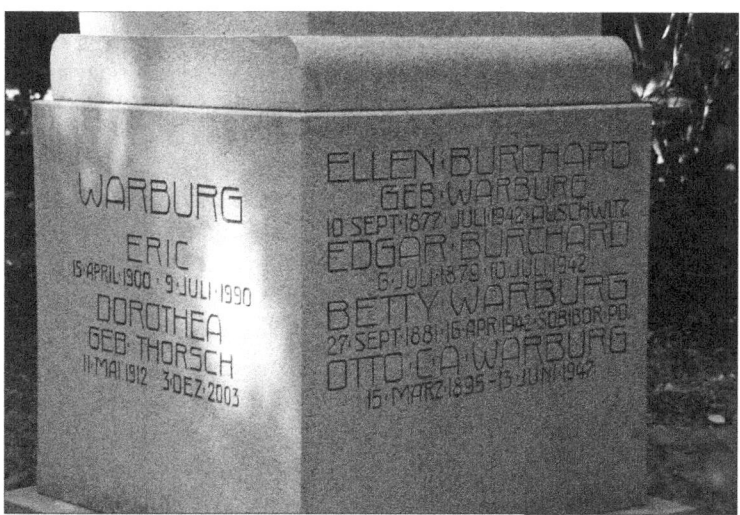

Abb. 5.17 Grab von Betty Warburg auf dem Ohlsdorfer Friedhof. (Aus: Homepage „Find a Grave Index")

Vater Albert Warburg
wurde am 23.06.1843 als Sohn des Justizrates Moritz Warburg in Hamburg geboren. Wie dieser setzte er die Familientradition fort und führte das Bankhaus
Warburg, das im Jahre 1804 von seinem Großvater Wolff Salomon Warburg
gegründet worden war. Als Vertreter der „Deutschen Fortschrittspartei" (in
Opposition zu Bismarck) saß er im Preußischen Abgeordnetenhaus und war Vorsitzender der Hochdeutschen Israelitischen Gemeinde Altona. 1896 avancierte er
zum alleinigen Geschäftsinhaber und amtierte als solcher auch als der erste Präses
der 1898 gegründeten Deutschen Industrie- und Handelskammer in Altona mit
dem Ehrentitel eines königlich preußischen Kommerzienrats (Geheimer Kommerzienrat) sowie als Stadtverordneter. Er heiratete die Holländerin Gertrude
Margaretha („Gerta") Rindskopf. Gemeinsam lebten sie Ende der 1870er Jahre
in einem kleinen Haus in Altona in der Bahnhofsstraße 23 – hier wurden die vier
Kinder geboren. Später zogen sie in ein Appartement des im Jahr 1904 eröffneten Hotels Esplanade in der Hamburger Neustadt; Albert Warburg verbrachte hier
seine letzten Lebensjahre im Rollstuhl sitzend. Er starb am 09.02.1919 und wurde
zunächst auf dem jüdischen Friedhof beigesetzt, bevor die Urne am 12.01.1920
in das Grabmal auf dem Ohlsdorfer Friedhof verbracht wurde.

Mutter Gertrude („Gerta") Warburg
wurde am 23.11.1856 in Amsterdam geboren, ihre Eltern (Julius Rindskopf
[1817–1875] und Helene Rindskopf [1832–1865, geb. Cahn] waren in den 1850er
Jahren von Frankfurt nach Amsterdam gezogen. 1891 zog sie mit ihrer Familie
in die Palmaille 33; nach dem Tode ihres Ehemannes siedelte sie mit ihrer Tochter Betty Warburg in das Haus in der Hochallee 5; dieses Haus (mit der Praxis
Bettys) wurde im Jahr 1935 umgebaut. Während viele weitere jüdisch-stämmige
Personen vor Beginn des Zweiten Weltkrieges flohen, blieben Gertrude Warburg
und ihre Tochter in Altona. Sie emigrierten erst Ende 1939 in die Niederlande
und verloren im Zuge der Flucht beinahe ihr ganzes Hab und Gut. Gemeinsam
mit ihrer Tochter wurde Gertrude Warburg nach Sobibór deportiert und direkt
nach ihrer Ankunft im Gas ermordet.

Schwager Edgar Burchard
wurde am 06.07.1879 in Breslau als Sohn des Augenarztes Dr. Albert Burchard
geboren. Er heiratete Ellen Warburg im Jahr 1905 und wurde gemeinsam mit
dieser in Altona interniert. Dort nahm er sich am 10.07.1942, kurz vor der
Deportation, mit Veronal-Tabletten das Leben. Die beiden Eheleute hatten vier
Kinder: Gertrud (1906; verheiratete Wenzel), Albert Edgar (1908–1971; emigrierte nach Johannesburg), Oswald (1909–1998; emigrierte vermutlich nach
Kairo) und Marie Betty (1912–1969; verheiratete Ehrhardt, emigrierte nach
Melbourne/Australien).

Bruder Wilhelm Siegfried
wurde am 07.04.1884 in Hamburg Altona geboren; dort starb er am 24.04.1891
im Alter von sieben Jahren an Diphtherie.

Tante Elisabeth Brandis
wurde am 30.10.1860 in Hamburg geboren und heiratete den Notar und Justizrat
Salomon, einen Bruder von Albert Warburg. Gemeinsam hatte das Ehepaar fünf
Kinder.

Onkel Salomon (Siegfried) Warburg
wurde als jüngerer Bruder Alberts neun Jahre nach diesem im Jahr 1852 geboren. Er lebte gemeinsam mit seiner Frau Elisabeth Warburg im Nachbarhaus der
Familie Betty Warburgs in der Palmaille 33. Er starb im Jahr 1934 und wurde
auf dem Ohlsdorfer Friedhof begraben.

Zeittafel Betty Warburg

1881	27.09.: Geburt in Altona als Tochter von Albert und Gertrude Warburg
1884	07.04.: Geburt des Bruders Wilhelm Siegfried Warburg; Schwester Helene („Ellen") wurde am 10.09.1877 geboren; Schwester Ada Ida Warburg am 11.09.1878
1886	Besuch einer „Höheren Privat-Töchternschule"
1890	Kauf des Sommerhauses der Familie in Großflottbek
1891	24.4.: Tod des Bruders Wilhelm Siegfried Warburgs
	Frühling: Umzug der Familie in die Palmaille 33
1904	Februar: Beginn des Unterrichts bei Privatlehrern
1908	06.01.: Zulassung zur „Ablegung der Reifeprüfung" als Externe am Realgymnasium in Flensburg
	24. bis 29.02.: Reifeprüfung als erste weibliche Abiturientin
1910	Beginn des Studiums an der Königlichen Friedrich-Wilhelms-Universität zu Berlin
1911	Fortsetzung des Studiums in Kiel
1912	Fortsetzung des Studiums in München
1913	Fortsetzung des Studiums in Freiburg
1914	Fortsetzung des Studiums in Kiel
	Promotion: „Über die im Jahre 1909 in der Kieler psychiatrischen und Nervenklinik beobachteten Fälle von Generationspsychosen"
1915	Mai: Medizinisches Staatsexamen in Kiel
	21.05.: Zeugnis zu ihrer Promotion: Note „gut"
1916	01.03.: Beginn der Tätigkeit als Medizinalpraktikantin am Kaiserin-Auguste-Viktoria-Haus (KAVH) für Kinderheilkunde in Berlin
	04.08.2016 Erlangung der Approbation
	August: Aufstieg zur „selbstständigen Assistentin" am KAVH
1918	Bankrott der Familie; Verkauf der Häuser in Altona und Großflottbek, Einzug in ein Appartement des Hotels Esplanade in der Hamburger Neustadt
1919	19.02.: Tod des Vaters Albert Warburg
	Herbst: Tätigkeit in einer „Klinik" (höchstwahrscheinlich in Hamburg)
	November: Umzug Betty Warburgs in die Königsstraße 119 in Altona
	Dezember: Erwerb eines Familiengrabes mit acht Grabstellen auf dem christlichen Ohlsdorfer Friedhof
1920	Fortsetzung der Tätigkeit in der Hamburger Klinik
	Umzug von Betty Warburg mit ihrer Mutter in das Haus der Hochallee 5

	März: sechswöchiger Aufenthalt von Betty Warburg in einer Kurklinik
1921	Niederlassung als Privatärztin, anfänglich noch ohne Kassensitz in Hamburg (Fortführung der dortigen Tätigkeit bis zum Jahr 1939)
1923	Publikation „Die Wirkung der Frühstücksgetränke auf die Verdauungsorgane" gemeinsam mit Prof. Kestner / Physiologie, Hamburg
	Inflationsbedingte Vernichtung eines Großteils des Familienvermögens
1924	August: Schleppende Fortführung ihrer ärztlichen Tätigkeit
1925	Kassensitz; Erweiterung des Patientenstammes
1934	Praktische Ärztin im Bezirk „Groß-Borstel"
1938	25.07.: Entzug der Kassenzulassung; heimliche Fortsetzung ihrer ärztlichen Tätigkeit im Freundes- und Bekanntenkreis
	09.11.: Zerstörung von Betty Warburgs Praxisschild („Reichskristallnacht")
	Überfall zweier Halbwüchsiger auf Betty Warburg
1939	Entschluss zur Emigration in die Niederlande
1940	05.05.: Emigration Betty Warburgs mit Mutter Gertrude; Wohnort Arnheim
	10.05.: Besetzung der Niederlande durch deutsche Truppen
1943	Verhaftung und Inhaftierung Betty Warburgs und ihrer Mutter
	07.-08.04.: Deportation in das Durchgangslager Westerbork
	13.04.: Deportation aus Westerbork in das Vernichtungslager Sobibór
	16.04.: Rückwirkend festgestelltes Todesdatum
1945	Erhalt der Grabstelle durch den Hamburger Zweig der Familie Warburg; Einarbeitung der Namen und Daten der Holocaust-Opfer in den Grabstein
1949	18.07.: Betty Warburg wird durch Beschluss des Amtsgerichts Hamburg für tot erklärt

5.3.3 Eine Gegenüberstellung von Adélaide Hautval und Betty Warburg

Die Lebensverläufe der beiden Frauen Adélaide Hautval (Jahrgang 1906) und Betty Warburg (Jahrgang 1881) sind stark durch Kriegserlebnisse geprägt und es bedurfte bei beiden Frauen der eigenständigen und starken Positionierung gegenüber den Entwicklungen in der NS-Zeit.

Sowohl Adélaide Hautval als auch Betty Warburg blieben Zeit ihres Lebens in engem Kontakt zu Familienangehörigen, heirateten nicht und blieben kinderlos. Wie Adélaide Hautval begann auch Betty Warburg ihr Medizinstudium direkt nach der Schulzeit. Erstere schrieb sich im Jahr 1925 an der Kaiser-Wilhelms-Universität in Straßburg ein, ihr genauer Approbationszeitpunkt ist nicht bekannt. Der familiäre Hintergrund der beiden Frauen unterscheidet sich deutlich – so sah sich Betty Warburg als Tochter aus großbürgerlichen Verhältnissen mit familiären Vorbehalten zum Studium konfrontiert, sie begann dieses gegen Widerstände im Jahr 1910 an der Berliner Universität. Nach einem praktischen Jahr am Kaiserin Auguste Victoria Haus (KAVH) in Berlin wurde Betty Warburg approbiert und trat im Anschluss ihre erste Stellung am KAVH als „selbstständige Assistentin" an, um sich später mit einer eigenen Praxis niederzulassen. Adélaide Hautval wuchs als eines von sieben Geschwistern in einer gläubigen Pastorenfamilie auf und hatte im Gegenteil zu Betty Warburg einen starken familiären Rückhalt, sie folgte ihrem Bruder ins Medizinstudium. Wann genau sie dieses Studium beendete ist ungewiss, auch sie wurde direkt ärztlich tätig und arbeite zunächst mit psychiatrisch erkrankten Kindern. Zur jeweiligen psychiatrischen Promotion ist zu erwähnen, dass Adélaide Hautval im Jahr 1924 mit einer Arbeit zum Thema „Beitrag zur Lokalisierung psychologischer, posttraumatischer Störungen (die Aphasien; die Sprachverlangsamungen)" in Straßburg promoviert wurde und Betty Warburg ihre Arbeit zum Thema „Über die im Jahre 1909 in der Kieler psychiatrischen und Nervenklinik beobachteten Fälle von Generationspsychosen" im Jahr 1915 einreichte. Weitere wissenschaftliche Ambitionen sind bis auf einige kleine Veröffentlichungen bei beiden Frauen nicht zu finden.

Die NS-Diktatur sowie der Krieg hatten auf beide Lebensläufe einen markanten Einfluss – Adélaide Hautval wurde im April 1942 an einem Grenzübergang festgehalten und als „Freundin der Juden" inhaftiert, im Januar 1943 erreichte sie mit dem „Konvoi des 24. Januar" das Lager Auschwitz. Betty Warburg wurde als jüdische Ärztin berufsenteignet, sie emigrierte in die Niederlande, wurde dort im April 1943 verhaftet und in das Lager Sobibór überstellt. Adélaide Hautval überlebte das Lager und konnte ihre Erlebnisse nach dem Krieg aufarbeiten, sie erhielt die Ehrung als „Gerechte unter den Völkern" und arbeitete bis ins hohe Alter von 82 Jahren als Ärztin und aktiv im Kampf für die Menschenrechte. Betty Warburg wurde im April 1943 in den Gaskammern des Lagers Sobibór ermordet.

5.4   Zum Studium während des Zweiten Weltkrieges

Studienbelastungen und die Anforderungen des Krieges
Bevor die Situation der Psychiater im Nationalsozialismus näher erörtert wird, erfolgt zunächst ein Blick auf die Situation derjenigen, die diesen Beruf anstrebten: die Medizinstudentinnen und Medizinstudenten. Ihnen boten sich zahlreiche

legale Möglichkeiten, den zwar verpflichtenden, doch verhassten Kriegsdienst zu umgehen. Der Druck, an den Kriegshandlungen oder -vorbereitungen teilzunehmen, war für die Studentinnen und Studenten enorm: Offizielle Zahlen zeigen, dass sich an den Kriegseinsätzen im Jahr 1941 und 1942 19.000 bzw. 12.000 Studierende der Medizin beteiligten.[272] Die Studentinnen standen dabei weiterhin unter der Anforderung, ihr Studium in möglichst kurzer Zeit zu beenden: Der Leistungsdruck des Studiums war neben den allgemeinen Belastungen, die der Krieg mit sich brachte, sowie den eigenen Kriegseinsätzen zu bewältigen. Es gibt zahleiche Hinweise darauf, dass sich das Leben der Studentinnen auch nach 1933 in wesentlichen Punkten in ähnlichen Bahnen abspielte wie zuvor – zwar kamen zusätzliche Aufforderungen zu Kursen in Erster Hilfe oder beim Nachrichtenwesen, eine eventuelle Grundausbildung im Luftschutz oder die zwingende Teilnahme an speziellen Schulungsabenden hinzu – doch generell konnte ein Großteil der jungen Frauen die Studienzeit erfolgreich absolvieren.

Die Diskriminierung jüdischer Studentinnen
Ein gänzlich anderes Bild bietet sich allerdings beim Blick auf „nichtarische" Studentinnen und solche, die nicht zumindest äußerlich der Parteilinie treu blieben.[273] Mittels Erlassen der Kultusverwaltungen der Länder wurden die Anhängerinnen „marxistischer Parteien" umgehend von den Universitäten entfernt und auch die jüdischen Studentinnen – die an der Hamburger Universität im Jahr 1932 mit 6,9 % einen im Vergleich zum gesamten Deutschen Reich doppelt so hohen Anteil der dortigen Studentenschaft einnahmen – waren durch die Neuerungen stark benachteiligt. Keiner Fakultät einer Universität war es erlaubt, mehr als 5 % „Judenanteil" zu unterrichten – die medizinische Fakultät mit ihrem traditionell hohen Anteil an Studentinnen des jüdischen Glaubens war hiervon besonders betroffen. Huerkamp schreibt: „Von einer besonderen Betroffenheit jüdischer Studentinnen durch die Maßnahmen des Nationalsozialismus könnte allenfalls insofern die Rede sein, als die jüdischen Studentinnen doppelt diskriminiert waren: Als Jüdinnen hatten sie unter dem Antisemitismus des Regimes zu leiden; als studierende Frauen teilten sie mit den nicht-jüdischen Studentinnen die fundamentale Verunsicherung hinsichtlich der Zukunft des Frauenstudiums."[274]

---

[272] Bleker und Schleiermacher 2006, S. 159.

[273] So hatten zum Beispiel auch Sozialdemokratinnen, Kommunistinnen oder überzeugte Liberale die Veränderungen infolge der Machtübernahme der Nationalsozialisten „durchaus konkret zu spüren bekommen"; vgl. Huerkamp 1996, S. 161.

[274] Huerkamp 1996, S. 162.

5.5 Psychiater im Nationalsozialismus: Zwischen aktivem Handeln und passiver Beteiligung

Aufarbeitung und Verantwortung

Eine Aufarbeitung der Ereignisse und ein Bekenntnis der deutschen psychiatrischen Fachgesellschaft zu der eigenen Geschichte hat sehr lange nicht stattgefunden; erst im Jahr 2010 hat sich die Deutsche Gesellschaft für Psychiatrie und Psychotherapie, Psychosomatik und Nervenheilkunde (DGPPN) in einer Gedenkveranstaltung offiziell zu ihrer Rolle in der Zeit des Nationalsozialismus bekannt und der Vorstand der Gesellschaft berief eine internationale Kommission zur Aufarbeitung der Geschichte ihrer Vorläufergesellschaften in der Zeit des „Dritten Reiches" ein.[275] Betont sei, dass die Abgrenzung von der Neurologie zur Psychiatrie während der NS-Zeit schwierig war – die institutionelle Verselbstständigung stand auch noch Jahre nach dem Krieg am Anfang und die Identifikation der „neurologischen Spezifika" im Verhältnis zur Psychiatrie blieb somit kompliziert: „Die Durchtrennung des psychiatrisch-neurologischen Gesamtgebietes in je ein selbstständiges psychiatrisches und neurologisches Fachgebiet ergab sich aus praktischen Gründen. Bei der weitgehenden Überschneidung der Forschungsgebiete ist diese Durchtrennung eine künstliche" – so lautete noch das im Jahr 1946 von Ernst Kretschmer verfasste Vorwort zum Band Psychiatrie der FIAT Reviews of German Science. Vor allem für den „fragilen Zeitraum" der NS-Zeit lassen sich die Institutionen, Wissenschaftler und Forschungsgebiete nicht klar trennen.[276]

Neben einem Versuch ebendieser Zuordnung ist es im Rahmen einer gelingenden Aufarbeitung zudem äußerst wichtig, Forschungen anzustrengen bezüglich der Unterscheidung zwischen Psychiatern, die zu Tätern wurden und denjenigen, die sich den Menschenrechtsverletzungen, Tötungen, Sterilisationen und Maßnahmen zur Stigmatisierung, Entlassung und Vertreibung von Kollegen bewusst entzogen. Um Schott und Tölle zu zitieren: „(...) es gilt zu unterscheiden zwischen Haupttätern und Mitläufern, aktiver Beteiligung und passivem Geschehenlassen, Befürworten und Nutznießen, Verhindern und Verweigern (...)."[277]

---

[275] Den Vorsitz der Kommission übernahm der Gießener Medizinhistoriker Prof. Volker Roelcke; die DGPPN finanziert Forschungsprojekte, die detailliert klären sollen, inwieweit ihre Vorgängerin und deren Repräsentanten bei dem „Euthanasie"-Programm der Nationalsozialisten, der Zwangssterilisierung oder der Vertreibung jüdischer und politisch missliebiger Psychiater beteiligt waren; vgl. Jachertz 2011, S. 36.

[276] Fangerau 2016, S. 3

[277] Schott und Tölle 2006, S. 180.

Die Rolle der Ärzte im Widerstand

Die Hälfte der Psychiater war in der NSDAP, SA oder SS organisiert; die andere Hälfte dementsprechend nicht.[278] Welche Ärzte nahmen eine aktive Rolle ein? Wie genau sah diese aus? Und wer waren die Ärzte, die Widerstand leisteten? Einige Namen seien in diesem Kontext genannt. Der Psychiater Werner Heyde (1902–1962) nahm eine herausragende Stellung ein; als medizinischer Leiter verantwortete er die T4-Aktion. Ihm folgte in dieser Position Paul Nitsche (1876–1947), welcher zudem als Leiter der Anstalt Sonnenstein wirkte – einer Anstalt, welche später bekanntermaßen zur Vernichtungsanstalt wurde. Auch Carl Schneider (1891–1946) war früh an der „Euthanasie"-Planung beteiligt, er wurde ab 1933 ohne Habilitation Ordinarius in Heidelberg und war aktiver und überzeugter Nationalsozialist; Friedrich Mennecke (1884–1947), Anstaltsleiter in Eichberg, war bei den großangelegten Selektionen als Gutachter tätig. Toni Schmidt-Kraepelin, deren Werdegang hier bereits ausführlich dargestellt worden ist, lässt sich selbstverständlich nicht in eine Reihe mit den eben genannten Hauptakteuren nennen. Sie arbeitete als Gutachterin und es stellt sich die Frage, welche der oben von Schott und Tölle zitierten Positionen ihrer Person dabei zukommt. Erneut sei an dieser Stelle an ihre eigene Haltung erinnert; sie war der Auffassung, dass: „(…) man in Konzentrationslagern ganz gut behandelt worden" sei und „die Sterilisationen (…) doch richtig gewesen" und „auch die Beseitigung von Kranken durchaus notwendig gewesen" war (siehe Abschnitt 3.3.2.) – mit ihren Auffassungen stand sie nicht alleine. Sie reiht sich vielmehr ein in den Kanon der widersprüchlichen Biographien aus zwar einerseits therapeutisch „engagierten, patientenzugewandten und gütigen Ärzten, welche aber gleichzeitig die Unfruchtbarmachung und auch Vernichtung lebensunwerten Lebens" vertraten.[279] Da es im Rahmen einer möglichst umfassenden Aufarbeitung nicht ausreicht, nur die Haupttäter zu benennen, ist es wichtig, auch das Verhalten all derjenigen „mehreren hundert Ärzte[n]"[280] aufzuzeigen, welche als Mittäter maßgeblich am Zustandekommen der „Euthanasie"-Aktionen mitwirkten. Zu diesem Personenkreis könnte man auch Toni Schmidt-Kraepelin zählen, die von 1940 bis 1944 an der Anstalt in Günzburg tätig war. Gabriel et. al. legten dar, dass es sich bei diesem Kreis um „mehr oder weniger prominente Ärzte, überwiegend Psychiater handelte", welche „mit einfacher plus oder minus Signatur entschieden, ob eine

---

[278] Schneider und Roelcke 2013, S. 1041.

[279] Schott und Tölle 2006, S. 182. Auch die Biographie Robert Gaupp (1870–1953) wird als eine solch widersprüchliche beschrieben.

[280] Schott und Tölle 2006, S. 180.

Tötung gerechtfertigt sei."[281] In ihrer ärztlichen Tätigkeit ging Toni Schmidt-Kraepelin diesen Schritt mit – indem sie Meldebögen ausfüllte, war sie aktiv an der Massen-„Euthanasie" beteiligt.[282] Sie fungierte zwar nicht als ärztliche Vordenkerin oder Schrittmacherin der NS-„Euthanasie", es verband sich mit ihrem Engagement keine grundlegende Umgestaltung der Psychiatrie – man gewinnt bei Toni Schmidt-Kraepelin aber einen ähnlichen Eindruck, wie bei Friedrich Mauz: „(…) dass hier ein Arzt und Wissenschaftler, (der …) aus Opportunismus mitmachte, um die einmal erreichte berufliche Stellung nicht zu gefährden."[283]

50–65 % der Ärzte waren in der NSDAP oder in einer vergleichbaren Gruppierung organisiert, dies war jedoch weder verpflichtend, noch stellte eine solche Mitgliedschaft zwecks Erreichen eigener Karriereziele eine Voraussetzung dar; dies belegt der heutige Forschungsstand eindeutig.[284] Mitglieder des ärztlichen Standes waren häufiger in der Partei organisiert, als dies beispielsweise bei Juristen oder Lehrern der Fall war – Roelcke erklärt diese spezielle Affinität der Ärzte zur nationalsozialistischen Partei auch durch die am Ende der Weimarer Republik entstandene problematische Arbeitssituation: Zahlreichen jungen Ärzten drohte die Arbeitslosigkeit, sie profitierten dementsprechend stark von den im Zuge der Entlassung jüdischer Kollegen freiwerdenden Positionen; dies gilt insbesondere für das Fach Psychiatrie.[285] Mit der Einrichtung der Reichsärztekammer sowie der Reichsärzteordnung erfüllte die Partei zudem einen vom ärztlichen Stand lange gehegten Wunsch nach einer Reglementierung der Heilberufe und einer standardisierten Vergütung ärztlicher Leistungen. In den Jahren 1933 bis 1938 stiegen die Gehälter der deutschen Ärzteschaft um 61 % an (deutlich mehr als dies beispielsweise bei den Juristen der Fall war), die Kurierfreiheit für „nichtärztliche" Heiler wurde abgeschafft und Ärzte wurden von den Regularien ihrer beruflichen Gewerbehandlungen befreit – so genossen sie mit einem Mal große

---

[281] Gabriel et. al. konstatierten zudem, dass in Österreich sieben Gutachter aktiv waren, davon vier Psychiater, die aus der Grazer Universitätsklinik hervorgegangen waren. Auch ein Wiener Heilpädagoge war darunter; vgl. Gabriel et al. 2015, S. 144.

[282] Schott und Tölle 2006, S. 180.

[283] Dies betrifft bei Toni Schmidt-Kraepelin allerdings eine niedrigere Stufe der Karriereleiter; vgl. Silberzahn-Jandt und Schmuhl 2012, S. 324.

[284] So wurde etwa Ferdinand Wagenseil im Jahr 1937 zum ordentlichen Professor ernannt, obwohl er kein Parteimitglied war; ein anderes Beispiel ist Georg Hohmann, welcher im Jahr 1939 Präsident der Deutschen Orthopädischen Vereinigung wurde; vgl. Roelcke 2016, S. 35 und 36.

[285] Roelcke nennt als dritten Punkt zur Erklärung ärztlicher Affinität zum Nationalsozialismus das Versprechen der Partei, die Macht der Versicherungsanstalten zu beschneiden – dies war seit den 1920er Jahren ein zentrales Anliegen von Seiten der kassenärztlich- und privatärztlich tätigen Ärzte; vgl. Roelcke 2016, S. 36.

Privilegien;[286] ein überdurchschnittlich großer Anteil der Mediziner profitierte davon stillschweigend. Dass neben „nicht-parteilinientreuem" Verhalten allerdings auch offener Widerstand vonseiten der Ärzteschaft möglich war, zeigt sich anhand des Lebenslaufes des Psychiaters Hans Roemer – im Rahmen ihrer Dissertation untersuchte Anna Plezko dessen „Handlungsspielräume und Zwänge" als Leiter der Anstalt Illenau. Eine schriftlich dokumentierte Aussage seinerseits aus dem September 1947 lautete: „Mir war es von vorneherein klar, dass ich bei dieser Aktion jede Mitwirkung verweigern werde, ich habe die ‚Euthanasie' schon immer und grundsätzlich abgelehnt. Ich erblickte meinen Lebenslauf darin, den Geisteskranken zu helfen und nicht zu töten."[287] Plezko belegt eindrücklich, unter welchem Druck Hans Roemer im folgenden seine Entscheidungen zu treffen hatte; ein Treffen mit Ernst Rüdin – damals der Vorsitzende der Gesellschaft deutscher Psychiater und Neurologen – sowie ein Briefwechsel mit bereits erwähnten Paul Nitsche zeigen die „krass ablehnende" Haltung der Leitungsebene der deutschen Psychiatrie-Landschaft gegenüber Hans Roemers Anliegen, ein Treffen der praktischen Psychiater einzuberufen, „ehe Folgen einträten, für welche sie unbedingt ‚eine moralische Mitverantwortung' tragen, die ihnen niemand abnehmen würde". Roemer dient als Beispiel für gelebten Widerstand gegenüber der „Euthanasie"; er trat freiwillig zurück und bezahlte sein Engagement somit durch den Verlust seiner Arbeitsstelle – wohlgemerkt nicht mit „Schlimmeren", wie beispielsweise dem Verlust seines Lebens. Nach dem Krieg wurde er vor dem Freiburger „Euthanasie"-Gericht am 17. November 1947 freigesprochen.[288] Ein weiteres Beispiel ist Gerhard Schmidt, der bereits 1945 in einem Rundfunkbeitrag auf die Verbrechen an psychisch kranken und geistig behinderten Menschen aufmerksam machte. In seinem Buch „Selektion in der Heilanstalt" beschrieb er das gezielte Töten von Patientinnen und Patienten durch Verhungern lassen äußerst kritisch. Aufgrund negativer Rezensionen und gesellschaftlicher Unerwünschtheit

---

[286] Damit einher gingen allerdings neue Verordnungen: Alle Ärzte waren verpflichtet, diejenigen Patienten zu melden, welche an einer Erbkrankheit litten: manisch-depressive Erkrankungen, Schizophrenie, hereditäre Formen der Epilepsie oder „Idiotismus" – dieser Verpflichtung wurde jedoch oft nicht nachgekommen, anscheinend ohne größere Auswirkungen; vgl. Roelcke 2016, S. 37.

[287] Rüdin schrieb dazu am 18. Januar 1940 dazu an Nitsche: „Eine Besprechung herbeizuführen, wie Sie Herr Roemer wünscht, ist für mich unmöglich, da sie ja nicht ohne Diskretionsbruch, der mir ja von zwei Herren auferlegt worden ist, veranstalten könnte. (...)." Vgl. Plezko 2011, S. 55.

[288] Plezko 2011, S. 64.

konnte das Buch erst im Jahr 1965 erscheinen. Seitens der psychiatrischen Fachvertreter fand die ernsthafte Aufarbeitung noch einmal weitere 15 Jahre später, erst ab dem Jahr 1980, statt.[289]

Niedergelassene Ärzte und Widerstand
Von ärztlicher Seite ging der Widerstand am wahrnehmbarsten von niedergelassenen Ärzten aus. Frank Schneider, der ehemalige Präsident der Deutschen Gesellschaft für Psychiatrie und Psychotherapie, Psychosomatik und Nervenheilkunde, vermutete den Grund hierfür in der Tatsache „dass dort, außerhalb der großen Kliniken, der Kontakt zu den Patientinnen und Patienten direkter war, unmittelbarer."[290] Der lauteste Protest gegen die „Euthanasie"-Aktionen ging von Seiten der Kirche aus – der Münsteraner Bischof Clemens August Graf von Galen hielt im Sommer 1941 eine Predigt, welche zum vorläufigen Stopp der T4-Aktion führte; auch Michael Memelauer protestierte in seiner Silvesterpredigt 1941 gegen die Tötung psychisch Kranker.[291]

Die bemerkenswerte Haltung und die Handlungen der aus einem Pastorenhaushalt stammenden Adélaide Hautval sind im Rahmen ihrer Biographie bereits dargelegt worden; ihr Verhalten zeugt von tiefer menschlicher Nächstenliebe – ob dies durch eigenen (praktizierten) religiösen Glauben motiviert war, ist nicht abschließend zu klären – die späte und absolut gerechtfertigte Würdigung ihrer Leistungen erfolgte ganz unabhängig von dieser Frage unter anderem in Form ihrer Ehrung als „Gerechte unter den Völkern". Nach dem Krieg erkannte sie die Notwendigkeit der Niederschrift authentischer Augenzeugenberichte und des fortgesetzten Engagements; mit diesem Verhalten dient sie folgenden Generationen von Engagierten, Aufklärern und sich gegen „menschgemachtes Unheil" stellenden Aktivisten als ein strahlendes Vorbild.

Angesichts der erwähnten Persönlichkeiten und ihren teilweise laut erhobenen Stimmen ist es durchaus als dramatisch zu bezeichnen, dass die „extremsten Formen unmenschlichen Verhaltens" nicht etwa einem Anpassungsvorgang der Ärzteschaft – speziell der psychiatrisch Tätigen – an ein politisches System entsprangen, sondern vielmehr aus eigenen ärztlichen Initiativen hervorgingen. Rassenhygienische Forschungen wurden durch renommierte Fördereinrichtungen wie beispielsweise der „Notgemeinschaft der Deutschen Wissenschaft/Deutsche Forschungsgemeinschaft" finanziert und eine enge Anbindung an das politische

---

[289] Es hatte zwar auch vorher Aufarbeitungsversuche gegeben, allerdings nur solche, in welchen die Psychiatrie als Opfer dargestellt wurde; vgl. Schneider und Lutz 2014, S. 205.

[290] Zit. n. Jachertz 2011, S. 35.

[291] Gabriel et al 2015, S. 144.

System ging dezidiert von psychiatrischer Seite aus – etwa in der Person Ernst Rüdins, welcher ab 1933 aktiv den Kontakt zu politischen Führungskräften des Deutschen Reiches suchte.[292] Aufzuräumen ist zudem mit der Auffassung, die Forschung zu Zeiten des „Dritten Reiches" sei „krude Pseudo-Wissenschaft" gewesen; dies kategorisiert die wissenschaftlichen Tätigkeiten der deutschen Ärzteschaft zu Zeiten der nationalsozialistischen Führung als nicht ernst zu nehmende.[293] Im Gegenteil, heute ist klar: Eugenische Wissenschaft wurde durchaus professionell betrieben; das Spektrum angewandter Verfahren reichte dabei von konventionellen Methoden bis hin zu hoch innovativen Ansätzen. Der intrinsischen Logik der wissenschaftlichen Disziplinen folgend, war neuer Wissenserwerb das Ziel und durch den neu entstandenen Zugang zu „biologischem Versuchsmaterial" jenseits der ehemaligen legalen Grenzen, zudem in Zeiten des Krieges und unter totalitärem politischem Einfluss, war ein beinahe deregulierter und somit äußerst erfolgsversprechender Wissenschaftsmarkt eröffnet worden. Das „Euthanasie"-Programm eröffnete den schnellen Zugang zu neu gewonnenen großen Datensätzen „lebender Forschungsobjekte"; eine Analyse ebendieser versprach erhebliches Renommee. Ernst Rüdin und seine Forschergruppe an der Universität in München forschte zu eugenischen Fragen sowie zu angewandter Genetik; sie zählten, ähnlich wie Carl Schneider und Julius Deussen mit ihren demographischen Fragestellungen an der Heidelberger Universität, in der Bewertung zeitgenössischer Kollegen zu den „Top-Akteuren" des deutschen Wissenschaftsbetriebes.[294]

Um zur Lage der jüdischen Ärzte zu Zeiten des Nationalsozialismus überzuleiten, sei der in Teilen bereits dargestellte Widerstand gegen „Euthanasie"-Verbrechen erweitert um Beispiele des Widerstands gegenüber den Maßnahmen, mit denen sich Juden und jüdische Ärzte nach 1933 konfrontiert sahen. Als Beispiel einer Frau, die Zivilcourage bewies, kann Adélaide Hautval dienen; unter Einsatz ihres eigenen Lebens trat sie in Frankreich für jüdische Menschen und Kollegen ein. Es gibt zudem zahlreiche weitere Beispiele für Psychiater, die sich für die jüdische Ärzteschaft einsetzten: Der Universitätspsychiater Gottfried Ewald sei als ein solcher genannt, oder auch der Psychiater und Medizinhistoriker Werner Leibbrand, der gegen den Ausschluss seiner jüdischen Kollegen

---

[292] Roelcke 2016, S. 37.
[293] Carola Sachse (Wien) hat diese verbreitete Exkulpationsstrategie zurechtgerückt – die vermeintlich pseudo-wissenschaftlichen Tätigkeiten entsprachen durchaus akzeptiertem wissenschaftlichen Vorgehen; vgl. Jachertz 2011, S. 36.
[294] Roelcke 2016, S. 37.

protestierte, indem er aus dem Berliner Ärztlichen Standesverein austrat. Er verlor daraufhin seine Kassenzulassung und damit seine berufliche Position.[295]

5.6   Die Lage der jüdischen Ärzte

Waren Juden speziell anfällig gegenüber Nervenkrankheiten?
Diese zunächst krude wirkende Frage wird bei einem Blick in die historische Literatur erklärbar – mit langer Tradition wurde in der Geschichte des „christlichen Abendlandes" das Ansinnen gepflegt, die jüdische Rasse zu stigmatisieren. Der Holocaust realisierte den Wunsch, die jüdischen Rasse zu vernichten und insbesondere auch Psychiater beteiligten sich an der „publikumswirksamen" Propaganda gegen die Juden; so wurde diesen in der Literatur vielfach eine „nervöse Konstitution" bescheinigt. Jean-Martin Charcot war der Auffassung, dass bei Juden „Nervenkrankheiten aller Art" häufiger aufträten als in anderen Bevölkerungsgruppen, infolge des „Inzest der jüdischen Rasse."[296] Auch der italienisch-jüdische Psychiater Cesare Lombroso hielt Juden für speziell anfällig gegenüber Geisteskrankheiten; er behauptete eine Verwandtschaft der „Physiologie des Genies mit dem Wahnsinn" und kombinierte die bemerkenswerten kulturellen Leistungen der Juden dabei mit seiner Idee, „daß eben die Juden eine verhältnismäßig vier- bis sechsmal größere Anzahl Geisteskranker liefern, als ihre andersgläubigen Mitbürger"; dies belegte er sogar mittels statistischer Angaben.[297] Juden wurde „mentale Giftigkeit", psychologische Raffinesse und kriminelle Hinterhältigkeit unterstellt und im Zuspruch der Charaktereigenschaften Hab- und Machtgier kam es zu zahlreichen Polemiken gegenüber den „jüdischen Eigennützern, Lügnern und Betrügern"[298]; man berief sich dabei u. a. auf die Lehren des Paracelsus. In der Moderne wandelte sich der Vorwurf

---

[295] Schneider und Roelcke 2013, S. 1041. Psota legt die Situation der Psychiatrie in Österreich dar; nach dem „Anschluss" im Jahr 1938 wurden dort innerhalb weniger Wochen über 4000 Ärztinnen und Ärzte aufgrund „politischer" oder „religiöser" Gründe vertrieben und verfolgt. Antisemitischer Hass war der häufigste Grund hierfür und die Fachrichtung der Psychiatrie hatte den größten Verlust an Fachärzten zu beklagen; nahezu 75 der Fachärztinnen und Fachärzte verließen ihren Arbeitsplatz – Sigmund Freud und Viktor Frankl nicht ausgenommen; vgl. Psota 2018, S. 119.

[296] Der deutsche Psychiater Richard Krafft-Ebing benutzte den Terminus „Neurastheniker" sogar gleichbedeutend mit „Jude" – der religiöse Enthusiasmus führe gerade bei Ostjuden zu einer gesteigerten Sinnlichkeit, sexuellen Exzessen und somit zu psychischen Erkrankungen; vgl. Schott und Tölle 2006, S. 190.

[297] Schott und Tölle 2006, S. 191.

[298] Schott und Tölle 2006, S. 191.

gegen Juden, man denunzierte sie nun „als Vertreter volksfremden Denkens"
mit „analytisch, kalter Wissenschaftlichkeit".[299] Die Ansichten der Vernich-
tungsideologie wurden politisch tauglich und die antisemitisch-rassenbiologische
Stigmatisierung der Juden, insbesondere ihres Nerven- und Seelenlebens, trug
dazu wesentlich bei. Hervorzuheben ist, dass der erste Massenmord an jüdischen Menschen unter dem nationalsozialistischen Regime auch in Kombination
mit der „Euthanasie"-Aktion geplant war – die „Endlösung" der Judenfrage war
mit den „Euthanasie"-Aktionen verknüpft und die Ermordung der jüdischen psychisch erkrankten und behinderten Anstaltsinsassen war zugleich der „Auftakt
zum Holocaust."[300]

Die Rassengesetze und ihre Folgen für jüdische Ärzte
Die Lage der jüdischen Ärzte wurde nach dem Machtantritt der Nationalsozialisten bedeutend unangenehmer: Von den nationalsozialistischen Rassengesetzen
waren etwa 25 % der Ärztinnen betroffen, welche bis 1933 arbeiteten – als
„nicht-arische" Medizinerinnen wurden sie diskriminiert und zunehmend ihrer
Existenzmöglichkeit beraubt; für viele mutete diese „rassische" Zuordnung überraschend an, praktizierten sie den jüdischen Glauben doch in ihrem Leben nicht
aktiv. Dies trifft auch auf Betty Warburg zu, die eingehende Auseinandersetzung mit ihrer Biographie hat gezeigt, dass die Familie dem jüdischen Glauben
zwar „auf dem Papier" angehörte, diesen allerdings nicht praktizierte. Wie ca.
50 % der von Bleker und Schleiermacher als Ärztinnen der „älteren Generation" bezeichneten und durch die Nationalsozialisten verfolgten Frauen jüdischen
Glaubens konnte sich auch Betty Warburg mit ihrer Mutter zunächst ins Ausland
retten – die Emigration gelang auch durch die soziale Stellung und die ihnen
zur Verfügung stehenden Möglichkeiten zur Organisation und Durchführung der
Emigration. 36 Frauen der älteren Generation wurden in Konzentrationslagern
ermordet, acht überlebten den Holocaust in Deutschland.[301] Die verfolgten Ärztinnen unterschieden sich nicht wesentlich von den übrigen Kolleginnen ihrer
Generation; sie beteiligten sich an der Ausformulierung gesundheits- und sozi-
alpolitischer Fragestellungen, vertraten teilweise sogar selbst rassenhygienische
und eugenische Überzeugungen und waren bis 1933 vollständig in die deutsche
Bildungsgesellschaft integriert.[302]

---

[299] Schott und Tölle 2006, S. 191.
[300] Schott und Tölle 2006, S. 191.
[301] Bleker und Schleiermacher 2000, S. 128.
[302] Bleker und Schleiermacher 2000, S. 128.

Die Biographie Betty Warburgs steht sinnbildlich für den durch die Macht-übernahme Hitlers ausgelösten Bruch, welcher schlagartig die beruflichen und gesellschaftlichen Ähnlichkeiten der Ärztinnen jüdischer Herkunft mit ihren „ari-schen" Kolleginnen nivellierte – trotz ihrer durchschnittlichen Berufstätigkeit von 19 Jahren Dauer wurden die Betroffenen aus ihrem Alltag herausgerissen: „Ich verlor die Kassen und meine fast ausschließlich christliche Privatpraxis, die sich zum größten Teil aus Beamten und Offizieren zusammensetzte, auf die von Sei-ten der Partei ein Druck ausgeübt wurde, dass sie sich fürchteten, einen jüdischen Arzt aufzusuchen. So musste ich mich zur Auswanderung entschließen."[303]

Die Gleichschaltung der deutschen Ärzteschaft – erkennbar an massenhaften Beitritten zur NSDAP sowie dem Ausschluss jüdischer sowie politisch missliebi-ger Kollegen – führte auch dazu, dass der Bund Deutscher Ärztinnen, vermutlich auch aufgrund eigener Existenzängste, alle „nicht-arischen" Kolleginnen aus-schloss; eine beispiellose Entsolidarisierung setzte ein. Mit dem Aufruf der NSDAP zum „Judenboykott" am 1. April 1933 setzte sich diese fort und fand am 7. April mit dem „Gesetz zur Wiederherstellung des Berufsbeamtentums", welches „nicht-arische" Ärzte und Ärztinnen aus den „Medizinalbehörden" und Hochschulen ausschloss, einen vorläufigen Höhepunkt. An diesem 7. April wurde allen frei praktizierenden jüdischen Ärztinnen die Zulassung zur Kassenpraxis entzogen – für alle niedergelassenen Ärztinnen und Ärzte bedeutete dies den Ver-lust ihrer ökonomischen Existenzgrundlage. Schließlich wurde im August 1933 die Zusammenarbeit zwischen „arischen" und „nicht-arischen" Ärzten gänzlich untersagt. Zunehmend kulminierte im NS-Staat der aggressive Antisemitismus; in Folge des „Blutschutzgesetz[es]"[304] von 1936, das die „Rassengrenze zwi-schen Deutschtum und Judentum" streng definierte, verbreitete sich die Ansicht, wonach nicht die körperlichen, sondern die seelischen Erbeigenschaften die wich-tigsten seien: Deutsch-jüdische Mischehen produzierten – so die vorherrschende Meinung – auf Grund der „Unverträglichkeit deutschen und jüdischen Erbguts (…) innerlich zerrissene Menschen"; das fremde Blut gehöre „ausgemerzt", denn nur so könne dem drohenden „Rassentod" der Deutschen vorgebeugt werden.[305]

---

[303] Zitat der Ärztin Clara Davidson-Pietrowski. Bleker und Schleiermacher bemerken in die-sem Kontext, dass sich das Schicksal der Ärztinnen gar nicht groß von demjenigen ihrer männlichen Kollegen unterschied; im Gegensatz zu diesen hatten sie sich die gesellschaft-liche Position der Ärztin allerdings hart erkämpfen müssen – die Vertreibung traf sie umso härter; vgl. Bleker und Schleiermacher 2000, S. 129.

[304] Dieses Verbot betraf auch die Anstellung „arischer" Arzthelferinnen durch jüdische Ärzte; zudem gab es die Reichsärzteordnung, welche die Neuapprobation „nicht-arischer" Ärzte verbot; vgl. Bleker und Schleiermacher 2000, S. 131.

[305] Schott und Tölle 2006, S. 192.

Wie bereits im Rahmen der Biographie Betty Warburgs dargelegt, erfolgte am
25. Juli 1938 der vollständige Entzug der Kassenzulassung, „die Bestallun-
gen aller jüdischen Ärzte" wurden für erloschen erklärt – diese Neuerung kam
einem Berufsverbot gleich, lediglich ein Drittel der jüdischen Ärzte durfte weiter als sogenannte „Krankenbehandler" ausschließlich die jüdische Bevölkerung
medizinisch versorgen.[306]

Sechs Millionen Juden verloren von 1941 bis 1945 in Konzentrationslagern
ihr Leben – die Judenermordung war die perfekte „Endlösung".[307] Schott und
Tölle konstatieren: „Was die KZ-Haft zu einer Extrembelastung machte, waren
nicht nur die Dauer, schlechte hygienische Verhältnisse, mangelhafte Ernährung,
Schwerstarbeit, Krankheiten und Misshandlungen. Die tiefgreifende seelische
Schädigung ist vor allem auf die ständige Todesfurcht, das Miterleben der
Selektionen und der Ermordung von Angehörigen, auf anhaltende hasserfüllte
Schikanen und permanente Konfrontierung mit bürokratisch-kalten Vernichtungs-
maßnahmen zurückzuführen. In den Konzentrationslagern kam es zu einer Art
internen Hierarchie von Insassen, die auf perverse Art den Rassismus wider-
spiegelte. Arische Häftlinge fühlten sich den jüdischen Häftlingen überlegen,
wie Augenzeugen berichteten."[308] Ähnlich schildert auch Adélaide Hautval die
Situation unter den Lagerärzten.[309]

Innovationsmangel nach Kriegsende: Der Verlust wissenschaftlicher Expertise war
schlecht auszugleichen
Um von der damaligen Situation zu der bis heute anhaltenden Aufarbeitung der
Lager-Geschehnisse und der Rolle der Psychiater im Nationalsozialismus überzuleiten, sei zunächst auf Gabriel verwiesen. Dieser beschreibt die psychiatrische
Szene in der Nachkriegszeit als fern jeder radikalen Innovation; nach Kriegsende
erfolgten überwiegend Wiedereinsetzungen der inzwischen älteren Vorstände und
jener „Psychiater, deren Prägung zum Teil Jahrzehnte zurück lag."[310] Es fehlte
nach Kriegsende an „Menschen, Ideen und Mitteln, eine geeignete Antwort auf
die Katastrophe in der Psychiatrie zu finden und umzusetzen" – NS-Netzwerke
waren erhalten geblieben, es mangelte an „innovativen, nicht korrumpierten
Psychiatern." Auch durch die Abwanderung zahlreicher Nervenärzte kam es
zu einem Verlust an wissenschaftlich-ärztlicher Expertise. So erklärt sich der

---

[306] Bleker und Schleiermacher 2006, S. 133.
[307] Schott und Tölle 2006, S. 193.
[308] Schott und Tölle 2006, S. 193.
[309] Vergleiche „Exkurs im Exkurs – Lagerärzte, Terror und Privileg".
[310] Gabriel et al. 2015, S. 145.

„tragische Stillstand in der psychiatrischen Betreuungsstruktur und in der neuro-psychiatrischen Forschung nach 1945."[311] Werner Mombour, welcher von 1966 bis 1994 am Max-Planck-Institut für Psychiatrie in München tätig war, berichtet aus seinen eigenen Erfahrungen mit der Psychiatrie der Nachkriegszeit: „Es wurde eher bagatellisiert, verschwiegen, gerechtfertigt und nach Möglichkeit dieses Thema nicht berührt. Nach 1945 war sowohl in der Psychiatrie wie in der allgemeinen Politik die Haltung maßgebend: Ich weiß von nichts, ich habe bei nichts mitgemacht, ich habe von nichts gewusst, ich bin komplett unschuldig und ich lehne das natürlich ab. Dann gab es eine große Reihe von Besuchern aus dem westlichen Ausland, die Deutschland bereisten und auch die Psychiatrie teilweise untersuchten, ich denke da an die berühmten Stellungnahmen von Hannah Arendt oder von Klaus Mann, die diese Heuchelei der Deutschen, die damals im Vordergrund stand, massiv kritisierten."[312]

Meistens kamen die Täter nach dem Krieg straflos davon, teilweise konnten sogar große wissenschaftliche Karrieren fortgeführt werden – die Professoren und T4-Gutachter Werner Vilinger, Friedrich Mauz und Friedrich Panse wurden nach dem Krieg zu Präsidenten der Fachgesellschaften; letzterem wurde sogar die Ehrenmitgliedschaft zuteil. Einige der in die NS-Verbrechen involvierten Psychiater traten als Sachverständige in Wiedergutmachungsverfahren nach dem Krieg auf – beinahe selbstverständlich nahmen sie diese Rollen ein und legten in solchen Verfahren beispielsweise die angeblich wissenschaftliche Begründbarkeit der Zwangssterilisationen dar.[313]

Implikationen für das Handeln in heutiger Zeit aus dem Blick in die Geschichte zu ziehen – mit diesem Ziel hat sich die Historikerkommission zur Geschichte der Kaiser-Wilhelm-Gesellschaft mit der NS-Zeit beschäftigt. Erst die dritte Nachkriegsgeneration der Psychiater hat zur eigenen Geschichte schließlich systematisch Forschung betrieben – vor allem die oben erwähnten Dokumentationen zur Rekonstruktion der eigenen Geschichte unter der Leitung der DGPPN.[314] Zwecks Begleitung des von Seiten der DGPPN angeregten Diskussionsprozesses erschien im Jahr 2011 die Denkschrift „Psychiatrie im Nationalsozialismus. Erinnerung und Verantwortung": „[Wir bitten die] Opfer und deren Angehörige um Verzeihung für das Leid und das Unrecht, das Ihnen in der Zeit

---

[311] Gabriel et al. 2015, S. 147.
[312] Zit. n. Hiller 2017, S. 191.
[313] Jachertz 2011, S. 36.
[314] Hiller 2017, S. 192.

des Nationalsozialismus im Namen der deutschen Psychiatrie und von deutschen Psychiaterinnen und Psychiatern angetan wurde, und für das viel zu lange Schweigen, Verharmlosen und Verdrängen der Psychiatrie in der Zeit danach."[315] Die weitere Auseinandersetzung mit der eigenen Geschichte ist zwecks eines moralisch vertretbaren Fortbestehens des Faches unbedingt notwendig – Specht legt dar, dass die Tötungen überhaupt erst auf einem in seinen Ursprüngen bis in das 19. Jahrhundert hinein zurückgehenden „Denk- und Rechtfertigungsgebilde" Wirklichkeit werden konnten: „Sie laufen hinaus auf die Meinung, dass der Wert eines Menschen, am Ende auch sein Lebenswert, ein empirischwissenschaftlich bestimmter Sachverhalt sei"; durch diese Auffassung wurde die Etablierung der Ausmerzungsideen als stillschweigender und (zumindest partiell) durchaus gesellschaftlicher Konsens stark vereinfacht.[316] Auf die gesammelten zahllosen individuellen Detailerfahrungen der damaligen Zeit kann auch heute nicht verzichtet werden – sowohl aufgrund von auch heute zu treffenden „personalethischen Entscheidungen", als auch aufgrund der Tatsache, dass „nicht nur Krankheiten, sondern auch ihre Heilmethoden auf eine besondere Weise gefährlich geworden sind. Wirkung und Angemessenheit der ständig wachsenden wissenschaftlichen Möglichkeiten sowie die Angemessenheit medizinischer Technik sollten einem fortgeführten Diskurs unterliegen, die Interpretation von Patienten- und Arzterfahrungen aus dem Dritten Reich kann dazu einen großen Beitrag leisten.[317] Fritz Bauer, der hessische Generalstaatsanwalt, der durch sein engagiertes Aufarbeiten des NS-Unrechts (z. B. im Rahmen der Frankfurter Auschwitzprozesse) bekannt wurde, fragte „nach den Wurzeln des Bösen" und beschrieb den Sinn der Prozesse und der Aufklärungsarbeit wie folgt: „Der Schein der Bürgerlichkeit, der von den Angeklagten ausgeht, kann trügen. Auch der Schein der Bürgerlichkeit, der von Teilen der deutschen Öffentlichkeit ausstrahlt, die wie die Angeklagten im Gerichtssaal möglicherweise wie sie alles verdrängt und vergessen haben, kann trügen und gefährlich sein. Die Prozesse sind eine Schule für die Angeklagten und ihre und unsere Mitwelt, sicher in Deutschland, wahrscheinlich auch außerhalb seiner Grenzen. Sie sind eine Unterrichtsstunde, nicht um Fakten zu lernen, sondern aus ihnen zu lernen und die Zeichen zu verstehen."[318] Auch Roelke verweist uns auf drei maßgebliche Gründe für die Notwendigkeit eines fortgeführten Diskurses mit der Vergangenheit: Erstens auf die historische Tatsache, dass sich unmenschliche Haltungen und Methoden sowie

---

[315] Lehmkuhl und Lehmkuhl 2013, S. 4.
[316] Zit. n. Lehmkuhl und Lehmkuhl 2013, S. 5.
[317] Lehmkuhl und Lehmkuhl 2013, S. 9.
[318] Bauer 2015, 121.

die Schwierigkeiten der Machthabenden, sich Versuchungen zu entziehen, nicht etwa in der nationalsozialistischen Ideologie und in der Zeit nach 1933 erschöpfen, sondern zu jedem Zeitpunkt erneut aufflammen können; zweitens auf das Faktum, dass Wissenschaft immer auch in der Gefahr steht, aufgrund der Notwendigkeit der Produktion neuen Wissenszuwachs unter allen Umständen Ergebnisse zu präsentieren; drittens auf den Umstand, dass „wissenschaftliche Programme" mit dem Zweck einer Optimierung des Menschen und dessen Leistungen nicht etwa auf die heutige Zeit beschränkt sind, sondern in allen Epochen wirkmächtig waren – ergo auch in Zukunft eine Gefahr darstellen, welche durch fortbestehende Auseinandersetzung gebändigt sein möchte.[319] Nie wieder dürfe eine Situation entstehen, in welcher „sich die Elimination politischen und wissenschaftlichen Pluralismus kombiniert mit dem blinden Zutrauen von Politikern, Ärzten und einem breiteren Publikum, einem wissenschaftlichen Versprechen nach Effizienz und blinder Rationalität ohne Zurückhaltung zu folgen. In einer solchen Konstellation verliert der individuelle Mensch und dessen Subjektivität seinen Platz im Zentrum medizinischen Denkens und ärztlicher Aktivität."[320]

---

[319] Roelcke 2016, S. 38.
[320] Roelcke 2016, S. 38.

Diskussion

6

Die vorliegende Arbeit untersucht das Studium und die ärztliche Tätigkeit der ersten Frauen, die Psychiaterinnen geworden sind, unter besonderer Berücksichtigung der Unterschiede zwischen Deutschland und Frankreich. Verfolgt wurden sechs Biographien, die in eine Darstellung der Entwicklungen in Forschung und Lehre des Faches Psychiatrie in Deutschland und Frankreich von 1900 bis 1945 eingebettet sind – die einzelnen Schicksale der Ärztinnen sind ebenso Forschungsgegenstand der Arbeit wie die Betrachtung ihres soziokulturellen und historischen Hintergrundes. Auf Basis der detaillierten Fallstudien dient die Arbeit zudem einer angemessenen Würdigung des Beitrags früher Medizinerinnen zur Wissenschaft.[1]

Im Folgenden sollen die Ergebnisse diskutiert werden. Dabei wird in der Kontrastierung der einzelnen Unterpunkte in den Biographien ein synchroner und in der Darstellung der Entwicklungen der Psychiatriegeschichte ein diachroner Blickwinkel gewählt. Die detaillierte Darlegung der Lebensgeschichten erlaubt einen direkten Vergleich, z. B. des familiären Hintergrundes der Pionierinnen. Im historischen Verlauf lassen sich anhand der Lebensläufe die Veränderungen der Studienbedingungen und die Möglichkeit zum Hochschulzugang, das Berufsumfeld und die Karriereaussichten darstellen. Die Reaktion des gesellschaftlichen Umfeldes auf die Arbeit der Pionierinnen wird ebenfalls betrachtet.

Hochschulzulassung und Studienberechtigung von Frauen in Frankreich und Deutschland
Zunächst sei auf die Studienbedingungen der Medizinerinnen eingegangen: Alice Sollier, Constance Pascal und Adélaide Hautval hatten in Frankreich

---

[1] Bleker und Schleiermacher 2000, S. 114.

© Der/die Autor(en), exklusiv lizenziert an Springer Fachmedien Wiesbaden GmbH, ein Teil von Springer Nature 2022
J. Prokop, *Pionierinnen der Psychiatrie in Frankreich und Deutschland (1870–1945)*, Frauen in Philosophie und Wissenschaft. Women Philosophers and Scientists, https://doi.org/10.1007/978-3-658-40009-5_6

271

mit gänzlich anderen Bedingungen umzugehen, als etwa Martha Ulrich, Toni Schmidt-Kraepelin und Betty Warburg in Deutschland.

Für Frankreich ist bekannt, dass der erste öffentliche Ruf nach einem Bildungszugang für Frauen auf das Jahr 1840 datiert; am 4. Februar forderte der französische Bildungsminister Victor Duruy diesen in einem Schreiben an die französische Kaiserin.[2] Doch auch im Jahr 1850 hatte noch keine renommierte europäische Universität ihre Pforten für Frauen geöffnet. Erst im Jahr 1868 wurden Frauen in Frankreich zum Studium zugelassen; somit war Frankreich im Verhältnis zu Deutschland deutlich fortschrittlicher. Noch im Jahr 1889 sahen sich die deutschen Studienanwärterinnen mit einem Ausschluss von allen medizinischen Lehrveranstaltungen konfrontiert. In Frankreich beschränkten sich die medizinischen Ausbildungsmöglichkeiten zunächst auf die Hauptstadt Paris; im Jahr 1877 erlaubte die Universität von Lille als eine weitere Universität die Immatrikulation von Studentinnen. Alice Sollier, geboren im Jahr 1861, stellt in gleich doppelter Hinsicht eine Pionierin dar: Sie war die erste farbige Studentin in Frankreich und gehörte zudem zur Gruppe der ersten drei Frauen, welche in Paris zu den Eingangsprüfungen zum „Internat" im Jahr 1885 zugelassen wurden – der nächste große Meilenstein auf dem Weg zur vollständigen universitären Ausbildung für Frauen in Frankreich.[3] Gemeinsam mit Augusta Klumpke und Blanche Edwards bestand sie diese Aufnahmeprüfungen im Jahr 1885 erfolgreich. Constance Pascal ist, wie bereits erwähnt, neben Madeleine Pelletier die erste Frau in Frankreich, welche dieses klinische Jahr ab 1903 in einer psychiatrischen Anstalt (Villejuif) absolvierte. Als schließlich Adélaide Hautval ihr Studium im Jahr 1925 begann, war angehenden Medizinerinnen in Frankreich bereits ein – zwar unterprivilegierter und umkämpfter, doch sicherer – Platz an den Universitäten zugesprochen worden.

Anders sah die Situation in Deutschland aus. Hier ging es für Frauen zunächst um die Erlangung des Abiturs. Erst im Jahr 1893 wurden die vierjährigen Gymnasialkurse von Helene Lange ins Leben gerufen und es dauerte bis zum Jahr 1896, ehe den Absolventinnen in Preußen das Abitur zuerkannt wurde. Im selben Jahr hob man das Verbot der Gasthörerinnenschaft auf. Erstmals saßen neben Männern nun auch Frauen in deutschen Vorlesungs-Sälen. Die Studentinnen mussten sich ihre Hospitationen von den Professoren einzeln unterzeichnen lassen, es herrschte ein hohes Maß an Willkür. Am 24. April 1899 schließlich wurden Frauen erstmals zu den ärztlichen Staatsprüfungen zugelassen und die ordentliche Immatrikulation für Frauen wurde durch den Deutschen Bundesrat beschlossen – 31 Jahre nach

---

[2] Vgl. Abschn. 3.4.1.

[3] Vgl. Biographie Alice Sollier (Abschn. 3.4.1).

den benachbarten Französinnen zogen die deutschen Studentinnen gleich. Zum Wintersemester 1899 begann Baden als erste deutsche Landesregierung Studentinnen an der Freiburger Universität zu immatrikulieren; es folgten Bayern (1903), Württemberg (1904), Sachsen (1906), Thüringen (1907) und Hessen und im Jahr 1908 schließlich der preußische Staat. In Deutschland wurde an 24 verschiedenen Universitäten Medizin gelehrt. Im Vergleich zu Frankreich manifestiert sich hierin ein großer Unterschied: Paris war lange Zeit die einzige Universität, welche den Hochschulzugang ermöglichte; erst im Jahr 1877 folgten Lille, dann Bordeaux (1879), Toulouse (1882) und Nancy (1894).

An der Biographie von Martha Ulrich, geboren im Jahr 1881, wird die schrittweise Öffnung der Bildungseinrichtungen in Deutschland für Frauen deutlich, denn deren Bildungsverlauf zeichnet genau dies nach: Als Absolventin der Gymnasialkurse von Helene Lange begann Martha Ulrich ihr Medizinstudium im Jahr 1903 in Freiburg, sie wechselte nach dem Physikum im Jahr 1905 nach Berlin, um anschließend das zweite Staatsexamen erneut in Freiburg erfolgreich zu beenden.[4] Für Toni Schmidt-Kraepelin (Studienstart im Jahr 1906) und Betty Warburg (Studienstart im Jahr 1910) war die Hochschulzulassung dann kein Problem mehr, diese Hürde hatten frühere Generationen von Ärztinnen bereits überwunden.

Approbation, Berufseinstieg und Arbeitstätigkeit der Pionierinnen
„Am längsten mussten die französischen Frauen auf die ärztliche Zulassung warten", schreibt Jacobi und nennt als Datum der ersten Zulassung einer freiberuflichen Ärztin in Frankreich das Jahr 1923.[5] Zunächst ein Blick ins Nachbarland: In Deutschland praktizierte zunächst die Generation der vor dem Jahr 1901 im Ausland promovierten Studentinnen – diese durchaus heterogene Gruppe, welcher keine der in dieser Arbeit untersuchten Ärztinnen angehört, umfasst beinahe 30 Jahrgänge. Mindestens 20 der Frauen konnten sich langfristig etablieren und erwarben „teilweise nach langjähriger Berufstätigkeit (…) auch die deutsche Approbation."[6] Nach der Überwindung der Anerkennungsprobleme der im Ausland erbrachten Leistungen ließen sich einige Ärztinnen in eigenen Praxen nieder, andere betätigten sich beispielsweise in der von Franziska Tiburtius und Emilie Lehmus im Jahr 1881 in Berlin gegründeten Pflegeanstalt für Frauen bzw. in der „Klinik weiblicher Ärzte". Es folgte die Generation der

---

[4] Martha Ulrich studierte wie bereits erwähnt als „Gasthörerin" in Preußen; dies erklärt ihr dortiges Studium, obwohl Preußen erst deutlich später den Zugang für Frauen erlaubte.

[5] Jacobi 2013, S. 416. Dieses Datum muss als unrichtig bezeichnet werden, denn wie unter anderem die Biographie von Alice Sollier zeigt, praktizierten bereits 87 weibliche Ärzte zu diesem Zeitpunkt allein in Paris, teilweise in leitenden Positionen.

[6] Bleker und Schleiermacher 2000, S. 214.

in Deutschland approbierten und promovierten Ärztinnen: Zwischen 1901 und 1918 legten in Deutschland über 750 Frauen ihr medizinisches Staatsexamen ab, wobei sich diese Gruppe nach dem Studienabschluss mit der Tatsache konfrontiert sah, sich durchaus nicht direkt „in der geschätzten Position ärztlicher Kolleginnen", sondern in einer Position mit prekärem gesellschaftlichen Ansehen wiederzufinden. Martha Ulrich kann dafür als hervorragendes Beispiel dienen. Sie begann ihre Assistenzarzttätigkeit im Jahr 1911 nach Ende ihres Studiums an der psychiatrischen Klinik in Jena, später wechselte sie an die Berliner Charité und war zudem im Schuldienst tätig. Ihr Lebenslauf gibt keinen Hinweis auf eine spezielle Anerkennung ihrer Leistungen als junge Ärztin seitens ihrer Kollegen; ob sie tatsächlich in prekären Verhältnissen lebte und arbeitete, kann nicht abschließend geklärt werden. Doch zeugen ihr beruflicher Werdegang, ihr Streben nach wissenschaftlicher Anerkennung – die ihr zu ihren Lebzeiten nicht in für sie befriedigendem Umfang zuteilwurde – sowie mit einer gewissen Wahrscheinlichkeit ihr früher und selbstgewählter Tod von eher komplizierten Lebens- und Arbeitsverhältnissen. Insgesamt wurde der Ruf nach akademisch gebildeten Ärztinnen in Deutschland zunehmend lauter und es eröffneten sich ihnen weitere Tätigkeitsfelder: bei Zwangsuntersuchungen, angeordnet durch die Sittenpolizei, bei Prostitutionsverdacht oder bei der Behandlung sexuell erregter und psychisch erkrankter Patientinnen waren speziell weibliche Fachkräfte gefragt.

Nach dem Studienabschluss eröffneten sich den Frauen zwei Möglichkeiten. Sie konnten sich entweder direkt als praktische Ärztinnen niederlassen – dabei stand die Existenzsicherung im Vordergrund – oder zweitens ihre Ausbildung durch eine Assistenzarzttätigkeit fortsetzen – hierbei stand die Weiterbildung an erster Stelle, wobei zwecks deren Finanzierung häufig eine Nebentätigkeit notwendig war.[7] Martha Ulrich begann zunächst eine Weiterbildung, ihre Niederlassung erfolgte jedoch bereits nach einem Jahr als freie Psychiaterin in Berlin – im Gegensatz zu Toni Schmidt-Kraepelin, welche sich zwar ebenfalls bereits nach einem Jahr mit eigener Praxis in München niederließ, doch parallel dazu ihre Lehrzeit an der Münchner psychiatrischen Universitätsklinik und der Deutschen Forschungsanstalt für Psychiatrie fortsetzte und dort wissenschaftlich tätig war. Auch Schmidt-Kraepelin arbeitete im schulärztlichen Dienst und in zahlreichen Kliniken; eine spätere Niederlassung mit Kassensitz als Fachärztin für Nerven- und Gemütsleiden in Ludwigshafen wurde ihr aus unbekannten Gründen verwehrt – ob dies ein Grund für ihre erneute Zuwendung hin zu einer Anstaltskarriere war, kann nur vermutet werden.

---

[7] Bleker und Schleiermacher 2000, S. 92.

Insgesamt stieg in Deutschland die Anzahl der niedergelassenen Kassenärztinnen von 82 Frauen im Jahr 1909 auf fast 4000 im Jahr 1933[8] – das ärztliche Berufsfeld wurde für Frauen also zunehmend attraktiv[9] – und die Medizinerinnen waren durchaus jung: Im Jahr 1925 waren in Deutschland 80 % der Ärztinnen unter 40 Jahre alt, im Vergleich zu 50 % der Ärzte.[10] Dies trifft auch auf die hier untersuchten Frauen zu: Martha Ulrich war bei ihrem Berufsanfang 30 Jahre alt, Toni Schmidt-Kraepelin 26 Jahre und Betty Warburg 35 Jahre alt. Für Frankreich ließ sich zum Alter der Medizinerinnen bei Berufsanfang keine Statistik finden, doch auch die hier untersuchten französischen Frauen waren bei ihrem Start in das Arbeitsleben eher jung: Alice Sollier zählte 28 Jahre, Constance Pascal 31 Jahre und Adélaide Hautval 27 Jahre.

Praktizierten die Frauen nach ihrem Studienabschluss – wie dies auf die hier untersuchten sechs Frauen zutrifft? Mit Blick auf die drei deutschen Protagonistinnen sei zu dieser Frage Bleker und Schleiermacher gefolgt; diese legen dar, dass bis zum Jahr 1927 1780 approbierte Ärztinnen in Deutschland praktizierten, ein Anteil von 28,7 % davon, 511 Frauen, hatten bereits einen Facharzttitel vorzuweisen.[11] Das bevorzugte Fächerspektrum der bis 1918 approbierten Fachärztinnen reicht von Kinderheilkunde (31,6 %) über Frauenheilkunde (24,3 %) und Innere Medizin (10,8 %) bis zu Psychiatrie (9,0 %); die anderen Fachrichtungen wurden von den Medizinerinnen deutlich seltener gewählt.

Als in Deutschland die Nationalsozialisten an die Macht kamen, hatte sich „die bis 1918 approbierte durchschnittliche Ärztin (...) beruflich etabliert. Sie hatte sich eine Praxis mit einer festen Gruppe von Patienten aufgebaut (...) und hatte sich einen gesellschaftlich anerkannten Status erworben, der dem ihrer

---

[8] Usborne 2002, S. 75.

[9] Bleker und Schleiermacher 2000, S. 27. Für einen erfolgsversprechenden Einstieg in den Beruf sollten sich die Ärztinnen allerdings auf eine ökonomische Durststrecke von bis zu zwei Jahren nach dem Berufseinstieg einstellen; vgl. ebd. S. 92.

[10] Usborne 2002, S. 79. Im Jahr 1910 betrug der Anteil der Frauen der gesamten deutschen Ärzteschaft noch 0,5 %, doch stieg er in der ersten Hälfte des 20. Jahrhunderts kontinuierlich auf 14,8 % (1956) an, der Anteil von einem Drittel wurde im Jahr 1991 erreicht; vgl. Klimpel 2001, S. 16.

[11] Bleker und Schleiermacher 2000, S. 214. Die Tabelle legt die Zahlen für Gesamtdeutschland bis 1927 dar. Es waren insgesamt 45.558 Ärzte in Deutschland approbiert und praktizierten, 12.878 davon mit Facharzttitel. Davon 1.780 Ärztinnen, die ihre Approbation bis 1927 erhalten hatten und 755 Frauen, welche ihre Approbation bis 1918 erhalten hatten. Es ist anzunehmen, dass sich durch weitere medizinhistorische Forschungen die Zahlen inzwischen erweitert haben dürften; vgl. hierzu Agena 2016, S. 257 ff.

männlichen Kollegen glich."[12] Für Martha Ulrich trifft dies – wenn auch vermutlich nicht aus ihrer eigenen Perspektive[13] – zu. Sie gehört zu der erwähnten
Gruppe (Approbation bis 1918) und hatte sich ab dem Jahr 1912 als Privatärztin
in eigener Praxis in Berlin niedergelassen, mit sich zunehmend vergrößerndem
Patientenstamm. Dasselbe gilt für Betty Warburg, doch wurde dieser im Jahr
1938 die Kassenzulassung entzogen. Nach dem Machtantritt der Nationalsozialisten wurde am 17. Mai 1934 die Erwerbsarbeit von Frauen eingeschränkt,[14] vor
allem Kassenärztinnen wurden durch die „Verordnung über die Zulassung von
Ärzten zur Tätigkeit bei den Krankenkassen" systematisch aus ihren Positionen
verdrängt.[15] Trotz heftigen Widerspruches ging die Zahl der Kassenzulassungen
von Ärztinnen stark zurück[16] und sie waren deutlich häufiger in einem Ange-
stelltenverhältnis beschäftigt – 1932 arbeiteten 21,8 % und 1942 bereits 54,6 %
der Ärztinnen in einem abhängigen Dienst.[17] 40 % der Ärztinnen traten in den
NS-Ärztebund ein, die national-konservative Grundhaltung zahlreicher Frauen
wird daran deutlich. Ein Umstand, der verwundert, vor allem auch aufgrund der
gerechtfertigten Vermutung, dass Frauen angesichts der ihrer akademischen Tätigkeit eher ablehnend gegenüberstehenden Haltung der Nationalsozialisten allen
Grund gehabt hätten, sich gegen diese politische Positionierung zu entscheiden.
Im Gegenteil „entwickelten sie [aber] ein beachtliches Engagement bei der Formulierung von Aufgabenbereichen im neuen Staat."[18] Toni Schmidt-Kraepelin,
die während des Zweiten Weltkrieges als Nervenärztin in Günzburg tätig war,
aber auch Adélaide Hautval mit ihrer Entscheidung für Solidarität und Mitge-
fühl zu ihren jüdischen Mitbürgern, ihrer späteren Tätigkeit als Lagerärztin und
ihrem ärztlichen Wirken nach der eigenen Befreiung können als Beispiel dafür

---

[12] Schleiermacher 2002, S. 99.

[13] Siehe Biographie Martha Ulrich (Abschn. 3.4.2).

[14] Bedeutende Maßnahmen in diesem Zusammenhang: die „Doppelverdienerkampagne" und
das Ehestandsdarlehen sowie das „Gesetz zur Minderung der Arbeitslosigkeit", welches ein
zinsloses Darlehen von bis zu 1.000 Reichsmark in Aussicht stellte, wenn die Frau mit der
Eheschließung ihre Erwerbsarbeit aufgab; vgl. Wagner 2008, S. 175.

[15] Das Gesetz sah vor, dass verheirateten Frauen die Kassenzulassung entzogen werden
konnte, wenn die „Ausübung der kassenärztlichen Tätigkeit zur wirtschaftlichen Sicherstel-
lung der Familie nicht erforderlich erscheint." Vgl. Schleiermacher 2002, S. 101.

[16] Schleiermacher 2002, S. 102. Wobei sich die Zahl der praktizierenden Ärztinnen in den
1930er Jahren allerdings Jahren verdoppelte; vgl. ebd. S. 102.

[17] Schleiermacher 2002, S. 102.

[18] Schleiermacher 2002, S. 109. Zu diesen Aufgaben gehörte im Zweifel auch eine rassehy-
gienisch motivierte gesundheitliche Beratung sowie Zwangssterilisationen; vgl. Schleiermacher 2002, S. 103.

dienen, dass Ärztinnen speziell in Zeiten des Nationalsozialismus und des Zweiten Weltkrieges mit gänzlich neuen Bedingungen umzugehen hatten und dabei mit Anforderungen der beruflichen Diskriminierung auf der einen Seite und einer Einbindung in das NS-Gesundheitswesen auf der anderen Seite konfrontiert waren. So war die persönliche Positionierung immer vonnöten – sie gelang nicht immer in überzeugender Weise.

Herkunft und familiärer Hintergrund der ersten Ärztinnen
Die Herkunft der sechs in dieser Arbeit untersuchten Ärztinnen sowie deren familiärer und sozialer Hintergrund sind sehr unterschiedlich und spiegeln die verschiedenen Ausbildungs- und Arbeitsmöglichkeiten der Frauen in Frankreich und Deutschland wider. Mit Blick auf die französischen Frauen sei vorweggenommen, dass der familiäre Hintergrund der frühen Medizinerinnen deutlich weniger Schichtspezifität erkennen lässt, als derjenige der deutschen Frauen.[19] Nichtsdestotrotz sei ein Blick auf die drei völlig verschiedenen Elternhäuser unternommen.

Alice Sollier wurde im Jahr 1861 in der französischen Kleinstadt Compiègne geboren. In den ersten sechs Lebensjahren hatte sie den Status eines unehelichen Kindes inne und wurde erst durch die nachträgliche Hochzeit ihrer Eltern legitimiert. Als farbige Frau mit karibischen Wurzeln wird ihr exotischer Hintergrund im ausgehenden neunzehnten Jahrhundert wohl durchaus Aufsehen erregt haben, wie auch einige zeitgenössische Berichte darlegen[20] – ob er einen Einfluss auf ihren Studien- und Berufsverlauf nahm, kann nur vermutet, nicht jedoch bewiesen werden. Als starker, auch statistisch belegbarer Einflussfaktor ist allerdings das soziale Milieu hervorzuheben, in dem Alice Sollier aufwuchs: Als Tochter eines Zahnarztes entstammt sie der gesellschaftlichen Mittelschicht, doch finden sich in ihrer Biographie keine Hinweise auf einen besonders großzügigen, bildungsbürgerlichen Lebensstil. Nach ihrer Hochzeit mit Paul Sollier, einem zu seiner Zeit sehr angesehenen Neurologen, mit dem sie eine neurologische Klinik gründete, erweiterte sie den Umfang ihrer ärztlichen Tätigkeit und Verantwortung sowie auch den gesellschaftlichen Rahmen ihrer Aktivitäten und Kontakte.

Bei Constance Pascal liegt die Sache anders: Sie entstammte einem Elternhaus der rumänischen Oberschicht („haute bourgeoisie") und ein Zugang zu Kunst und Kultur, der Erwerb von Fremdsprachen sowie auch die Finanzierung ihres Studiums im französischen Ausland wurden ihr selbstverständlich ermöglicht.

---

[19] Vgl. Abschnitt 3.4
[20] Vgl. Biographie Alice Sollier (Abschn. 3.4.1).

Für Frankreich und dem Herkunftsland von Constance Pascal liegen zum jetzigen Zeitpunkt keine ähnlich ausführlichen Statistiken zum Familienhintergrund der weiblichen Medizinstudierenden vor, wie dies für Deutschland der Fall ist; doch darf Constance Pascal in vorsichtiger Anlehnung an die Zahlen in Deutschland der dortigen „Berufsgruppe A" als sozialer Herkunftsgruppe zugeordnet werden.[21]

Dies gilt ebenfalls für Adélaide Hautval, die als letztes der sieben Kinder eines evangelischen Pastors geboren wurde – ihre gesamte Familie war ein angesehener Teil der Dorfgemeinschaft. Die Vermutung, dass ein nicht unbeachtlicher Teil ihrer Haltung dem Leben gegenüber sowie der daraus erwachsenen Entscheidungen, ähnlich wie dies auch für Constance Pascal gilt, dem persönlichen Umfeld und der strengen Erziehung ihrer Kindheit entsprang, liegt nahe und die unterschiedliche Ausprägung dieser Einflüsse ist durch die Rekonstruktion ihrer Biographie deutlich geworden. So ist beispielsweise die Mitmenschlichkeit, mit der Adélaide Hautval imstande war zu agieren, sowie das Netz an Beziehungen, das sie an den Orten ihres Wirkens knüpfte und das ihr und ihren Mitmenschen Halt gab, als bemerkenswert hervorzuheben – es liegt nahe, die Ursprünge dieser Haltung auch in ihrem christlich geprägten Elternhaus zu suchen. Bei Constance Pascal sind die Eigenschaften von Kraft, Mut und Ausdauer sowie die fortgesetzten Versuche, ein tiefes Verständnis für die psychischen Vorgänge ihrer Schützlinge zu entwickeln, hervorzuheben. Diese Eigenschaften befähigten sie schlussendlich dazu, eine kinderpsychiatrische Einrichtung von höchst innovativem Charakter zu gründen.

Auch die Elternhäuser der drei deutschen Psychiaterinnen seien an dieser Stelle unter die Lupe genommen. Im Jahr 1881 wurde Martha Ulrich als Tochter eines Kaufmanns geboren und wuchs in einfachen Verhältnissen in einem evangelischen Haushalt auf. Über ihre Kindheit ist wenig bekannt, doch blieb sie Zeit ihres Lebens kinderlos und heiratete nie. Toni Schmidt-Kraepelin hingegen war als Ehefrau des Chemikers Karl Friedrich Schmidt Mutter von fünf Kindern und Oberärztin – sie wuchs als Tochter in einem bildungsbürgerlichen Professorenhaushalt auf, ihr Vater war ein weltbekannter Ordinarius für Psychiatrie. Toni Schmidt-Kraepelin strebte nach einer beruflichen Position mit selbstständigem Wirkungskreis und ihr Erfahrungshorizont ließ diese Möglichkeiten greifbar werden. Ähnliches ließe sich für Betty Warburg vermuten: Auch sie entstammte als Tochter eines Zweiges der angesehenen hanseatisch-jüdischen Familie Warburg

---

[21] In der preußischen Hochschulstatistik umfasste dies die akademischen Berufe, Offiziere und Rittergutsbesitzer. Vgl. Abschnitt 3.4.

einem großbürgerlichen Milieu, doch ihre weitere Lebensgeschichte zeigt anderes. Zwar waren die häuslichen Umstände zunächst großzügig, doch konnte Betty Warburg ihre ärztliche Ausbildung nicht zufriedenstellend bewältigen; auch die Reglementierungen nach 1933 erlebte die Familie als sehr schmerzlich: In allen beruflichen und gesellschaftlichen Belangen verkleinerte sich der Einflusshorizont der Warburg'schen Familie. Ihre letzten Lebensjahre verbrachte Betty Warburg im niederländischen Exil.

Bei allen Frauen kann ein Zusammenhang zwischen familiärem Hintergrund und beruflicher Laufbahn gesucht werden und die Frage, ob ein bildungsbürgerlicher Hintergrund zwecks Erreichens ambitionierter Karriereziele für die jungen Ärztinnen unabdingbar war, wurde in dieser Arbeit untersucht und teilweise positiv beantwortet. Es sei die Heterogenität der Elternhäuser hervorgehoben und die daraus erwachsenden ebenso unterschiedlichen Lebens- und Karrierewege der Frauen, die teilweise den Rahmen ihres Elternhauses sprengten, ihn erweiterten und die Ärztinnen teilweise in medizinisches Neuland vorstoßen ließ.

Promotion, Habilitation und wissenschaftliche Tätigkeit
Zunächst sei die Gemeinsamkeit hervorgehoben, dass der Eröffnung des Promotionsverfahrens für Frauen in beiden Ländern langwierige Diskussionen vorangingen und sich die Professorenschaft nur schleppend gegenüber einer Übernahme der Dissertationsthemen von Medizinstudentinnen öffnete; Deutschland hinkt dabei im zeitlichen Vergleich erneut hinterher. In Frankreich datiert die erste Promotion, die von einer Frau vorgelegt wurde, auf das Jahr 1875[22] – im Juni legte Mme Brès legte ihre Dissertationsarbeit an der Pariser Fakultät vor. Vier Jahre später, am 14. Juni 1879 legte die Engländerin Miss Garrett als erste ausländische Frau ihre medizinische Promotion in Paris vor. In dasselbe Jahr fallen auch die Qualifikationsschritte deutscher Ärztinnen, wobei angemerkt sei, dass die Arbeiten an der Medizinischen Fakultät in Zürich eingereicht wurden und nicht in Deutschland: Emilie Lehmus legte ihre Inaugural-Dissertation im Jahr 1875 in Zürich vor, Franziska Tiburtius im Jahr 1876 ebenfalls in Zürich. Beide Promotionen wurden in Deutschland nicht anerkannt. Hervorgehoben sei Alice Sollier, die sich als erste farbige Frau in Frankreich in dieser Form qualifizierte. Sie reichte ihre Dissertation im Jahr 1877 ein und gehört zu den allerersten in der Medizin promovierten Frauen (Dissertation N° 4) Frankreichs. In diesem Land wurde die Etablierung der Frauen im Ärztestand dadurch erleichtert, „daß die gesellschaftliche Bewertung der freien Berufe und der eine wissenschaftliche Ausbildung voraussetzenden Karrieren in der zweiten Hälfte des 19. Jahrhunderts

---

[22] Vgl. Gordon 2011, S. 267 und die Biographie von Constance Pascal.

weit geringer als in Deutschland war."[23] In Frankreich wurden in den Jahren 1870 bis 1900 280 medizinische Doktorarbeiten von Frauen vorgelegt, davon alleine 228 in Paris; auch in den „Provinzstädten" Montpellier, Lille, Bordeaux, Lyon, Nancy, Toulouse und Straßburg war die Promotion für Frauen nun möglich. Im Jahr 1891 übernahm Mme Edwards-Piliet nach dem Ableben ihres Mannes, dem bekannten Pariser Universitätsprofessor und Leiter der physiologischen Abteilung des Krankenhaus Laboisière, Dr. Piliet, zeitweilig dessen Posten; als erste Frau in Frankreich war sie somit in die medizinische Lehre eingebunden. An dieser Stelle seien auch die Arbeiten von Constance Pascal und Adélaide Hautval hervorgehoben; erstere promovierte im Juni 1905 und erhielt für ihre Arbeit den dritten Promotionspreis der Universität in Paris, letztere promovierte im Jahr 1934 an der Medizinischen Fakultät in Straßburg. Beide arbeiteten mit ihnen wohlgesonnenen Professoren zusammen und stellten die Arbeiten mit Bravour fertig. In Deutschland konnte erst im Jahr 1901 eine Frau, Mathilde Wagner, als erste Medizinerin ihre Promotion einreichen – sie legte ihre Arbeit an der medizinischen Fakultät in Freiburg vor und somit 22 Jahre nach der ersten in Frankreich promovierten Frau.[24] Martha Ulrich, welche sich des Themas der „Progressiven Paralyse" annahm, promovierte im Jahr 1907 und sie erhielt für ihre Arbeit ein hervorragendes „summa cum laude" – auch Frauen wurden wissenschaftliche Auszeichnungen zuteil. Martha Ulrich gehörte zu einer sehr frühen Generation deutscher Promovendinnen, denn in Deutschland begannen „medizinische Promotionen durch Frauen [erst] ab 1901 bzw. 1903 selbstverständlich und kontinuierlich zu werden".[25] Betty Warburg promovierte im Jahr 1915 und somit in dem Zeitraum von 1910 bis 1918, in welchem die meisten Arbeiten von Frauen abgeschlossen wurden.[26] Kriegsbedingt veränderte sich die Zahl der abgeschlossenen Dissertationsprojekte in den Jahren zwischen 1919 und 1933; zahlreiche Arbeiten konnten nicht fertig gestellt werden und wie auch das Beispiel von Toni Schmidt-Kraepelin mit der Einreichung ihrer Dissertation im Jahr 1919 zeigt, war es durchaus keine Seltenheit, dass zwischen Approbation und Promotion viele Jahre vergingen.

---

[23] Vgl. Abschnitt 3.4.3.

[24] Seidler 1991, S. 235. Die erste promovierte Medizinerin in Berlin war im Jahr 1905 Elise Taube, sie setzte ihre Dissertation im Alter von 43 Jahren erfolgreich durch; vgl. Burchardt 1997, S. 171.

[25] Seidler 1991, S. 234.

[26] Von 1908 bis 1933 wurden 4646 medizinische Dissertationen von Frauen eingereicht und am häufigsten promovierten die Frauen dabei in den Jahren von 1910 bis 1918.

Die hochrangigste Hochschulprüfung, die Habilitation, konnte für Frauen in Deutschland erst ab dem Jahr 1920 erreicht werden; alle bis 1933 habilitierten Medizinerinnen gehörten den Studienjahrgängen 1917 bis 1922 an. Im Jahr 1932 hatten in Deutschland drei Frauen den Grad der Titularprofessorin erreichen können (wohlgemerkt in allen Fächern, nicht ausschließlich der Medizin) und zwischen 1918 und 1933 habilitierten sich 12 Frauen. Im Kanon der Studentinnen aller Fachrichtungen nahmen die Medizinerinnen einen prominenten Platz ein; „im Hinblick auf die Zahl der Immatrikulierten, Promotionen, Assistentenstellen sowie aktiver Tätigkeit in studentischen Gemeinschaften [standen] die Medizinerinnen im Vordergrund."[27] Spätestens im Jahr 1931 gab es an allen deutschen Universitäten außer in Tübingen Privatdozentinnen.[28]

Vor allem für Deutschland gilt, dass die Möglichkeiten zu wissenschaftlicher Arbeit für Frauen anhaltend ungünstig blieben und zudem im Vergleich zu Frankreich ungleich eingeschränkter.[29] „Die Weichenstellungen dafür fanden ser Republik statt (...)" und begannen damit, dass die Frauenbewegung in der Republik im „Kampf" gegen die Verweigerung von Verfassungsrechten für Frauen" (z. B. Sonderbestimmungen im Beamtenrecht) erfolglchon in der Weimaros war und zudem die nationalsozialistische Bildungspolitik das Bild einer Unvereinbarkeit von Beruf und Familie zunächst weiter verfestigt hatte.[30]

Medizinischer Feminismus oder Feminisierung der Medizin?
Bereits in Abschnitt 3.6. fand der Begriff „medizinische Feminisierung" Anwendung – er sei an dieser Stelle bewusst vom Begriff des „medizinischen Feminismus" abgegrenzt. Damit soll betont werden, dass diese Arbeit den fortlaufenden Entwicklungsprozess einer weiblichen Akademisierung, hier im Fachbereich der Psychiatrie, in den Fokus nimmt und weniger die stark emanzipatorisch geprägten Debatten und durchaus notwenigen kämpferischen Aktionen (weiblicher) Einzelpersonen.[31] Folgt man Rosemary Hennessy, so gilt: „Feminismus lässt sich als Ensemble von Debatten, kritischen Erkenntnissen, sozialen Kämpfen und emanzipatorischen Bewegungen fassen, das die patriarchalen Geschlechterverhältnisse,

---

[27] Seidler 1991, S. 235.

[28] Vgl. ebd.

[29] Jacobi 2013, S. 439.

[30] Monika Sieverding spricht von „inneren, psychologischen und äußeren" Barrieren, welche sich Frauen beim Erreichen ihrer Karriereziele in den Weg stellten und stellen; auch sie nennt eine starke Identifikation mit der Mutter-Kind-Ideologie, ein feminines Geschlechtsrollenselbstkonzept oder eine bescheidene Selbstdarstellung von Frauen als Gründe hierfür. Vgl. Jacobi 2013, S. 439 und Sieverding 2006, S. 57.

[31] Vgl. hierzu die in Abschnitt 4.4. erwähnte Madeleine Pelletier.

die alle Menschen schädigen, und die unterdrückerischen und ausbeuterischen gesellschaftlichen Mächte, die insbesondere Frauenleben formen, begreifen und verändern will."[32] Der Begriff „Feminisierung" lässt sich klarer fassen: „Feminisierung bezeichnet im Hinblick auf ein Berufsfeld eine überdurchschnittlich starke quantitative Zunahme weiblicher Berufsanfänger. Als Referenzebene für ‚überdurchschnittlich‘ können dabei je nach besonderen Gegebenheiten der Betrachtung entweder Vergleiche mit entsprechenden Feminisierungstendenzen in der Arbeitswelt allgemein oder speziell mit entsprechenden Entwicklungen in ähnlichen oder vergleichbaren Berufen dienen"[33], erläutert Romy Fröhlich.[34] „Die Feminisierung des Arztberufes bedeutet generell einen Wertewandel und eine Änderung des beruflichen Verhaltens im Sinne einer Verringerung der olympischen Medizin"[35], welche nicht mit einer Tendenz zur Deprofessionalisierung einhergeht, wie auch das Beispiel der Psychologie zeigt.[36]

Wie beschrieben, vermied die Generation der ersten Ärztinnen den Kontakt zu Vertreterinnen radikal feministischer Auffassungen absichtlich[37] und hob, auch im Einklang mit Entwicklungen der bürgerlichen Frauenbewegung, vermehrt die Attribute und häuslichen Qualitäten von Fleiß, Ausdauer, Aufmerksamkeit und Hingabe hervor. Dies trifft auch auf alle sechs der näher untersuchten Psychiaterinnen zu. In keinem Lebenslauf lässt sich konkret eine Nähe zur Emanzipations-Bewegung darstellen, doch es darf vermutet werden, dass die Frauen durchaus mit der weiblichen Studentinnen-Bewegung, Frauenbünden oder Zusammenschlüssen für Ärztinnen im Austausch standen. Alice Sollier, mit ihrer absoluten Pionierinnen-Rolle bei der Eröffnung des klinischen Studienabschnittes für Frauen in Frankeich oder auch Martha Ulrich, in ihrer schulischen Ausbildung bei Helene Lange, waren vermutlich bereits seit Beginn ihres Lernprozesses umgeben von emanzipatorischen Debatten und starken Frauenpersönlichkeiten; nicht wenige ihrer Mitschülerinnen und Mitstudentinnen verfolgen ebenfalls anspruchsvolle und für Frauen damaliger Zeit ungewöhnliche Karrieren. Bei

---

[32] Hennessy 2003, S. 155. Der „Feminismus"-Begriff greift weit hinein in zahlreiche Lebensdomänen und verfolgt man seine Ursprünge, findet man diese in der Französischen Revolution und europäischen Aufklärung des 18. Jahrhunderts.

[33] Fröhlich 2015, S. 670.

[34] Budde 2002, S. 29.

[35] Fuchs, Kurth und Scriba 2010, S. 236.

[36] Fuchs, Kurth und Scriba 2010, S. 146.

[37] Vgl. Abschnitt 3.7.

Constance Pascal findet sich hingegen eine bewusste Abgrenzung zu ihrer studentischen Mitstreiterin Madeleine Pelletier, welche sich stark emanzipatorisch
engagierte und damit auf großen Gegenwind stieß.

Die Reaktion des gesellschaftlichen Umfeldes auf Studentinnen und frühe Ärztinnen:
Vom „Blaustrumpf" zur „Modernen Studentin"
„Was den Fleiß, die Gewissenhaftigkeit und manuelle Geschicklichkeit der Studentinnen betrifft, so kann ich auch hierüber (...) nicht nur das allerbeste Zeugnis
ausstellen, sondern wünschte oft, daß ihre männlichen Kommilitonen sich ein
gutes Beispiel daran nehmen möchten"[38] – so formulierte im Jahr 1901 der
Freiburger Anatomieprofessor Robert Wiedersheim, der sich für das Frauenstudium stark gemacht hatte. Stimmen wie diese dürften jedoch lange Zeit eher eine
Ausnahme gewesen sein.[39]
    Lange debattierte eine breite Öffentlichkeit nicht etwa die Frage, wie und in
welcher Form Frauen eine gute Bildung erlangen können, sondern vielmehr, ob
diese dazu überhaupt befähigt seien – Paul Julius Möbius[40] wurde in diesem
Kontext bereits genannt. Auch die Aussage von Bogumil Goltz aus dem Jahre
1859 fasst anschaulich eine durchaus vorhandene Einstellung im Wissenschaftsbetrieb zusammen: „Ein Weib mit dem kritischen Verstande eines Mannes, ein
Weib, das an allen Dingen das Fragliche, Zweideutige und Richtige herausstellt,
ist eine Monstrosität. – Man muss Blaustrümpfe gesehen haben, um zu wissen,
daß sie fatal ohne directes Verschulden, daß sie schon um deswillen unerträglich
sind, weil sie zu viel Selbst-Gefühl haben (...)."[41] Eine berufliche Rollendefi-
nition der Frau wurde bewußt an das Bild der Mutter geknüpft und den Frauen
die pflegerischen oder erzieherischen Bereiche zugewiesen. Burchardt geht davon
aus, dass die Überschreitung der den Frauen zugewiesenen Geschlechtsrolle für
diese zwangsläufig in eine Identitätskrise – gefangen im postulierten Gegensatz
von „Weiblichkeit" auf der einen und „Wissenschaft, Bewußtsein und Charakter"

---

[38] Seidler 1991, S. 235.
[39] Im Jahr 1872 veröffentlichte der Anatom Theodor Bischoff seine Streitschrift „Das Studium und die Ausübung der Medizin", worin er gegenteilig die Auffassung vertrat, „dass
das Studium und die Ausübung der Medizin durch Frauen den Prestigeverlust des Ärztes-
tandes massiv befördern würden"; vgl. Bleker und Schleiermacher 2000, S. 12. Als weiterer
toleranter und mutiger Befürworter der Ärztinnen erhob der Gynäkologe Franz von Winckel
seine Stimme; als Direktor der königlich-sächsischen Landesentbindungsanstalt in Dresden
bildete er als einziger Klinikchef Deutschlands schon zwischen 1872 und 1883 weibliche
Volontärärzte aus; vgl. Klimpel 2001, S. 16.
[40] Vgl. Einleitung.
[41] Zit. n. Burchardt 1997, S. 163.

auf der anderen Seite – münden musste.[42] Zudem „[bewegten sich die Ärztinnen] bei der Suche nach ihrem gesellschaftlichen Ort innerhalb des aufgezeigten Rahmens. Dabei hielten sie an ihren bürgerlichen und weiblichen Tugenden nicht nur bewußt fest, sondern nahmen zur Durchsetzung und Legitimierung des Berufsbildes der Ärztin diese Aspekte auf, vertieften und professionalisierten sie",[43] bemerken Bleker und Schleiermacher. Die weiblichen Studierenden der ersten Generation waren sich durchaus bewusst, dass sie mit ihrem Auftreten auch Stellvertreter für die Gesamtheit der Studentinnen waren und gaben sich größte Mühe, „mit allergrößte[r] Selbsterziehung und Selbstkontrolle" in jeder Situation den richtigen Umgangston zu treffen. Die Überzeugung, dass speziell Ärztinnen gut für Patientinnen und Kinder geeignet seien, war eines der stärksten feministischen Argumente zugunsten der Zulassung von Frauen an medizinische Fakultäten.[44]

Sechs ausgewählte Fallstudien wurden in dieser Arbeit präsentiert, was kann aus den gewonnenen Erkenntnissen gelernt werden? Zur Einleitung wurde die Wichtigkeit eines verbindenden Bezugsrahmens genannt und die Notwendigkeit einer fortlaufenden Auseinandersetzung der Fachrichtung Psychiatrie mit ihrer eigenen Geschichte betont. Klar ist, dass diese auch in Zukunft Gegenstand weiterführender historischer und psychiatrischer Forschung bleiben wird. Ärztinnen sind zu Täterinnen geworden, sie halfen beim tausendfachen Mord an psychiatrisch erkrankten Patienten und die Frage nach dem Ausmaß der eigenständigen Mittäterschaft ist in vielen Fällen weiterhin ungeklärt. Wie bewusst entschied sich beispielsweise Toni Schmidt-Kraepelin zur Unterzeichnung der schicksalhaften

---

[42] Burchardt 1997, S. 166.

[43] Bleker und Schleiermacher 2000, S. 92. Sie weisen auch darauf hin, dass Frauen dies zur Karrierezwecken durchaus ausnutzten, indem sie beispielsweise behaupteten „gerade aufgrund ihrer Weiblichkeit einen besseren Zugang zu Patienten zu haben, der den männlichen Kollegen verwehrt wäre". Den Wandel der Eigen- und Fremdwahrnehmung der Studentinnen vom „Blaustrumpf" zur „Modernen Studentin" zeigen einige zeitgenössische Berichte, wie etwa die Charakterisierung der „drei Generationen" von Studentinnen („heroisch", „klassisch" und „romantisch") von Marianne Weber aus dem Jahr 1917; ihre Charakterisierung diskutiert dabei vor allem auch die Frage nach der „Weiblichkeit" der Studentinnen. „Ob sie bei scharfer intellektueller Arbeit auch jung, frisch und anziehend bleiben? Solche Fragen, die dem heroischen Typus weltfern lagen, vom klassischen kaum über die Schwelle des Bewußtseins gelassen, geschweige denn ausgedrückt wurden, werden vom romantischen Typus vielfältig erörtert." Vgl. Burchard 1997, S. 176 ff.

[44] Usborne 2002, S. 76. Diese Argumentation zur speziellen Eignung der Frau zieht ihre Kraft vornehmlich aus deren Doppelfunktion als Ärztin und Frau – so wurde beispielsweise das Problem der unerwünschten Mutterschaft stark diskutiert und es herrschte die Meinung vor, Frauen seien besser als Männer qualifiziert, über den Schwangerschaftsabbruch zu urteilen.

Akten ihrer Patienten? In welchem Maße wurden die Ärztinnen aus sich heraus zu Täterinnen? Was bewog auf der anderen Seite Menschen, speziell die hier
untersuchten weiblichen Ärztinnen, zu eigenständig geleisteter Hilfestellung – am
deutlichsten erkennbar bei Adélaide Hautval und deren mutiger, menschenwürdi-
ger und sich dabei selbst stark gefährdender Entscheidung zu einem Einsatz für
ihre jüdischen Mitmenschen? Auch zahlreiche Biographien von Exilantinnen wie
beispielsweise Betty Warburg eröffnen weiteren Forschungsbedarf, da sich von
zahlreichen Lebenswegen mit der Emigration die letzten Spuren verlieren.

Betont sei zum Abschluss erneut die persönliche Leistung aller sechs dar-
gestellten Ärztinnen – sie loteten den Rahmen ihrer persönlichen und gesellschaftlichen Möglichkeiten aus und sprengten diesen durch ihre fortgesetzte
Einsatzbereitschaft, ihren Mut und ihr Durchhaltevermögen. Als Pionierinnen
ihres Faches praktizierten sie ihre ärztliche Tätigkeit bei gleichzeitiger Ehe und
Mutterschaft und waren als Vorreiterinnen den ihnen nacheifernden Generationen
an weiblichen Ärztinnen ein starkes Vorbild.

Zusammenfassung

7

Die vorliegende Arbeit fokussiert auf sechs Lebensläufe von Psychiaterinnen in Frankreich und Deutschland, zudem auf die Stellung der Frau als Ärztin im Fachgebiet der Psychiatrie. Ferner werden die beiden Länder Frankreich und Deutschland für die Jahre 1880 bis 1945 auf die professionellen Handlungsspielräume, institutionellen Gegebenheiten und typischen Konflikte ihrer Zeit hin analysiert.

Die Auswahl der weitgehend unbekannten und kaum erforschten Medizinerinnen gelang auf deutscher Seite auf Basis der Dokumentation „Ärztinnen im Kaiserreich" von Johanna Bleker und Sabine Schleiermacher – wobei die Deskriptoren „psychiatrisch-ärztliche Betätigung" sowie „Promotionsthema im Bereich Psychiatrie" die für die hier genannte Fragestellung relevante Gruppe deutlich einengten. In Frankreich erfolgte die Auswahl auf Basis einer Gruppe von 29 Ärztinnen, welche unter Zuhilfenahme unterschiedlicher Quellen gebildet wurde (s. Kap. 2).

Über mehr als ein Jahrhundert erstreckt sich die Lebensspanne der beschriebenen Frauen: Im Jahr 1861 wurde Alice Sollier, die chronologisch älteste Psychiaterin geboren; Adélaide Hautval, die chronologisch jüngste, starb im Jahr 1988 (vgl. Synopsis im Anhang 10.3. im elektronischen Zusatzmaterial). Historische Meilensteile der deutsch-französischen Beziehungen sowie der Psychiatriegeschichte fallen in den genannten Zeitraum. Anhand der beiden biographischen Terzette „französische Psychiaterin" – Alice Sollier, Constance Pascal und Adélaide Hautval – sowie „deutsche Psychiaterinnen" – Martha

Ergänzende Information Die elektronische Version dieses Kapitels enthält Zusatzmaterial, auf das über folgenden Link zugegriffen werden kann https://doi.org/10.1007/978-3-658-40009-5_7.

Ulrich, Toni Schmidt-Kraepelin und Betty Warburg – seien die wichtigsten
Entwicklungen zusammengefasst.

Alice Sollier wurde im Jahr 1861 geboren. Zehn Jahre darauf, im Jahr 1871,
kam es zur Gründung der Dritten Französischen Republik und die diploma-
tische Bündnispartnersuche aller europäischen Großmächte kennzeichnete die
kontinentale Politik bis zum Ausbruch des Ersten Weltkrieges im Jahr 1914.
Im Fach Psychiatrie war bis zur Mitte des 19. Jahrhunderts vor allem Frankreich mit wichtigen Persönlichkeiten wie Jean-Etienne-Dominique Esquirol oder
Bénédict-Augustin Morel führend in Fragen der Forschung und Lehre; dies
änderte sich zu Beginn des 20. Jahrhunderts nicht zuletzt aufgrund namhafter
deutscher Forscherpersönlichkeiten. Als die wichtigsten zeitgenössischen Theorien gelten die Eugenik, das Degenerationsmodell sowie spätestens ab dem Jahr
1900 die klinische Psychiatrie einschließlich der Pharmakotherapie, wobei die
letzteren beiden maßgeblich durch Emil Kraepelin geprägt wurden. Anhand der
Biographie von Alice Sollier lassen sich die emanzipatorischen Meilensteine des
Frauenstudiums in Frankreich nachvollziehen: Sie gehörte zur Gruppe der ersten Medizinstudentinnen, die ihren Abschluss erwarb (1885: Zugang der Frauen
zu den Eingangsprüfungen des „Internat"), promovierte und ärztlich tätig war.
Gemeinsam mit ihrem Ehemann Paul gründete Alice Sollier das private Sanatorium für Nervenkrankheiten, die „Villa Montsouris", und war bis ins hohe Alter
beruflich aktiv. In eine psychiatriehistorisch bedeutsame Epoche fällt auch die
Lebensspanne von Constance Pascal: Geboren im Jahr 1877 in Rumänien, erlebte
sie als Studentin in Frankreich die politischen Wirren des Ersten Weltkrieges, die
Ära der friedlichen Verständigung in den 1920-er Jahren sowie den Zweiten Weltkrieg mit. In der psychiatrischen Versorgung führten die kriegerischen Ereignisse
zu spürbaren Auswirkungen – 20.000 Kriegsneurosen wurden allein während und
nach dem Ersten Weltkrieg in Frankreich und Deutschland diagnostiziert, der
„Neurasthenie"-Begriff gewann an Bedeutung, wie auch der theoretische Diskurs
über die Psychotherapie als zu etablierendem Behandlungsansatz. Constance Pascal begann ihr Studium im Jahr 1897 und somit 17 Jahre nach Alice Sollier – zu
dem hohen Anspruch eines Medizinstudiums und einer ärztlichen Berufstätigkeit
als Frau zu Anfang des 20. Jahrhunderts kam bei Constance Pascal das Motiv
„Karriere" hinzu. Im Alter von 48 Jahren erfüllte sich dieser Wunsch nach lan-
gem Ringen und mittels strategischen Geschicks: Sie avancierte zur Leiterin der
„Maison Blanche", einer psychiatrischen Heilanstalt im Herzen von Paris und
trug als solche die Verantwortung für über 400 Patientinnen und Patienten. Pascal gehörte, ebenso wie Toni Schmidt-Kraepelin, der privilegierten bürgerlichen
Oberschicht an – einen solchen Hintergrund wiesen in Deutschland deutlich mehr
der frühen Ärztinnen auf, als dies in Frankreich der Fall war. Für die berufliche

Etablierung entscheidend war dabei wahrscheinlich die gesellschaftliche Prägung, wobei die Zugehörigkeit zu einer sozialen Elite den Frauen Autorität gegenüber Patienten und Kollegen sowie Sicherheit in den Umgangsformen verlieh. Auch Adélaide Hautval, geboren im Jahr 1906, erlebte beide Weltkriege hautnah mit; aufgrund ihres persönlichen und unter Lebensgefahr fortgesetzten Einsatzes für ihre jüdischen Mitbürger wurde sie ab dem Jahr 1943 in Auschwitz inhaftiert. Sie blieb kinderlos, war nach dem Zweiten Weltkrieg weiterhin ärztlich tätig und starb 1988 im hohen Alter von 82 Jahren in Paris. Auch in Deutschland fanden im Zeitraum von 1885 bis 1945 viele Umbrüche statt. Psychiatriehistorische und politische Entwicklungen fallen in die Lebensspanne von Martha Ulrich, Toni Schmidt- Kraepelin und Betty Warburg. In Berlin erblickte Martha Ulrich 1881, somit bereits im deutschen Kaiserreich, das Licht der Welt. Auch Betty Warburg wurde im selben Jahr in Altona geboren. Zwar sind die Lebensläufe der beiden Frauen durch das gleiche Geburts- und Sterbejahr gekennzeichnet, doch konnte diese Arbeit – bei differierenden Elternhäusern und gleicher Studien- und Berufswahl der beiden Frauen – völlig andersartige Lebensläufe nachzeichnen.

Martha Ulrich gehört in Deutschland zur ersten Generation von Medizinstudentinnen; als Absolventin der Gymnasialkurse von Helene Lange lernte sie an der ersten deutschen Bildungseinrichtung, welche Frauen auf das Abitur vorbereitete. Auch als Medizinstudentin tat sie sich hervor, war Doktorandin von Alfred Hoche und publizierte neben ihrer ärztlichen Tätigkeit teilweise an vorderster Front des Forschungsstandes ihrer damaligen Zeit. Im Laufe ihres Lebens hatte Martha Ulrich zahlreiche ärztliche Positionen inne, zeitlebens kinderlos geblieben, wählte sie 1943 im Alter von 62 Jahren den Freitod. Kaum sechs Jahre trennen Martha Ulrich und Toni Schmidt-Kraepelin – das Leben ersterer verlief vermeintlich gradliniger, wohingegen Toni Schmidt-Kraepelin mit ihrem bildungsbürgerlichen Hintergrund, ihrer Ehe mit dem Chemiker Karl Friedrich Schmidt, ihren fünf Kindern sowie ihren Bestrebungen, eine Oberarztposition zu erreichen, ausgeprägte Hoch- und Tiefphasen durchlitt. Zudem zeigt die Biographie von Toni Schmidt-Kraepelin, anders als diejenige von Martha Ulrich, deutliche Berührungspunkte mit dem Nationalsozialismus – bis hin zu dem historischen Faktum, dass ihre Person nach Entnazifizierung und Denunziationen nicht mehr tragbar schien, um oberärztliche Verantwortung zu übernehmen. Toni Schmidt-Kraepelin starb im Jahr 1962 im Alter von 75 Jahre in einem Pflegeheim bei München. Betty Warburg schließlich erlitt aufgrund ihrer jüdischen Herkunft ein tragisches Schicksal: Als Spross des Hamburger Bankierhauses Warburg wurde auch sie in eine bekannte Familie hineingeboren und konnte nach einem mühsam bewältigten Studium eine Rolle als private Nervenärztin in Hamburg finden. Durch die NS-Rassengesetzte zur Aufgabe ihres Berufes gezwungen, emigrierte Betty Warburg gemeinsam mit ihrer Mutter in die Niederlande – dort wurde sie inhaftiert und in das Laber Sobibór überstellt, wo sie im Jahr 1943 ermordet wurde. Die Zeit des Nationalsozialismus stellt eine dunkle und mittlerweile gute erforschte Epoche vornehmlich der deutschen Psychiatriegeschichte dar – es bleibt zu hoffen, dass dieses Geschichtskapitel durch fortgesetzte Aufklärungsarbeit von Ärzten und den psychiatrischen Fachgesellschaften nie in Vergessenheit gerät. Sechs Frauenbiographien sind nun vorgestellt worden, auf deren Basis wird ein personeller Zugang zur deutsch-französischen Geschichte, zu einer länderübergreifenden Psychiatriegeschichte sowie zur Position von Frauen in Studium und im ärztlichen Beruf möglich. Alle sechs Protagonistinnen dieser Arbeit leisteten auf ihre Weise Pionierarbeit und agierten im Rahmen ihrer Möglichkeiten stark und selbstbewusst, wobei sie in ihrer Vorreiterrolle den künftigen Generationen zahlreiche Wege neu erschlossen.

Verzeichnis Ungedruckter Quellen

Berlin, Universitätsarchiv der Humboldt-Universität
Einstellungsschreiben Martha Ulrich vom 22.04.1911; Sign.: HUB, UA, Charité Direktion 247, Bl. 30, 152.

Matrikelunterlagen, Liste der Gasthörerinnen (Akten ohne Signatur zu M. Ulrich).

Archiv des KAVH: Zeugnis für Betty Warburg; Sign. HUB, UA, KAVH, P 0010.

Archiv des KAVH: Anstellungsbestätigung von Betty Warburg (handschriftlicher Brief); Sign. HUB, UA, KAVH, P 0010.

Amtliches Verzeichnis des Personals und der Studierenden der Königlichen Friedrich Wilhelms-Universität zu Berlin SH 1830; Winterhalbjahr 1830/31 (1831) bis Winterhalbjahr 1917/18 (1917) https://edoc.hu-berlin.de/handle/18. 452/397 (zuletzt abgerufen am 05.08.2022).

Verzeichnis der in der psychiatrischen Klinik und Nervenpoliklinik beschäftigten Volontärärzte; Sign.: HUB, UA, Charité Direktion 247, Bl. 30, 152.

(Mit freundlicher Genehmigung von © Humboldt-Universität zu Berlin, Universitätsarchiv [2022]. All Rights Reserved).

© Der/die Herausgeber bzw. der/die Autor(en), exklusiv lizenziert an Springer Fachmedien Wiesbaden GmbH, ein Teil von Springer Nature 2022
J. Prokop, *Pionierinnen der Psychiatrie in Frankreich und Deutschland (1870–1945)*, Frauen in Philosophie und Wissenschaft. Women Philosophers and Scientists, https://doi.org/10.1007/978-3-658-40009-5

Berlin, Archiv der Deutschen Industrie- und Handelskammer
Adressbücher aus Deutschland und Umgebung, 1815–1974. Signatur ZC 328; Laufende Nummer: 3 (in der Deutschen National Bibliothek) https://www.anc estry.de/search/collections/60.778/ (zuletzt abgerufen am 05.08.2022).

Berlin, Landesarchiv
Personenstandsurkunde, Geburtsurkunde M. Ulrich, Rep. 801 Nr. 260.
Personenstandsurkunde, Sterbeurkunde M. Ulrich, Rep. 820 Nr. 76.
Helene-Lange-Archiv: Photographie von Helene Lange, B Rep. 235 – FS Nr. 71. http://landesarchiv-berlin.de/helene-lange-archiv (zuletzt abgerufen am 05.08.2022).

Frankfurt am Main, Deutsches Exilarchiv 1933 bis 1945
Brief von Betty Warburg an Paul Leser am 11.11.1919, Sign. EB 92/001 ID 676 (4a).
Brief von Betty Warburg an Helene Leser am 24.01.1920, Sign. EB 921.001 ID 387 (4b).
Brief von Betty Warburg an Paul Leser am 11.11.1919, Sign. EB 92/001 ID 676 (4c).
Brief von Betty Warburg an Paul Leser am 28.05.1920, Sign. EB 92/001 IA 676 (6).
Brief von Betty Warburg an Helene Leser am 22.01.1922, Sign. EB 92/001 IA 676 (8).
Brief von Betty Warburg an Paul Leser am 21.02.1925, Sign. EB 92/001 IA 676 (13).
(Mit freundlicher Genehmigung von © Deutsche Nationalbibliothek, Deutsches Exilarchiv 1933–1945, Frankfurt am Main [2022]. All Rights Reserved).

Freiburg, Universitätsarchiv der Albert-Ludwigs-Universität
Studien- und Sittenzeugnis M. Ulrich, B 44/88/365.
Studien- und Sittenzeugnis Betty Warburg, Sign. B44/98/650.
Matrikelbücher der Universität Freiburg für das Jahr 1902, Akte A Sign. 66/9, 66./12, 66/13.
Promotionsunterlagen, Akte D 29/16/4100.
Verzeichnis der Behörden, Lehrer, Anstalten, Beamten und Studierenden für das Sommersemester 1902, Universitätsarchiv Freiburg, Akte D 81/276.
Verzeichnis der Behörden, Lehrer, Anstalten, Beamten und Studierenden für das Wintersemester 1902/103, Universitätsarchiv Freiburg, Akte D 81/572.

Verzeichnis der Behörden, Lehrer, Anstalten, Beamten und Studierenden für das Sommersemester 1903, Universitätsarchiv Freiburg, Akte D 81/277.
Bild von Alfred Hoche, Signatur D 13/1443.
(Mit freundlicher Genehmigung von © Albert-Ludwigs-Universität Freiburg, Universitätsarchiv [2022]. All Rights Reserved).

Freiburg, Stadtarchiv
Findbuch der städtischen Hauptverwaltung 1890–1920, C3/05/08, Akte fehlend. http://www.freiburg.de/pb/site/Freiburg/get/344.973/Stadtarchiv_C3.pdf (zuletzt abgerufen am 05.08.2022).

Grünwald, Gemeindearchiv
Meldeunterlagen (Akten ohne Signatur).
(Mit freundlicher Genehmigung von © Grünwald, Gemeindearchiv [2022]. All Rights Reserved).

Günzburg, Archiv des Bezirkskrankenhaus Günzburg (BKH)
Personalakten (Akten ohne Signatur).

Günzburg, Stadtarchiv
Meldeunterlagen (Akte ohne Signatur).

Hamburg, Staatsarchiv
Personalakten zu Otto Kestner, 361–6 Hochschulwesen Dozenten- und Personalakten, 239 (Bd. 1–3); 361–6 Hochschulwesen Dozenten- und Personalakten, IV 487.
Staatsarchiv Hamburg, Best. 332–5 Standesämter Nr. 6203.
(Geburtenregistereintrag für Ada Sophie Warburg, Standesamt Altona, Registernummer 2573/1878).
Staatsarchiv Hamburg, Best. 332–5 Standesämter Nr. 6218.
(Geburtenregistereintrag für Betty Warburg, Standesamt Altona, Registernummer 2656/1881).
Staatsarchiv Hamburg, Best. 332–5 Standesämter Nr. 6231.
(Geburtenregistereintrag für Wilhelm Siegfried Warburg, Standesamt Altona, Registernummer 1020/1884).
(Mit freundlicher Genehmigung von © Hamburg, Staatsarchiv [2022]. All Rights Reserved).

Heidelberg, Stadtarchiv
Die Schulgemeinde der höheren Mädchenschule – Jahresberichte der höheren Mädchenschule 1877–1902. Meldeunterlagen (Akten ohne Signatur).
   (Mit freundlicher Genehmigung von © Stadtarchiv Heidelberg, [2022]. All Rights Reserved).

Heidelberg, Universitätsbibliothek
Heidelberger Adressbücher https://www.ub.uni-heidelberg.de/helios/digi/hdadre ssbuch.html (zuletzt abgerufen am 05.08.2022).

Kassel, Archiv des Landeswohlfahrtsverbandes Hessen
Personalakte Schmidt-Kraepelin des LWV, Sign. P 200 Nr. 650 (Mit freundlicher Genehmigung von © Landeswohlfahrtsverband Hessen [2022]. All Rights Reserved).

Kiel, Landesarchiv Schleswig–Holstein
Amtliches Verzeichnis des Personals und der Studierenden der Königlichen Christian-Albrechts-Universität zu Kiel, Sommersemester 1914 und Wintersemester 1914/1915, Promotionsalbum, Abt. 47.6 Nr. 273.
   (Mit freundlicher Genehmigung von © Landesarchiv Schleswig–Holstein, Archiv der Christian-Albrechts-Universität Kiel [2022]. All Rights Reserved).

Krumbach, Stadtarchiv
Meldeunterlagen (Akten ohne Signatur).

Krumbach, Kreisklinikum Krumbach
Archivalien (Unterlagen ohne Signatur).
   (Mit freundlicher Genehmigung von © Kreiskliniken Günzburg-Krumbach [2022]. All Rights Reserved).

Leipzig, Universitätsarchiv
Studentenkarteikarten der Universität Leipzig: Quästur des SS 1908.
   Nachlass Wilhelm Wundt, Sign. NA Wundt/III/1701–1723/1718/12/51–52.
   (Mit freundlicher Genehmigung von © Leipzig, Universitätsarchiv [2022]. All Rights Reserved).

Marburg, Universitätsarchiv
Matrikel der Philipps-Universität Marburg, Sign. Uni A Marburg 305 m 1 Nr. 52. Verzeichnis des Personals und der Studierenden auf der Königlich Preußischen Universität Marburg. SS 1910-WS 1910/1911 http://archiv.ub.uni-marburg.de/ubfind/Collection/urn:nbn:de:hebis:04-eb2011-0406 (zuletzt abgerufen am 05.08.2022)
(Mit freundlicher Genehmigung von © Philipps-Universität Marburg, Universitätsarchiv [2022]. All Rights Reserved)

München, Universitätsbibliothek der Ludovico-Maximilianea
Personen- und Studentenverzeichnisse sowie Personalstand https://epub.ub.uni-muenchen.de/view/lmu/pverz.html (zuletzt abgerufen am 05.08.2022).

Vorabveröffentlichung von Ergebnissen

Prokop, Jana und Axel Karenberg: Martha Ulrich und Toni Schmidt Kraepelin: In: Nervenheilkunde 39 (2020) 801–809.
Prokop, Jana und Axel Karenberg: Martha Ulrich und Toni Schmidt-Kraepelin: Zwei Pionierinnen der deutschen Nervenheilkunde. Schriftenreihe des Rheinischen Kreises der Medizinhistoriker 2020.
Prokop, Jana: Alice Sollier und Constance Pascal: Zwei Pionierinnen der Psychiatrie in Frankreich. Schriftenreihe der DGGN 2021.

Literaturverzeichnis

1. Ackerl I (2012). Geschichte Österreichs in Daten – von 1804 bis heute. Wiesbaden: Marix Verlag.
2. Adelsberger L (1956). Auschwitz. Ein Tatsachenbericht. Das Vermächtnis der Opfer für uns Juden und für alle Menschen. Berlin: Lettner Verlag.
3. Agena F (2016). Die ersten Psychiaterinnen in der Zeit des Nationalsozialismus und inder frühen Bundesrepublik. Hannover: Dissertation Medizinische Hochschule.
4. Alzheimer A (1896). Die Frühformen der allgemeinen progressiven Paralyse. Allgemeine Zeitschrift für Psychiatrie 52(1).
5. Anonym (1880). Werbung für die Dissertation von Alice Sollier. La France médicale 35(1): 60 https://gallica.bnf.fr/ark:/12148/bpt6k9617454n/f11.image.r=La%20France%20Médicale%201888 (zuletzt abgerufen am 05.08.2022).
6. Anonym (1913/1914). Werbeanzeige für Martha Ulrich. Die Frau 21(1): 246.
7. Anonym (1913). Bekanntgabe der Niederlassung Frl. Toni Kraepelins in München. Münchener Medizinische Wochenschrift 60(1): 7.
8. Anonym (1914). Aufruf zum Kriegseinsatz. Münchener Medizinische Wochenschrift 32(1): 1800.
9. Anonym (1922). Information zum Kongress für Heilpädagogik. Münchener Medizinische Wochenschrift. 69(1): 1068.
10. Anonym (1928). Eintrag Martha Ulrich. In: Nachrichtenamt der Stadt Berlin (Hrsg.): Amtsbuch der Stadt Berlin (1): 470.
11. Anonym (1930). Eintrag zur Bewerbung von Toni Schmidt-Kraepelin für einen Kassensitz. Bayerische Ärztezeitung 14(1): 143.
12. Anonym (1934): Eintrag zum Praxisumzug von Martha Ulrich. Ärzteblatt für Berlin 39(1): 15.
13. Anonym (1943): Vermerk zum Tod von Martha Ulrich. Deutsches Ärzteblatt 63(1): 235.
14. Anonym (2017): Parkresidenz Helmine Held feiert 70-jähriges Bestehen. Isar-Anzeiger (10.08.2017).
15. Anonym (2019): Waltharius Straub. In: Neue Deutsche Biographie.https://www.deutsche-biographie.de/sfz113811.html (zuletzt abgerufen am 05.08.2022).
16. Assmann, Jan: Das kulturelle Gedächtnis: Schrift, Erinnerung und politische Identität in frühen Hochkulturen. München 1992.

© Der/die Herausgeber bzw. der/die Autor(en), exklusiv lizenziert an Springer Fachmedien Wiesbaden GmbH, ein Teil von Springer Nature 2022
J. Prokop, *Pionierinnen der Psychiatrie in Frankreich und Deutschland (1870–1945)*, Frauen in Philosophie und Wissenschaft. Women Philosophers and Scientists, https://doi.org/10.1007/978-3-658-40009-5

17. Ballowitz, Leonore (Hrsg.): Schriftenreihe zur Geschichte der Kinderheilkunde aus dem Archiv des Kaiserin-Auguste-Viktoria Hauses (KAVH). Herford 1991.

18. Barbier, Jean Michel, Serra, Gérard und Gwenolé Loas: Constance Pascal. Pioneer of French psychiatry. History of Psychiatry 10 (1999) 425–437.

19. Bauer, Fritz: Nach den Wurzeln des Bösen fragen. Aus dem Wortlaut eines Vortrages von Generalstaatsanwalt Dr. Fritz Bauer. Forschungsjournal Soziale Bewegungen 28 (2015) 120–125.

20. Bäumer, Gertrud: Geschichte der Gymnasialkurse für Frauen zu Berlin. Berlin 1906.

21. Behmack, Charlotte: Zur Kenntnis der ophthalmoplegischen Migräne. Zeitschrift für die gesamte Neurologie und Psychiatrie 114 (1928) 264-280.

22. Benzenhöfer, Udo: Der gute Tod? Geschichte der Euthanasie und Sterbehilfe. Göttingen 2009.

23. Bernhardt, Markus: Das Deutsche Kaiserreich. Geschichte – Erinnerung – Unterricht. Schwalbach 2017.

24. Bleker, Johanna und Sabine Schleiermacher: Ärztinnen im Kaiserreich. Lebensläufe einer Generation. Weinheim 2000.

25. Bock, Hans-Manfred: Transnationalismus in der Zwischenkriegszeit. Die Berliner Deutsch-Französische Gesellschaft als Beispiel einer folgenreichen zivilgesellschaftlichen Erfindung. In: Defrance, Corinne, Kießener, Michael und Pia Nordblom (Hrsg.): Wege der Verständigung zwischen Deutschen und Franzosen nach 1945. Zivilgesellschaftliche Annäherungen. Tübingen 2010, S. 18–32.

26. Bogousslavsky, Julien: Following Charcot. A Forgotten History of Neurology and Psychiatry. Montreux 2011.

27. Bogousslavsky, Julien: Hysteria. The Rise of an Enigma. Montreux 2014.

28. Bogousslavsky, Julien und Olivier Walusinski: A la recherche du neuropsychiatre perdu: Paul Sollier (1861-1933). La Revue Neurologique 164/8 (2008) 239–247.

29. Bogousslavsky, Julien und Olivier Walusinski: Marcel Proust and Paul Sollier: the involuntary memory connection. Schweizer Archiv für Neurologie und Psychiatrie 4 (2009) 130–136.

30. Bogousslavksy, Julien und Laurent Tatu: War Neurology. Frontiers of Neurology and Neuroscience 38. Besançon/Montreux 2016.

31. Bondy, François und Manfred Abelein: Deutschland und Frankreich. Geschichte einer wechselvollen Beziehung. Düsseldorf/Wien 1973.

32. Bonner, Thomas Neville: Becoming a Physician. Medical Education in Britain, France, Germany and the United States, 1750–1945. New York/Oxford 1995.

33. Bourgeois, Marc Louis: Constance Pascal (1877 – 1937), première femme psychiatre et médecin-chef des hôpitaux psychiatriques en France. Annales Médico-Psychologiques 173 (2015) 815–816.

34. Börner, Paul und Julius Schwalbe (Hrsg.): Reichs-Medizinal-Kalender 1902–1943. Leipzig.   http://digital.zbmed.de/medizingeschichte/periodical/titleinfo/4948689 (zuletzt abgerufen am 05.08.2022). (Mit freundlicher Genehmigung von © ZB MED – Informationszentrum Lebenswissenschaften [2022]. All Rights Reserved)

35. Brinkschulte, Eva: Preußische Wissenschaftsbürokratie im Zugzwang der Geschlechterfrage. Die Umfrage des Ministeriums für die geistlichen, Unterrichts- und Medizinalangelegenheiten von 1907. In: Bleker, Johanna: Der Eintritt der Frauen in die Gelehrtenrepublik. Zur Geschlechterfrage im akademischen Selbstverständnis und in

der wissenschaftlichen Praxis am Anfang des 20. Jahrhunderts. Abhandlungen zur Geschichte der Medizin und der Naturwissenschaften 84 Husum 1998, S. 51–69.

36. Brinkschulte, Eva: Wissenschaftspolitik im Kaiserreich entlang der Trennungslinie Geschlecht. Die ministerielle Umfrage zur Habilitation von Frauen aus dem Jahre 1907. In: Dickmann, Elisabeth, Schöck-Quinteros, Eva und Sigrid Dauks (Hrsg.): Barrieren und Karrieren. Die Anfänge des Frauenstudiums in Deutschland, Bd. 5. Berlin 2002, S. 177–192.

37. Brinkschulte, Eva: Die Situation der Frauen in der Medizin. In: Dettmer, Susanne, Kaczmarcyk, Gabriele und Astrid Bühren (Hrsg.): Karriereplanung für Ärztinnen. Heidelberg 2006, S. 9–34.

38. Bruleaux, Anne-Marie, Calmont, Régine und Serge Mam-Lam-Fouck: Deux siècles d'esclavage en guyane française 1652–1848. Paris 1986.

39. Budde, Gunilla-Friederike: Frauen der Intelligenz. Akademikerinnen in der DDR. 1945–1975. Göttingen 2002.

40. Buess, Heinrich: Bleuler, Eugen. In: Neue Deutsche Biographie, Bd. 2. Berlin 1955, S. 300–301. https://www.deutsche-biographie.de/sfz4709.html (zuletzt abgerufen am 05.08.2022).

41. Burchardt, Anja: Blaustrumpf – Modestudentin – Anarchistin. Deutsche und russische Medizinstudentinnen in Berlin. 1896–1918. Stuttgart/Weimar 1997.

42. Burgmair, Wolfgang, Engstrom, Eric und Matthias Weber: Emil Kraepelin. Persönliches, Selbstzeugnisse, Werke I. München 2000. (Mit freundlicher Genehmigung von © belleville Verlag Michael Farin [2022]. All Rights Reserved)

43. Burgmair, Wolfgang, Engstrom, Eric, Weber, Matthias, Hirschmüller, Albrecht: Kraepelin in Dorpat. Werke IV. München 2003. (Mit freundlicher Genehmigung von © belleville Verlag Michael Farin [2022]. All Rights Reserved)

44. Burgmair, Wolfgang, Engstrom, Eric und Matthias Weber: Zwischen klinischen Krankheitsbildern und „psychischer Volkshygiene". Deutsches Ärzteblatt 103/41 (2006) 2690. Siehe auch: Historisches Archiv des Max-Planck-Instituts für Psychiatrie, München. Sign. MPIP-F-D5. (Mit freundlicher Genehmigung von © belleville Verlag Michael Farin [2022]. All Rights Reserved)

45. Burkhardt, Anika: Das NS-Euthanasie-Unrecht vor den Schranken der Justiz: Eine strafrechtliche Analyse. Tübingen 2015.

46. Caire, Michel: Histoire de la Psychiatrie en France. 2007–2013. Eintrag zu Paul Sollier. http://psychiatrie.histoire.free.fr/index.htm (zuletzt abgerufen am 05.08.2022).

47. Cane, Kathleen Shine: Leon Uris. A Critical Companion. Westport/London 1998.

48. Charrier, Edmée: L'évolution intellectuelle féminine. Paris 1931. (Mit freundlicher Genehmigung von © 2022 OCLC. All Rights Reserved) (zuletzt abgerufen am 05.08.2022).

49. Chatelus, Didier: Professions de santé. Certificats d'aptitude aux grades universitaires (1810–1905). Paris 1993.

50. Chatriot, Alain und Dieter Gosewinkel: Figurationen des Staates in Deutschland und Frankreich. 1870–1945. Les figures de l'État en Allemagne et en France. München 2006.

51. Chazaud, Jaques: Constance Pascal, première femme aliéniste en France. Histoire des sciences médicales 35/1 (2001) 85–90.

52. Chernow, Ron: Die Warburgs – Odyssee einer Familie. Berlin 1994.

53. Clarac, François, Barbara, Jean-Gaël, Broussolle, Emmanuel und Jaques Poirier: Figures and institutions of the neurological sciences in Paris from 1800 to 1950. Part III: Neurology. Revue Neurologique 168 (2012) 301–320.

54. Clauss, Julie und Christian Bonah: An der Grenze der Nosologie: Die praktische Klassifikation der Psychosen und die Einführung der Diagnose „Schizophrenie" an der Psychiatrischen Universitätsklinik zu Straßburg, 1912–1962. In: Schmiedebach, Heinz-Peter (Hrsg.): Entgrenzungen des Wahnsinns. Psychopathie und Psychopathologisierungen um 1900. München 2016.

55. Cook, Jim und Mike Lewington: Images of alcoholism. London 1979.

56. Costas, Ilse: Professionalisierungsprozesse akademischer Berufe und Geschlecht – ein internationaler Vergleich. In: Dickmann, Elisabeth, Schöck-Quinteros, Eva und Sigrid Dauks (Hrsg.): Barrieren und Karrieren. Die Anfänge des Frauenstudiums in Deutschland, Bd. 5. Berlin 2002, S. 13–32.

57. Cranach, Michael von und Hans-Ludwig Siemen: Psychiatrie im Nationalsozialismus. Die Bayerischen Heil- und Pflegeanstalten zwischen 1933 und 1945. München 2012.

58. Crawford, W. Rex: Chagrins d'amour et psychoses. Constance Pascal. American Sociological Review 1 (1936) 537–538.

59. Delarue, o. V.: L'informateur des aliénistes et des neurologistes (01.02.1922), S. 152. https://gallica.bnf.fr/ark:/12148/bpt6k96333640/f174.image.r=sanatorium%20boul ougne-sur-seine (zuletzt abgerufen am 05.08.2022).

60. Deutscher Verein zur Fürsorge für jugendliche Psychopathen (Hrsg.): Bericht über die zweite Tagung über Psychopathenfürsorge Köln a. Rh. 17. und 18. Mai 1921. Berlin 1921. https://books.google.de/books?id=obPUBgAAQBAJ&pg=PA99&lpg=PA9& dq=%22Toni+SchmidtKraepelin%22&source=bl&ots=_aooqPamxr&sig=Vdvxt0 swGB1JQDAlf_6TYjF52YU&hl=de&sa=X&ved=0ahUKEwiFjI6Yrv_YAhWjc98K HYv2C5UQ6AEIkgEwGw#v=onepage&q=Martha%20Ulrich%20&f=true (zuletzt abgerufen am 05.08.2022).

61. Dickmann, Elisabeth und Eva Schöck-Quinteros: Barrieren und Karrieren des Frauenstudiums in Deutschland. In: Dickmann, Elisabeth, Schöck-Quinteros, Eva und Sigrid Dauks (Hrsg.): Barrieren und Karrieren. Die Anfänge des Frauenstudiums in Deutschland, Bd. 5. Berlin 2002, S. 9–12.

62. Distel, Barbara: Sobibor. In: Benz, Wolfgang und Barbara Distel (Hrsg.): Der Ort des Terrors. Geschichte der nationalsozialistischen Konzentrationslager, Bd. 8. München 2008, S. 375–404.

63. Dobra, Felicitas: Hilfe für verfolgte jüdische Kinder und Jugendliche in Frankreich von 1938–1944. Mit der Vorstellung des Zeitzeugenberichts von Paul Niedermann. o. O. 2016.

64. Dörner, Klaus: Bürger und Irre. Frankfurt am Main 1969.

65. D'Orazio, Ugo: Angst vor „Fräulein Doktor". Die Diskussion über das medizinische Frauenstudium in Deutschland. In: Ruhe, Doris (Hrsg.): Geschlechterdifferenz im interdisziplinären Gespräch. Greifswald 1998, S. 91–117.

66. Drüll, Dagmar: Heidelberger Gelehrtenlexikon 1803–1931. Berlin 1986.

67. Engels, Jens Ivo: Kleine Geschichte der Dritten französischen Republik (1870–1940). Köln/Weimar/Wien 2007.

68. Faesch, Emanuel: Kiefermessungen an Idioten: Vergleichende Kiefermessungen an Idioten und geistig Normalen. Mit Einschluß von Untersuchungen über Zahn- und Kieferanomalien. Diss. med. Zürich 1917.

69. Fangerau, Heiner: Neurologie und Neurologen in der NS-Zeit. Thematische Einführung. Nervenarzt. Supplement 1 87 (2016) 2–4.

70. Feindel, o. V.: Études spéciales. Psychoses organiques: Formes atypiques de la paralysie générale (hémiplégique et aphasique) ou prédominances régionales des lésions dans les méningo-encéphalites diffuses. Revue neurologique 76 (1905) 1046–1047. http://www.biusante.parisdescartes.fr/histoire/medica/resultats/?p=1050&cote=130135x1905&do=page (zuletzt abgerufen am 05.08.2022).

71. Fernier, Anne: Die Zeugenaussage von Haïdi Hautval. Voix et Visages 227 (1991) 1–5.

72. Fierz, Heinrich Karl: Jung, Carl Gustav. In: Neue Deutsche Biographie, Bd. 10 (1974), S. 676–678.

73. Firmin-Didot, Ambroise: Annuaire-almanach du commerce, de l'industrie, de la magistrature et de l'administration: ou almanach des 500.000 adresses de Paris, des départements et des pays étrangers. Paris 1896. https://gallica.bnf.fr/ark:/12148/bpt6k9690125x/f1601.item.r=Villa%20Montsouris (zuletzt abgerufen am 05.08.2022).

74. Foerster, Otfried: Psychiatrische Streifzüge durch Paris. Zentralblatt für Nervenheilkunde und Psychiatrie 27/15 (1904) 772–773. https://archive.org/details/zentralblattfue36unkngoog (zuletzt abgerufen am 05.08.2022).

75. Fontanges, Haryett: Les Femmes Docteurs en Médecine dans tous les Pays: Étude historique, statistique, documentaire et anecdotique sur l'art de la médecine exercé par la femme. Paris 1901. https://archive.org/details/b28139239 (zuletzt abgerufen am 05.08.2022).

76. Freundeskreis des Ohlsdorfer Friedhof, Hamburg. Foto aus dem Privatbesitz von Petra Schmolinske (Mit freundlicher Genehmigung von © Petra Schmolinske [2022]. All Rights Reserved)

77. Fröhlich, Romy et al. (Hrsg.): Handbuch der Public Relations. Wiesbaden 2015.

78. Fuchs, Christoph, Kurth, Bärbel-Maria und Peter Scriba (Hrsg.): Report Versorgungsforschung. Arbeitsbedingungen und Befinden von Ärztinnen und Ärzten. Befunde und Interventionen. Köln 2010.

79. Gaupp, Robert: Psychotherapie. In: Géronne, A. (Hrsg.). Neununddreissigster Kongress. Verhandlungen der Deutschen Gesellschaft für Innere Medizin. München 1927.

80. Gabriel, Eberhard et al.: Die Psychiatrie in der Zeit des Nationalsozialismus. Neuropsychiater 29 (2015) 114–149.

81. Geiger, Wolfgang: Das Frankreichbild im Dritten Reich. Frankfurt am Main 2000. http://www.diana-wagner.com/KuWi/Dokumente/Geiger,%20Wolfgang-FrankreichbildDrittesReich.pdf (zuletzt abgerufen am 05.08.2022).

82. Gerabek, Werner E., Haage, Bernhard, Keil, Gundolf und Wolfgang Wegner (Hrsg.): Enzyklopädie Medizingeschichte, Bd. 1–3. Berlin/New York (2004) 2005.

83. Gerst, Thomas: Vor 80 Jahren – Ausschluss jüdischer Ärzte aus der Kassenpraxis. Deutsches Ärzteblatt 110 (2013) 770–772.

84. Geyer, Friedrich: Trübsinn und Raserei. Die Anfänge der Psychiatrie in Deutschland. München 2014.

85. Goetz, Christopher: Jean-Martin Charcot and the opening of the French medical hierarchy to woman. Revue Neurologique 173 (2017) 1–31.

86. Goffmann, Erving: Frame Analysis. An Essay on the Organization of Experience. New York 1974. https://is.muni.cz/el/1423/podzim2013/SOC571E/um/E.Goffman-FrameA nalysis.pdf (zuletzt abgerufen am 05.08.2022).
87. Gordon, Felicia: French psychiatry and the new woman: The case of Dr. Constance Pascal, 1877–1937. History of Psychiatry 17 (2006) 159–182. (Mit freundlicher Genehmigung von © Margaret Rees [2022]. All Rights Reserved)
88. Gordon, Felicia: Women in French medicine and psychiatry in the belle époque. A feminist cause? Maturitas 68 (2011) 268–271. (Mit freundlicher Genehmigung von © Margaret Rees [2022]. All Rights Reserved)
89. Gordon, Felicia: Constance Pascal (1877–1937). Authority, Feminity and Feminism in French Psychiatry. London 2013. (Mit freundlicher Genehmigung von © Margaret Rees [2022]. All Rights Reserved)
90. Gordon, Felicia: Constance Pascal's chagrins d'amour et psychoses (1935): a French psychiatrist's views on psychoanalysis. History of Psychiatry 26 (2015) 3–18. (Mit freundlicher Genehmigung von © Margaret Rees [2022]. All Rights Reserved)
91. Görgl, Andreas: Die „Aktion T4" und die Rolle der Heil- und Pflegeanstalt Günzburg. Ulm 2008.
92. Grözinger, Michael et al.: Elektrokonvulsionstherapie kompakt. Berlin/Heidelberg 2013.
93. Grüter, Michaela und Frank Leimkugel: Von bahnbrechenden Hypnotika zu Abusus- und Suizidarzneistoffen – Zur Geschichte der Malonylharnstoffderivate. In: Schmidt, Mathias, Dominik Groß und Axel Karenberg (Hrsg.): Medizin- und Pharmaziegeschichte im Fokus. Düren: Shaker Verlag, 2020 (= Schriften des Rheinischen Kreises der Medizinhistoriker, 5), S. 91–97
94. Haas-Hautval, Adélaide: Contribution à la localisation des troubles psychiques postcommotionnels (les aphasies; les bradypsychies). Diss. med. Strasbourg 1933.
95. Hagespiel, Hermann: Verständigung zwischen Deutschland und Frankreich? Die deutsch-französische Außenpolitik der zwanziger Jahre im innenpolitischen Kräftefeld beider Länder. Bonn 1987.
96. Halbwachs, Maurice: La mémoire collective. Bibliothèque de pilosophie contemporaine. Édition électronique. Paris 1950. http://classiques.uqac.ca/classiques/Hal bwachs_maurice/memoire_collective/memoire_collective.html (zuletzt abgerufen am 05.08.2022).
97. Halioua, Bruno und Georges Hauptmann: Adélaïde Hautval (1906–1988). Une personnalité médicale exemplaire. Presse médicale 44 (2015) 1290–1296.
98. Hamburger Adressbücher. https://agora.sub.uni-hamburg.de/subhh-adress/digbib/start (zuletzt abgerufen am 05.08.2022). (Mit freundlicher Genehmigung von © Staats- und Universitätsbibliothek Carl von Ossietzky Hamburg, Digitalsat [2022]. All Rights Reserved)
99. Häntzschel, Hiltrud und Hadumod Bußmann: Bedrohlich gescheit – Ein Jahrhundert Frauen und Wissenschaft in Bayern. München 1997.
100. Haupt, Hans Georg: Gewalt als Praxis und Herrschaftsmittel. Das Deutsche Kaiserreich und die Dritte Republik in Frankreich im Vergleich. In: Müller, Sven Oliver und Cornelius Torp (Hrsg.): Das Deutsche Kaiserreich in der Kontroverse. Göttingen 2009, S. 154–165.

101. Haupt, Walter, Jochheim, Kurt-Alphons und Euphrosyne Gouzoulis-Mayfrank: Neurologie und Psychiatrie für Pflegeberufe. Stuttgart/New York 2009.

102. Hauptmann, Georges und Maryvonne Braunschweig: Docteur Adélaïde Hautval dite „Haïdi", 1906–1988. Des camps du Loiret à Auschwitz et à Ravensbrück. Paris 2006.

103. Haustgen, Thierry: Paul Sérieux (1864–1947), clinicien, historien et réformateur de l'hôpital psychiatrique. Annales Médico-psychologiques 172 (2014) 785–793.

104. Hautval, Adélaïde: médecine et crimes contre l'humanité, témoignage, actes sud, La fabrique du corps humain, 1991 (rééd. Éditions du Félin, coll. Résistance, 2006, complétée d'un sous-titre: Le refus d'un médecin de participer aux expériences médicales). Deutsche Ausgabe: Hautval, Adélaïde: Medizin gegen die Menschlichkeit. Die Weigerung einer nach Auschwitz deportierten Ärztin, an medizinischen Experimenten teilzunehmen. Berlin 2008.

105. Hecking, Claus: Plötzlich kommen Stimmen von Juden aus den Ruinen. Spiegel Online (2014). http://www.spiegel.de/einestages/ns-vernichtungslager-sobibor-ruinen-der-todesfabrik-entdeckt-multimediaspezial-a-993045.html (zuletzt abgerufen am 05.08.2022).

106. Hellpach, Willy: Die Kriegsneurasthenie. Zeitschrift für die gesamte Neurologie und Psychiatrie 45 (1919) 177–229.

107. Hennessy, Rosemary: Feminismus. In: Haug, Frigga (Hrsg.): Historisch-Kritisches Wörterbuch des Feminismus. Hamburg 2003, S. 155–170.

108. Hervé, Florence und Hermann Unterhinninghofen: Die menschliche Würde bewahren. In: Hervé, Florence und Hermann Unterhinninghofen (Hrsg.): Adélaïde Hautval. Medizin gegen die Menschlichkeit. Die Weigerung einer nach Auschwitz deportierten Ärztin, an medizinischen Experimenten teilzunehmen. Berlin 2008, S. 7–14.

109. Hiller, Wolfgang: Die Psychiatrie in der Nachkriegszeit – einige Erfahrungen und Gedanken. Interview mit PD Dr. Werner Mombour. Zeitschrift für Psychiatrie, Psychologie und Psychotherapie 65 (2017) 187–193.

110. Hindemith, Daniela, Uterwedde, Hendrik und Dieter Meneyesch: Die Deutsch-Französische Brigade/La Brigade Franco-Allemande. Stuttgart 2014. https://www.planet-schule.de/wissenspool/die-deutsch-franzoesische-brigade/inhalt/hintergrund.html?image=fileadmin%2Fdam_media%2Fswr%2Fdt-fr-brigade%2Fimg%2Fbrigade_karte27.jpg#kap7 (zuletzt abgerufen am 05.08.2022).

111. Hippius, Hans, Ploog, Detlev und Gerd Peters: Kraepelin, Emil. Lebenserinnerungen. (Hrsg.) Berlin/Heidelberg 1983.

112. Hoche, Alfred: Zur Frühdiagnose der progressiven Paralyse. Halle 1896.

113. Hoche, Alfred und Karl Binding: Die Freigabe der Vernichtung lebensunwerten Lebens. Ihr Maß und ihre Form. Leipzig 1920.

114. Homepage Ancestry. Deutsche Telefonbücher 1915–1981. https://www.ancestry.de/search/collections/deutschetelefonbucher/ (zuletzt abgerufen am 05.08.2022).

115. Homepage Bezirkskrankenhaus Günzburg. https://www.bkh-guenzburg.de/kliniken-und-abteilungen/klinik-fuer-psychiatrie-psychotherapie-und-psychosomatik/ueber-unsere-klinik/allgemeinpsychiatrie.html (zuletzt abgerufen am 05.08.2022).

116. Homepage der Bibliothek der „L'Académie nationale de médecine"; „Catalogue des archives et manuscrits". http://www.calames.abes.fr/pub/anm.aspx#details?id=FileId-1226 (zuletzt abgerufen am 05.08.2022). (Mit freundlicher Genehmigung von © Abes – ANM – 2013 [2022]. All Rights Reserved)

117. Homepage Brauchtumsseiten. Berlin. http://www.brauchtumsseiten.de/a-z/m/mic haeli/home.html (zuletzt abgerufen am 05.08.2022).

118. Homepage „Find a Grave Index". Ancestry.com 2.012. https://www.findagrave.com/ memorial/150711029 (zuletzt abgerufen am 05.08.2022).

119. Homepage „Kinderumweltgesundheit" Hamburg; Flyer zur Festveranstaltung anlässlich der 100-Jahr-Feier des KAVH. http://www.kinderumweltgesundheit.de/index2/ pdf/aktuelles/10442_1.pdf (zuletzt abgerufen am 05.08.2022).

120. Homepage Hamburger Professorinnen- und Professoren-Katalog; Eintrag zu Otto Kestner. https://www.hpk.uni-hamburg.de/resolve/id/cph_person_00000022 (zuletzt abgerufen am 05.08.2022).

121. Homepage der Internationalen statistischen Klassifikation der Krankheiten und verwandten Gesundheitsprobleme, ICD-10. Revision; Eintrag zu Generationspsychosen https://www.icd-code.de/suche/icd/recherche.html?sp=0&sp=SGenerationspsychosen (zuletzt abgerufen am 05.08.2022).

122. Homepage der Internationalen statistischen Klassifikation der Krankheiten und verwandten Gesundheitsprobleme, ICD-10. Revision; Eintrag zu Amentia. http:// www.icd code.de/suche/icd/recherche.html?sp=0&sp=Samentia (zuletzt abgerufen am 05.08.2022).

123. Homepage Lebendiges Museum Online. https://www.dhm.de/lemo (zuletzt abgerufen am 05.08.2022).

124. Homepage Max-Planck-Institut für Psychiatrie. https://www.psych.mpg.de (zuletzt abgerufen am 05.08.2022).

125. Homepage des Kalliope Verbundes für Betty Warburg. https://kalliope-verbund.info/ search.html?q=Betty+Warburg (zuletzt abgerufen am 05.08.2022).

126. Homepage Portal für organische Chemie. https://www.organische-chemie.ch/OC/ Namen/Schmidt.htm (zuletzt abgerufen am 05.08.2022).

127. Homepage psychiatrie.histoire.free.net. http://psychiatrie.histoire.free.fr/sources/the ses.htm (zuletzt abgerufen am 05.08.2022).

128. Homepage des Spektrum-Verlags, Lexikon der Naturwissenschaft. Eintrag „Paralyse". Heidelberg 2000. https://www.spektrum.de/lexikon/neurowissenschaft/paralyse/ 9476 (zuletzt abgerufen am 05.08.2022).

129. Homepage Stolpersteine-hamburg.de. https://www.stolpersteine-hamburg.de/index. php?MAIN_ID=7&BIO_ID=929 (zuletzt abgerufen am 05.08.2022).

130. Homepage der Universität Hamburg: Geschichte der Universität. https://www.uni-ham burg.de/uhh/profil/geschichte.html (zuletzt abgerufen am 05.08.2022).

131. Homepage 14-Tagebücher-des-Ersten-Weltkrieges. Bayrischer Rundfunk. http://www. 14-tagebuecher.de/page/de/place/versailles/ (zuletzt abgerufen am 05.08.2022).

132. Huerkamp, Claudia: Bildungsbürgerinnen. Frauen im Studium und in akademischen Berufen. 1900–1945. Münster 1996.

133. Jachertz, Norbert: Krankenmorde in der NS-Zeit: Das Bußritual der Psychiater. Deutsches Ärzteblatt 108 (2011) 35–36.

134. Jachertz, Norbert: Heroische Therapien, ausgelieferte Patienten. Deutsches Ärzteblatt 109 (2012) 1868–1870. https://www.aerzteblatt.de/pdf.asp?id=130266 (zuletzt abgerufen am 05.08.2022).

135. Jacobi, Juliane: Mädchen- und Frauenbildung in Europa. Von 1500 bis zur Gegenwart. Köln 2013.

136. Kant, Immanuel: Beantwortung der Frage: Was ist Aufklärung? Berlinische Monatsschrift 12 (1784) 481–494. http://www.deutschestextarchiv.de/book/view/kant_aufklaerung_1784?p=17 (zuletzt abgerufen am 05.08.2022).

137. Katner, Wilhelm: Foerster, Otfrid. In: Neue Deutsche Biographie, Bd. 5. Berlin (1961), S. 280. https://www.deutsche-biographie.de/gnd116643064.html (zuletzt abgerufen am 05.08.2022).

138. Katner, Wilhelm: Gaupp, Robert. In: Neue Deutsche Biographie, Bd. 6 Berlin (1964), S. 100–101.

139. Kirchhoff, Arthur: Die akademische Frau. Gutachten hervorragender Universitätsprofessoren, Frauenlehrer und Schriftsteller über die Befähigung der Frau zum wissenschaftlichen Studium und Berufe. Berlin 1897. https://www.e-rara.ch/zut/content/titleinfo/11622216 (zuletzt abgerufen am 05.08.2022).

140. Klee, Ernst: „Euthanasie" im Dritten Reich: Die „Vernichtung unwerten Lebens". Berlin 2010.

141. Klein, Hans. Jellinek, Walter. In: Neue Deutsche Biographie, Bd.10 Berlin (1974) S. 394–395.

142. Klimpel, Volker. Frauen der Medizin. Hürtgenwald 2001.

143. Klösterkötter, Joachim: Zum Gedenken an Gerd Huber. Fortschritte der Neurologie und Psychiatrie 80 (2012) 429–430.

144. Kraepelin, Emil: Ein Lehrbuch für Studirende und Aerzte. Leipzig 1896.

145. Kraepelin, Emil: Ziele und Wege der psychiatrischen Forschung. Zeitschrift für die gesamte Neurologie und Psychiatrie 42 (1918) 169–205. https://link.springer.com/content/pdf/10.1007/BF02895328.pdf (zuletzt abgerufen am 05.08.2022).

146. Kravetz, Melissa: Creating a Space in the Medical Profession. Female Physicians, Maternalism, and Eugenics Work in Weimar and Nazi Germany. Ann Arbor 2011.

147. Krämer, Günter und Claus Priesner: Spatz, Hugo. In: Neue Deutsche Biographie 24 Berlin 2010, S. 631–633.

148. Kretschmer, Ernst: Der sensitive Beziehungswahn. Ein Beitrag zur Paranoiafrage und zur psychiatrischen Charakterlehre. Heidelberg 1918.

149. Kreuter, Alma: Deutschsprachige Neurologen und Psychiater. Ein biographisch-bibliographisches Lexikon von den Vorläufern bis zur Mitte des 20. Jahrhunderts. Berlin 1996.

150. Krumeich, Gerd, Brandt, Susanne, Gerhards, Thomas und Uta Hinz: Deutschland, Frankreich und der Krieg. Historische Studien zu Politik, Militär und Kultur. Essen 2015.

151. Kruse, Britta-Juliane: Frauenstudium, medizinisches. In: Gerabek, Werner E. et al. (Hrsg.): Enzyklopädie Medizingeschichte, Bd. 1. Berlin/New York 2005, S. 435–437.

152. L'académie nationale de médecine: Catalogue des archives et manuscrites. http://bibliotheque.academie-medecine.fr/archives-et-manuscrits/ (zuletzt abgerufen am 05.08.2022).

153. Laborde, Maurice: Morphinomanie. La France Médicale 43/1 (1896) 54. https://gallica.bnf.fr/ark:/12148/bpt6k9741462d/f9.image.r=Montsouris%20Villa%20Sollier (zuletzt abgerufen am 05.08.2022).

154. Laitko, Hubert und Bernhard vom Brocke: Die Kaiser-Wilhelm/Max-Planck-Gesellschaft und ihre Institute. Studien zu ihrer Geschichte. Das Harnack-Prinzip. Berlin/New York 1996.

155. Lange, Helene: Mädchengymnasien. In: Rein, Wilhelm (Hrsg.): Enzyklopädisches Handbuch der Pädagogik, Bd. 5. Bad Langensalza 1906, S. 718–724. http://goo biweb.bbf.dipf.de/viewer/image/122673034/1/LOG_0003/ (zuletzt abgerufen am 05.08.2022).

156. Langstein, Leopold und Fritz Rott: Atlas der Hygiene des Säuglings und des Kleinkindes. Für Unterrichts- und Belehrungszwecke. Berlin 1918/Neuauflage 1989.

157. Lehmkuhl, Ulrike und Gerd Lehmkuhl: Die bisherige Auseinandersetzung und Aufarbeitung der „Euthanasie" im Nationalsozialismus durch die deutsche Kinder- und Jugendpsychiatrie. Zeitschrift für Kinder- und Jugendpsychiatrie und Psychotherapie 41 (2013) 4–11.

158. Lennert, Thomas: Wie entstand das Kaiserin Auguste-Viktoria-Haus? Vortragsmanuskript. Berlin 2008.

159. Lettich, André-Abraham-David: Quarante Mois dans les Camps de Concentration. Témoigage sur les crimes "scientifiques" commis par les Médecins allemands. Paris 1946.

160. Leturgeon, Nicolas: Le Hameau Fleuri. Quand Boulogne et Billancourt étaient deux villages: Le Sanatorium – Hôpital Ambroise Paré. Paris 2014. https://lehameaufleuri. wordpress.com (zuletzt abgerufen am 05.08.2022).

161. Lifton, Robert Jay: Ärzte im Dritten Reich. Stuttgart 1988.

162. Lipmann, Otto: Psychographie des Mediziners. Naturwissenschaften 7/3 (1919) 39–43.

163. Lohff, Brigitte und Claudia Kintrup: Psychotherapie jenseits des Heroismus? Der Dissens zwischen theoretischem Diskurs und klinischer Umsetzung in der ersten Hälftedes 20. Jahrhunderts. In: Wolters, Christine, Beyer, Christof und Brigitte Lohff (Hrsg.): Abweichung und Normalität. Psychiatrie in Deutschland vom Kaiserreich bis zur Deutschen Einheit. Bielefeld 2013, S. 43–69.

164. Marcuse, Harry: Die psychischen Reaktionsformen. In: Bonhoeffer, Karl (Hrsg.): Abhandlungen aus der Neurologie, Psychiatrie, Psychologie und ihren Grenzgebieten. Beihefte zur Monatsschrift für Psychiatrie und Neurologie 50 (1929) 1–6.

165. Marcuse, Harry und Martha Ulrich (Hrsg.): Zur Theorie der Hypnose. Fragment aus dem wissenschaftlichen Nachlass von Dr. Harry Marcuse. Archiv für Psychiatrie und Nervenkrankheiten 95/1 (1931) 364–391.

166. Mattenklotz, Joergen: „Auf dass es nie vergessen werde." Die Psychiatrie im Nationalsozialismus unter Berücksichtigung der Pflege am Beispiel der Heilanstalt Eickelborn. Berlin 2017.

167. Meyer, Beate: Rundgang. Stolpersteine im Grindelgebiet. In: Meyer, Beate (Hrsg.): Die Verfolgung und Ermordung der Hamburger Juden 1933–1945. Geschichte, Zeugnis, Erinnerung. Hamburg 2006, S. 172–207.

168. Michl, Susanne und Jan Plamper: Soldatische Angst im Ersten Weltkrieg. Die Karriere eines Gefühls in der Kriegspsychiatrie Deutschlands, Frankreichs und Russlands. In: Beckert, Jens et. al. (Hrsg.): Geschichte und Gesellschaft, Bd. 35. Göttingen 2009, S. 209–248. https://www.vr-elibrary.de/doi/pdf/10.13109/gege.2009.35.2.209 (zuletzt abgerufen am 05.08.2022).

169. Möbius, Paul Julius: Über den physiologischen Schwachsinn des Weibes. 9. Aufl. Halle 1908.

170. Möller, Horst: Saint-Gobain in Deutschland. Von 1853 bis zur Gegenwart. Geschichte eines europäischen Unternehmens. München 2001.

171. Möller, Horst: Lassen sich die deutsche und die französische Demokratie nach dem Ersten Weltkrieg vergleichen? Methodische Überlegungen. In: Möller, Horst und Manfred Kittel (Hrsg.): Demokratie in Deutschland und Frankreich 1918–1933/40. Beiträge zu einem historischen Vergleich. München 2002, S. 1–11.

172. Moisel, Claudia: Frankreich und die deutschen Kriegsverbrecher. Politik und Praxis der Strafverfolgung nach dem Zweiten Weltkrieg. Göttingen 2004.

173. Moulinier, Pierre: Les premières doctoresses de la Faculté de médecine de Paris (1870–1900): des étrangeres à plus d'un titre! In: Communication au colloque Histoire/Genre/Migration Paris. Paris 2006, S. 1–16. https://docplayer.fr/14214214-Les-premieres-doctoresses-de-la-faculte-de-medecine-de-paris-1870-1900-des-etrang eres-a-plus-d-un-titre-pierre-moulinier.html (zuletzt abgerufen am 05.08.2022).

174. Murat, Laure: La Maison du Docteur Blanche. Paris 2001.

175. Mundt, Christoph.: The life and work of Professor Werner Janzarik. History of Psychiatry 3 (1992) 1–3.

176. Müller, Klaus-Jürgen: „Faschismus" in Frankreichs Dritter Republik? Zum Problem der Überlebensfähigkeit der französischen Demokratie zwischen den Weltkriegen. In: Möller, Horst und Manfred Kittel (Hrsg.): Demokratie in Deutschland und Frankreich 1918–1933/40. Beiträge zu einem historischen Vergleich. München 2002, S. 91–130.

177. Müller, Max: Erlebte Psychiatriegeschichte 1920–1960. Berlin/Heidelberg 1982.

178. Müller-Brandeck-Bocquet, Gisela und Patrick Moreau: Frankreich. Eine politische Landeskunde. Wiesbaden 2000.

179. Neuhaus, Gerd: Schumann, Robert. In: Neue Deutsche Biographie, Bd. 23. Berlin (2007), S. 742–746. https://www.deutsche-biographie.de/sfz68987.html (zuletzt abgerufen am 05.08.2022).

180. Nonn, Christoph: Das Deutsche Kaiserreich. Von der Gründung bis zum Untergang. München 2017.

181. Padwa, Howard: Social Poison. The Culture and Politics of Opiate Control in Britain and France, 1821–1926. Baltimore 2012.

182. Pascal, Constance: Formes atypiques de la paralysie générale (hémiplégique et aplasique) ou prédominances régionales des lésions dans les méningo-encéphalites diffuses. Diss. med. Paris 1905.

183. Pascal, Constance: La Loi roumaine sur les aliénés; traduction et réflexions. Journal de Médecine légale psychiatrique et d'antrophologie criminelle 1 (1906) 204–213.

184. Pascal, Constance: Formes prodromiques dépressives de la démence précoce. Informateur des aliénistes et des neurologistes 1 (1906a) 186–88.

185. Pascal, Constance: Les ictus dans la démence précoce. Informateur des aliénistes et des neurologistes 2 (1906b) 139–144.

186. Pascal, Constance: Le sourire et le rire dans la démence précoce. Journal de Psychologie 6 (1906c) 392–407.

187. Pascal, Constance: Les remissions dans la démence précoce. Revue de Psychiatrie 2 (1906d) 147–61.

188. Pascal, Constance: Pseudo-neurasthénie prodromique de la démence précoce. La Presse médicale 1 (1907a) 42-44.

189. Pascal, Constance: Formes mélancoliques de la démence précoce. Revue de Psychiatrie 2 (1907b).

190. Pascal, Constance: Les remissions dans la démence précoce. Revue de Psychiatrie 2 (1907c) 147–161.
191. Pascal, Constance: Les maladies mentales de Robert Schumann (génie et démence). Journal de Psychologie Normale et Pathologique 5 (1908) 89–130.
192. Pascal, Constance und Rogues de Fursac: Adipose douloureuse (Maladie de Dercum) chez une démente précoce. L'éncephale 3 (1908) 131.
193. Pascal, Constance: La démence précoce. Etude psychologique medicale et médico-légale. Paris 1911. Gallica, BnF. https://gallica.bnf.fr/ark:/12148/bpt6k54626395 (zuletzt abgerufen am 05.08.2022). (Mit freundlicher Genehmigung von © Paris BnF, Bibliothèque nationale de France [2022]. All Rights Reserved)
194. Pascal, Constance: L'Enfance anormale dans les maisons de correction. Revue Philantrophique 34 (1913–1914) 260–271.
195. Pascal, Constance: Syndrome psychique fundamental des démences. Journal depsychologie normale et pathologique 20 (1923) 146–156.
196. Pascal, Constance und Jean Davesne: Les psychocolloïdoclasies: anaphylaxie mental spontanée. La Presse médicale 11 (1925) 1539–1541.
197. Pascal, Constance und Jean Davesne: Chocs émotionnels pathogènes et thérapeutiques. Journal de psychologie normale et pathologique (1926a) 456–487.
198. Pascal, Constance und Jean Davesne: Le traitement des maladies par les chocs. Paris 1926b.
199. Pascal, Constance, Jean Vié und P. Agasse: Guérison rapide d'une influence-catatonique à la suite de vaccination anti-typhique. L'Éncephale (1929) 316–319.
200. Pascal, Constance und Andrée Deschamps: Psychoses de sensibilisation: allergie mentale. Annales Médico-Psychologiques 89 (1931) 449–460.
201. Pascal, Constance: Chagrins d'amour et psychoses. Paris 1935.
202. Pascal, Constance und J. Royer: La joie qui guérit. L'Hygiène Mentale 2 (1935) 157–165.
203. Pinel, Philippe: Traité médico-philosophique sur l'aliénation mentale ou la manie. Paris 1801. Deutsche Übersetzung von Michael Wagner: Philosophisch-medicinische Abhandlung über Geistesverwirrungen oder Manie. Wien 1801.
204. Plezko, Anna: Handlungsspielräume und Zwänge in der Medizin im Nationalsozialismus. Das Leben und Werk des Psychiaters Dr. Hans Roemer (1878–1947). Diss. med. Gießen 2011. https://core.ac.uk/download/pdf/56350643.pdf (zuletzt abgerufen am 05.08.2022).
205. Postel, Jaques und Claude Quetel: Nouvelle Histoire de la Psychiatrie. Paris 1994.
206. Postel-Vinay, Anise: Doktor Adélaïde Hautval (1906–1988). In: Hervé, Florence und Hermann Unterhinninghofen (Hrsg.): Adélaïde Hautval. Medizin gegen die Menschlichkeit. Die Weigerung einer nach Auschwitz deportierten Ärztin, an medizinischen Experimenten teilzunehmen. Berlin 2008, S. 15–18.
207. Présidence du Conseil: Au grade du chevalier. Journal officiel de la République française, Lois et décrets (1925) 10318. https://gallica.bnf.fr/ark:/12148/bpt6k6 504094q/f2.image.r=Alice%20Sollier%20Dubois?rk=107296;4 (zuletzt abgerufen am 05.08.2022).
208. Procacci, Giuliano: Geschichte Italiens und der Italiener. München 1989.
209. Proust, Marcel: A la recherche du temps perdu. Paris 1913–1927.

210. Psota, Georg: 80 Jahre nach dem Anschluss... Neuropsychiater 32 (2018) 119–120. https://link.springer.com/content/pdf/10.1007%2Fs40211-018-0281-2.pdf (zuletzt abgerufen am 05.08.2022).
211. Rauch, Carsten: Unzufrieden geboren. Revisionsimus und Dissidenz in der deutschen Außenpolitik 1918–1933. Zeitschrift für Außen- und Sicherheitspolitik 10 (2016) 95–122.
212. Rees, Jeanne: À propos de Constance Pascal, première femme aliéniste en France. L'information psychiatrique 2 (2001) 173–184.
213. Robin, Eugène: Contribution à l'étude des malformations dentaires chez les idiots, hystériques et épileptiques. Paris 1901. https://gallica.bnf.fr/ark:/12148/bpt6k5711 9041/f2.image.r=de%20l'etat%20de%20la%20dentition%20chez%20les%20enfa nts%20idiots%20et%20arriérés%20sollier (zuletzt abgerufen am 05.08.2022).
214. Röhrich, Heinz: Hoche, Alfred. In: Neue Deutsche Biographie, Bd. 9 (1972), S. 284–285. https://www.deutschebiographie.de/gnd118705334.html#ndbcontent (zuletzt abgerufen am 05.08.2022).
215. Roelcke, Volker: „Lebensunwertes Leben" und Rechtfertigung zum Töten. Zu Entstehungskontexten und Rezeption der Publikation von Binding und Hoche aus dem Jahr 1920. In: Riha, Ortrun (Hrsg): Die Freigabe der „Vernichtung lebensunwerten Lebens". Beiträge des Symposiums über Karl Binding und Alfred Hoche am 2. Dezember 2004 in Leipzig. [Schriftenreihe des Instituts für Ethik in der Medizin Leipzig, Bd. 7]. Aachen 2005, S. 14–35.
216. Roelcke, Volker: Psychiatry during National Socialism. Historical knowledge and some implications. Neurology, Psychiatry and Brain Research 22 (2016) 34–39.
217. Rosenwald, Julius: Guide Rosenwald. Médical et Pharmaceutique. Paris 1925. https://gallica.bnf.fr/ark:/12148/bpt6k9814783z/f1.item.r=Paul%20 (zuletzt abgerufen am 05.08.2022). (Mit freundlicher Genehmigung von © Paris BnF, Bibliothèque nationale de France [2022]. All Rights Reserved)
218. Rosenwald, Julius: Guide Rosenwald. Médical et Pharmaceutique. Paris 1929. https://gallica.bnf.fr/ark:/12148/bpt6k9814636z/f282.item.r=sollier%20 (zuletzt abgerufen am 05.08.2022).
219. Rosenwald, Julius: Guide Rosenwald. Médical et Pharmaceutique. Paris 1932. https://gallica.bnf.fr/ark:/12148/bpt6k9819855j/f99.item.r=sollier%20 (zuletzt abgerufen am 05.08.2022).
220. Rosenwald, Julius: Guide Rosenwald. Médical et Pharmaceutique. Paris 1934. https://gallica.bnf.fr/ark:/12148/bpt6k9822323z/f1199.item.r=sollier%20 (zuletzt abgerufen am 05.08.2022).
221. Rosenwald, Julius: Guide Rosenwald. Médical et Pharmaceutique. Paris 1935. https://gallica.bnf.fr/ark:/12148/bpt6k98216510/f1228.item.r=sollier%20 (zuletzt abgerufen am 05.08.2022).
222. Rosenwald, Julius: Guide Rosenwald. Médical et Pharmaceutique. Paris 1938. https://gallica.bnf.fr/ark:/12148/bpt6k9808881f/f1.item.r=Sollier (zuletzt abgerufen am 05.08.2022).
223. Rosenwald, Julius: Guide Rosenwald. Médical et Pharmaceutique. Paris 1939. https://gallica.bnf.fr/ark:/12148/bpt6k9797629q/f262.item.r=sollier%20 (zuletzt abgerufen am 05.08.2022).

224. Rosenwald, Julius: Guide Rosenwald. Médical et Pharmaceutique. Paris 1943. https://
gallica.bnf.fr/ark:/12148/bpt6k97965047/f1.item.r=Sollier%20 (zuletzt abgerufen am
05.08.2022).

225. Roudebush, Marc: A Battle of Nerves. Hysteria and Its Treatments in France During
World War I. In: Micale, Mark und Paul Lerner (Hrsg.): Traumatic Pasts. History,
Psychiatry, and Trauma in the Modern Age. 1870–1930. Cambridge 2009, S. 253–279.

226. Roumieux, André: Une vie d'infirmier en psychiatrie (1951–1986). L'Ecrit 9 (1998)
1–12. https://serval.unil.ch/resource/serval:BIB_096CB570BD23.P001/REF (zuletzt
abgerufen am 05.08.2022).

227. Roumieux, André: Ville-Évrard. Murs, destins et histoire d'un hôpital psychiatrique.
Paris 2008.

228. Sakel, Manfred: Neue Behandlungsmethoden der Schizophrenie. Wien 1935.

229. Sarasin, Philipp: Michel Foucault zur Einführung. Hamburg 2012.

230. Schäfers, Bernhard: Errungenschaften der Aufklärung – heute in Gefahr? Vortrag auf
Einladung der Philosophisch Literarischen Gesellschaft (PHL) und der VHS Baden-
Baden. Baden-Baden 2013.

231. Scheffler, Wolfgang: Himmler, Heinrich. In: Neue Deutsche Biographie, Bd. 9. Berlin
(1972), S. 172–175. https://www.deutsche-biographie.de/sfz32421.html (zuletzt abgerufen am 05.08.2022).

232. Schiff, P.: Nécrologue Paul Sollier. L'Éncephale 7 (1933) 560-561. https://gallica.bnf.
fr/ark:/12148/bpt6k96569241/f1.image.r=sanatorium%20boulougne-sur-seine (zuletzt
abgerufen am 05.08.2022).

233. Schleiermacher, Sabine: Rassenhygienische Mission und berufliche Diskriminierung.
Übereinstimmungen zwischen Ärztinnen und Nationalsozialismus. In: Ärztinnen –
Patientinnen. Frauen im deutschen und britischen Gesundheitswesen des 20. Jahrhun-
derts. Köln/Weimar/Wien 2002.

234. Schmidt, Karl Friedrich: Über stickstoffhaltige Siebenringe. Heidelberg 1921.

235. Schmidt, Karl Friedrich: Über die Bildung von Hydrazin, Hydroxylamin und Anilin
aus Stickstoffwasserstoffsäure. Acta Academiae Aboensis, Serie B, Mathematica et
physica 7/2 (1923) 1–38. https://www.worldcat.org/title/ueber-die-bildung-von-hyd
razin-hydroxylamin-und-anilin-ausstickstoffwasserstoffsaure/oclc/30579362 (zuletzt
abgerufen am 05.08.2022).

236. Schmidt, Stefan: Frankreichs Außenpolitik in der Julikrise 1914. Ein Beitrag zur
Geschichte des Ausbruchs des Ersten Weltkrieges. München 2009.

237. Schmidt-Kraepelin, Toni: Über die juvenile Paralyse. In: Foerster, Otfrid und Karl Wilmanns (Hrsg.): Monographien aus dem Gesamtgebiete der Neurologie und Psychiatrie.
Heidelberg 1920.

238. Schmidt-Kraepelin, Toni: Beitrag zur Klinik der Paralysen mit langsamem Verlauf.
Zeitschrift für die gesamte Neurologie und Psychiatrie 101 (1926a) 564–598.

239. Schmidt-Kraepelin, Toni: Beitrag zur Kenntnis der serologischen und anatomischen
Befunde bei Paralysen mit langsamem Verlauf. Münchener Medizinische Wochenschrift 73 (1926b) 2138.

240. Schmidt-Kraepelin, Toni: Wie die Menschen zum Trunk kommen. Internationale Zeitschrift gegen Alkoholismus 4 (1927) 3–11.

241. Schneider, Frank und Petra Lutz (Hrsg.): Erfasst, verfolgt, vernichtet. Kranke und
behinderte Menschen im Nationalsozialismus. Heidelberg 2014.

242. Schneider, Frank und Volker Roelcke: Psychiater im Nationalsozialismus: Beispiele für Zivilcourage. Der Nervenarzt 84 (2013) 1041–1042.

243. Schott, Heinz und Rainer Tölle: Geschichte der Psychiatrie. München 2006.

244. Schramm, Hilde: Erster Exkurs – Die Gymnasialkurse für Frauen von 1893 bis 1909 und Helene Lange als Pädagogin. Reinbek 2012.

245. Schultze, Friedrich: II. – Die Migräne. In: Langstein, Leopold et al. (Hrsg.): Ergebnisse der inneren Medizin und Kinderheilkunde 21 (1922) 47–70.

246. Schurch, Brigitte und Paul Dollfus: The ‚Dejerines': an historical review and homage to two pioneers in the field of neurology and their contribution to the understanding of spinal cord pathology. Spinal Cord 36 (1998) 78–86.

247. Schwarz, Julian: Binswanger, Ludwig. In: Biographisches Archiv der Psychiatrie. https://biapsy.de/index.php/de/9-biographien-a-z/112-binswanger-ludwig (zuletzt abgerufen am 05.08.2022).

248. Schwoch, Rebecca: Ärztinnen in der Landesanstalt Görden. 1936–1947. Anpassung, Unterordnung oder Karriere? In: Beddies, Thomas und Christina Hübener. (Hrsg.): Kinder in der NS-Psychiatrie (Schriftenreihe zur Medizingeschichte des Landes Brandenburg 10). Berlin 2004, S. 185–202.

249. Seidler, Eduard: Die medizinische Fakultät der Albert-Ludwigs-Universität Freiburg im Breisgau: Grundlagen und Entwicklungen. Berlin/New York 1991.

250. Semelainge, René: Les pionniers de la psychiatrie française avant et après Pinel. Paris 1932.

251. Shorter, Edward: A History of Psychiatry. From the Era of the Asylum to the Age of Prozac. New York 1997.

252. Shorter, Edward und David Healy: Schock Therapy. A History of Electroconvulsive Treatment in Mental Illness. New Brunswick/London 2007.

253. Sieburg, Friedrich: Gott in Frankreich? Frankfurt 1929.

254. Sierra, Amanda et al.: The „Big-Bang" for Modern Glial Biology – Translation and Comments on Pio del Río-Hortega 1919. Series of Papers on Microglia. GLIA 64 (2016) 1801–1840.

255. Sieverding, Monika: Psychologische Karrierehindernisse im Berufsweg von Frauen. In: Dettmer, Susanne, Kaczmarcyk, Gabriele und Astrid Bühren (Hrsg.): Karriereplanung für Ärztinnen. Heidelberg 2006, S. 57–77.

256. Sigrist, Natalia Tikhonov: Les femmes et l'université en France, 1860–1914. Histoire de l'éducation 122 (2009) 53–70.

257. Silberzahn-Jandt, Gudrun und Hans-Walter Schmuhl: Friedrich Mauz – T4-Gutachter und Militärpsychiater. Nervenarzt 83 (2012) 321–328.

258. Sittenfeld, Julius. Schulärzte. In: Magistrat der Stadt Berlin (Hrsg.): Personalnachweisung der Berliner Gemeindeverwaltung und der mit ihr in Verbindung stehenden Verwaltungen und Anstalten. Berlin 1915, S. 74–80.

259. Société de diffusion médicale et scientifique. Revue médicale française: France-Proche-Orient (1920) 328. https://gallica.bnf.fr/ark:/12148/bpt6k1222919/f646.item. r=sanatorium%20Boulogne-sur-seine (zuletzt abgerufen am 05.08.2022).

260. Sollier, Alice: L'état de la dentition chez les enfants idiots et arriérés. Diss. med. Paris 1887. https://data.bnf.fr/fr/13465389/alice_sollier/ (zuletzt abgerufen am 05.08.2022).

261. Sollier, Paul: Les troubles de la mémoire. Paris 1892.

262. Sollier, Paul: Le problème de la mémoire: essai de psycho-mécanique. Leçons faites à l'Université nouvelle de Bruxelles, 1898–99. Paris 1900.

263. Sollier, Paul: La répression mentale. Leçons professées à l'institut des hautes études de Belgique. Paris 1930.

264. Sollier, Paul und Paul Courbon: Pratique sémiologique des maladies mentales: guide del'étudiant et du praticien. Paris 1924.

265. Sollier, Paul und José Drabs: La psychotechnique. Introduction à une technique du facteur humain dans le travail. Paris 1935.

266. Spengler, Andreas und Manfred Koller: Stichworte zur Psychiatrie im Nationalsozialismus. In: Spengler, Andreas, Koller, Manfred und Dirk Hesse (Hrsg.): Die Klingebiel-Zelle. Leben und künstlerisches Schaffen eines Psychiatriepatienten. Göttingen 2013, S. 73–77.

267. Steger, Florian: Günzburg State Hospital and the „Aktion T4"– a systematic review. Neurology, Psychiatry and Brain Research 22 (2016) 40–45.

268. Steger, Florian et al.: Die „Aktion T4". Erinnerung an Patientenopfer aus der Heil- und Pflegeanstalt Günzburg. Der Nervenarzt 82 (2010) 1476–1482.

269. Steinberg, Holger: Alfred Erich Hoche in der Psychiatrie seiner Zeit vor dem Hintergrund der Schrift „Die Freigabe der Vernichtung unwerten Lebens". In: Riha, Ortrun (Hrsg.): Die Freigabe der Vernichtung lebensunwerten Lebens. Beiträge des Symposiums über Karl Binding und Alfred Hoche am 2. Dezember 2004 in Leipzig. [Schriftenreihe des Instituts für Ethik in der Medizin Leipzig, Bd. 7]. Aachen 2005, S. 68–102.

270. Stertz, o.V.: Nachruf auf Ernst Siemerling. Deutsche Zeitschrift für Nervenheilkunde 120 (1931) 225.

271. Szepansky, Gerda: Frauen leisten Widerstand: 1933–1945. Frankfurt am Main 1991.

272. Tacer, Alexander: Die territoriale Struktur Spaniens. Der Weg zum asymmetrischen Föderalismus. Schriften der Deutsch-Spanischen Juristenvereinigung, Bd. 34. Bern 2010.

273. Tailhade, Laurent: La „Noire Idole". Étude sur la Morphinomanie. Paris 1907. https://gallica.bnf.fr/ark:/12148/bpt6k54403730/f4.item.r=Villa%20Montsouris%20Sollier (zuletzt abgerufen am 05.08.2022).

274. Traub, Gottfried: Viktoria, Auguste. In: Neue Deutsche Biographie, Bd. 1. Berlin (1953), S. 452. https://www.deutsche-biographie.de/pnd118651129.html (zuletzt abgerufen am 05.08.2022).

275. Triepel, Heinrich: Binding, Karl Ludwig. In: Neue Deutsche Biographie, Bd. 2 (1955), S. 244–245. https://www.deutsche-biographie.de/sfz69476.html (zuletzt abgerufen am 05.08.2022).

276. Uhlig, Ralph: Vertriebene Wissenschaftler der Christian-Albrechts-Universität zu Kiel (CAU) nach 1933. Zur Geschichte der CAU im Nationalsozialismus. Eine Dokumentation. In: Kieler Werkstücke. Reihe A. Beiträge zur schleswig-holsteinischen und skandinavischen Geschichte 2. Frankfurt 1991.

277. Ulrich, Martha: Beiträge zum klinischen Bilde der progressiven Paralyse. Diss. med. Freiburg 1907.

278. Ulrich, Martha: Beiträge zur Kenntnis der Stäbchenzellen im Zentralnervensystem. Monatsschrift für Neurologie und Psychiatrie 28 (1910) 24–79. (Mit freundlicher Genehmigung von © Karger Publishers [2022]. All Rights Reserved)

279. Ulrich, Martha: Die Frau und die Berufsarbeit – Einige Bemerkungen zu dem Aufsatz „Die Frau und die Arbeit" von Alice Salomon. Die Frau 18 (1910/1911) 732–736.

280. Ulrich, Martha: Beiträge zur Ätiologie und zur klinischen Stellung der Migräne. Monatsschrift für Neurologie und Psychiatrie 31 (1912) 134–156.

281. Ulrich, Martha: Klinische Beiträge zur Lehre vom angeborenen Kernmangel. Sammlung zwangloser Abhandlungen zur Neuro- und Psychopathologie des Kindesalters 1/4 (1913) 1–74.

282. Ulrich, Martha: Literaturbericht. Die Lehrerin – Organ des Allgemeinen Deutschen Lehrerinnenvereins 32/34 (1915) 267–270. https://scripta.bbf.dipf.de/viewer/toc/025 290185_0032/1/-/ (zuletzt abgerufen am 05.08.2022).

283. Ulrich, Martha: Der gegenwärtige Stand der psychologischen Berufsberatung in ihren Beziehungen zur Hochschulpädagogik. Zeitschrift für Hochschulpädagogik 1/9 (1918a) 1–7.

284. Ulrich, Martha: Die psychologische Analyse der höheren Berufe als Grundlage einer künftigen Berufsberatung nebst einem psychographischen Schema für die medizinische Wissenschaft und den ärztlichen Beruf. Zeitschrift für angewandte Psychologie 13/5 (1918b) 1–38.

285. Ulrich, Martha, Wolff, Georg, Bernhard, Ernst, Henke, Otto und Kurt Piorkowski: Berufswahl und Berufsberatung. Eine Einführung in die Praxis. Berlin 1919.

286. Ullrich, Volker: Kraftgefühl und Zukunftsangst. Ein Rückblick auf das deutsche Kaiserreich. Merkur 62/723 (2009) 677–685.

287. Unterseher, Lutz: Der Erste Weltkrieg. Wiesbaden 2014.

288. Usborne, Cornelia: Ärztinnen und Geschlechteridentität in der Weimarer Republik. In: Lindner, Ulrike und Merith Niehuss (Hrsg.): Ärztinnen – Patientinnen. Frauen im deutschen und britischen Gesundheitswesen des 20. Jahrhunderts. Köln/Weimar/Wien 2002, S. 73–94.

289. Vaissière, Étienne: Mathieu-Dubois, un remarquable destin familial. Généalogie et Histoire de la Caraïbe. Beitrag 102 o.O. https://www.ghcaraibe.org/articles/2014-art29.pdf (zuletzt abgerufen am 05.08.2022). (Mit freundlicher Genehmigung von © Généalogie et Histoire de la Caraïbe, E. Vaissière [2022]. All Rights Reserved)

290. Villiez, Anna von: Mit aller Kraft verdrängt. Entrechtung und Verfolgung „nicht arischer" Ärzte in Hamburg 1933 bis 1945. Studien zur jüdischen Geschichte, Bd. 11. München/Hamburg 2009.

291. Wagner, Andrea: Die Entwicklung des Lebensstandards in Deutschland zwischen 1920 und 1960. Berlin 2008.

292. Waldhauser-Künlen, Christine: Ein Lebensabend in Grünwald BRK-Altenheim. Altenheim Römerschanz und Tremml-Stiftung. In: Waldhauser, Hans (Hrsg.): Grünwälder Chronik II. Vom Bauerndorf bis heute. Grünwald 1991, S. 620–624.

293. Warburg, Betty: Über die im Jahre 1909 in der Kieler psychiatrischen und Nervenklinik beobachteten Fälle von Generationspsychosen. Diss. med. Kiel 1915.

294. Weber, Matthias: Natürlich besoff ich mich lästerlich… Kraepelin und die Abstinenzbewegung um 1900. Sucht 49 (2003) 34–41.

295. Weber, Matthias: Rüdin, Ernst. In: Neue Deutsche Biographie, Bd. 22. Berlin (2005), S. 215–216. https://www.deutschebiographie.de/gnd119133407.html#ndbcontent (zuletzt abgerufen am 05.08.2022).

296. Wehler, Hans-Ulrich: Von der „Deutschen Doppelrevolution" bis zum Beginn des Ersten Weltkrieges 1849–1914. Deutsche Gesellschaftsgeschichte Bd. 3. München 1995.

297. Wehler, Hans-Ulrich: Vom Beginn des Ersten Weltkriegs bis zur Gründung der beiden deutschen Staaten 1914–1949. Deutsche Gesellschaftsgeschichte Bd. 4. München 2003.

298. Wenzel-Burchard, Gertrud: Gerta Warburg und die Ihren – Hamburger Schicksale berichtet von Gertrud Wenzel-Burchard. Hamburg 1970.

299. Wiedemann, Ute: Die Höchstbegabtenstudie Adele Judas als Beispiel für die Erforschung des „Genialenproblems". Diss. med. LMU München 2005.

300. Wobbe, Theresa: Generation und Anerkennung. Wissenschaftlerinnen im frühen 20. Jahrhundert. In: Dickmann, Elisabeth, Schöck-Quinteros, Eva und Sigrid Dauks (Hrsg.): Barrieren und Karrieren. Die Anfänge des Frauenstudiums in Deutschland, Bd. 5. Berlin 2002, S. 103–119.

301. Wolters, Christine, Beyer, Christof und Brigitte Lohff: Abweichung und Normalität. Psychiatrie in Deutschland vom Kaiserreich bis zur Deutschen Einheit. Bielefeld 2013.

302. Ziemann, Benjamin: Das Kaiserreich als Epoche der Polykontexturalität. In: Müller, Sven Oliver und Cornelius Torp (Hrsg.): Das Deutsche Kaiserreich in der Kontroverse. Göttingen 2009, S. 51–66.

303. Ziegeler, Beate: Weibliche Ärzte und Krankenkassen. Anfänge ärztlicher Berufstätigkeit von Frauen in Berlin 1893–1935. Weinheim 1993.

The manufacturer's authorised representative in the EU is Springer
Nature Customer Service Centre GmbH, Europaplatz 3, 69115 Heidelberg,
Germany. If you have any concerns regarding our products, please
contact ProductSafety@springernature.com

Printed and bound by CPI Group (UK) Ltd, Croydon, CR0 4YY
28/04/2026
02098513-0003